现代著名老中医名著重刊丛书

方药中　许家松　编著

U0803914

第四辑

现代著名老中医名著重刊丛书
方药中论医集

温病条辨讲解

人民卫生出版社

图书在版编目(CIP)数据

温病条辨讲解/方药中等编著.—北京:人民卫生出版社,2007.10

(现代著名老中医名著重刊丛书　第四辑　方药中论医集)

ISBN 978-7-117-08640-0

Ⅰ.温…　Ⅱ.方…　Ⅲ.温病条辨-研究　Ⅳ.R254.2

中国版本图书馆CIP数据核字(2007)第049317号

人卫智网	www.ipmph.com	医学教育、学术、考试、健康,购书智慧智能综合服务平台
人卫官网	www.pmph.com	人卫官方资讯发布平台

现代著名老中医名著重刊丛书(第四辑)

方药中论医集

温病条辨讲解

编　　著:方药中　许家松

出版发行:人民卫生出版社(中继线 010-59780011)

地　　址:北京市朝阳区潘家园南里19号

邮　　编:100021

E - mail:pmph @ pmph.com

购书热线:010-59787592　010-59787584　010-65264830

印　　刷:三河市宏达印刷有限公司

经　　销:新华书店

开　　本:850×1168　1/32　　印张:16.5　　插页:4

字　　数:413千字

版　　次:2007年10月第1版　2025年1月第1版第12次印刷

标准书号:ISBN 978-7-117-08640-0

定　　价:29.00元

打击盗版举报电话:010-59787491　E-mail:WQ@pmph.com

质量问题联系电话:010-59787234　E-mail:zhiliang@pmph.com

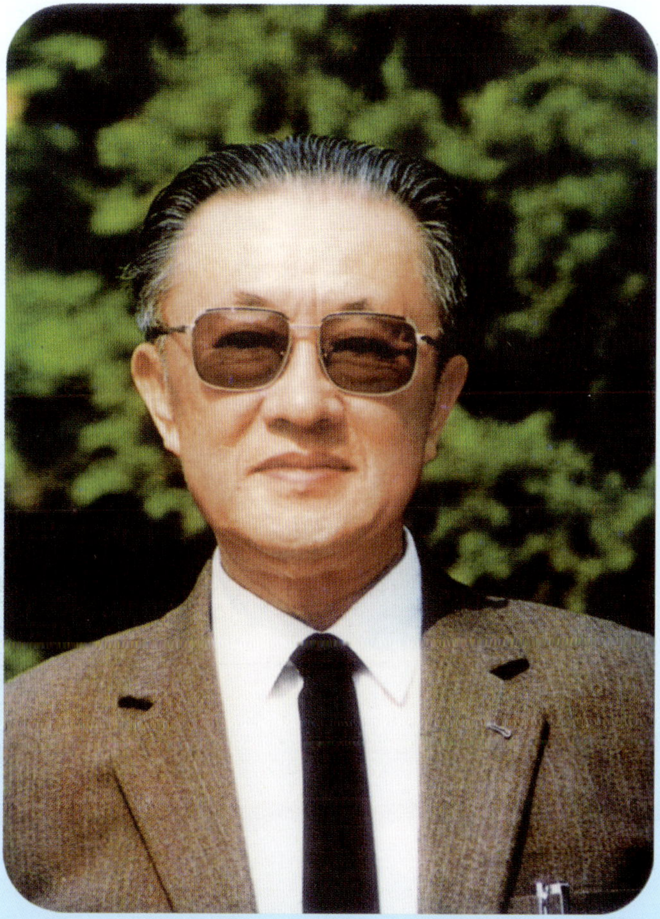

方药中

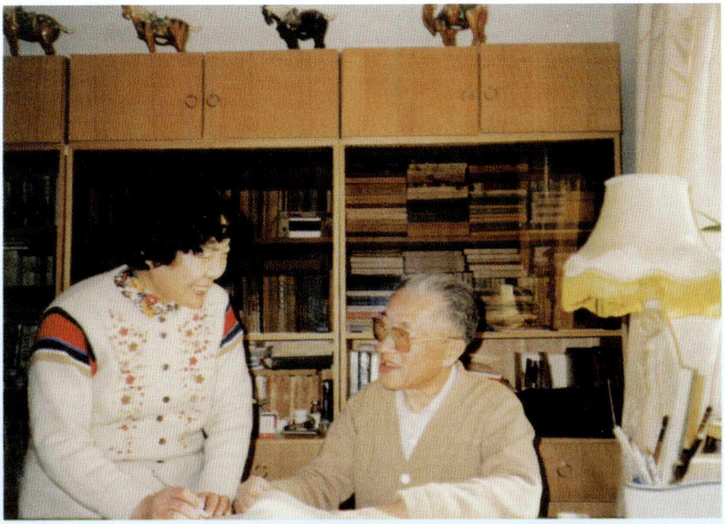

一起工作是生活中的第一快事

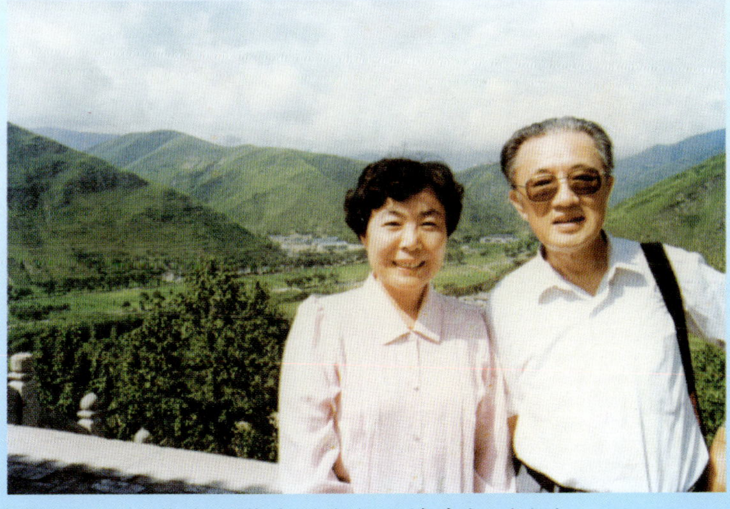

作者方药中（右）和许家松（左）

勤求古训
推陈出新
把中医热病学发
展到了一个新的阶段

纪念吴鞠通逝世
一百五十周年

方药中
乙丑暮春

出版说明

自20世纪60年代开始，我社先后组织出版了一批著名老中医经验整理著作，包括医论医话等。半个世纪过去了，这批著作对我国近代中医学术的发展产生了积极的推动作用，整理出版著名老中医经验的重大意义正在日益彰显，这些著名老中医在我国近代中医发展史上占有重要地位。他们当中的代表如秦伯未、施今墨、蒲辅周等著名医家，既熟通旧学，又勤修新知；既提倡继承传统中医，又不排斥西医诊疗技术的应用，在中医学发展过程中起到了承前启后的作用。这批著作均成于他们的垂暮之年，有的甚至撰写于病榻之前，无论是亲自撰述，还是口传身授，或是其弟子整理，都集中反映了他们毕生所学和临床经验之精华，诸位名老中医不吝秘术、广求传播，所秉承的正是力求为民除瘼的一片赤诚之心。诸位先贤治学严谨，厚积薄发，所述医案，辨证明晰，治必效验，不仅具有很强的临床实用性，其中也不乏具有创造性的建树；医话著作则娓娓道来，深入浅出，是学习中医的难得佳作，为近世不可多得的传世之作。

由于原版书出版的时间已久，已很难见到，部分著作甚至已成为学习中医者的收藏珍品，为促进中医临床和中医学术水平的提高，我社决定将一批名医名著编为《现代著名老中医名著重刊丛书》分批出版，以飨读者。

第一辑收录 13 种名著:

《中医临证备要》 《施今墨临床经验集》
《蒲辅周医案》 《蒲辅周医疗经验》
《岳美中论医集》 《岳美中医案集》
《郭士魁临床经验选集——杂病证治》
《钱伯煊妇科医案》 《朱小南妇科经验选》
《赵心波儿科临床经验选编》 《赵锡武医疗经验》
《朱仁康临床经验集——皮肤外科》
《张赞臣临床经验选编》

第二辑收录 14 种名著:

《中医入门》 《章太炎医论》
《冉雪峰医案》 《菊人医话》
《赵炳南临床经验集》 《刘奉五妇科经验》
《关幼波临床经验选》 《女科证治》
《从病例谈辨证论治》 《读古医书随笔》
《金寿山医论选集》 《刘寿山正骨经验》
《韦文贵眼科临床经验选》 《陆瘦燕针灸论著医案选》

第三辑收录 20 种名著:

《内经类证》 《金子久专辑》
《清代名医医案精华》 《陈良夫专辑》
《清代名医医话精华》 《杨志一医论医案集》
《中医对几种急性传染病的辨证论治》
《赵绍琴临证 400 法》 《潘澄濂医论集》
《叶熙春专辑》 《范文甫专辑》

《临诊一得录》
《妇科知要》
《中医儿科临床浅解》
《伤寒挈要》
《金匮要略简释》
《金匮要略浅述》
《温病纵横》
《临证会要》
《针灸临床经验辑要》

第四辑《方药中论医集》6种名著：

《辨证论治研究七讲》
《中医学基本理论通俗讲话》
《医学三字经浅说》
《温病条辨讲解》
《医学承启集》
《黄帝内经素问运气七篇讲解》

这批名著原于20世纪60年代前后至80年代初在我社出版，自发行以来一直受到读者的广泛欢迎，其中多数品种的发行量都达到了数十万册，在中医界产生了很大的影响，对提高中医临床水平和中医事业的发展起到了极大的推动作用。

为使读者能够原汁原味地阅读名老中医原著，我们在重刊时采取尽可能保持原书原貌的原则，主要修改了原著中疏漏的少量印制错误，规范了文字用法和体例层次，在版式上则按照现在读者的阅读习惯予以编排。此外，为不影响原书内容的准确性，避免因换算造成的人为错误，部分旧制的药名、病名、医学术语、计量单位、现已淘汰的检测项目与方法等均未改动，保留了原貌。对于犀角、虎骨等现已禁止使用的药品，本次重刊也未予改动，希冀读者在临证时使用相应的代用品。

人民卫生出版社

2007年8月

方药中先生生平与学术成就

1921年农历10月14日，方药中先生生于四川省重庆市。幼时先读三年经书，后入重庆市巴蜀小学。1940年在重庆市兼善中学高中毕业。毕业后考取重庆市邮局作邮务员。同年，拜门于清代著名医家陈修园后裔、京都“四大名家”之一的陈逊斋先生门下学习中医。为了维持生活并腾出白天时间学医业医，先生不得不在邮局作长达十年的夜班。1944年出师后，取得“中医师”资格证书和重庆市执业证书，开设了“方药中诊所”。主治脾胃病兼及内、妇、儿、针各科。从1944年起，先生开始在《国医药月刊》等中医杂志上发表文章，论述中医理论，反对借“中医科学化”之名，行“中医西洋化”，亦即消灭中医之实。1951年，调至西南卫生部中医科工作。1952年以“中学西”身份，考入北京大学医学院医疗系，系统学习西医五年。在学期间，陆续发表论述中医学术体系、介绍中医经典著作的多篇论文，并完成了第一部专著《医学三字经浅说》。1957年北医毕业后，分配到中医研究院从事临床、教学和科研工作。50、60年代，他承担了卫生部举办的“西学中”高级班的教学工作，并先后承担了北京各大医学院所举办的“西学中”班教学工作，讲授《内科学》、《方剂学》、《中医基础理论》、《伤寒论》、《金匮要略》以及《内经》运气学说等，并写成专著《中医学基本理论通俗讲话》。在临床方面，先后从事大叶性肺炎、肝硬化腹水的临床诊治和研究。60、70年代，曾多次参加医疗队，长期深入到甘肃、山东、山西、新疆等边远贫困地区、灾疫区参加浮肿干瘦病、丝虫病、布氏杆菌病的救治工作，多次被评为“先进工作者”。1971年回京后参加筹建举办全国中医研究班工作，后参加创建并长期主持了中医研究院研究生班、研究生部的工作。作为中医首批硕士、博士研究生的指导教师，先后指导五十余名研究生。1979年，出版专著《辨证论治研究七讲》。1983年加入中国共产党。同年出版专著《黄帝内经素问运气七篇讲解》（与许家松合著）获1989年国家中医药局科技进步一等奖。1985年，与黄星垣等主编出版《实用中医内科学》。1986年编著出版《温病条辨讲解》（与许家松合著）。1986～1990年主持并完成国家“七·五”攻关课题《著名中医方药中对慢性肾功能衰竭的诊治经验研究》，获1991年国家中医药局科技进步三等奖。1990年被国务院授予首批国家级有突出贡献的专家。同年，获“阿尔伯特·爱因斯坦”世界科学奖荣誉证书。1993年，出版论文集《医学承启录》。1995年3月3日病逝于北京，享年74岁。

先生生前任中国中医研究院研究员、博士生导师、中国中医研究院研究生部主任、西苑医院副院长。国家科技进步奖评审委员会委员、国家自然科学基金评审委员会委员、国务院学位委员会学科评议组成员、卫生部药典委员会委员、药品评审委员会委员、中华全国中医学会常务理事等职。

方药中先生是一位在中医理论、临床、教育、科研等方面作出了全面发展、开拓与创新的著名医家。其学术贡献主要有以下五个方面：

一、一位有创见的中医理论家

1. 对中医理论体系的完善与全面论述：从20世纪40年代先生从医之日起，就不断著文坚持中医学有其固有的理论体系，并有效地指导着中医的临床。在 1959 年完成的专著《中医学基本理论通俗讲话》中，较全面地论述了中医理论体系的基本内容。1983 年发表论文《论中医理论体系的基本内涵及其产生的物质基础》，从八个方面对这一体系作了全面论述与构建：①中医学的指导思想——整体恒动观；②中医学的理论基础——气化论；③中医学对人体生理和病理的认识——脏象论；④中医学对疾病病因与发病的认识——正邪论；⑤中医学对疾病病机的认识——求属论；⑥中医学诊断治疗疾病的主要方法与特点——辨证论治；⑦中医理论产生的物质基础——"候之所始，道之所生"；⑧中医学的论理工具——阴阳五行学说。这在中医学术界属首次从系统的角度，对中医理论体系的构成要素及其作用、地位、相互关系、结构所作的一次全面、系统、明确的表述，突破了长期以来认为中医学理论体系由"整体观"和"辨证论治"两方面组成的简约表述。先生认为，中医学的发展与创新必须遵循中医学的理论体系。

2. 对中医气化学说的整理、提高与再认识：中医气化学说是论述自然气候变化规律与生命活动、人体健康与疾病相应关系的理论。集中见述于《黄帝内经素问》"运气七篇"之中。其篇幅约占《素问》全书的三分之一。由于文字古奥、简约、且广泛涉及天文、气象、地理、物候、历法等多学科知识，历来被视为是中医的"天书"，高深莫测，长期被尘封。先生从 50 年代开始讲授"运气七篇"。80 年代，历时四年有余，与许家松合著成《黄帝内经素问运气七篇讲解》一书，凡八十一万余言。该书的特点有三：第一，解读全文。作到逐句讲解，逐段述评，逐篇小结。作到不遗漏，不避难点、疑点，并在比较历代医家观点的基础上，进行评介，提出个人认识。该书被十余名著名中医专家评为自唐代王冰补注"运气七篇"以来的第一个全文讲解本。对中医理论与文献研究方法作了新的尝试。第二，整理其理论体系，发掘其理论实质与核心。全书总结了对“运气七篇”的理论体系，提出：自然气候自身存在着一个自稳调节机制，人与自然相通相应，也存在着自稳调节机制。“人与天地相应”才是气化学说的核心与精华。对气化学说的研究，应该突破对“五运六气运算格局”的现代气象验证这一局限，发掘和研究其实质与核心。第三，重新认识和评价中医气化学说及其在中医学中的地位。提出：中医学主要是从“气化”的角度来认识生命过程，人体生理、病理，疾病的诊断，治疗，养生康复等，因此，气化学说实属于中医学理论基础地位，体现了中医学的理论特点。

二、对辨证论治提出创新模式的一代名医

辨证论治是中医诊断和治疗疾病的主要方法与特点。古代医家对辨证论治的模式不断进行了丰富、创新与规范，先后创建了六经证治体系、三焦——卫气营血证治体系以及八纲、脏腑等辨证方法。先生认为，新的时代要求我们在继承前人经验的基础上，进行新的规范，探索新的模式以发展辨证论治。70年代，先生出版了中医第一部辨证论治专著——《辨证论治研究七讲》，对“辨证论治”模式提出了新的设计——辨证论治七步。后简化为五步，这五步是：第一步，按脏腑经络理论对疾病进行“定位”。第二步，从阴阳、气血、表里、虚实、风、热（火）、湿、燥、寒、毒对疾病进行“定性”。第三步，“必先五脏”，即在上述定位、定性的基础上，辨析出反映疾病本质的主要病理变化，完成“辨证”，提出中医诊断。第四步，“治病求本”，即找出相应的治法和方、药。第五步，“治未病”，即根据中医“五脏相关”的整体观，通过调节相关的未病脏腑，协助治疗已病脏腑，进行整体调控以提高疗效。随着时代进步，中医诊治的多是被西医明确诊断的许多疾病。中医如何探讨经西医“辨病”而又能充分体现中医“辨证论治”特点的辨病与辨证论治相结合的诊治模式，已成为中医临床无法回避和亟待解决的问题，也是中医辨证论治发展创新的一大关键。目前通行的“辨证分型定方”难以充分体现中医的整体恒动观和辨证论治优势。为此，在主持“七·五”国家课题《著名中医方药中对慢性肾衰的诊治经验研究》中，先生以“慢性肾衰”为例，设计了《慢性肾功能衰竭诊断治疗常规》。《常规》经过院内外临床验证，不但疗效领先，而且能较充分地体现中医辨证论治的优势和特点，并切实可行。为西医辨病和中医辨证论治相结合的诊治模式，提出了新的思路和设计，为中医辨证论治的发展与创新，作了新的探索。

在长达半个多世纪的从医生涯中，先生一生从不脱离临床，重点从事肝肾病的诊治研究。他创制的肝肾系列方中的黄精汤、苍牛防己汤，肾病系列方中的参芪地黄汤等，屡用屡验，久用不衰，成为 代名医留下的一份传世之宝。

三、中医研究生教育的开拓者、奠基者和一代宗师

教书育人伴随先生一生。从50年代教授西学中班到70年代开创研究生教育，先生为中医高级人才的培养倾注了一生的心血，铸成金针度人。1978年中医开始招收研究生，而对中医研究生要学什么、怎么学、培养什么样的人才，可谓史无前例，无可借鉴。先生遵循中央提出的“系统学习、全面掌握、整理提高”的一贯方针，在浩如烟海的中医典籍中，选取了《内经》、《伤寒论》、《金匮要略》、《温病条辨》四部古典医著的研读作为主干课程，以《中医各家学说研究》加以串连，以《临床系列专题》重点讲授当代新理论、新经验、新成果，共同组成中医研究生的课程体系。在学习方法上，提出“自学为主，提要勾玄”的教学方法。在培养模式上，提出了“懂理论、会看病、能讲会写”以培养适应性强的通才为主的人才培养模式。在培养途径上，采取课堂集中讲课与导师分散培养相结合。特别值得提出的是，他倡导学术开放、学术争鸣和宽松的学术空气，不搞一言堂。在艰难的物质条件下，靠自己的学术威望，遍请了近百名全国一流中医和中西医专家来班讲学交流和会诊，大大扩展了研究生的眼界和思路，大大提高了研究生班的学术地位，成为研究生教育的一面旗帜，被誉为“中医之黄埔”。他作为指导教师，培养出的大批博、硕士生，已成为中医教育、临床、科研管理的栋梁之材而遍布全国。

四、力主中医传统科研方法应与现代方法并举并重，为传统研究方法争得一席之地

先生从来不反对运用现代方法从事中医研究工作。他自己就学习了五年西医。但是反对忽视和取代中医传统方法。这是因为：其一，中医学的精深理论和丰富经验，都是运用传统方法研究和总结出来的。所谓“传统方法”，结合临床，也就是以整体恒动观为指导思想，把天地人作为一个统一整体，以“外候”为依据，以辨证论治为方法，认真收集和分析总结人体健康与疾病的变化规律与证治规律。其二，由于生命活动和疾病的极度多样化和复杂化，在中西医面前，对许多生命现象和疾病，还不能作出科学的说明，提出有效的诊治方法，未知的领域还很多。中医学从宏观入手，认真分析总结“证候”，提出的诊治手段和方法相对有效，具有优势。其三，我国是一个发展中国家，具有现代科研设备和能力的机构与人员相对集中并占少数。如果把广大中医工作者从临床出发，运用传统方法总结新经验、新认识摒弃于科研大门之外，不但脱离现实，而且会铸成错误。因此，先生从七八十年代起，就为中医科研中传统方法的运用和合法地位不断呼吁。1988 年国家中医管理局召开了“全国中医药传统科研方法研讨会”。会上，先生和中医前辈们一致呼吁和坚持，终于为中医传统科研方法争得一席之地。

五、一位坚定无畏的中医卫士

从 1944 年起，先生就著文指出，打着“中医现代化”的幌子，行消灭中医之实是“中医界的最大危机”。先生一生为维护中医大业仗义执言，刚正不屈，在中医界享有“中流砥柱”的威望。“文革”后期，“批林批孔批五行”的逆流扑面袭来，重重地撞击了先生忠诚中医的惓惓之心。先生认为，中医的理论与实践，虽来源于实践，但是，是借助于阴阳五行作为论理方法来进行总结和表述的。批五行废五行的实质是消灭中医。为此，先生不顾个人安危，奋笔疾书，发表了《评五行学说及其对中医学正反两方面的影响》一文。文中尖锐地指出，这“不是一场单纯的学术争论”，“是向中医学丰富的理论和宝贵的临床经验的进攻，企图以达到废医存药的罪恶目的”。其横眉怒对，浩然正气，犀利文笔，跃然文中。

在现代中医学史上，先生作为一位有创见的中医理论家，一位对辨证论治作出创新发展的一代名医，一位中医研究生教育的奠基人、开拓者和一代宗师，一位为捍卫中医大业不屈奋战的坚定卫士留下了自己的名字——方药中。

文以弘道，文以卫道

——《方药中论医集》妻序

《方药中论医集》是从现代著名中医学家方药中先生从医五十余载所写诸多医著中精选而成。

先生自 1940 年步入杏林以来，怀着对中华文明的民族尊严和对中医瑰宝的赤诚之心，精研岐黄，一生沉潜于方药之中，且笔耕不辍。作为一位有创见的中医理论家，在中医理论研究方面，他首次全面、系统地论述了中医学理论体系的基本内涵及其理论框架。首次全文诠释了中医理论中最艰深的部分——《黄帝内经素问》“运气七篇”，并在此基础上，提出“气化学说”是中医学的理论基础和理论特点。作为一代名医，他对辨证论治的模式提出了创新设计，并有效指导临床，起沉疴救危厄，给我们留下了屡用屡验的肝肾系列方。作为中医研究生教育的奠基人、开拓者和一代名师，他对中医高级人才的培养，从学习内容、方法到培养模式作了基础性工作和开拓性实践，培养出一大批中医的栋梁之材。作为中医事业坚定无畏的一名卫士，他不顾个人安危与得失，在逆流中著文为中医呐喊疾呼。这一切，均见于他的论著之中。先生讲理论，长于溯本求源，融会贯通、落实临床运用并能推陈出新，自成一家；论辨证，坚持“言必有征，无征不信”，强调理法方药的一致性；述经验，必验之于临床病例，并上升到总结证治规律。学术论争，说理透彻，义正词严，文笔犀利，气势宏阔，颇具孟轲文风。“孟轲好辩，孔道以明”。其论战文字，亦实属捍卫中医大业，不得不辩，弘道卫道而为之。综上所述，《方药中论医集》所收数百万言论著，无一不是用心血写成。先生之文，文以弘道，先生之文，文以卫道。

《方药中论医集》共六卷，包括《医学三字经浅说》、《中医学基本理论通俗讲话》、《辨证论治研究七讲》、《黄帝内经素问运气七篇讲解》，《〈温病条辨〉讲解》、《医学承启集》共六部专著。兹分别简介如下：

1.《医学三字经浅说》:《医学三字经》为清代著名医家陈修园所著。内容广泛，从医学源流到内、妇、儿各科疾病的诊治。由于用喜闻乐见的“三字”韵语写成，易诵易记，流传甚广，但内容和文字简约，指导临床尚有不足。方药中先生在20世纪40年代师从陈修园后裔著名中医陈逊斋先生，对陈门学术有深刻理解。50年代，先生在北京大学医学院学习西医之际，抱着“他山之石，可以攻玉”的态度，吸取西医的一些方法，来解读中医古籍，著成《医学三字经浅说》一书。该书以原著论列的疾病为纲，从病因、病机、症状证候、诊断、治疗、预后、预防等方面，博引近百种历代中医文献，进行系统整理和全面阐释。在治疗方面，补列了五百余首常用方剂，还补充了针灸治疗。实际上，《浅说》已将原书扩展成以内、妇、儿、针各科常见病、多发病的一部临床必备书。由于资料丰富，论述系统全面，具有很强的实用性。出版后十分畅销，成为中医师的临床必备书和西学中教材。80年代，作者对全书进行了较大修改和补充，出版了“修订版”。此次是在“修订版”的基础上，对文献出处等作了一些补充和修正。

2.《中医学基本理论通俗讲话》：此书是方药中先生全面

系统论述中医学基本理论的一本专著。该书原是先生在50、60年代为北京各大医学院、所“西医学习中医班”讲授中医基础理论而写的一本教材，经整理由内部印刷成多种单行本，流传甚广。由于历史原因，未能正式出版。书中从阴阳五行、天地人合一，藏象、经络、精气神、病因、病机、治则等八个方面对中医基本理论作了全面、系统论述。书中突出“天地人合一”的中医理论特色，对自然规律与人体生理、病理、疾病诊治、养生方面的密切关系所作论述尤有卓见和新意。该书说理深入浅出，表达通俗易懂，密切结合临床，是学习和理解中医基础理论的一部优秀的基础读物。

3.《辨证论治研究七讲》：该书是方药中先生研究辨证论治的一部专著，也是中医辨证论治研究的第一部专著。辨证论治是中医诊断治疗疾病的主要方法、特点和优势所在。因此，对辨证论治的理解、掌握也就成为中医提高临床疗效的关键所在，也是中医学发展和创新的关键所在。该书系统论述了辨证论治的概念、理论基础和基本精神。在继承和汲取前人各种辨证论治方法和优点的基础上，提出了辨证论治规范化、程序化的新模式——辨证论治七步。“七步”融外感内伤辨证于一系，汇理法方药于一体。书中对临床辨证的具体内容、步骤和方法一一论列，并以先生临床医案作出具体运用示范。该书以说理深入浅出、提出创新设计、紧密指导临床应用为特点。是中医工作者学习、掌握和研究辨证论治，提高临床疗效的一部必读书。

4.《黄帝内经素问运气七篇讲解》：中医气化学说是中医学的理论基础和理论特点。其内容集中见述于《黄帝内经素问》“运气七篇”之中，约占《素问》篇幅的三分之一。由于其内容博大深奥，文字简约，并涉及多学科知识，历来被认为是《内经》中最艰深的部分。该书对“运气七篇”进行了全面、系统的研究与论述。“总论”部分对“运气七篇”的指导思想、自然观、生理病理观、病因病机论、诊治法则、方药理论、运气计算方法及其在医学中的运用、运气学说在中医学中的地位和评价，作了全面系统的概述。“各论”部分对“运气七篇”原文逐句加以解释，逐段进行述评，逐篇作出小结。对全文中的难点、疑点和有争议的问题，在比较分析历代医家注释的基础之上，提出作者见解。全书对“运气七篇”总结其理论体系，揭示其科学内涵、精神实质和精华所在；阐述其临床指导意义；客观评价其在中医学中的地位与影响。该书被多位著名中医学家誉为自唐代王冰补注“运气七篇”以来的第一全文讲解本，对中医理论和文献研究进行了开拓创新性研究。获国家中医药管理局 1989 年科技进步一等奖。该书为方药中、许家松合著。

5.《温病条辨讲解》:《温病条辨》一书，系清代著名医家、“温病四大家”之一的吴瑭（鞠通）所著，流传甚广。在温病学诸多著作中，堪称是一部全面、系统、集大成、有创新、切实用的温病学专著。中国中医研究院自 1978 年招收首届研究生以来，即将《温病条辨》列入系统学习的四部古典医著之一，并作为研究生专业必修课的一门学位课程。《温病条辨讲解》就是作者在长期给研究生讲授《温病条辨》的基础上写成的。全书设总论和各论两部分。在“总论”中系统介绍了中医学对传染病的认识并评述伤寒与温病学派之争。对温病学的源流与发展、伤寒与温病的关系及全书基本内容作全面介绍。在“各论”中一是对《温病条辨》原文逐条进行了讲解。二是设“临证意义”，提示辨证和运用的要点。三是列“临床运用举例”，选录了吴瑭本人和现代十余位著名中医运用《温病条辨》理法方药诊治疾病的精彩医案，也收录了作者医案，作为例证，以助学以致用。此书为方药中、许家松合著。

6.《医学承启集》：该书是方药中先生业医五十年医学论文中的精品之作。在理论研究部分，对中医理论中的重大问题，如：中医学理论体系的基本内涵、气化学说、脏象学说、阴阳五行、伤寒与温病学派之争等，均进行了系统整理、精辟论述和深入研究。有些学术观点，如中医理论体系的基本内涵，在中医学术界系属首次提出。这些论文，不但反映了先生精深的学术思想，而且确属现代中医理论研究方面的高水平之作，并在国内外产生了广泛影响。在临床研究部分，对中医辨证论治的模式，提出新的设计和论证，并以个人验案说明其具体运用。对中医辨证论治的发展、研究和规范化具有指导意义。先生对肝炎、肝硬化腹水、慢性肾功能衰竭等疑难病症的诊治经验，不但疗效显著，并形成了系列方药。对"慢性肾衰"的诊治研究，属国家攻关课题，疗效居国内先进水平，并获国家中医药科技进步奖。对临床经验的阐述，文中不停留在一方一药和个案介绍，而是遵循中医理论体系，系统总结中医诊治规律，不但示人以方药，而且示人以规矩，便于指导后学。在杂文和商榷文字部分，有的文章，如《论五行学说》一文，是在"文革"批五行的特殊历史条件下写成的。先生挺身而出，据理力争。从中反映了先生坚定维护中医学这一中华文化瑰宝的耿耿忠心和勇气。总之，本书在理论研究部分，作到了溯本求源，系统整理，阐发提高，并形成了个人学术体系。在临床研究部分，作到了总结诊治规律，严格临床验证，理法方药一致。该书对中医学的继承、发扬与创新具有承前启后的作用。

此次对上述六本著作的整理，主要作了以下工作：①对原书稿中所引用的文献，补充了文献出处，核对了原文，作了勘误；②收集、整理、补进了从未收入的文章，如1944年发表的《目前中医界的一个最大的危机——一般人所说的中医科学化》，1994年写的《中医理论体系的发展》等，使论著的时间跨度达五十年之久；③对我们合写的论著在内容上作了一些修改和补充；④对全部书稿从文字上、体例上作了一些技术上的处理；⑤每本均配加了与著作年代同时的照片，其中如先生与陈逊斋先生的合影，据说是著名中医陈修园之后裔陈逊斋先生仅存的一张珍贵照片了。

把一生论著勒成一部，是先生心存久远的一大夙愿。多年来，我也不断收到读者来信，要求购书、寄书、甚至帮助复印书。因此这也是广大读者的诉求。怀着对先生绵绵无尽的思念、敬佩和责任感，支持我在已近古稀之年，不避寒暑、夜以继日、一字一句地完成了这二百余万言书稿的整理工作。在书稿的整理过程中，我更加领悟到中医理论的博大精深和中医经验的珍贵丰厚。我深深感受到了先生对中医学发展的高瞻远瞩、深谋远虑和睿智求实的良苦用心。在那气势浩荡，行云流水般的文字中，先生那心正口直、性刚气豪的性格跃然纸上。我屡屡被他那一颗为中医而跃动着的赤胆忠心而感动得热泪夺眶……。一句话，先生著作，心血凝成。文以弘道，文以卫道，文如其人。

现在，先生夙愿终于得以实现了。书成之日，我将捧上《方药中论医集》敬献于先生墓前告慰先生：《方药中论医集》是您留给杏林的一方完璧，也是您眷恋的爱妻为您献上的一个永不凋谢的花环。

《方药中论医集》承蒙人民卫生出版社胡国臣社长的慨然承允，中医出版中心主任、编辑的全力支持才得以顺利出版。

在此谨致以深深的感谢。

我的学生马晓北博士，在紧张的工作中帮我打印文稿，查找文献并校稿，李洪涛硕士帮助校稿，在此一并致谢。

许家松

2007年8月于北京西苑

前　言

《温病条辨》一书，系清代著名医家、温病四大家之一的吴瑭（鞠通）所著。该书是一部全面、系统、集大成、有创新、切实用的温病学专著。中国中医研究院自1978年招收首届研究生以来，一直把《温病条辨》列为系统学习古典医著的四部代表性著作之一，作为研究生专业必修的一门学位课程。《温病条辨讲解》就是在作者多年来讲授《温病条辨》的基础上写成的。

全书分为总论和各论两大部分。总论部分共分为三章。第一章是“中医学对于传染病的一般认识”。为什么本书在总论中首先要介绍中医学对于传染病的一般认识？这是因为，中医学中所论述的急性热病，包括伤寒和温病，绝大多数都属于传染病的范围。“传染”这个词也是中医书中固有的提法。因此，在学习《温病条辨》原著之前，先就中医对传染病的一般认识作一个总体介绍，知其源流，并为今后正确分析温病各家学说打下基础，我们认为还是非常必要的。第二章是“评伤寒与温病学派之争”。“伤寒与温病学派之争”已经存在多年并延续到今天，这是客观事实，如不在此提出并加以分析和讨论，读者在学习《伤寒论》和《温病条辨》之后，必然会产生多歧之惑，对中医学在急性热病中的诊断治疗经验难以全面理解和运用。因此，我们认为还是把这一问题提出来好，让读者边学习，边思考，有助于培养分析问题和解决问题的能力。第三章是“《温病条辨》的基本内容”。在本章中重点介绍了三焦、卫气营血辨证论治体系，并就书中有关原文进行了系统、简要的整理和归类。这样做，可以使读者在学习原文之前，对全书先有一个总体的了解。我们认为，这对于学好原著会有很大帮助。

各论部分，主要是对《温病条辨》一书进行讲解。《温病条辨》原书，我们选用的是人民卫生出版社 1963 年版本。这个版本是根据问心堂本排印的，并据别本增补了朱武曹氏评及《秋燥胜气论》。不过我们作了部分删节。第一，在原文方面，我们选了卷首中的自序、凡例、原病篇，卷一上焦篇，卷二中焦篇，卷三下焦篇；删去了卷四杂论，卷五解产难，卷六解儿难。因为我们认为，吴氏温病辨证论治体系的全面系统论述是在原病篇、卷一、卷二、卷三。我们选取了这个主体部分，进行了讲解。第二，在注评方面，我们删去了汪瑟庵、征以园和朱武曹的评按，因为我们只对原文进行讲解。

在对原文的讲解分设“讲解”和“临证意义”两部分。在“讲解”部分，由于《温病条辨》是清代著作，接近现代语言，并不难懂，所以除对一些难字难词难句逐字逐句详解以外，着重逐条讲解条文和自注文中的辨证论治要点并论述其源流，适当联系了《内经》有关论述和《伤寒论》、《金匮要略》中的有关证治，加以分析比较，以便于深入学习和理解《温病条辨》对前人的继承和发展创新。在“临证意义”部分，论述临床运用应掌握的要点。为了帮助读者理解和临证运用，我们还选录了吴鞠通本人、10 余位当代著名老中医以及富有临床经验的中医工作者运用《温病条辨》理法方药的 40 多个医案，其中也包括我们自己的临床经验，以此作为例证，帮助读者加深理解，学以致用。

本书初稿虽然是完成了，但是由于这种写法仍属探讨，加以我们的水平有限，所以距离要求还有较大差距。我们真诚地希望广大读者提出宝贵意见，以便今后改正和提高。

方药中　许家松

一九八七年四月于北京西苑

目　　录

总　　论

各　　论

总论

第一章　中医学对传染病的一般认识

第一节　中医学对传染病的病因认识

中医学对传染病的认识，从文献资料来看记载很早。早在3000年前，殷商时代甲骨文卜辞中就已经有疫病流行的记载，如甲骨文中记载："武丁疾身，唯妣及它"、"武丁病齿，上帝可赐愈"等。说明殷人已从生活中发现了疫病流行现象。

到了西周时代（前1022～前770），古人已把疾病的发生、流行和季节气候变化密切结合起来。如《周礼·天官》谓："春有痟首疾，夏有痒疥疾，秋有疟寒疾，冬有嗽上气疾。"《礼记·月令》谓："孟春行秋令，则民病大疫"；"季春行夏令，则民多疾疫"；"仲夏行秋令，则民殃于疫"；"孟秋行夏令，民多疟疾"。这里所谓的"疫"，是指传染病的暴发流行。《说文解字》："疫，民皆病也。"这里所说的"疟"，主要是指临床上表现为发热恶寒或寒热往来的一类传染病。说明当时古人已经看到了传染病的流行性、季节性。

战国、秦汉时代，在病因学方面，《黄帝内经》（以下简称

《内经》）认为：一切疾病的发生都应该从外因和内因两个方面来加以分析，传染病也不例外。《内经》中所论述的“中风”、“伤寒”、“温病”、“湿病”、“热病”、“暑病”、“疟”、“肠澼”、“霍乱”、“疫疠”、“痉”、“瘈瘲”、“疸”等等，如以今天的认识来加以分析，其中绝大部分疾病都属于传染病的范围。而其中所说的“疫疠”，则又是指各种烈性传染病大流行时的总称。对于传染病的外因，《内经》认为主要是由于自然气候变化的严重失常，人体感受此自然气候偏胜之气以及由此自然偏胜之气而产生的“毒气”，即可发生疫病。如《黄帝内经素问》（以下简称《素问》）《热论》谓：“今夫热病者，皆伤寒之类也。”《素问·生气通天论》谓：“因于露风，乃生寒热。”《素问·疟论》谓：“夫疟皆生于风。”《素问》中讨论运气学说的《天元纪大论》等七篇大论，则更是把一切急性病与自然气候变化密切联系起来，认为风、热、火、湿、燥、寒等气候变化因素，就是一切急性病的外因，既使是“疫疠”，其毒气的产生也认为主要是由气候变化失调或时令严重反常所致。这就是《素问·刺法论》中所谓的“升降不前，气交有变，则成暴郁（疫）。”对于传染病的内因，《内经》则认为主要与人体正气强弱密切相关。认为人体正气强者，邪就不能侵犯。反过来说，如果受邪致病，又必是由于其正气之不强，这也就是《素问·刺法论》中所谓的“不相染者，正气存内，邪不可干”。《灵枢·百病始生篇》中所谓的“风雨寒热，不得虚，邪不能独伤人，卒然逢疾风暴雨而不病者，盖无虚，故邪不能独伤人”。正气是什么？对于传染病来说，“正气”主要指“卫气”。根据《素问·生气通天论》：“阳者，卫外而为固也。”《灵枢·本藏篇》：“卫气者，所以温分肉，充皮肤、肥腠理，司开阖者也。……卫气和，则分肉解利，皮肤调柔，腠理致密矣。”据此论点，则所谓“卫气”，应该是指人体抵抗外邪侵袭的能力。这也是说《内经》已经认识到人体的抵抗力与传染病的发生有着密切不可分割的关系，并且在一定程度上把它放在了决定性的地位，并作出了“正气存内，邪不可干”的精辟结论。这个结论一直到今天仍然贯穿到了整个中医学理论体系之中，这是《内经》在传染病病因学方面的卓越认识和伟大贡献。

东汉末年，张仲景著《伤寒卒病论》，亦即现在通行的《伤寒论》与《金匮要略》。张氏著此书的动机，据其自序：“余宗族素多，向逾二百，建安纪年以来，犹未十稔，其死亡者，三分有二，伤寒十居其七，感往昔之沦丧，伤横夭之莫救，乃勤求古训，博采众方，撰用素问、九卷，八十一难、阴阳大论、胎胪药录，并平脉辨证，为伤寒卒病论合十六卷。”（《伤寒论·序》）可见当时传染病流行，死亡率很高。在这部书里面记载的一些疾病，如“伤寒”、“中风”、“温病”、“湿”、“暍”、“痉”、“黄疸”、“狐惑”、“阴阳毒”、“疟”、“痢”、“霍乱”等等，现在看来大多属于急性或亚急性传染病的范围。对于这些疾病的病因，在《伤寒论》《金匮要略》中均有比《内经》更为详细的认识和记述：一方面继承了《内经》的论点，强调了自然气候反常变化与疾病发生的关系。如所谓：“夫人禀五常，因风气而生长，风气虽能生万物，亦能害万物，如水能浮舟，亦能复舟……客气邪风，中人多死。”（《金匮要略·脏腑经络先后病脉证第一》）也强调了人体正气在发病上的决定作用，如所谓：“若五脏元真通畅，人即安和，……不遗形体有衰，病则无由入其腠理。”（同上）“血弱气尽，腠理开，邪气因入。”（《伤寒论·辨太阳病脉证并治》）但另方面又提出了金刃虫兽所伤以及食物、药物中毒的问题，如所谓“房室、金刃、虫兽所伤。”（《金匮要略·脏腑经络先后病脉证第一》）以及《金匮要略·禽兽鱼虫禁忌并治第二十四》、《金匮要略·果食菜谷禁忌并治第二十五》等篇中所述食物、药物中毒等内容。

到了晋唐时期（280～907），以晋·葛洪所著的《肘后备急方》和隋·巢元方所著的《诸病源候论》为代表作，在病因学方面，已经认识到了疾病之具有传染性可以互相染易者，而且不止于《内经》中所说的“疫疠”一种，其他急性热病如：“伤寒”、“温病”、“时气病”、“天花”、“麻疹”、“黄疸”、“痢疾”等等，亦均可以彼此染易或发生流行。如《肘后备急方·治伤寒时气温病方》谓：“伤寒，时行，瘟疫三名同一种耳。”因而在《肘后备急方》中也就把伤寒、时气、温病方合为一类，在这一类方中并包括了“天行诸痢”、“毒病攻喉咽痛”、“时行病发黄”、“天行斑疮”。《诸病源候论》中“伤寒”、“时气”、“温病”诸候中也都分别有“人感乖戾之气而发病者，多相染易”的相似记载。在“疫疠候”中更直接提出了“其病与时气温热等病相类，皆由一岁之内，节气不和，寒暑乖候。或有暑风疾雨，雾露不散，则民多疾疫，病无长少，率皆相似”的明确论点。《诸病源候论》伤寒病诸候中，载有“伤寒咽喉痛候”、“伤寒斑疮候”、“伤寒痉候”、“伤寒变成黄候”、“伤寒脓血痢候”、“伤寒上气候”……。时气病诸候中亦载有“时气咽喉候”、“时气发斑候”、“时气皰疮候”、“时气脓血痢候”……。温病诸候中亦有“温病变成黄候”、“温病咽喉痛候”、“温病脓血痢候”……。疫疠病候中亦有“疫疠皰疮候”。这些记载，虽然在《诸病源候论》中分列各篇，但是其所述内容则基本相同。于此可以看出中医学在此一时期中，不但已经认识到“疫疠”等烈性传染病可以传染流行，而其他急性病，如痢疾、黄疸、急性咽喉病、某些发疹性疾病、某些发热痉挛抽搐的疾病等，都可以把它们列入伤寒、时气病或温病之列，认为它们都同样具有传染性，可以互相染易，同属于急性传染病的范围之中。这是一个很大的进步。其次，这一时期对于传染病的外因方面的论述上更加具体，例如葛洪《肘后备急方》中“治卒中沙虱毒方”中所述：“山水间多有沙虱。其细略不可见，人入水浴及以水澡浴，此虫在水中，著人身，及阴天雨行草中，亦著人，便钻入皮里，……三日之后，令百节强，疼痛寒热，赤上发疮，此虫渐入至骨，则杀人。”“治卒中射工水弩毒方”中所述：“江南有射工毒虫，一名短狐，一名蜮，常在山间水中，人行及水浴，此虫口中横骨角弩。唧以射人形影则病，其诊法，初得或如伤寒，或似中恶，或口不能语，或恶寒热，四肢拘紧，旦可暮剧，困者三日，齿间血出，不疗即死。”“治卒为猘犬丸所咬毒方”中所述：“凡猘犬咬人，七日一发，过三七日不发则脱也，要过百日，乃为大免耳。”“治卒毒及狐溺棘所毒方”中所述：“人体上先有疮而乘马，马汗，或马毛入疮中或但为马气所蒸，皆致肿痛烦热，入腹则杀人。”《诸病源候论》“生注候”中所述：“人有阴阳不调和，气血虚弱，与患注人同共居处，或看侍扶接，而注气流秽，染易得注，与病者相似，故名生注。”“死注候”中所述：“人有病注死亡。人至其家，染病与死者相似，遂至于死，复易旁人，故谓之死注。”“食注候”中所述：“人有因吉凶坐席饮啖，而有外邪恶毒之气。随食饮入五藏，沉滞在内，流注于外，使人肢体沉重，心腹绞痛，乍停乍发，以其因食得之，故谓之食注。”类似上述记载，诸如水中昆虫（沙虱、射工），有病家畜（病马、猘犬），病人（生注），尸体（死注），有毒食物（食注）等等，作为传染病的外因都描述得较为详细，这是一个很大的进步。

宋金元时期（960～1368），医学家们强调了五运六气与传染病的发病关系。气运与时行病密切相关，《内经》论之甚详，宋金元医学家们把运气学说具体运用于临床实践，无可厚非，但是由于这一时期中不少论著过于机械地运用运气学说，例如《圣济总录》中推算了六十年运气所主的疾病。陈无择著《三因极一病证方论》更根据六十年运气所主的病症分别开出了处方。这样做法实际上违反了《内经》的精神，不仅影响了有宋一代，而且也影响了金元明清，使得中医在对于传染病病因认识，反而在前人的基础上退了一步。

到了明代（1369～1644），由于当时传染病的多次大流行，丰富了人们对于传染病的经验，使得中医学对传染病的病因认识也有了不少新的看法，有的医学家们已经开始否认传染病的外因就是风寒暑湿燥火等气候偏胜失调的传统认识，而认为各种不同传染病的发生，均有其各种不同的特异性致病物质。在这方面值得特别提出来的是吴又可所著的《温疫论》。吴氏首先提出了“病疫之由，昔叔和云，凡时行者春应暖而复大寒，夏时应大热而反大凉，秋时应凉而反大热，冬时应寒而反大温，非其时而有其气，是以一岁之中，长幼之病多相似者，此时行之气，指以为疫。以为疫。余论则不然，夫寒热温凉为四时之常，因风雨阴晴，稍为损益，假令秋热必多晴，春寒因多雨，亦天地之常事，未必致疫也……疫者，感天地之疠气，在岁运有多少，在方隅有轻重，在四时有盛衰。此气之来，无论老少强弱，触之者即病，邪自口鼻而入。”（《温疫论·原病》）吴氏直接对古人所谓的“非时之气”提出质疑，并断然结论：“夫温疫之为病，非风非寒非暑非湿，乃天地间别有一种异气所感。”（《温疫论·原病》）至于这个“异气”究竟是什么？吴氏也并不含糊，他在同书中明确提出：“天地之杂气。种种不一，亦犹天之有罗计荧惑，地之土石有雄硫硇信，草木有野葛、巴豆，昆虫有毒蚊、猛兽，万物各有善恶不等。是杂气亦有优劣也，然此气无象可见，况无声，无臭，何能得睹得闻，人恶得而知其气。又恶得而知其气之不一也。是气也，其来无时，其著无方，众人触之者，各随其气而为诸病焉。其为病也，或时众人发颐，或时众人头面浮肿，俗名为大头瘟是也。或时众人咽痛，或时声哑，俗名为虾蟆瘟是也。或是众人疟痢，或为痹气，或为痘疮，或为斑疹，或为疮疥疔肿，或时众人目赤肿痛，或时众人呕血暴下，俗名为瓜瓤瘟、探头瘟是也。或肘众人瘿痃，俗名为疙瘩瘟是也，为病种种，难以枚举。大约病遍于一方，沿门阖户，众人相同。此时行疫气，即杂气所钟，为病各种，是知气之不一也。……非关脏腑经络或为之证也。不可以年岁四时为拘，盖非五运六气所能定者，是知气之所至无时也。或发于城市，或发于郫落，他处安然无有，是知气之所著无方也。疫气者，亦杂气中之一，但有甚于他气。故为病颇重，因名之疠气。虽有多寡不同，然无岁不有。至于瓜瓤瘟、疙瘩瘟，缓者朝发夕死，急者顷刻而亡，此又诸疫中之最重者。……至于发颐、咽痛、目赤、斑疹之类，其时郫落中，偶有一二人所患者，虽不与众人等，然考其证，甚合某年某处众人所患之病，纤悉相同，治法无异，此即当年之杂气……此又不可以众人无有断为非杂气也。”（《温疫论·杂气论》）从吴氏这段论述中，可以清楚地看出吴氏在当时确实已经认识到自然界中别有一种致病物质存在，而且还认识到这种致病物质的种类还很多，毒力大小也各不相同，依靠人体感官还不能直接观察到。它们各有一定的特异性，专入某脏腑、某经络，专发为某病。由于这种致病物质的毒力大小不同，所以其传染范围及对患者的生命危害就有大小不同。但是无论其是属于哪一种情况，其病源均属于此种致病物质（杂气）而均为传染病的病原之一，不能认为某些疾病并无大的流行就否认它是传染病。吴氏的这种认识，从某种角度来看是卓越的。吴氏这种卓见的产生，一方面固然是由于当时传染病流行，如他自己所述的：“崇祯辛巳，疫气流行，山东浙省，南北两直，感者尤多，至五六月益甚，或至阖门传染。”（《温疫论原序》）上述客观环境对他有所启发；另方面也是由于他在临床中对病人观察细致，如他所述的“发颐、咽痛、目赤、斑疹之类，其时郫落中偶有一二人所患者，虽不与众人等，然考其证，甚合某年、某处、众人所患之病，纤悉相同，治法无异。”（《温疫论·杂气论》）“其年疫气衰少。闾里所患者，不过几人，且不能传染，时师皆以伤寒为名，不知者固不言疫，知者亦不便言疫，然则何以知其为疫，盖脉证与盛行之年所患之证，纤悉相同，至于用药取效，毫无差别，是以知温疫四时皆有，常年不断，但有多寡轻重耳。”（《温疫论·论气盛衰》）认真观察分析患者临床表现，总结发病规律，这是吴氏产生这种卓越认识的原因所在。其次，在对于传染病的内因认识上，吴又可在其著述中也有其卓越的认识和新的见解。自《内经》以下都强调“正气”，认为“正气存内，邪不可干”，明代医家亦然，如张介宾谓：“疫气既盛，势必传染，又必于体质弱浊者，先受其气。”（《景岳全书·卷十三·瘟疫》）陶华谓：“邪伤真气，若近秽气而伤真气。正如墙壁不固，贼乃敢入，若正气既盛，则邪难侵矣。”（《伤寒全生集·卷四·辨时气例第四十八》）这些认识，从原则来说，是完全正确的，但是如果无视外邪毒力的大小，一概而论，把所有传染病的发生，均皆责之于虚，恐亦不完全与事实尽合。在这方面吴又可的论点便觉得比较平正。吴氏谓：“凡人口鼻之气，通乎天气，本气充实，邪不能入……。本气亏虚，呼吸之间，外邪因而乘之。昔有三人冒雾早行，空腹者死，饮酒者病，饱食者不病，疫邪所著，又何异耶。若其年疫气充斥，不论强弱，正气稍衰者，触之即病，则又不拘于此矣。其感之深者，中而即发，感之浅者，邪不胜正，未能顿发，或遇饥饱劳伤，忧思气怒，正气受伤，邪气始张，荣卫运行之机，乃为邪之所阻，吾身之阳气，为邪所遏故为病热矣。”（《温疫论·原病》）在这里吴氏一方面重视了人体“正气”在发病中的决定作用，但同时又辨证地分析了正气与邪气之间的关系问题，亦即认为传染的发生与否，一方面固然取决于人体正气的强弱，但另方面也取决于病原毒力的大小和所感的深浅，这当然是完全正确的认识。不过在此也必须指出，吴又可虽然注意到了正气和邪气的关系，但是他在一定程度上过分地强调邪气，因而在某些议论中也就不自觉地违反中医学辨证论治的原则。他说：“夫物之可以制气者药物也，如蜒蚰解蜈蚣之毒，猫肉治鼠瘘之溃，此受物之气以为病，还以物之气制之。至于受无形杂气为病，莫知何物之能制矣，惟不知何物之能制，故勉用汗吐下三法以当之。嗟乎！即三法且不能尽善，况能知物乎？能知以物制气，一病只须一药之到而病自已，不烦君臣佐使品味加减之劳矣。”（《温疫论·论气所伤不同》）这种只见病不见人的论点与中医学辨证论治理论体系毫无共同之处，应该说是错误的。除此以外，这一段时期对于传染病的流行性、季节性、地方性、适应性和免疫性方面，也均有了一些新的认识。例如对于天花和麻疹，已经认识到天花的发病季节多在春夏，麻疹的发病季节多在冬春，如万全谓：“痘。……至春夏其毒乃发，传染相似，是谓之天行疫疠。”（《幼科发挥》）而且也认识到了天花和麻疹一人一生中只患一次，凡是已经患过本病的，即可终生免疫，不再发生。如钱乙谓：“至于疹子则与痘疮相似，但发过不再发也。”（《小儿药证直诀》）王肯堂谓：“痘疮一发不再发。”（《证治准绳·幼科》）对于疟疾不但认识到了它的地方性，而且也认识到了它的适应性，如王肯堂谓：“南人不以患疟为意，北人则畏之，北人而在南方发者，尤畏之。”（《证治准绳·杂病》）张介宾谓：“凡往来岭南之人及宦而至者，无不病瘴而至于危殆者也，土人生长其间，与水土之气相习，外人入南必一病，但有轻重之异，若久而与之俱化则免矣。”（《景岳全书·卷十四·疟疾》）明确指出了疟疾是南方地方病，新到疟疾流行区的人最容易患病，久居者则可以逐渐适应水土而较少发病，南方人对疟病的适应性较大，北方人对疟疾的适应性小，这些认识都是细致深入观察的结果。

到了清代，温热学派兴起，其中如叶天士、吴鞠通、王孟英等均属大家。他们在继承前人、总结经验的基础上，对传染病的病因认识又大大的进了一步。他们一方面继承《内经》之说，认为气运偏胜是温病发生的外因，“不藏精”、“正气虚”是温病发生的内因，并且强调了“正气存内，邪不可干”。吴鞠通在所著《温病条辨》中，首列“原病篇”十九条，明确指出：“叙气运，原温病之始也。每岁之温，有早暮微甚不等，司天在泉，主气客气，相加临而然也。”“盖能藏精者，一切病患皆可却。”“要亦不能外正气存内，邪不可干二句之理。”王孟英在所著《温热经纬·自序》中亦明确指出：“夫此五气原以化生万物，而人或感之为病者，非天气有偶偏即人气有未和也。”另方面他们也承认引起时疫的某些特异性致病因素。如吴鞠通在所著《温病条辨》中明确指出：“温疫者，厉气流行，多兼秽浊，家家若是，若役使然也。温毒者，诸温夹毒，秽浊尤甚也。”（《温病条辨·上焦篇》），“更有非其时而有其气，如又可所云戾气。”（《温病条辨·原病篇》）他们一方面肯定了吴又可在古人论述基础上有其发展的一方面，但同时也批评了他有其局限的另一方面。如吴鞠通在《温病条辨》中明确指出：“检校四库全书，得明季吴又可温疫论，观其议论宏阔，实有发前人所未发，遂专心学步焉。细察其法，亦不免支离驳杂，大抵功过两不相掩盖用心良苦，而学术未精也。”（《温病条辨·自序》）“按吴又可谓温病非伤寒，温病多而伤寒少，甚通。谓非其时而其气，未免有顾此失彼之诮。”（《温病条辨·原病篇》）。吴氏把外因和内因密切结合起来，把气候变化和人体的生理及病理生理变化密切结合起来，把自然灾害和社会动乱密切结合起来，如他所谓的“盖时和岁稔，天气以宁，民气以和，虽当盛之岁亦微；至于凶荒兵火之后，虽应微之岁亦盛，理数自然之道，无足怪者。”（同上）“不藏精三字须活看，不专主房劳说，一切人事之能摇动其精者皆是，即冬日天气应寒而阳不潜藏，如春日之发泄，甚至桃李反花之类亦是。”（同上）这些认识应该说是完全正确的，是在前人认识的基础上的进一步发展。

综上所述，可以看出中医学对于传染病的病因认识，基本上是从正邪两方面来立论，外因是邪盛，内因是正虚。至于这个“邪”究竟是什么？由于时代科学条件的限制，古人只能从经验体会中把它归之于"六淫"。这里如从各种传染病的具体病原来说，虽然有其失于笼统的一方面，还有待于今后的提高。但是由于季节气候对于传染病的发生，例如季节气候与病原体的滋生和传播，与人体生理调节代偿防御能力的影响，确实密切相关。因此季节气候在传染病的发病中的地位也就仍然占有其重要的地位和现实的临床意义。因此"六淫"致病之说，在当前仍然是外感病病因学方面的主流。值得我们认真地发掘继承，整理提高。

第二节 中医学对传染病的病机认识

中医学对于传染病病机的认识，一般大致均从邪气性质与传入途径的关系，邪气性质与临床表现及疾病定位的关系，邪入深浅与正气强弱之间的关系三个方面来进行分析。

一、关于邪气性质与传入途径的关系问题

关于"邪气"的性质。《内经》主要是以阴阳来对邪气的性质进行分类，即"阳邪"和"阴邪"。《素问·调经论》谓："夫邪之生也，或生于阴，或生于阳。其生于阳者，得之风雨寒暑。其生于阴者，得之饮食居处，阴阳喜怒。"这就是说《内经》把由于季节气候原因致病或由于季节气候原因而产生的致病因素称之为"阳邪"。把饮食居处原因致病或由于饮食居处原因而产生的致病因素称之为"阴邪"。由于季节气候因素致病者，中医学称之为"外感六淫"，"六淫"属于天气，《内经》认为，"天气通于肺"，而"肺主鼻"，"在窍为鼻"（《素问·阴阳应象大论》）。所以《内经》认为"六淫之邪"其传入途径主要是通过人的鼻道而传入人体，这也就是《内经》中所谓的："天牝从来。"（《素问·刺法论》）在传染病中，以

外感六淫而致病者居多，所以《内经》又特别指出："夫百病之生也，皆生于风寒暑湿燥火。"（《素问·至真要大论》）这就是说《内经》认为急性传染病多数都是由于外感六淫，外邪经人的呼吸道而进入人体之内。由于饮食因素而致病者，中医学称之为"内伤饮食"，"饮食"属于"地气"。《内经》认为，"地气通于嗌"，"谷气通于脾"，"脾主口"、"在窍为口"（《素问·阴阳应象大论》）。所以《内经》认为：饮食之邪，其传入途径，主要是通过人的口而传入人体。这也就是说《内经》认为，传染病除了多数由于外感六淫、外邪经过人的鼻道传入人体发病以外，还可以由于饮食原因，外邪经过人的口腔传入人体而发病。由于六淫之邪，首先作用于肺，所以外感六淫之邪发病以后，临床上主要表现肺的症状。由于饮食之邪，首先作用在脾胃，所以感受饮食之邪发病以后，临床上主要表现胃肠道症状。这也就是《内经》所谓的"故犯贼风虚邪者，阳受之；食饮不节，起居不时者，阴受之。阳受之则入六腑，阴受之则入五脏，入六腑则身热不时卧，上为喘呼；入五脏则䐜满闭塞，下为飧泄，久为肠澼"（《素问·太阴阳明论》）。

张仲景所著《伤寒卒病论》在继承《内经》的基础上将"邪气"作了进一步的区分，谓："清邪居上，浊邪居下，大邪中表，小邪中里，罄饪之邪，从口入者，宿食也。"（《金匮要略·脏腑经络先后病脉证第一》）这里所谓的"清邪"、"浊邪"、"大邪"、"小邪"、"罄饪之邪"，后世金匮注家虽然解释不尽相同，但是可以肯定的是张仲景已经认识到邪气有多种、分布很广泛，有的在上、有的在下（清邪、浊邪），毒力有大小（大邪、小邪），传入途径也有多种（居上、居下、从口而入）。特别在"从口而入"这方面，《金匮要略·禽兽鱼虫禁忌并治第二十四》、《金匮要略·果实菜谷禁忌并治第二十五》发病中说得很多并且十分具体。这就是说张仲景认为传染病的发生其病邪是多种的，其传入人体的途径也是多样的。传染病从呼吸道传入者固多，从口而入经过消化道传入人体者也不少。

晋唐以后，《肘后备急方》、《诸病源候论》、《千金要方》、《外台秘要》等，对于“邪气”的性质区分更加细致，其传入途径也认识更多。上述各种论著中对于急性传染病的病邪性质认识方面，除了继承前人认识以外涉及面十分广阔，已如本文前节中所述，诸如昆虫、病毒、病人、尸体、有毒食物等等，均被列入传染病的致病外因之中。在传入途径方面，除了继承前人“从鼻”、“从口”的认识以外，更增加邪“从皮肤而入”的新认识。特别是在《诸病源候总论·注病诸候》中，把各种“注”病，多数归之于与病人或病死尸体接触有关。如“注者，住也，言其病连滞停住，死又注易傍人也。人有阴阳不调和，血气虚弱，与患注人同共居处，或看侍扶接，而注气流秽，染易得注，与病者相似，故名生注”，“人有临尸丧，体虚者则受其气”，“人有染疫疠之气致死，其余殃不息，流注子孙亲族，得病症状与死者相似，故名为殃注”。这就是说晋唐以后，中医学在“邪气”的性质及其传入途径方面又有了许多新的认识和经验，在前人认识的基础上又进了一大步。

宋元明清时期医书中对于传染病所感“邪气”性质及传入途径方面，基本上继承了前人的认识。在病邪方面认为六淫之邪与“疠气”、“毒气”均皆存在。并且认为，“疠气”的流行又与四时不正之气有关，把“疠气”与“六淫”之邪密切结合起来。在传入途径方面认为主要是从口鼻而入，如朱肱谓：“一岁之中长幼症状多相似，此名温疫也。四时皆有不正之气，春夏亦有寒清时，秋冬或有暄暑时，人感疫疠之气，故一岁之中，病无长少率相似者，此则时行之气，俗谓之天行是也。”（《朱肱·类证活人书·卷六·四十六》）张从正谓：“春之温病，夏之热病，秋之疟及痢，冬之寒气及咳嗽，皆四时不正之气也，总名之曰伤寒，人之劳役辛苦者，触冒此四时风寒暑湿不正之气，遂成此疾。”（《儒门事亲·立诸时气解利禁忌式三》

陶华谓："时气者，乃天时暴疠之气流行人间，凡四时之令不正者，则有此气行也，若春应温而反寒，夏应热而反凉，秋应凉而反热，冬应寒而反温，此时行不正之气也。"（《伤寒全生集·卷四·辨时气例第四十八》）陈士铎谓："瘟疫之证，其来无方，然而召之亦有其故，或人事之错乱，或天时之乖违，或尸气之缠染，或毒气之变蒸，皆能成瘟疫之症也。"（《石室秘录·卷五·瘟疫治法》）吴又可谓："疫者，感天地之疠气，在岁运有多寡，在方隅有厚薄，在四时有盛衰，此气之来，无论老少强弱，触之者即病，邪从口鼻而入。"（《瘟疫论·原病》）叶天士谓："温邪上受，首先犯肺。"（《外感温热篇》）。吴鞠通谓："温病由口鼻而入。"（《温病条辨·上焦篇》）

综合以上所述，可以看出中医学对于外感邪气的性质及其传入途径方面的认识是：外邪基本上可以分为"四时不正之气"和"疫疠之气"两大类。这两类外邪互相影响，互为因果。其传入途径主要是自口鼻而入。其间吴又可虽然比较强调"杂气"，但他在论中也明确指出："在岁运有多寡，在方隅有厚薄，在四时有盛衰"，说明他也承认四时不正之气与"疠气"在传染病中的综合作用。因此可以认为中医学对外感邪气的性质及其传入途径方面的认识，自《内经》以下，至历代各家，从大的方面来看，认识基本上一致，并无根本的分歧。

二、关于邪气性质与临床表现及疾病定位的关系问题

中医学对于邪气性质与临床表现及疾病定位的关系的认识，基本上可以概括为以下三个方面。

（一）不同病邪有不同临床表现及作用部位

《内经》中对于各种急性传染病的病邪，已如前述，主要是按"六淫"进行区分，而六淫之中的"暑"、与"火"、"热"基本上属于一类，所以《内经》实际上是以"风"、"火"、

"湿"、"燥"、"寒"五邪分类。关于五邪感人以后的临床表现及作用部位，《素问》中"天元纪大论"等七篇，论之甚详，"至真要大论"中"病机十九条"就是对不同病邪的不同临床表现及作用部位的总结性文字。《内经》中有关不同病邪、不同临床表现及作用部位的内容，加以归纳是：凡属外感风邪，其主要临床表现是："诸暴强直"、"诸风掉眩"，其作用部位主要在肝。凡属外感火邪，其主要临床表现是："诸胀腹大"、"诸病有声，鼓之如鼓"、"诸转反戾，水液浑浊"、"诸呕吐酸，暴注下迫"、"诸痛痒疮"、"诸热瞀瘛"、"诸禁鼓栗，如丧神守"，"诸躁狂越"、"诸逆冲上"、"诸病胕肿，疼酸惊骇"，其作用部位主要在心。凡属外感湿邪，其主要临床表现是："诸痉项强"、"诸湿肿满"，其作用部位主要是脾。凡属外感燥邪，其主要表现是：咳嗽、咽干、皮肤干燥，或发为寒热，其作用部位主要在肺。凡属外感寒邪，其主要临床表现是：身冷、便溏、溲清，或发热恶寒，头项强痛，肢体拘急，其作用部位主要在肾。

自《内经》以下的历代各家对于不同病邪的临床表现及作用部位，虽然是有不断的发展和补充，但如仔细对照《内经》原著，这些内容《内经》中记载详尽。于此说明中医学在各种传染病不同病邪与其临床表现及其作用部位的关系方面基本上是以《内经》人与天地相应及藏象的概念为基础，把风与肝的关系，火与心的关系，湿与脾的关系、燥与肺的关系，寒与肾的关系密切结合起来进行分析，后世医学虽然在具体提法上或有发挥，但从实质上来看，则并没有逾越《内经》提出的原则。

（二）六气之间可以相互转化、五脏之间的病变也可以相互转化

《内经》认为，风、热、火、湿、燥、寒之间是彼此相关的，相互影响的。《素问·五运行大论》谓："气有余，则制己所胜而侮所不胜，其不及，则己所不胜侮而乘之，己所胜轻而侮之”。这就是说，六气之间，彼此相关，有胜有复，有乘有侮。因此任何一气变化反常，不论其系属于太过抑系属于不及，均可以相互影响，出现转化。例如：外感寒邪可以因寒生热转化为热病，也可以因寒生湿转化为湿病，也可以因寒收引拘急转化为风病，也可以因寒生燥转化为燥病。外感热邪可以因热生寒转化为寒病，也可以因热生湿转化为湿病，也可以热极生风转化为风病，也可以因热生燥转化为燥病等等。《素问·至真要大论》谓：“夫百病之生也，皆生于风寒暑湿燥火，以之化之变也。”即属此义。由于六气之间可以互相转化而六气又有其不同作用的部位。因此人体五脏之间的病变也就可以相互转化。《素问·玉机真脏论》谓：“五脏受气于其所生，传之于其所胜，气舍于其所生，死于其所不胜。”《素问·气厥论》谓：“五脏六腑，寒热相移。”《内经》中的这些论述，明显地说明了六气之间可以相互转化，五脏六腑之间的病变及临床表现也可以相互转化。由于如此，所以《内经》尽管认为不同病邪有不同的临床表现和作用部位，但是可由于转化的原因，所以又有不能机械地就病邪与临床表现及作用部位之间机械的对号入座，而必须在病机上所谓的“谨守病机，各司其属”、“所谓求其属也”。《内经》中这一认识在对传染病的病机分析上十分重要，是中医学整体恒动观在临床实践中的具体运用。

（三）“人之伤于寒也，则为病热”

中医学认为外感四时不正之气及疫疠之气均可致病，但是中医学又认为其中以外感寒邪又为其中要中之要。所以《素问·热论》明确指出：“今夫热病者，皆伤寒之类也。”“人之伤于寒也，则为病热。”这就是说一切传染病都可统属于伤寒范围之中。为什么外感六淫均可发病，而《内经》独以伤寒来统帅一切传染病？一般来说，每年的春季为传染病的好发季节。因而在上一年的冬季人体正气的强盛与否便与本年春季传染病的发生或流行与否密切相关。上一年冬季人体正气保养得宜，次年春季传染病的发病就可能减少。反之，则可能增多。而冬季中最易影响人体正气失常的就是由于冬季天气寒冷，易感寒邪，在感受寒邪发病以后而使人体正气不足，从而使人体容易在次年春季传染病流行时更加容易发病并形成链锁反应引起各个季节性传染病的流行。也就是说各个季节性传染病虽然各有其病因上的特点，但从整个发病过程来看，从正邪之间的相互关系及影响来看，冬伤于寒，则是其中的一个关键所在。《素问·四气调神大论》谓："春三月，此谓发陈……逆之则伤肝，夏为寒变，奉长者少。夏三月，此为蕃秀……逆之则伤心，秋为痎疟，奉收者少，冬至重病。秋三月，此为容平，……逆之则伤肺，冬为飧泄，奉藏者少。冬三月，此为闭藏……逆之则伤肾。春为痿厥，奉生者少。"《素问·生气通天论》谓："春伤于风，邪气流连，乃为洞泄；夏伤于暑，秋为痎疟；秋伤于湿，上逆而咳，发为痿厥，冬伤于寒，春必温病。"《素问·金匮真言论》谓："春不病颈项，仲夏不病胸胁，长夏不病洞泄寒中，秋不病风疟，冬不病痹厥飧泄而汗出也，夫精者，身之本也，故藏于精者，春不病温。"吴鞠通注："不藏精三字须活看，不专主房劳说，一切人事之能摇动其精者皆是，即冬日天气应寒而阳不潜藏，如春日之发泄，甚至桃李反花之类亦是。"（《温病条辨·原病篇》）均属此义。由于如此，所以《内经》在对于急性传染性发热性疾病的论述，虽然以《热论》、《刺热论》、《评热病论》等名篇，但一开篇就明确提出了"今夫热病者，皆伤寒之类也"的规定，把一切急性热病都概括在伤寒的统领之下。《难经》继承了《内经》的这一论点，也明确的提出了："伤寒有五，有中风、有伤寒、有湿温、有热病、有温病。"（《难经·五十八难》）张仲景继承《内经》、《难经》的认识，也以伤寒为名撰《伤寒卒病论》，以伤寒来统帅一切急性热病。于此可以看出，《内经》以伤寒来统帅一切热病是从发热的角度来提的，也是从传染病的病机角度来提的。它与后世论述的“温疫”、“时气”、“温病”等时行病的病因病机方面认识，应该说并无根本上的分歧和原则上的矛盾。

三、关于邪入深浅与正气强弱之间的关系问题

传染病的发病及发病后的传变，均与正邪之间的消长进退密切相关。整个发病及其传变过程，自始至终也都是一个正邪相争的过程。正气强盛，抗御邪气，则不会发病。既使发病，邪气进入人体也比较浅，临床表现也轻；反之就会发病。发病以后，邪气进入人体也比较深，临床表现也重，预后也险恶。

关于邪入深浅及发病后的传变过程，《内经》认为，循五脏所主之序而传，循络经腑脏之序而传，循表里之序而传，由上至下、由下至上、循上中下三焦之序而传，由阳入阴、由阴出阳循三阴三阳之序而传，循卫气营血之序而传等等。后世各家在《内经》认识的基础之上从不同角度加以发挥发展，于是在对于传染病的辨证论治方面就形成了伤寒及温病学派。

（一）循五脏所主之序而传

传染病在人体的传变过程，从脏腑角度来看，一般总是循五脏所主之序而传，所谓“五脏所主”，亦即五脏所胜。《素问·玉机真脏论》谓“五脏相通，移皆有次，五脏有病，则各传其所胜”，即属此义。外感性疾病，由于“天气通于肺”（“阴阳应象大论”）外邪进入人体主要是“天牝从来”（“刺法论”），因此外邪进入人体以后的传变，一般也就多从肺开始，然后循其所胜之序而传。这就是说，外感性疾病的传变规律是由肺传肝，由肝传脾，由脾传肾，由肾传心。《素问·玉机真脏论》中所谓的“今风寒客于人，使人毫毛毕直，皮肤闭而为热，当是之时，可汗而发也；或痹不仁肿痛，当是之时，可汤

熨及火灸刺而去之。弗治，病舍于肺，名曰肺痹，发咳上气。弗治，肺即传而行之肝，病名曰肝痹，一名曰厥，胁痛出食，当是之时，可按若刺耳。弗治，肝传于脾，病名曰脾风，发瘅，腹中热，烦心出黄，当此之时，可按可药可浴。弗治，脾传之肾，病名曰疝瘕，少腹冤热而痛，出白，一名曰蛊，当此之时，可按可药。弗治，肾传之心，病筋脉相引而急，病名曰……此病之次也”，明确指出了外感性疾病的传变过程及其相应的临床表现。不过也应该指出，这个外感传变次序，《内经》认为并不是绝对的，还要取决于人体正气的强弱及发病过程中的一些突然情况，所以《内经》在《玉机真脏论》中提出了上述传变过程以后，同时提出：“然其卒发者，不必治于传，或其传化有不以次，不以次入者，忧恐悲喜怒，令不得以其次，故令人有大病矣。因而喜大虚则肾气乘矣，怒则肝气乘矣，悲则肺气乘矣，忧则心气乘矣，恐则脾气乘矣，此其道也。”这一段经文指出了本脏本气在病因作用之下偏胜时，即可直接由本脏传之于其所胜。如原文中所谓的：“怒则肝气乘矣”，也可以由于本脏本气在病因作用之下不及时而为所不胜之气所乘，因而表现出其所不胜之脏的临床表现。如原文中所谓的：“因而喜大虚则肾气乘矣。”质言之，也就是在外感病邪之后，一般地是循所主之序而传，但如外邪过盛或正气过虚，则又可以直接发病，不循所主之序而传。不循序的病，一般发病比较急重。

（二）循络经腑脏而传

传染病的传变过程，从经络角度来看，是循络经腑脏之序而传。《内经》谓：“是故百病之始生也，必先于皮毛，邪中之则腠理开，开则入客于络脉，留而不去、传入于经，留而不去，传入于府，廪于肠胃。邪之始入于皮也。淅然起毫毛，开腠理；其入于络也，则络脉盛色变；其入客于经也，则感虚乃陷下；其留于筋骨之间，寒多则筋挛骨痛，热多则筋弛骨消，肉烁䐃破、毛直而败。”（《素问·皮部论》）又谓：“邪客于皮则腠理开，开则邪入客于络脉，络脉满则注于经脉，经脉满注客于腑脏也。”“风雨之伤人也，先客于皮肤传入于孙脉，孙脉满则传入于络脉，络脉满则输于大经脉。”（《素问·调经论》）又谓：“夫邪之客于形也，必先舍于皮毛，留而不去，入舍于孙脉，留而不去，入舍于络脉、留而不去，入舍于经脉，内连五脏，散于肠胃，阴阳俱感，五脏乃伤。此邪之从皮毛而入，极于五脏之次也。”（《素问·缪刺论》）《内经》中的这些论述，说明了外感六淫之邪在人体中的传变规律是由皮肤而孙脉，而络脉，而经脉，而腑，而脏，循络经腑脏之序而传。循络经腑脏而传，说明了外感性疾病在人体的传变总是由外入内、由表入里、由浅入深、由阳入阴、由轻到重。后人根据《内经》中这些论述，对临床某些急性病进行证候分类及疾病预后判断。

（三）循表里之序而传

传染病的传变过程，从表里角度来看，循表里之序而传。表里之名，首见《内经》，《素问·阴阳应象大论》谓：“外内之应，皆有表里。”从阴阳来说，外属于阳，内属于阴。从脏腑来说，腑属于阳，脏属于阴。从经络来说，络属于阳，经属于阴。这也就是《内经》所说“外为阳，内为阴”“藏者为阴，府者为阳”（《素问·金匮真言论》）“太阴与阳明为表里。”（《素问·太阴阳明论》）所以循表里之序而传，实际上也是由外到内，由浅入深，由轻到重。与循络经腑脏之序而传，完全一致。关于表里及循表里之序而传的问题之所以重要，是因为与临床上辨证论治的准确性密切相关。《内经》明确提出：“圣人之治病也，必知天地阴阳，四时经纪，五脏六腑，雌雄表里，刺灸砭石，毒药所主，从容人事，以明经道，贵贱贫富，各异品理，问年少长，勇怯之理，审于分部，知病本始。八正九候，诊必副矣。治病之道，气内为宝。循求其理，求之不得，过在表里。”（《素问·疏五过论》）这一段经文中所说的内容虽然涉及面是多方面的，但其中特别强调了“求之不得，过在表里”。说明了区分表里的重要性。

（四）由上至下、由下至上、循上中下三焦之序而传

传染病的传变过程，可以由上至下传，也可以由下至上传。什么情况下由上至下传？什么情况下又由下往上传？这与感受邪气的性质密切相关。《内经》把邪气分为阴阳两大类，外感风邪致病者均属阳邪。外感阳邪，一般均是由上至下传。饮食、起居失常或感受湿邪致病者，均属于内受阴邪。内受阴邪，一般均是由下至上传。这就是《内经》所说“喉主天气，咽主地气。故阳受风气，阴受湿气。故阴气从足上行至头，而下行循臂至指端，阳气从手上行至头，而下行至足。故曰阳病者上行极而下，阴病者下行极而上。故伤于风者，上先受之；伤于湿者，下先受之。”（《素问·太阴阳明论》）“邪气在上者，言邪气之中人也高，故邪气在上也。浊气在中者，言水谷皆入于胃，其精气上注于肺，浊溜于肠胃，言寒温不适，饮食不节，而病生于肠胃，故命曰浊气在中也。清气在下者，言清湿地气之中人也，必从足始，故曰清气在下也。”（《灵枢·小针解》）在这里，上中下二个部位也就是“三焦”。关于三焦的部位和功能，是指上焦的部位主要是在胸中，中焦的部位主要是胃脘，下焦的部位主要是少腹。胸中属于心肺部位，胃脘属于脾胃部位，少腹属于肝肾部位。因此，这里所谓的由上至下传，由下至上传。也就是外感阳邪，由于“天气通于肺”邪自鼻入，首先是肺受邪发病，然后循脾胃肝肾之序由上至下传。内受阴邪，由于“地气通于嗌”邪自口入，首先是脾胃受邪发病，或上传于肺，或下传于肠。其传变是由下至上传。总之，传染病由上至下传或由下至上传，也就是循上中下三焦之序而传。由于传染病多发于春季，系属于外感风邪致病，因此，后世温病学派遵河间按三焦辨证热病之论，按三焦传变论述，如：“病有暴热者，病在心肺……暴热上喘者，病在心肺。……上焦热而烦者……有实热能食而热者，胃实也……有病憔悴发热盗汗、谓五脏齐损……。”（《素问病机气宜保命集·热论第十四》）如：“温邪上受，首先犯肺。”（《温热论》）如“温病由口鼻而入，鼻气通于肺、口气通于胃。肺病逆传则为心包，上焦病不治则传中焦，胃与脾也。中焦病不治，即传下焦，肝与肾也。始上焦，终下焦。”（《温病条辨·中焦篇》）以上论述，其实都是根据《内经》“伤于风者，上先受之”以及三焦部位和功能的理论提出的。因此他们所论的范围也只限于外感风邪或温邪，仅属于《内经》中所论上下传变的一个方面。

（五）由阳入阴、由阴出阳、循三阴三阳之序而传

传染病的传变过程，从阴阳角度来看，是一个由阳入阴、由阴出阳之间的传变。这是渐变的过程，只有到了一定程度才能完全向相反的方面转化。《内经》谓：“冬至四十五日，阳气微上，阴气微下，夏至四十五日，阴气微上，阳气微下。”（《素问·脉要精微论》）又谓：“寒暑温凉、盛衰之用，其在四维，故阳之动，始于温，盛于暑，阴之动，始于清，盛于寒，春夏秋冬，各差其分。”（《素问·至真要大论》）这里的“微上”、“微下”，“始于温，盛于暑”，“始于清，盛于寒”，都说明了阴阳之间的转归或传变，并不是突变的而是渐变的，是一个由量变到质变的过程。由于阴阳之间都有一个量的问题。所以《内经》把阴和阳又都各分为三。这也就是《内经》中所谓的三阴三阳。所谓“三阴”，即一阴（厥阴）、二阴（少阴）、三阴（太阴）。三阳即一阳（少阳）、二阳（阳明）、三阳（太阳）。三阴之中厥阴阴气最少，少阴次多，太阴最多。三阳之中少阳阳气最少，阳明次多，太阳最多。由于如此，所以从长的角度来说，其传变次序是一阴（厥阴）、二阴（少阴）、三阴（太阴），一阳（少阳）、二阳（阳明）、三阳（太阳）。亦即阴阳之气从长的角度来看，都是由少而多，由衰而盛。逐渐向相反方面转化。这也就是说《内经》中所谓的："少阳之右，阳明治之，阳明之右，太阳治之，太阳之右，厥阴治之，厥阴之右，少阴治之，少阴之右，太阴治之，太阴之右，少阳治之。"（《素问·六微旨大论》）但如果从消的角度来看，则上述传变次序就完全相反。其传变次序是三阳（太阳）、二阳（阳明）、一阳（少阳），三阴（太阴）、二阴（少阴）、一阴（厥阴），亦即阴阳之气从消的角度来看都是由多而少，由盛而衰，逐渐向相反方面转化。传染病的发病过程，自始至终都是一个正邪相争的过程。"正气"从阴阳概念来说属于阳气。"邪气"从阴阳概念来说属于阴气。邪气盛意味着正气衰，正不胜邪所以邪气才能深入，这也就是一个由阳入阴的过程，阳气逐渐衰少的过程。与此相反，传染病的恢复过程，就是一个由阴出阳，阳气逐渐恢复的过程。所以传染病的整个传变过程，也就是由阳入阴、由阴出阳。由三阳（太阳）而二阳（阳明）而一阳（少阳）而三阴（太阴）而二阴（少阴）而一阴（厥阴）。这也就是《内经》中所谓的："伤寒一日，巨阳受之……二日阳明受之……三日少阳受之……四日太阴受之……五日少阴受之……六日厥阴受之。"（《素问·热论》）张仲景根据《内经》总的精神加以完善和补充，就成为后世所谓的"六经"传变学说。所谓六经传变，也就是由阳入阴，由阴出阳，这是《内经》阴阳学说在传染病病机认识中的具体运用。

（六）循卫气营血之序而传

传染病传变过程，从卫气营血的角度来看，大都循卫气营血之序而传的过程。《内经》以营卫气血来概括人体的生理作用及病理生理变化。所谓"营"，是指血液在人体经脉中的循环运转。《灵枢·营气》说："精专者，行于经隧，常营无已，终而复始。"《灵枢·营卫生会》说："营在脉中。"所谓"血"（或"精专"），即人体中的血液。这也就是《灵枢·决气》说的："中焦受气取汁，变化而赤，是谓血。”人体中的血液是在人体血脉之中进行循环运转的，所以《灵枢·决气》说：“壅遏营气，令无所避，是谓脉。”《素问·脉要精微论》说：“脉者，血之府也”。可见，“营”是指血液的运转，“血”是指血液的本身。营血属于一类。所谓“卫”，是指人体本身固有的生理调节代偿防御能力。这也就是《灵枢·本藏》说的：“卫气者，所以温分肉，充皮肤，肥腠理，司开阖者也……卫气和则分肉解利，皮肤调柔。腠理致密矣。”《灵枢·营卫生会》说的：“卫在脉外”。《素问·生气通天论》说的：“阳者，卫外而为固也”。所谓“气”，是指人体的整个正常生理活动。这也就是《灵枢·决气》说的：“上焦开发，宣五谷味，熏肤充身泽毛，若雾露之溉，是谓气。”可见，卫是指人体的生理调节代偿防御能力，而气则是指人体的整个正常生理活动。因此卫气属于一类。因而营卫气血的概念，实际上也就是气血的概念。从阴阳的角度看，气属阳，血属阴，因而气血的概念，实际上也就是阴阳的概念。前已述及，传染病的传变过程，从阴阳的角度来看，是一个由阳入阴，由阴出阳的过程。从气血的角度来看，是一个由气分到血分，由血分转气分的过程。可见，一个由浅入深由轻到重的传变过程，也必然是一个由功能性损害到实质性损害的过程。这就是说，外邪传入人体之后，首先是人体的卫气产生反应。如果不能制止病邪的侵入，必然进一步进入气分，引起人体整个生理活动的损害。如果病邪继续深入，必须就再进一步进入营分，出现人体血液的循环运转的障碍。如果病邪再进一步深入，就必须进入血分，损害到血液的本身。由于“心主血”“心为君主之官”的原因，因此血液本身受病时由于“心病则十二官危”从而使疾病趋于危笃。但是，在这个传变过程中，如果病邪侵入得到制止，则病情自然也就会向好的方面转化，这也就是说，可以由营分向气分转化。叶天士所提出来的：“肺主气属卫，心主血属营”，“卫之后，方言气，营之后，方言血……入营犹可透热转气”。正是《内经》营卫气血学说在临床上的具体运用。按照叶氏自己的说法也承认，“辨营卫气血”“与伤寒同”。说明了后世温热学派所谓的卫气营血辨证实际上仍然是在《内经》营卫气血学说的基础上提出的。

第三节 中医学对传染病诊断治疗的认识

中医学对传染病的诊断和治疗认识，基本上可以概括为辨病论治、辨病与辨证论治相结合两个方面。

一、辨病论治

中医学曾列举很多有关传染病方面的具体疾病。这些疾病有的是根据发病季节命名，如春温、暑温、湿温、秋燥、冬温、伤寒等；有的是根据临床特点，如疟疾、痢疾等；有的是根据发病原因，如伤风、感冒、狂犬病、破伤风等。兹选择其中一般临床常见者。

列表如下（表1）

表1 常见外感热病、传染性疾病病名及临床特点表

病名	临床特点
中风	发热、汗出、恶风、脉缓（《伤寒论》）
伤寒	发热、恶寒、体痛、呕逆、脉阴阳俱紧（《伤寒论》）
温病	“发热而渴，不恶寒”（《伤寒论》）
（风温）	“初春阳气始开，厥阴行令，风夹温也。”（《温病条辨·上焦篇》）
（温疫）	“厉气流行，多兼秽浊，家家如是，若役使然也。”（同上）
（温毒）	“诸温夹毒，秽浊太甚。”（同上）
（秋燥）	“秋金燥烈之气也。”“燥伤肺胃阴分，或热或咳。”（同上）
（冬温）	“冬应寒而反温，阳不潜藏，民病温也。”（同上）

续表

病　名	临 床 特 点
湿温	“湿温者，长夏初秋，湿中生热，即暑病之偏于湿者也。”“头痛恶寒，身重疼痛，舌白不渴，脉弦细而濡，面色淡黄，胸闷不饥，午后身热，状若阴虚，病难速已。”（同上）
（湿痹）	“太阳病、关节疼痛而烦。脉沉而细者，此名湿痹。”“湿痹之候，小便不利，大便反快。”“湿家之为病，一身尽疼发热、身色如熏黄也。”（《金匮要略·痉湿暍病脉证并治》）
中热	“太阳中热者，暍是也，汗出恶寒，身热而渴。”（同上）
（暑温）	“太阳中热，身热疼重而脉微弱。”（同上），“正夏之时，暑病之偏于热者也。”、“形似伤寒，但右脉洪大而数，左脉反小于右，口渴甚，面赤，汗大出者，名曰暑温。”（《温病条辨·上焦篇》）
疟疾	“疟之始发也，先起于毫毛、伸欠乃作、寒栗鼓颔，腰脊俱痛，寒去则内外皆热，头痛如破，渴欲冷饮”、“其蓄作有时。”（《素问·疟论》）
（寒疟）	“先寒而后热也，病以时作，名曰寒疟。”（《素问·疟论》）
（温疟）	“先热而后寒也，亦以时作、名曰温疟。”（《素问·疟论》）“温疟者，其脉如平，身无寒但热，骨节疼烦，时呕。”（《金匮要略·疟病脉证并治》）“温疟者，阴气先伤，又伤于暑，阳气独发也。”（《温病条辨·上焦篇》）
（瘅疟）	“其但热而不寒者，阴气先绝，阳气独发，则少气烦冤，手足热而欲呕，名曰瘅疟。”（《素问·疟论》）“令人消烁肌肉。”（《金匮要略·疟病脉证并治》）
（劳疟）	“凡疟积久不瘥者，则表里俱虚，客邪未散，真气不复，故疾虽暂间，小劳便发。”（《诸病源候论·疟病诸候》）
（瘴疟）	“此病生于岭南，带山瘴之气，其状发寒热，休作有时，皆由山溪源岭瘴湿毒气故也。其病重于伤暑之疟。”（《诸病源候论·疟病诸候》）

续表

病　名	临床特点
（疟母）	“结为癥瘕，名为疟母。”（《金匮要略·疟病脉证并治》）“夫疟岁岁发，至三岁发、连月发不解。胁下有否。”（《诸病源候论·疟病诸候》）
痢疾	
（肠澼）	“起居不时者，阴受之，阴受之则入五脏，入五脏则䐜满闭塞，下为飧泄，久为肠澼。”（《素问·太阴阳明论》）
（赤沃） （注下）	“岁金不及，炎火流行，……民病……血便注下。”（《素问·气交变大论》）“岁少阳在泉，火淫所胜……民病注泄赤白，少腹痛。”“少阴之胜……腹满痛溏泄，传为赤沃。”（《素问·至真要大论》）
（赤痢）	“赤痢，血色鲜红，或如蛇虫形而间有鲜血者，此属热痢。”（《证治要诀·痢疾》）
（白痢）	“白痢下如冻胶，或如鼻涕，此属冷痢。”（同上）
（赤白痢）	“赤白相杂，重者状如脓涕而血杂之。轻者白脓上有赤脉薄血。”（《诸病源候论·痢病诸候》）
（久赤白痢）	“久赤白痢者，赤白连滞，久不瘥也。”（《诸病源候论·痢病诸候》）
（噤口痢）	“噤口乃食不得入，到口即吐。”（《医宗必读·痢疾》）
（休息痢）	“屡止屡发，久不愈者，名曰休息痢。”（同上）
霍乱	“呕吐而利，此名霍乱。”（《伤寒论·辨霍乱脉证并治》），“问曰：病发热头痛，身疼恶寒，吐利者，此属何病？答曰：此名霍乱，霍乱自吐下，又利止复更发热也。”（同上）
（寒霍乱）	“霍乱而下利不止者，因肠胃俱冷，而挟宿虚。”（《诸病源候论·霍乱病诸候》）
（热霍乱）	“热亢则身热霍乱吐下，此热霍乱。”（《医学纲目·伤寒部》）
（干霍乱）	“干霍乱者，气痞于中，欲吐不得吐，欲泻不得泻。”（《医学入门·伤寒集证》）

续表

病　名	临床特点
（湿霍乱）	“湿霍乱者，死者少。当吐利则所伤之物得以出、泄虽甚则止胃中水谷，泄尽则止矣。”（《伤寒明理论》）
（转筋霍乱）	“霍乱之症，轻者上吐下泻，两脚转筋。甚者偏体转筋，肚腹疼痛，手足厥冷。”（《医学纲目》）
痉病	“痉者，身热足寒，颈项强急，恶寒，时头热，面目俱赤，独头动摇，卒口噤，背反张者，痉病也。”“痉为病，胸满口噤，卧不着席，脚挛急，必龂齿。”（《金匮要略·痉湿暍病脉证并治》）
（刚痉）	“太阳病，发热无汗，反恶寒者，名曰刚痉。”（同上）
（柔痉）	“太阳病，发热汗出而不恶寒，名曰柔痉。”（同上）
黄疸	“病黄疸，发热烦喘，胸满口燥……一身尽发热、而黄、肚热。”（《金匮要略·黄疸病脉证并治》）“黄病者，一身尽疼、发热面色洞黄。”（《诸病源候论·黄病诸候》）“黄疸之病，……身体面目及爪甲小便尽黄。”（同上）
（谷疸）	“食谷即眩，……小便不通……身体尽黄，名曰谷疸。”（《金匮要略·黄疸病脉证并治》）
（酒疸）	“心中懊侬而热，不能食，时欲吐，名曰酒疸。”（同上）
（女劳疸）	“额上黑，微汗出，手足中热，薄暮即发，膀胱急小便自利，名曰女劳疸，腹如水状，不治。”（同上）
（急黄）	“卒然发黄，心满气喘，命在顷刻，故云急黄也。”（《诸病源候论·黄病诸候》）
（癖黄）	“胁下满痛而身发黄，病为癖黄。”（同上）
丹毒	“丹者，人身体忽然焮赤，如丹涂之状，故谓之丹，或发手足，或发腹上，如手掌大。”（《诸病源候论·丹毒病诸候》）

续表

病　名	临床特点
麻疹	“出疹之候，初热一日至次日鸡鸣时，其热即止，五心微热，渐见咳嗽鼻流清涕，或腹中作痛，饮食渐减，到申酉之间，其热复来。如此者四日，用手满按发际处甚热，其面上热少减二三分，咳嗽连声，面燥腮赤，眼中多泪，喷嚏频发，或忽然鼻中出血，至五日甚热，不分昼夜，六日早时，其疹出在两颊下，细细红点。至午时两手背并腰下及浑身密密俱有红点，七日普遍掀发。其鼻中清涕不流，喷嚏亦不行。七日晚两颊颜色渐淡，此验出疹之要法。”（《景岳全书·麻疹诠》）
痘疹（天花）	“痘疮大约之数，发热三日，报痘三日，起胀三日，贯脓三日，结痂三日”（《景岳全书·痘疹诠》）。“痘自起发之后，小者渐大，平者渐高，陷者渐起，外带微红，内涵清浆，以至贯脓之时，却要个个成脓，根脚红活，其形圆满光泽。”（同上）
恶核	“恶核者，肉里忽有核，累累有梅李，小如豆粒，皮肉燥痛，左右走身中，卒然而起，此风邪挟毒所成，其亦似射工毒，初得无常处，多恻恻痛。不即治，毒入腹，烦闷恶寒即杀人。”（《诸病源候论·肝病诸候》）
破伤风	“夫腕折伤皮肉作疮者，慎不可当风及自扇。若风入疮内，犯诸经络，即致痉。痉者，脊背强直，口噤不能言也。”（《诸病源候论·腕伤病诸候》）。“疮眼不合而风邪入之为破伤风之候。”（《证治准绳·杂病·破伤风》）
猘犬病	“凡猘狗啮人，七日辄一发，过三七日不发，则无苦也。要过百日，方大免耳。”“凡被狗啮疮……则令人狂乱，如猘狗之状。”（《诸病源候论·虫兽病诸候》）
疠风	“疠者，有荣气热胕，其气不清，故使其鼻柱坏而色败，皮肤疡溃，风寒客于脉而不去，名曰疠风。”（《素问·风论》）“病大风，骨节重，须眉落，名曰大风。”（《素问·长刺节论》）“大风病，……面色败，皮肤伤，鼻柱坏，须眉落。”（《诸病源候论·风病诸候》）

续表

病　名	临床特点
沙虱病	“山内水间有沙虱，其虫细甚，不可见，人入水浴及汲水澡浴，此虫着身及阴雨日行草间亦着人，便钻入皮里。其诊法，初得时，皮上正赤，如小豆黍粟，以手摩赤上，痛如刺，过三日之后，令百节疼强痛，寒热，赤上发疮。此虫渐入至骨，则杀人。”（《诸病源候论·蛊毒病诸候》）
水毒	“自三吴以东及南诸山郡山县，有山谷溪源处有水毒病，春秋辄得。……初得恶寒，头微痛，目匡疼心内烦懊，四肢振焮，腰背骨节皆强，两膝疼，或噏噏热，但欲睡，旦醒暮剧，手足指逆冷至肘膝。”（同上）
伤风	“伤风之病……头痛、发热、汗出、恶风、脉象浮缓。”（《时病论·春伤于风大意》）
冒风（感冒）	“恶风、微热、鼻塞、声重、头痛、咳嗽、脉来濡滑而不濡数。”（同上）
阳毒	“阳毒之为病，面赤斑斑如锦纹，咽喉痛，唾脓血。”（《金匮要略·百合狐惑阴阳毒病脉证治》）
阴毒	“阴毒之为病，面目青、身痛如被杖，咽喉痛，唾脓血。”（同上）
喉痹	“喉痹者，喉里肿塞痹痛，水浆不得入也。”（《诸病源候论·咽喉心胸病诸候》）
乳蛾	“乳蛾者，肿于咽两傍名双乳蛾，一边肿者，名单乳蛾。”（《证治准绳·杂病咽喉》）
白喉	“白喉证，恶寒发热，头痛背胀，周身骨节痛，喉痛或不痛，有初起即现白点，有二三日方现者，满喉皆白。”（《急救经验良方》）
痄腮	“其状耳后红肿，头重体倦，发于耳后名发颐，发于腮边名穿腮，发于地阁下名穿喉。”（《咽喉脉证通论》）
肺胀	“上气，喘而躁者，属肺胀。”（《金匮要略·肺痿肺痈咳嗽上气病脉证治》）
烂喉痧	“咽痛，憎寒发热，胸闷，口渴，有痧者，热势必壮。”（《喉痧正的》）

表1中列病名共69个，仅属中医在急性传染病的临床诊断治疗中所常见者。临床上中医就根据这个疾病的不同特点来进行辨证论治，不同疾病有不同的治疗方药，这也就是现在有的人所谓的专病专方专药。例如：常山治疟；白头翁黄连治痢；茵陈蒿治黄疸；中风用桂枝汤；伤寒用麻黄汤；温病用白虎汤等等，均属于这种治疗。

二、辨病论治与辨证论治相结合

中医学对于传染病的诊断和治疗，基本上可以分为两大学派，两大体系。一派是以《伤寒论》为理论依据的六经辨证论治体系；一派是以《温病条辨》和《温热论》为理论依据的三焦·卫气营血辨证论治体系。尽管这两大体系在辨病论治和辨证论治的具体内容和方法上有所不同，但是，以辨病论治与辨证论治相结合为其诊治体系特色这一点上，两大体系是共同的。关于以《温病条辨》和《温热论》为依据的三焦、卫气营血辨证论治体系，我们将在总论第二章作扼要介绍，限于篇幅，此处从略。

第四节　中医学对传染病预防的认识

对于疾病的预防问题，中医学是高度重视的，早在《内经》中就已经明确指出："圣人不治已病治未病，不治已乱治未乱，夫病已成而后药之，乱已成而后治之。譬犹渴而穿井，斗而铸锥，不亦晚乎"（《素问·四气调神大论》）。自《内经》以下，至后世各家均有论述。对于这些认识，可归纳以下几个方面。

一、保持人体正气，是预防传染病的关键所在

所谓人体正气，即人体所具有的正常之气，也就是人体正常所具有的生理调节代偿及卫外防御能力。正气强则人体卫外的作用也强，即使感受外邪，也不一定就会发生疾病，反之则否。这也就是《内经》中所谓的“正气存内，邪不可干。”（《素问·刺法论》）

如何保持人体正气？一般说来，大致有以下几个方面，其一是“顺四时”。所谓“顺四时”，即人体在生活起居方面，要与四时相应。《内经》谓：“夫四时阴阳者，万物之根本也。所人圣人春夏养阳，秋冬养阴，以从其根，故与万物沉浮于生长之门。逆其根，则伐其本，坏其真矣。故阴阳四时者，万物之终始也，死生之本也，逆之则灾害生，从之则苛疾不起。”（《素问·四气调神大论》）说明了顺四时在保持人体正气与预防疾病方面的决定意义；其二是“调七情”。所谓“七情”就是喜、怒、悲、思、忧、恐、惊等精神情志变化。《内经》明确指出：“百病生于气也，怒则气上，喜则气缓，悲则气消，恐则气下，……惊则气乱，劳则气耗，思则气结。”（《素问·举痛论》）说明了精神情志方面的重大变化，会损害人体的正气。正气被损害，其卫外的作用也就必然随之减弱。这就说明了“调七情”在保持人体正气、预防疾病方面的重要意义；其三是“节饮食”。所谓“节饮食”，即节制饮食。饮食失节可以损害人体正气，因而节制饮食也是保持人体正气的一个重要方面。因此，对于“顺四时”、“调七情”、“节饮食”必须高度重视，绝对不能认为是一般泛泛之谈而等闲视之。

二、爱清洁、讲卫生是预防传染病的重要措施

前已述及，急性传染病的发生和流行，中医学认为多属“秽浊”，因此，爱清洁、讲卫生是预防急性传染病发生的一个重要措施。早在唐代，孙思邈在《千金要方》中就指出：“常习不唾地。”亦即不要随地吐痰。明代吴又可在《温疫论》中指出：“天行时疫传染，凡感疫之家，将病人衣服于甑上蒸过，则一家不染”。这也就是现在的煮沸消毒。清代余伯陶在《鼠疫抉微・避疫论》中指出：“避之之法，庭堂房室，洒扫光明，厨房沟渠，整理清净，房内窗户，通风透气。”这些记述，说明了中医对于清洁卫生在预防传染病方面的高度重视。

三、药物预防

关于药物预防时疫，早在《内经》中就已经提出。《素问・刺法论》谓：“于雨水日后，三浴以药泄汗。又一法，小金丹方：辰砂二两，水磨雄黄一两，叶子雌黄一两，紫金半两……炼白砂蜜为丸，如梧桐子大，每日望东吸日华气一口，冰水下一丸，和气咽下。服十粒，无疫干也。”明・吴又可在《温疫论》中也提出：“凡遇天行时期，须迟出早入，房中常烧苍术，鼻孔唇吻涂雄黄末。口中嚼大蒜最良。”“闻邻里染疫，宜用贯众置水缸内浸，用此水造饮食，亦能避瘟不染。”这些记述，说明了在预防传染病的发生方面，也十分重视药物预防。

四、重视隔离

前已述及，时疫的流行，与接触病人、尸体等有关，因此中医学也提出了隔离的问题。《素问・刺法论》中明确指出：“避其毒气，天牝从来。”所谓：“避其毒气”，即避免接触毒

气；“天牝”即鼻道，意即避免呼吸道接触毒气。《晋书·王彪之传》也有“永和末，多疫疾。旧制朝臣家有时疾染易三人以上者，身虽无疾，百日不得入宫”的记载，说明在预防传染病的发生方面也十分重视隔离。

第二章　评伤寒与温病学派之争

中医学对于传染病认识很早，从历史看，金元以前历代医家基本上都是以《伤寒论》为基础来对各种传染病进行辨证论治。金元以后，特别是在清代温热学派兴起以后，不少温热学派学者，反对以伤寒法治疗温病，这就掀起了伤寒与温病之间的学派之争，至今尚未结束。因此，如何正确理解中医学对于传染病的一般认识，并在此基础上分析伤寒与温病学派之争，使伤寒与温病学派能在中医理论基础上取长补短统一起来，我们认为这是在当前发掘继承整理提高中医药学中的一个重大课题。

一、寒温之争源流概说

传染病一般均有发热，因此现代的所谓各种传染病，一般说来也都可以包括在中医学所称的热病之中。《素问》中的“热论”、“刺热论”、“评热病论”等篇，《灵枢》中的“寒热病”、“热病”等篇，均是讨论热病的篇章。《素问》中的“天元纪大论”，“五运行大论”、“六微旨大论”、“气交变大论”、“五常政大论”、“六元正纪大论”、“至真要大论”七篇，更是十分系统地论述了热病的病因、病机及其诊断治疗的原则。由于《内经》在《素问·热论》中明确提出来“人之伤于寒也，则为病热”，“今夫热病者，皆伤寒之类也”。同时在《热论》中还提出了热病的六经传变及治疗原则。汉·张仲景继承内难，据此撰写了《伤寒卒病论》，创立了六经辨证论治体系，自此以后至宋以前，中医对于传染病的诊断疗治，基本上是以六经辨证为主，并没有什么大的争论。到了金代，刘完素根据《内经》热病之说，倡“热病只能作热治，不能作寒医”之论，其弟子如马宗素、镏洪、常德、葛雍等大阐其说，于是温病便逐渐从《伤寒论》中分离出来，元·王履（安道）继河间之学，进一步提出伤寒温病要严格区分，他说：“夫惟世以温病热病混称伤寒，故每执寒字以求浮紧之脉，以用温热之药，若此者，因名乱实而戕之人生，名其可不正乎？又方书多言四时伤寒，故以春夏之热病与秋冬之伤寒一类视之而无所别，夫秋冬之伤寒，真伤寒也、春夏之伤寒，寒疫也，与温热病自是两途，岂可同治。”（《医经溯洄集·伤寒温病热病说》）明·吴又可著《温疫论》也强调伤寒与温疫必须严格区分。他说：“伤寒与时疫有霄壤之隔……夫伤寒必有感冒之因，或衣单风露，或冒雨入水，或临风脱衣，或当檐出浴，随觉肌肤寒慄，既而四肢拘急，恶风恶寒，然后头痛身痛，发热恶寒，脉浮而数，脉紧无汗为伤寒，脉缓有汗为伤风，时疫初起，原无感冒之因，忽觉凛凛，以后但热而不恶寒，然亦有触因而发者，或饥饱劳碌，或焦思气郁，皆能触动其邪，是促其发也。不因所触而发者居多，促而发者。十中之一二耳。且伤寒投剂，一汗而解；时疫发散，虽汗不解。伤寒不传染于人。时疫能传染于人。伤寒之邪，自毫窍而入，时疫之邪，自口鼻而入。伤寒感而即发，时疫感久而后发。伤寒汗解在前，时疫汗解在后。伤寒投剂可使立汗；时疫汗解，俟其内溃，汗出自然，不可以期。伤寒解以发汗，时疫解以战汗。伤寒发斑则病笃，时疫发斑为外解。伤寒感邪在经，以经传经，时疫以感邪在内，内溢于经，经不自传。伤寒感发甚暴，时疫多有淹缠二三日，或渐加重，或淹缠五六日，忽然加重。伤寒初起以发表为先；时疫初起以疏利为主。种种不同。”（《温疫论·辨明伤寒时疫》）到了清代，叶天士提出了新感温病的传入途径及传入后的变化，指出了：“温邪上受，首先犯肺，逆传心包”，并在诊断治疗上划分了卫气营血四个阶段。指出了“大凡看法，卫之后方言气，营之后方言血。在卫汗之可也，到气才可清气，入营犹可透热转气。”同时还补充了温病诊断治疗中查舌、验齿、辨斑疹、辨白痦等新的内容。并明确指出：“辨营卫气血虽与伤寒同、若论治法则与伤寒大异。”（《温热论》）吴瑭继承叶氏，对叶氏医案加以整理并结合自己心得体会著《温病条辨》。他以三焦为纲分论温病，并把温病分为温热与湿温两大类。从而确立了温病学说的理论体系。吴氏之说，风行大江南北，从而形成了温热学派。温热学派形成以后，受到了伤寒学派的坚决反对，因而就形成了伤寒与温热学派之争。

二、寒温之争的争论焦点

根据伤寒学说与温热学说的有关论述，伤寒与温热学派的争论焦点，主要是在：伤寒可不可以包括温病和伤寒；伤寒论方可不可以治疗温病两个方面。

伤寒学派承认温病是一个独立的疾病，但是认为它完全可以包含在伤寒范围之中，也完全可以用张仲景伤寒论六经辨证论治体系来对温病进行治疗。伤寒论中的白虎汤、承气汤、黄连阿胶汤、竹叶石膏汤、麻杏石甘汤、葛根芩连汤等，都是治疗温病的方剂。在温热学派未形成以前，这种论点即已为多数医家所主张。例如杨上善谓：“夫伤寒者，人于冬时，温室温衣，热饮热食，腠理开发，快意受寒，腠理固闭……五脏六腑受热为病；名曰热病。斯之热病，本因受寒伤多，亦为寒气所伤。得此热病，以本为名，故称此热病，伤寒类也。”（《黄帝内经太素》）王冰谓：“寒者冬之气也，冬时严寒，万类深藏。君子固密，不伤于寒。触冒之者，乃名伤寒。……不即病者，寒毒藏于肌肤，至夏至前变为温病，夏至后变为热病，然其发者，皆为伤寒致之。”（《黄帝内经素问·热论·王注》）张介宾谓：“伤寒者，中阴寒杀厉之气也，寒盛于冬，中而即病者。

至春则名曰温病。至夏则名曰暑病。然有四时不正之气，随感随发者，亦曰伤寒。”（《类经·疾病类》）。庞安时谓：“其即时成病者……名曰伤寒、其不即时成病，则寒毒藏于肌肤之间，至春夏阳气发生，则寒毒与阳气相搏于荣卫之间……名曰温病也。……其病本因冬时中寒，随时有变，病之形态耳。故大医通谓之伤寒焉。”（《伤寒总病论·叙论》）柯琴谓：“夫仲景之六经，是分六区地面。所该者广。虽以脉为经络而不专在经络上立说，凡风寒温热，内伤外感，自表及里，有寒有热，或虚或实，无乎不包，故以伤寒杂病合为一书而总名《伤寒杂病论》，所以六经提纲，各立一局，不为经络所拘，弗为风寒画定也。”（《伤寒论翼·六经涵义》）“视仲景独于太阳篇别其名曰伤寒、曰中风、曰中暑、曰温病、曰湿痹。而他经不复分者，则一隅之举可以寻其一贯之理也。”（《伤寒论翼·全论大法》）徐灵胎谓：“则此五者之病，古人皆谓之伤寒，与难经渊源一辙，后世俗学不明其故，遂至聚讼纷云，终无一是，是可慨也。其详往读热病论及伤寒论自知之。”（《难经经释·五十八难注》）温热学派形成以后，伤寒学派则更是以前人有关论述为依据，直斥叶吴三焦、卫气营血等为标新立异，对温热学派加以攻击。伤寒学派中，持此论点反对温热学派最力者，首推清·陆久芝。他说：“凡病之为风为寒为温为热为湿者，古皆谓之伤寒。乃人知风与寒为伤寒论中病。而于温与热谓不可用伤寒论中方，其意若同方既出于伤寒论。自是治寒方，必非治温法，岂有治温而用治寒方者。于是一遇温热病，无不力阙伤寒方，更无人知温热之病本隶于伤寒论中。而温热之方，并不在伤寒论外者。”（《世补斋医书·卷二》）“风寒湿温热皆在论中、论中之方可治风寒，亦治温热”（同上）。近人陆渊雷也持此论直斥温热学派之非，他说：“晋唐以前，凡流行发热之病，皆谓之伤寒，其范围至广，故内经言热病皆伤寒之类，难经言伤寒有五，有中风、伤寒、湿温、热病、温病。仲景自序，称伤寒卒病论集，卒病者，卒然而病，犹西医所谓急性病矣，故伤寒论所集，不限于脉紧无汗之麻黄证，亦不限于杆菌为厉之肠窒扶斯，论中阳明病即赅括温热，少阳病亦赅括疟疾，他若小青龙证赅括大叶肺炎及其类似之病，理中汤证赅括慢性及结核性肠炎，而急性传染病之前驱症亦即伤寒太阳病也。由是言之，凡哆口谈温热，欲与伤寒对峙者，皆谬妄弗可以。”（《清代名医医案精华·序》）从上述可以看出，在伤寒与温病学派之争中，伤寒学派坚持伤寒可以包括温病，伤寒论方可以治疗温病，其理论根据就是《内经》中所提出的“人之伤于寒也则为病热”、“今夫热病者，皆伤寒之类也”，以及《难经》中所提出的“伤寒有五”。

温热学派认识则与伤寒学派完全相反，温热学派认为伤寒与温病完全不同。在病因方面，伤寒为寒邪，温病为热邪。在传入途径方面，伤寒由肌表入，为横传，所以伤寒分六经。温病由口鼻入，为竖传，所以温病分三焦。在治疗上伤寒用辛温，温病用辛凉、两者完全不同，绝对不能混称，并且认为伤寒论全部内容是为伤寒而立，不能治温病。温病学派的这种认识，在温病学派未形成以前，金·刘完素即已提出：“余自制双解通圣辛凉之剂，不遵仲景法桂枝麻黄发表之药，非余自炫，理在其中矣，故此一时，彼一时，奈五运六气有所更，世态居民有所变。……故经所谓不知年之所加，气之盛衰，虚实之所起，不可以为工矣。”（《素问病机气宜保命集·伤寒论第六》）刘氏在此直接提出了寒温有别，不能用伤寒论方治今之热病。此外，刘氏还提出了：“病有暴热者，病在心肺。有积热者病在肝肾。”（《素问病机气宜保命集·热论第十四》）“上焦热无他证者。桔梗汤……有实热能食而热者，胃实也。……有病久憔悴发热盗汗，谓五脏齐损……宜养血益阴。”（同上）这是后世温热学派三焦辨证的起源。明以后的医家，认为温寒有别，伤寒论方不能治温热者更多。如李士材谓：“仲景方法为冬月即病之正伤寒设也。后世混将伤寒冬月之方。通治春温夏热之病。遗祸至今，未有能改。”（《伤寒括要·伤寒总论》）喻嘉言谓：“仲景书详于治伤寒，略于治温，以法度俱错出于治伤寒中耳、后人未解义例，故春温一证，漫无成法可师。”（《尚论后篇·春三月温证大意》）吴又可谓：“仲景虽有伤寒论，然其法始自太阳，或传阳明，或传少阳，或三阳竟自传胃，盖为外感风寒而设，故其传法与温疫自是迥别。……崇桢辛巳疫气流行，山东浙省，南北两直，感者尤多。至五六月益甚，或至阖门传染，始发之际，时师误以伤寒法其治之，未尝见其不殆也。或病家误听七日当自愈。不尔必十四日而瘥。因而失治，有不及期而死者，或有妄用峻剂，攻补失序而死者，或遇医家见解不到，心疑胆怯，以急病用缓药，虽不即受其害，然迁延而至死，比比皆是。”（《温疫论·序》）温热学派形成以后，温热学家更是据此大声疾呼。其明朗者，均据河间之论直认寒温有别，伤寒法不能治温病。如叶天士谓：“论治法则与伤寒大异。”“后贤刘河间创议迥出诸家，谓温热时邪当分三焦，投药与苦辛寒为主，若拘六经分证，仍是伤寒治法、致误多矣。”（《临证指南医案·幼科要略》）吴瑭谓：“若真能识得温病，断不治以辛温治伤寒之法治温病。”《温病条辨·凡例》朱彬谓：“后汉张仲景著伤寒论……其书专为伤寒而设，未尝遍及于六淫也，奈后世之医者，以治伤寒之法。应无穷之变，势必凿枘之不相入。”（《温病条辨·朱序》）柳宝诒谓：“冬月伤寒，邪由皮毛而入，从表入里。初见三阳经证……三阳不解，渐次传入三阴……初起悉系寒邪见象，迨发作之后。渐次化热内传，始有热象。故初起治法必以通阳祛寒为主，及化热之后，始有泄热之法，此伤寒病之大较也。若夫温病。乃冬时寒邪，伏于少阴，待春夏阳气内动，伏邪化而为热。由少阴而外出……初起治法，则以清泄里热，导邪外达为主，与伤寒用药，一温一凉……此伤寒温病分证用药之大关键。”（《温热逢源·论温病与伤寒病情不同治法各异》)其含蓄者,一方面虽然也承认伤寒有五,温病可以包含在伤寒之中。但另方面也认为《伤寒论》详寒略温,在治温方面,法有未备。实际上也是不同意完全以《伤寒论》方来治温病。如王孟英谓:“五气感人,古人皆谓之伤寒,故仲圣著论亦以伤寒统之,而条分中风、伤寒、温病、湿、暍五者之证治,与难经渊源一辙,法虽未尽,名已备焉。”(《温热经纬·自序》)。程国彭:“仲景论伤寒而温热温疫之旨有未畅。”(《医学心悟·凡例》)

从以上所述可以看出,伤寒与温病学派之争其焦点主要是在伤寒是否能包括温病在内和伤寒论方是否可以治疗温病等两个方面。伤寒学派认为伤寒可以包含温病在内。伤寒论方完全可以用以治疗温病。而温热学派认识则与伤寒学派完全相反。

三、伤寒与温病学派之争剖析

“伤寒”、“温病”、“六经”、“三焦”、“营卫”、“气血”等等,均源于《内经》。张仲景明确提出,其《伤寒卒病论》之作是“撰用《素问》、《九卷》、《八十一难》。”(《伤寒论·序》)。吴瑭在所著《温病条辨》中也首列“原病篇”,篇中列《内经》原文十九条以为立论依据。这就是说,伤寒学派和温病学派的理论基础都是根据《内经》。既然伤寒学派和温病学派的理论基础都是《内经》,那么,为什么寒温之争又是如此尖锐,冰炭不相容呢?为此,有必要从《内经》对传染病的一般认识,伤寒与温热学派处理传染病的异同,以及当前中医对传染病治疗的实践经验等三个方面加以剖析:

(一)《内经》对传染病的一般认识

1. 关于病因病机

(1)对于传染病的外因,《内经》认为主要是由于自然气候变化严重失常,人体感受此自然气候偏胜之气以及由此自然偏胜之气而产生的“毒气”即可发生疫病。对于传染病的内因，《内经》则认为主要与人体正气强弱密切相关，人体的抵抗力与传染病的发生有着密切不可分割的关系，并且在一定程度上把它放在了决定性的地位，从而作出了“正气存内、邪不可干”的精辟结论。伤寒学派完全继承了《内经》的病因认识，强调了自然气候反常变化与疾病发生的关系。如所谓“夫人禀五常，因风气而生长，风气虽能生万物，亦能害万物，如水能浮舟，亦能复舟……客气邪风，中人多死。”（《金匮要略·脏腑经络先后病脉证》）同时也强调了人体正气在发病上的决定作用，如所谓“若五脏元真通畅，人即安和，……不遗形体有衰，病则无由入其腠理。”（同上）“血弱气尽，腠理开，邪气因入。”（《伤寒论·辨太阳病脉证并治》）这和《内经》的病因认识基本一致。温病学派也是一样。他们继承了《内经》之说，认为气运偏胜是温病发生的外因，“不藏精”、“正气虚”是温病发生的内因。吴鞠通在所著《温病条辨》中，首列原病篇十九条，明确指出：“叙气运，原温病之始也。”“病温者，精气先虚。”强调“留得一分正气，便有一分生理。”这些认识应该说是完全正确的，而且是在前人认识的基础上的发展。可见伤寒学派与温病学派对传染病的病因认识上是一致的，并无根本上的分歧。

（2）在病机认识方面，《内经》对于急性传染病的病机学方面的论述很多，其要者主要有病邪性质与传入途径以及病邪传入人体后传变规律等两个方面。在病邪性质与传入途径方面，《内经》认为外感邪气可以按风火湿燥寒加以分类，但总的来说可以按阴阳加以区分，即可以分为阴邪与阳邪两大类。其中属于气候季节而产生的致病因素称为阳邪，由饮食居住原因而产生的致病因素称为阴邪。由于季节气候原因致病者，《内经》称之为外感“六淫”，认为传染病以外感六淫而发病者居多。所以《内经》又特别指出；“夫百病之生也，皆生于风寒暑湿燥火。”（《素问·至真要大论》）由于饮食因素而致病者，中医学称之为“内伤饮食。”由于六淫之邪，首先作用于肺，临床上主要表现肺的症状。由于饮食之邪。首先作用在脾胃，临床上主要表现胃肠道症状，这也就是《内经》中所谓的“故犯贼风虚邪者，阳受之，食饮不节，起居不时者，阴受之。阳受之则入六腑，阴受之则入五脏，入六腑则身热不时卧，上为喘呼，入五脏则䐜满闭塞。下为飧泄，久为肠澼。”（《素问·太阴阳明论》）张仲景《伤寒卒病论》继承《内经》的认识，并将“邪气”作了进一步的区分。《金匮要略》谓：“清邪居上，浊邪居下，大邪中表，小邪中里，馨饪之邪，从口入者，宿食也。”（《脏腑经络先后病脉证》）张仲景已经认识到邪气有多种，分布很广泛，有的在上、有的在下（清邪、浊邪），毒力有大小（大邪、小邪），传入途径也有多种（居上、居下、从口而入）。传染病从呼吸道传入者固多，从口而入经过消化道而传入人体者亦不少。温热学派对病邪的性质与传入途径方面的认识和《内经》、《伤寒论》、《金匮要略》基本一致。在病邪方面认为除六淫之邪而外，又提出“疠气”、“毒气”，并且认为“疠气”的流行又与四时不正之气有关，把“疠气”与“六淫”之邪密切结合起来。在传入途径方面明确提出从口鼻而入。吴又可谓：“疫者，感天地之疠气，在岁运有多寡，在方隅有厚薄，在四时有盛衰，此气之来，无论老少强弱，触之者即病，邪从口鼻而入。”（《温疫论·原病》）叶天士谓：“温邪上受，首先犯肺。”（《外感温热篇》）吴鞠通谓：“温病由口鼻而入。”（《温病条辨·上焦篇》）

综上所述，可以看出伤寒学派和温病学派方面的认识是：外邪基本上可以分为“四时不正之气”和“疫疠之气”两大类。这两类外邪互相影响，互为因果。其传入途径主要是从口鼻而入。其间吴又可虽然比较强调“杂气”，但他也认为，疠气“在岁运有多寡，在方隅有厚薄，在四时有盛衰”，说明他也承认四时不正之气与“疠气”在传染病中的综合作用。因此可以认为，在对外感邪气的性质及其传入途径方面的认识，从大的方面来看，伤寒与温病学派之间，认识上基本一致，并无根本的分歧。

在邪气侵入以后的传变及其与正气强弱之间的关系方面。《内经》认为传染病在发病以后在人体的传变过程与人体正气强弱密切相关。整个发病及传变过程，自始至终也都是一个正邪相争的过程。精胜则邪却、正气强盛能够抗御邪气则不会发病，即使发病，邪气进入人体也比较浅，临床表现也比较轻。反之就会发病，发病以后，邪气进入人体也比较深，临床表现也比较重，预后也较险恶。关于这一认识，《内经》谓："邪之所凑，其气必虚。"（《素问·评热病论》）而《伤寒论》谓："血弱气尽，腠理开，邪气因入。"（《素问·辨太阳病脉证并治》）《温疫论》谓："凡人口鼻之气，通夫天气，本气充满，邪不易入……本气适逢亏欠，呼吸之气，自亦不及，外邪因而乘之。昔有三人冒雾早行，空腹者死，饱酒者病，饱食者不病，疫邪所害，又何异耶"。凡此说明伤寒学派与温病学派在这方面的认识都是继承《内经》的认识，也是完全一致的。

至于传染病在人体的传变方面，《内经》从不同角度出发，提出了循五脏之序而传、循络经腑脏之序而传、循阴阳之序而传、循表里之序而传、循上下之序而传、循营卫气血之序而传等六个方面。后世各家在《内经》认识的基础之上，就其中某一传变形式加以突出，于是就形成了各种辨证。伤寒学派突出了《内经》中循阴阳之序而传的形式。于是就形成了伤寒学派的六经辨证论治体系。温病学派突出了《内经》中对三焦、营卫气血的认识，于是就形成了温病学派的三焦、卫营气血辨证论治体系。两派在提法上虽有不同，但对传染病在人体的传变过程，总的来看却又都是：由表入里、由浅入深、由阳入阴、由上到下。因此也就并无实质上的矛盾和原则性的分歧。

2. 关于诊断治疗原则

对于急性传染病的诊断和治疗方面，从辨病论治方面来说，《内经》总的认识是传染病属于急性热病范围，因此《内经》以热论等各篇。但是由于热病的发生主要由于外感六淫，所以《内经》在热论的总称下，又分别以风、火、湿、燥、寒命名各种热病。并且在《素问》七篇大论中，比较详细地列举了风、热、火、湿、燥、寒等各种急性热病的临床表现及其治疗原则。这就是说《内经》对于传染病，基本上是按风、热、火、湿、燥、寒分类。因此在论中既提出了伤寒，也提出了温病。从七篇大论中所记载的寒病和温病的临床表现来看也是有区别的，例如《素问·六元正纪大论》“少阴所至为疡疹身热……少阳所至为嚏呕，为疮疡……太阳所至为屈伸不利……为寝汗痉”。这里的少阴少阳主火主热，太阳主寒，说明了《内经》承认寒温有别。《伤寒论》根据《内经》“今夫热病者，皆伤寒之类也”，以伤寒来统率各种热病。但是也承认温病、热病是一个独立的疾病，从论中所记述的有关临床表现来看也是有区别的。例如《伤寒论·辨太阳病脉证并治上》谓：“太阳病，发热而渴，不恶寒者，为温病。”又《金匮要略·痉湿暍病脉证治》谓：“太阳中热者，暍是也，汗出恶寒，身热而渴。”说明伤寒学派也是承认寒温有别的。于此可以看出《内经》、《伤寒论》都并没有把寒温混同，也都是主张寒温有别。因此对于传染病的辨病论治方面来说，伤寒学派与温病学派在认识上并无分歧。

对于传染病的辨证论治，《内经》十分强调：“谨守病机，各司其属”（《素问·至真要大论》），“谨察阴阳所在而调之，以平为期，正者正治，反者反治”（同上），“盛者泻之，虚者补之”（同上），“用凉远凉，用热远热，用寒远寒，用温远温”（《素问·六元正纪大论》），“无盛盛，无虚虚”（《素问·五常政大论》）。伤寒学派在对热病的辨证论治方面也明确提出：“夫诸病在脏、欲攻之，当随其所得而攻之，”“虚虚实实，补不足，损有余。”（《金匮要略·脏腑经络先后病脉证》）温热学派在对热病的辨证论治方面也明确指出：“天地运行之阴阳和平，人生之阴阳亦和平，安有所谓病也哉。天地与人之阴阳，一有所偏，即为病也。偏之浅者病浅，偏之深者病深，偏于火者病温病热，偏于水者病清病寒，此水火两大法门之辨，医者不可不知，烛其为水之病也，而温之热之，烛其为火之病也，而凉之寒之，各救其偏，以抵于平和而已，非如鉴之空：一尘不染，如衡之平，毫无倚着，不能暗含道妙，岂可各立门户，专主于寒热温凉一家之论而已哉。”（《温病条辨·上焦篇》）于此可以看出，《内经》、《伤寒论》、《温病条辨》对于急性热病的辨证论治方面认识也是完全一致，并无根本上的分歧。

综合以上所述，可以看出，伤寒和温病在对于传染病的一般认识上是基本一致的。虽然在临床的具体辨证论治中，伤寒学派是以六经辨证，温热学派是以三焦、卫气营血辨证，但这只是方法上的不同，从理论上来说，并无实质上的不同和根本上的分歧。兹就伤寒学派与温病学派中的一些基本论点，列表比较如下（表2），以见伤寒与温病学派在理论基础上的一致性。

从表2可以看出，伤寒学派与温病学派在基本认识上是一致的，并无根本的矛盾和原则上的分歧。于此可以看出伤寒与温病学派之争，并没有充足的理论依据，看来之所以出现争论的原因，不过只是一个谁统谁的问题；发展和反发展的问题；百花齐放还是一家独鸣的问题；从学术上来说，意义不大。

（二）伤寒与温病学派处理传染病的异同

首先在对传染病的辨证方面，伤寒学派认为伤寒有五，有中风、有伤寒、有湿温、有温病、有热病。以伤寒为纲来统帅风、寒、湿、温、热诸病。温热学派认为温病有九：有风温、有温热、有温疫、有温毒、有暑温、有湿温、有秋燥、有冬温、有温疟，同时还在上焦、中焦、下焦辨证中附列寒湿，以温病为纲来统帅此9种温病及所附列的寒湿。就两派所述辨病的内容加以比较，其相同点是：两派在辨病上都是继承了《内经》的认识，即以风、热、火、湿、燥、寒六淫辨病为主，伤寒按风、寒、湿、温、热辨病，温病为9种温病加寒湿，从性质上看，有温、暑、湿、燥、寒（寒湿），基本上也是按风、火、湿、燥、寒辨病。其不同者是伤寒学派在辨病中缺乏燥病，而温病学派则明确提出了秋燥。关于燥病，《内经》中本来早就明确提出，认为凡属外感燥邪其主要临床表现是：咳嗽、咽干、皮肤干燥，或发为寒热，其作用部位主要在肺，这也就是《素问·天元纪大论》中所谓的“阳明所至为燥生”、“阳明所至为皴裂”、“燥胜则干”、“凡此阳明之政……民病嗌塞、寒热发、暴振慄”。《素问·五运行大论》中所谓的“在天为燥……在体为皮毛……在脏为肺……”。但是《伤寒论》中并没有谈到燥病。阳明篇中虽然有“脾约”之说及麻子仁丸之方，但同条明明是谈“胃家实”的阳明病，而且麻子仁丸也仍然是以泻下为主的方剂。因此可以说《伤寒论》中燥病缺如。温热学派明确提出了秋燥。《温病条辨》中并系统地论述了秋燥的三焦证治。尽管温热学派把《伤寒论》中燥病缺如的原因归之于《内经》，认为：“内经六气，脱误秋伤于燥一气，指长夏之湿为秋之燥。后人不敢更端其说，置此一气于不理。”（《温病条辨·上焦篇》）认为刘河间首先提出了“诸涩枯涸，干劲皴揭，皆属于燥”，喻嘉言首先创立了清燥救肺汤等论点，这些提法，并不完全符合实际，值得研究。但吴鞠通在《温病条辨》书中补写了《补秋燥胜气论》，指出了凉燥的辨证论治，因而温热学派秋燥之说，继承了《内经》，补充了伤寒学派在辨病上的不足，则是客观存在。于此说明了在对传染病的辨病方面，温热学派在伤寒学派的伤寒有五的基础上有所发展。

表2　伤寒学说与温病学说基本认识比较表

<table>
<tr><th colspan="3">认识
项目</th><th>伤寒学说</th><th>温病学说</th><th>比　较</th></tr>
<tr><td colspan="3">病　原</td><td>外感寒邪</td><td>外感温邪</td><td>均属外感邪气</td></tr>
<tr><td colspan="3">发　病</td><td>外因：风气
内因：五脏元真通畅，人即安和</td><td>外因：感时令之气
内因：藏于精者，春不病温</td><td>均从外因内因即感邪和正虚来认识</td></tr>
<tr><td colspan="3">邪入途径</td><td>多种途径，如清邪居上，浊邪居下，大邪中表，小邪中里，馨饪之邪，从口入者，宿食也</td><td>自口鼻而入</td><td>基本一致</td></tr>
<tr><td colspan="3">初起侵犯器官</td><td>一般都有肺经症状，如鼻鸣、干呕、喘、咳</td><td>温邪上受
首先犯肺</td><td>基本一致</td></tr>
<tr><td colspan="3">全身损伤情况</td><td>既伤阳，也伤阴</td><td>既伤阴，也伤阳</td><td>基本一致</td></tr>
<tr><td colspan="3">辨　证</td><td>以六经辨证，说明疾病传变由浅入深，以此概括临床证候</td><td>以三焦、卫气营血辨证，说明传变由浅入深，以此概括临床证候</td><td>基本一致</td></tr>
<tr><td rowspan="5">论治</td><td colspan="2">原则</td><td>存津液</td><td>养阴保津</td><td>基本一致</td></tr>
<tr><td colspan="2">表证</td><td>病在表，可发汗</td><td>在卫汗之可也</td><td>基本一致</td></tr>
<tr><td rowspan="3">里证</td><td>实</td><td>清热通便，以存津液</td><td>清热通便，养阴生津</td><td>基本一致</td></tr>
<tr><td>虚</td><td>寒化证温中，
热化证养阴</td><td>阴竭者救阴，
气脱者益气</td><td>基本一致</td></tr>
<tr><td>挟湿</td><td>病痰饮者，当以温药和之</td><td>湿为阴邪，非温不化。挟湿者，喜刚忌柔</td><td>基本一致</td></tr>
</table>

其次是在对传染病的证候性质、归类及处理上，伤寒学派和温病学派也有许多相同点和不同点。例如对于“厥证”，《伤寒论》和《温病条辨》中均有记述。在“厥证”的病机上，《伤寒论》认为“凡厥者，阴阳气不相顺接便为厥”。《温病条辨》认为“阴阳极造其偏”。在“厥证”的分类上，《伤寒论》分为寒厥与热厥两类，《温病条辨》也分为寒厥与热厥两类。对于“热厥”，《伤寒论》认为是“厥深者，热亦深，厥微者，热亦微”，因热致厥。《温病条辨》认为是“火极似水，热极而厥。”两派在厥证的证候性质认识上可以说完全相同。但是在临床表现描述上和证候归类上及临床处理上两派则又有其不同之处。对于“热厥”，《伤寒论》中只描述了“发热肢厥”及“厥热来复”两个主要临床表现，把它列入厥阴病中，而《温病条辨》则明确提出热厥可以分为三种情况，即邪入心包络而为舌謇肢厥；邪搏阳明，神迷肢厥，甚则通体皆厥；温病后期，阴亏而厥，认为上中下三焦均可发生。对于热厥的治疗，《伤寒论》只提到了“厥应下之”，而《温病条辨》则提出了邪入心包而为舌謇肢厥者用芳香开窍；邪搏阳明，神迷肢厥，甚至遍体皆厥者，当用下法；温病后期，阴亏而厥者，则又当用育阴潜阳法，种种不同。又如“热结旁流”一证，《伤寒论》谓：“少阴病，自利清水，色纯青，心下必痛，口干燥者，可下之，宜大承气汤。”（《伤寒论·辨少阴病脉证并治》）《温病条辨·中焦篇》谓：阳明温病，纯利稀水无粪者，谓之热结旁流。调胃承气汤主之。”两派对于“热结旁流”的证候性质的认识及处理原则，可以说完全相同。但是在证候归类上，《伤寒论》把它列在少阴病中，而《温病条辨》则把它列在中焦篇阳明温病之内。六经辨证中少阴病属于虚证，虚证而用下法，这就比较难解，所以后人只能用“急下存阴”来解释。阳明温病属于胃家实，用下法就比较容易理解。伤寒学派与温病学派的论著中，有关这方面的例子很多，不胜枚举。但仅举上述两例来看，已可说明伤寒学派与温病学派在对于传染病的许多认识和具体处理方面有相同处，也有不同处。其不同处就是温热学派在许多方面，由于时代原因，较之《伤寒论》中的论述，更趋完善，有所发展。

再其次是从对传染病治疗方面的选方用药来看，伤寒学派和温病学派也有许多共同点及不同点。在选方用药上，温热学派选用了大量的经方。《伤寒论》中的各个代表方剂，几乎完全纳入了温热学派的三焦营卫气血辨证论治体系之中。以《温病条辨》为例，《伤寒论》和《金匮要略》中许多著名代表方剂，例如桂枝汤、一物瓜蒂汤、栀子豉汤、茵陈蒿汤、栀子柏皮汤、小陷胸汤、半夏泻心汤、白虎汤、白虎加人参汤、小半夏加茯苓汤、白虎加桂枝汤、大承气汤、小承气汤、调胃承气汤、小陷胸汤、五苓散、四逆汤、理中汤、茵陈五苓散、泻心汤、小柴胡汤、黄连阿胶汤、白头翁汤、复脉汤、桃仁承气汤、抵当汤、桃花汤、猪肤汤、炙甘草汤、桔梗汤、苦酒汤、小建中汤、黄土汤、小青龙汤、麻杏石甘汤、葶苈大枣泻肺汤、鳖甲煎丸等方，均被收入《温病条辨》之内。用法上也与伤寒学派基本相同。但是，温热学派在广泛采用伤寒方的基础上，又增加了后世的大量方剂，在选方用药上有所发展。如在中焦阳明温病的治疗选方用药上，一方面如同伤寒学派一样，用白虎汤或白虎加人参汤、三承气汤等以清里攻下。但另一方面又作了较大的补充，如在清里方面减味竹叶石膏汤、清营汤、清宫汤、化斑汤、加减玉女煎等方的运用；在攻下方面新加黄龙汤、宣白承气汤、导赤承气汤、牛黄承气汤、增液承气汤、护胃承气汤等方的运用等等。都是在伤寒学派的选方用药基础上进了一步，特别是养阴生津方药，芳香开窍方药的创制和运用，更是补伤寒之未备，大大的丰富了中医治疗传染病的范围。

（三）当前中医对传染病治疗的实践经验

伤寒与温病学派之争始于刘河间，继于吴又可，盛于叶天士、吴瑭，持续于今日。说明了温病学说的兴起，温热学派的形成，是中医治疗传染病的需要。1954 年，河北石家庄地区首次系统运用温病学的理论和方法治疗流行性乙型脑炎，取得了显著的临床疗效，此后各地也普遍地以温病学说指导来治疗流脑、麻疹、猩红热、肺炎、腮腺炎、白喉、菌痢、肠伤寒、钩端螺旋体病、出血热、布氏杆菌病等等急性传染病，也都取得了较好的疗效。近年来，我国不少单位又对温病的卫气营血进行了比较系统的研究。召开了全国中医内科急诊治疗学术交流会和全国“抗三衰”经验交流会。会议的内容基本上还是以温病学说在临床具体运用方面为中心进行经验交流。所有这些，说明了温病学说的提出和温热学派的兴起，都并不是偶然的，温病学说是有很大的生命力和实践意义的，它的出现是由于实践的需要，历史发展势所必然。

四、正确对待伤寒与温病学说

伤寒学说和温病学说都是我国古代医学家长期与疾病作斗争的经验总结、是祖先遗留给我们的一份宝贵遗产，是中国医药学这个伟大宝库中的一个极其重要组成部分，因此我们必须加以系统学习，全面掌握，整理提高，使它们都能为保证我国广大人民的健康更好地服务根据本文中所述有关内容，可以看出，伤寒学说与温病学说，其理论基础均是《内经》，它们对于传染病的认识基本一致，并无根本分歧。伤寒学派根据《内经》所提出的三阴三阳学说，结合临床实践，发展成为了伤寒六经辨证论治体系，一直到今天，仍然有效地指导着临床。温热学派则根据《内经》的三焦、营卫气血学说，同时吸收了伤寒学派中的经验教训，从另一角度出发，提出了温病三焦、营卫气血辨证论治体系，使得中医学对于传染病的防治，在前人的经验基础上有所提高，应该说是一个重大的发展。因此，如何正确对待伤寒和温病学说，从中医基础理论上把它们统一起来，扬长避短，尽早地结束伤寒与温病学派之争。在当前具有实用价值和理论价值，也具有极其重要的现实意义和历史意义。

第三章 《温病条辨》的基本内容

《温病条辨》一书，是温病学派著作中最系统、最完整、集大成的一部代表性著作，因此我们在本章中通过对《温病条辨》基本内容的介绍，概述其三焦、卫气营血辨证论治体系，这样还可以使读者在学习原文之前，对本书先有一个总体了解。

第一节 作者吴瑭生平及学术思想简介

一、吴瑭生平

吴瑭，字配珩，号鞠通，江苏淮阴人。其生卒年代，一般有两说：一说1736～1820年（《中国医学人名志》、《中国医学史》、《中医各家学说》等），即清乾隆、嘉庆之间；一说1758～1836年，即乾隆、道光之间。根据吴氏著述及多篇序文推算，以后说为可靠。吴氏曾有“丁巳六月十三日，时年四十岁”之记载，因此，生于1758年是可信的；另据《医医病书》谓，戊子年（1828年），吴氏“年逾七十”，该书完成并自题于1831年，友人序于1833年，时吴氏尚健在。因此，1758～1833年这75年间，吴氏肯定是在世的。所以吴瑭是生活在清代中叶，亦即乾隆—嘉庆—道光年间，是一位享有高龄的著名医家。

吴瑭学医并无家传师授。19岁时，他感亲人夭亡之痛，遂慨然废举子业，伏案苦读医书。26岁时来到北京检校《四库全书》读了吴又可的《温疫论》，深受启发。他一面精研医经，细绎叶案，博览群书，一面临证体察，沉思渺虑。1793年前后，北京温疫大流行，吴瑭起治，活人甚众，从此医名大振。他痛感时医治温病毫无尺度、茫然无措，致使患者“不死于病而死于医”，遂发愤著书立说，以立温病之规矩。历时六年，于1798年写成《温病条辨》一书，系统论述了温病的证治规律。书成之后，广为流传，所谓“大江南北，三时感冒取有凭焉”。其后，他除数次返乡省墓并游历于江浙一带而外，大部分时间生活在北京，前后达50年之久。七十多岁时，著《医医病书》，一方面是为“生民死于俗医之不明道”而目击神伤，一方面则是为补《温病条辨》“未及内伤及杂症”之缺，1831年书成。1836年，吴氏逝世于北京。有其子、婿辈传其学。总之，吴瑭是一位发愤自学，具有丰富经验的医家，他的《温病条辨》一书，既是临床实践经验的总结。也是针对“时弊”的感愤之作。

关于吴瑭的为人，记载不多，仅从他的论著，医案及友人记述中可以看出，他知识渊博，其“论甚豪，上下古今，了如指掌”，其医术高明，“所医者皆奇效”，“沉疴怪症，无不应手而愈”，但是，由于其为人“心正口直，性刚气傲”，“所论与他医不同”，为识者所叹服，也遭“医忌且诟”，因是而“毁誉不一”。他十分鄙弃那些以医术为手段妄抬身价、重索谢资、既骄且吝的“俗医”，斥之为“可耻之极”。而他自己，“原非至亲及穷乏者，不为立方”，而且“虽遇危疾，不避嫌怨”，总以治病救人为怀。总之，吴瑭不但是一位博学卓识、医术高明、敢于创立新说的医家，而且是一位具有高尚医德的医家。

吴瑭的著作共3种。全由本人手著。温病学专著《温病条辨》，成书于1798年。医论集《医医病书》，成书于1831年，包括八十一篇医论。《吴鞠通医案》，为吴瑭去世后由金月笙据其手稿编次而成，于1856年付印，收集了吴瑭1794～1833年间 300 多个医案。

二、吴瑭学术思想及其学术成就

吴瑭在治学方面，其学术渊源可概为二：其一遵内经、宗仲景，法叶桂，兼取众医家之长；其二是源于自己的临床实践。他说："本论悉遵《神农本草经》、《内经》、《难经》、《金匮玉函经》、《临证指南》，以及一生体验为准。诸家可参考而不可恃者也"。《温病条辨》首卷"原病篇"，把《内经》中有关论温、热、暑病的主要论述一一摘录，详加注释，其中作了不少精辟的解释，足见其《内经》功夫之深。不仅如此，从"引经十九条"中还可以看出，《温病条辨》关于温病的辨证大纲，立法处方原则，无不悉本《内经》，这就使《温病条辨》一书的理论基础相当坚实。

吴氏十分重视运气学说，认为气候的异常变化，与温病的发病和流行密切相关。在药物性味立法组方上悉据《素问·至真要大论》所提原则。吴瑭宗仲景《伤寒论》为医门之"金科玉律"，在《温病条辨》198 方中，其中用仲景原方 30 余个，约占五分之一，如再加上加减方，所占的比例就更大了。就连《温病条辨》的体裁，也是仿效《伤寒论》，采取逐条明辨，言简易记的"条辨"形式。对仲景以下后世医家，吴氏主张参考百家，取其精妙，去其驳杂。其中对吴氏影响较大的医家有刘河间、吴又可、叶天士、喻嘉言。吴瑭论温病以三焦为纲辨证论治，虽可溯源于《内经》，但直接还是来自河间，所以他认为："温病……必从河间三焦定论"。吴又可对吴瑭的影响，可以说起过启蒙作用，甚至有过"专心学步"的阶段，如强调寒温迥异，寒少温多，脱却伤寒，单立温病，温疫自"口鼻而入"以及温疫的证治等，吴瑭显然是接受了吴又可的不少观点和经验。当然，对吴瑭影响最深的还是叶天士。《温病条辨》中的理法方药，不少是在叶案的基础上加以整理和提高而成。

他对叶氏推崇备至，把叶氏医案列为可遵可法的医经之一。他赞扬叶氏善用古方、善汇众善、“博而能精”、“精思过人”、“持论平和，立法精细”，“迥出诸家之上”，因此，吴氏一再表明，他就是要将这些散见于医案中的“散金碎玉”整理出来，“摭拾其大概，粗定规模，俾学者有路可寻”。光明磊落，毫无隐讳。对吴瑭学术方面有明显影响的还有喻嘉言。他吸取了喻氏治温疫要以三焦分证和逐秽解毒为要义的观点，所谓“宗喻嘉言芳香逐秽之说”。同时，他还同意喻氏认为《内经》脱简燥证之论，在书中专立“秋燥”一章。综上所述可以看出，吴瑭在治学方面是学有根底、善师众长的。但是，这一切都没有代替他自己的医疗实践和发挥创造，他在经历了温疫大流行的考验之后，才落笔写成《温病条辨》一书。正如他在自序中所述：“瑭进与病谋，退与心谋，十阅春秋，然后有得，然未敢轻治一人。……因有志采辑历代名贤著述，去其驳杂，取其精微，间附己意，以及考验，合成一书，名曰《温病条辨》。”（《问心堂温病条辨·自序》）这段自述，最清楚不过地说明了吴氏的学术渊源。

吴瑭的学术思想，择其要者，分述如下：

（一）力主发展进步，遵经而不泥古

吴瑭把医书分作两类：一类遵为“医经”者，如《内经》、《难经》、《神农本草经》、《伤寒论》、《金匮要略》、《临证指南医案》。他认为，对医经必须深入学习，“务深究古法，循其规矩”。另一类为一般医书，他认为，多有一偏之弊，因此，主张“诸家可参考而不可恃者也”，反对“偏执一家一书以医病”。就是对可遵可宗的《内经》、仲景书、叶案，他认为，由于古今气候环境的变迁，方域的不同，医学的进步，也不能固守不变。他说：“学者必不可不遵经，不尊经则学无根柢，或流于异端。然信经太过，死于句下，则为贤者过之。”（《温病条辨·杂说》）认为“信经太过则凿”，提出“择其可信者而从之，不可信者而考之”。他虽然尊崇并深研《内经》，但是，犹认为“可信者十之八九，其不可信者一二”。例如对《内经》所列许多热病禁刺的“死证”，吴氏认为，由于汤药的发展及其所长，死证亦有回生可活之可能，一再指出“药之得法，有可生之理”，提出“留得一分正气，便有一分生理，只在留之得法耳”，创制了不少针对“死证”、益阴以留阳的有效方法。他认为《内经》有未述或述而未备者，主张补其所缺，述其未备。如认为《内经》脱却燥证，即引喻嘉言、沈目南论，参合个人经验进行了补充。对仲景书，他奉为金科玉律，但是也指出，仲景生活在气候寒冷的年代里，当时“伤寒颇多”，而由于气运的变迁，温病渐多而伤寒渐少，因此不能固守伤寒法来统治四时之病，不能“以伤寒一书，应四时无穷之变”，因此，作《温病条辨》以“羽翼伤寒”。在治疗方面，他一面大量采用仲景的大、小、调胃、桃仁诸承气汤而外，又创制了宣白、导赤、牛黄、增液、护胃承气汤，以及承气合小陷胸汤、新加黄龙汤等。对“热结旁流”者，不用大承气，而用调胃承气。对下后复聚者，提出不可纯施承气，或予增液，或予承气合增液。对复脉汤的加减化裁，更赋予了新的意义。对“阴吹”一证；吴氏认为证同而病因不同，治各有异，他说：“饮家阴吹，脉弦而迟，不得固执金匮法，当反用之，橘半桂苓枳姜汤主之。”（《温病条辨·下焦篇》）就是对叶天士，也并不盲目崇信，指出：“叶氏博而能精，其不精者十之一二，如不识燥证，误用桑白皮之类。”（《医医病书·好博而不务精详论》）还指出，叶氏立论甚简，其治多南方症，由于气候、地域不尽相同，亦不可拘执。他的许多著名方剂，虽源于叶案，但不少都有化裁和创新。综上所述，吴氏这种深研医经、认真继承而又力主发展创新的思想和实践，在吴氏书中非常鲜明突出，对我们很有启发意义。

（二）力主寒温有别，阴阳水火各异，反对专主一家之言

吴瑭《温病条辨》基本论点之一是“寒温有别”，因而他认为在外感热病的治疗上，必须严格区分寒温，辨证论治，不能稍有所偏。他说：“天地运行之阴阳和平，人生之阴阳亦和平，安有所谓病也哉！天地与人之阴阳，一有所偏，即为病也。偏之浅者病浅，偏之深者病深；偏于火者病温病热，偏于水者病清、病寒，此水火两大法门之辨，医者不可不知。烛其为水之病也，而温之热之；烛其为火之病也，而凉之寒之，各救其偏，以抵于平和而已。非如鉴之空，一尘不染，如衡之平，毫无倚着，不能暗合道妙，岂可各立门户，专主于寒热温凉一家之论而已哉！瑭因辨寒病之源于水，温病之原于火也，而并及之。”（《温病条辨·上焦篇》）。由于如此，所以他在温病的分类中提出了温病兼湿与不兼湿的问题；治疗中提出了“喜刚忌柔”、“喜柔忌刚”的问题；秋燥中提出了胜气和复气的问题；湿病中提出了“热湿”与“寒湿”的问题；温病病后调理中提出了益阴和复阳的问题等。吴氏这一基本论点，始终贯穿于全书的理法方药之中。这是在继承《伤寒论》的基础上，通过医疗实践，对中医外感热性病认识上的一个提高、突破和深化。对这种发展和进步，应予充分肯定。

（三）创立三焦辨证，治温必究脏腑

吴瑭是一位深究辨证论治并作出了贡献的一位医家。他认为辨证准确是医生的第一要务，所谓“治病之必先识证也”。他甚至把《温病条辨》一书归结为：“是书着眼处全在认证无差，用药先后缓急得宜，不求识证之真，而妄议药之可否，不可与言医也。”（《温病条辨·凡例》）强调“识证真，对病确，一击而罢”。在辨证方面，他认为无论内伤外感，除辨清寒热虚实润燥而外，必不可少的就是辨明病位，必究“所损何处”。他认为损伤部位不同，即使疾病的寒热虚实性质相同，在治疗上仍有很大差别。逐邪也好，扶正也好，必针对病所而投。在逐邪方面提出“凡逐邪者，随其所在，就近而逐之”，反对妄伤无过之地。有扶正方面，认为五脏六腑体用不同，因此各有补法。在温病辨证方面，在力主寒温阴阳水火疾病性质不同的前提下，他提出辨证必究脏腑病位，在继承《内经》按五脏辨治热病的基础上，取法于河间，提出辨治温病必以三焦为纲。后来，在《医医病书》中，又提出治内伤亦以三焦为纲。吴氏所述温病的三焦辨证纲领，主要有三方面的含义：一是辨病变的部位和脏腑，即在上焦属心肺，在中焦属脾胃，在下焦属肝肾。二是辨证候性质在上焦为表热证，在中焦为里热证，在下焦为里虚证；三是辨病程和病势，上焦温病为温病初期，病势轻浅，不治可传中焦；中焦温病为温病中期是正邪相争的极期，不治可传下焦；下焦温病为温病晚期，属正邪相争的最后阶段，正气已虚。《温病条辨·中焦篇》谓："温病由口鼻而入，鼻气通于肺，口气通于胃。肺病逆传则为心包。上焦病不治，则传中焦，胃与脾也，中焦病不治，则传下焦，肝与肾也。始上焦，终下焦。"吴氏对温病的脉、证、治，均按三焦详加辨析，要求治上不犯中下，治中不犯下，并提出"治上焦如羽，非轻不举；治中焦如衡，非平不安；治下焦如权，非重不沉"的著名原则。（《温病条辨·杂说》）对内伤疾病的三焦辨证，他也强调按脏腑辨别病位，按脏腑的体用不同选方用药。他在《医医病书·治内伤须辨明阴阳三焦论》中说："……必究上中下三焦所损何处，补上焦以清华空灵为要；补中焦以脾胃之体用各适其性，使阴阳两不相奸为要；补下焦之阴，以收藏纳缩为要，补下焦之阳，以流动充满为要。……补上焦如鉴之空，补中焦如衡之平，补下焦如水之注"。在辨明三焦的基础上，吴氏还进一步提出按脏腑体用阴阳不同分治。如对中焦寒湿，伤在脾胃，又详分伤脾阳、伤胃阳、伤脾阴，伤胃阴，辨证十分精细，论治丝丝入扣。不但论理法方药明辨如是，而且临床医案所治与所论相符。曹炳章赞吴氏医案谓："为后学师范，堪作诊断术之专书。"（《医医病书·序》）吴庆坻在《吴鞠通医案》序中谓："窃叹是书也，可以为医门之阶梯矣。其辨微也，分肌擘理，若屠牛坦一朝解十二牛而芒刃不顿。其纠缪也，若老吏谳狱，虽情讼万变，执吾法以绳之，而无所于挠"。于此可以看出，吴鞠通所创立的三焦辨证纲领，其实质在于强调对外感热性病必须按脏腑进行定位，并结合卫气营血辨证，才能对温病作出确切诊断。三焦辨证实质上是脏腑辨证在温病领域中的运用和发展。由于外感热性病的病理变化，既不可能脱离开气血，也不可能脱离开脏腑，因此，三焦辨证，不但适用于湿热类温病的辨证，也同样适用于温热类温病的辨证。如果认为卫气营血辨证只适用于温热类温病，三焦辨证只适用于湿热类温病，显然是不够全面的，也是不符合临床实际的。

（四）温热湿热分类，用药刚柔有别

吴鞠通在温病辨证论治方面的贡献，除了立三焦辨证，强调温病辨证以脏腑定位而外，他还明确提出了从性质上以是否挟湿把温病分为温热和湿温两大类。他认为，温热一类属阳邪，易损伤人体阴液，因此以热盛伤阴为其主要病理变化；治疗则以清热养阴为治疗大法，吴氏谓之"温病之不兼湿者，忌刚喜柔"。湿温一类，属湿热合邪，湿为阴邪，易阻塞人体气机，损伤人体阳气。热为阳邪，损伤人体阴液，因此，湿温的病理变化要复杂得多。在治疗上，他指出气化则湿亦化，湿为阴邪，非温不化。吴氏谓之"温病之兼湿者，忌柔喜刚"。由此可见，把温病从性质上分为温热和湿温两大类，从脉证治方面一一记述并加以鉴别，这是吴鞠通的一大贡献。正如汪瑟庵先生所谓："温热、湿温，为本书两大纲。温热从口鼻吸受，并无寒证，最忌辛温表散，但当认定门经，勿与伤寒混杂，再按三焦投药，辨清气血营卫不失先后缓急之序，便不致误。湿温为三气杂感，浊阴弥漫，有寒有热，传变不一，全要细察兼证，辨明经络脏腑气血阴阳，湿热二气偏多偏少，方可论治，故论湿温方法，较温热为多，读者以此意求之，无余蕴矣。热证清之则愈，湿证宣之则愈，……一为阳病，一为阴病。”（《温病条辨·中焦篇》）这是对吴氏论点的充分肯定和高度概括。

（五）治温病重阴精，治内伤重阳气

吴瑭重养阴，已为医所熟知。这是因为他认为“病温者，精气先虚”。温属阳热之邪，最易伤阴。他说：“盖热病未有不耗阴者，其耗之未尽则生，尽则阳无留恋，必脱而死也。”（《温病条辨·凡例》）“病温之人、精血虚甚，则无阴以胜温热，故死。”（同上）因此，他把津液的存亡，看作是温病或死或愈的关键所在，分别三焦，历列生津，增液、填精之法。但是他也重视益气。凡热之挟湿者，他认为“湿为阴邪，非温不化”，用药“忌柔喜刚”。尤其是对于寒湿一证，选用参、术、芪，姜、桂、附之品，不惟不忌，甚或必用。对内伤诸证，吴氏也十分重视阳气。他一再批评朱丹溪“阳常有余，阴常不足”带来的一偏之弊。他提出，除热病、妇人产后以及老人，多属阴不足而外，补虚应首重阳气，护胃气。他说：“惟热病之后，妇人产后，伤阴者十居八九。……盖阳能统阴，阴不能统阳。其它则伤阳居多，今人恣用补阴，爱用寒凉，伤阳益甚矣。古人云：阳不尽不死，人非阳气不生活。……即应当补阴之症，仍所以为恋阳计也。析薪为生火也，添油为明灯也。……从来最善补虚者，莫若仲景。……诸虚不足，小建中汤主之。……盖建中以调和营卫为扼要，以补土为主。”（《医医病书·虚劳论》）他还提出：“无论三因皆以胃气为要”。总之，疾病不同，重阴重阳有别，治温病，注重养阴；治内伤，注重养阳；无论内伤外感，统重胃气。

吴瑭在治学态度方面，除严肃认真以及前已述及既重继承又主创新之外，相当突出的一点，就是对人不隐善掠美，对己不文过饰非。在他的著述中，比较实事求是。他在讲到《温病条辨》的作用及对诸家评述时说：“诸贤如木工钻眼，已至九分，瑭特透此一分，作圆满会耳，非敢谓高过前贤也。至于驳正处，不得不下直言，恐误来学。”（《温病条辨·凡例》）他十分厌恶那种力诋别人而又暗窃别人的坏学风。他在谈到喻嘉言等人时说：“……独恶其自高之见，各立门户，务掩前人之善耳。后之学者，其各以明道济世为急，勿以争名竞胜为心。”（《温病条辨·杂说》）他本人学宗叶氏而直言不讳。一再指出叶氏之学“惜散见于叶案中，兹特为指出，以概其余”。吴氏论黄疸，学承罗谦甫；论燥，取论于喻嘉言、沈目南；这在《温病条辨》中均一一直述，汇众善而师之，扬之，对人毫无掠美隐善之心。而对自己之不足，也直述胸臆，如他对燥气的认识，始本于喻氏治温燥之论及方法，待书成之后，又感不合《内经》燥属秋金凉燥之气的认识，于是又作“补秋燥胜气论”一文附于其后，直录沈目南《燥病论》，给予了很高评价，并再三指出自己对燥气的认识，沿袭前人之旧，论述有偏，“乃不全之书，心终不安”，他说：“其误皆在前人谓燥不为病，又有燥气化火之说，瑭亦为其所误，故初刻书时，再三疑惑，辨难见于杂说篇中，而正文只有化气之火证，无胜气之寒证。”（《温病条辨·补秋燥胜气论》）同时，对喻嘉言论燥作了相当实事求是的分析。对自己的失误，别人的高见，均直述不讳。这种不隐人之善，不掩己之过，光明磊落、认真求实的治学态度是非常难能可贵的，值得我们学习。

第二节　三焦、卫气营血辨证论治体系

一、三焦、卫气营血辨证源流

前已述及，营卫、气血、三焦之说，首见于《内经》。《内经》以营卫气血，来概括人体的生理作用及病理生理变化，以

三焦来概括人体上中下所属的脏腑及其功能。由于外邪感人的传变过程，多是由外到内，由上到下，由表及里，由阳入阴，因此，从临床角度来看，其传变过程，也必然由卫而气、而营、而血，始于上焦，终于下焦。但是由于《内经》在对于急性热病的传变方面，并未以其辨证概念明确提出来。后世刘河间、喻嘉言等论著中，虽然也有三焦辨证的内容，但只能说是开其端，在具体应用上，也没有很明确提出这个问题。只是到了清代，叶天士才明确提出了："温邪上受，首先犯肺，逆传心包，肺主气属卫，心主血属营。""大凡看法，卫之后方言气，营之后方言血。在卫汗之可也，到气才可清气，入营犹可透热转气，如犀角、元参、羚羊角等物，入血则恐耗血动血，直须凉血散血，如生地、丹皮、阿胶、赤芍药等物是也。若不循缓急之法，虑其动手便错耳。"（《温热论》）叶氏首先比较明确地提出了急性热病在人体的传变过程，是始于上焦、循卫气营血之序而传的卫气营血辨证体系。吴鞠通继承发展了叶氏之论，进一步明确提出了三焦、卫气营血辨证论治，在《温病条辨》中，以三焦为纲，结合卫气营血，对温热病的辨证论治进行了系统的论述，于此形成了吴氏以三焦为纲，九种病名为目，温热、湿热分类的温病辨证论治体系。

二、温病辨病与三焦、卫气营血辨证

（一）《温病条辨》中的辨病

凡属外感性疾病，《内经》均以风、火、湿、燥、寒五气或风、寒、暑、湿、燥、火六气以统之。吴鞠通继承了《内经》、《难经》精神以及后世温热诸家经验，著《温病条辨》，论中基本上也是以六淫进行辨病。吴氏在《温病条辨》中，将温病分为风温、温热、温疫、温毒、暑温、湿温、秋燥、冬温、温疟等 9 种，同时在论述中又附列了寒湿。这就是说，《温病条辨》中在辨病方面，一共论列了 10 种疾病。兹根据

《温病条辨》有关原文择要如下：

（1）风温：“风温者，初春阳气始开，厥阴行令，风夹温也。”（《温病条辨·上焦篇·第一条》）

（2）温热：“温热者，春末夏初，阳气弛张，温盛为热也。”（同上）

（3）温疫：“温疫者，厉气流行，多兼秽浊，家家如是，若役使然也。”（同上）

（4）温毒：“温毒者，诸温夹毒，秽浊太甚也。”（同上）

（5）暑温：暑温者，正夏之时，暑病之偏于热者也。”（同上）

（6）湿温：“湿温者：长夏初秋，湿中生热，即暑病之偏于湿者也。”（同上）

（7）秋燥：“秋燥者，秋金燥烈之气也。”（同上）

（8）冬温：“冬温者，冬应寒而反温，阳不潜藏，民病温也。”（同上）

（9）温疟：“温疟者，阴气先伤，又因于暑，阳气独发也。”（同上）

（10）寒湿：“寒湿者，湿与寒水之气相搏也，盖湿水同类，其在天之阳时为雨露，阴时为霜雪，在江河为水，在土中为湿，体本一源，易于相合，最损人之阳气。”（《温病条辨·中焦篇·第四十三条》）

以上10种疾病，根据《温病条辨》总的精神来看，其发生在春季者曰风温，发生在春末夏初者曰温热，发生在正夏者曰暑温，发生在长夏者曰湿温，发生在秋季者曰秋燥，发生在冬季者曰冬温，由于感寒即发者曰寒湿。上述10种疾病的病名及其性质，基本上是在《内经》“春伤于风”、“夏伤于暑”、“长夏伤于湿”、“秋伤于燥”、“冬伤于寒”的基础上提出的，与《内经》“夫百病之生也，皆生于风寒暑湿燥火”及《难经》“伤寒有五”的认识基本一致。至于其余3种疾病，应该说这是对上述7种疾病的补充，意即上述疾病如果广泛流行者，即属温疫；毒邪炽盛，病情急重者即属温毒；疟疾本应属于湿温范围，但如发作不典型，但热不寒者，即名温疟；“寒湿”一病，吴鞠通虽然自谓“此书以温病名，并列寒湿者，以湿温与寒湿相对，言寒湿而湿温更易明析。”（《温病条辨·中焦篇·第四十四条》）但根据原书对寒湿的周详论述，是吴氏为表明寒温有别，独树一帜，出于策略，实则借此以求其全。可见，《温病条辨》中的辨病基本上仍然是在《内经》、《难经》、《伤寒论》等经典著作的基础上的继承和发展。

（二）《温病条辨》中辨病与三焦、卫气营血辨证的关系

《温病条辨》的辨病已如上述，根据原书，上述疾病，每一种疾病又有一个三焦、卫气营血辨证的问题。兹从以下两方面看：

（1）《温病条辨》目录：①上焦篇，法58条，方64首。列病：风温、温热、温疫、冬温、暑温、伏温、湿温、寒湿、温疟、秋燥。②中焦篇，法102条，方88首，外列3方。列病：风温、温热、温疫、温毒、冬温、暑温、伏暑、寒湿、湿温（疟痢疸痹附）、秋燥。③下焦篇，法78条，方64首，图1首。共238法，198方。列病：风温、温热、温疫、温毒、冬温、暑温、伏暑、寒湿（便血咳嗽疝瘕附）、湿温（疟痢疸痹附）、秋燥。

从以上目录可以看出，《温病条辨》中所列各种病，每一种疾病也都是以三焦为纲进行辨证，也就是始于上焦，终于下焦。

（2）《温病条辨》三焦卫气营血辨证关系：以上焦篇风温、温热、温疫、冬温证治有关条文为例：①“太阳温病，恶风寒，服桂枝汤已，恶寒解，余病不解者，银翘散主之。”（《温病条辨·上焦篇·第五条》）②“太阴温病，脉浮洪，舌黄、渴甚、大汗、面赤、恶热者，辛凉重剂白虎汤主之。”（同上，第七条）③“太阴温病，气血两燔者，玉女煎去牛膝加元参主之。”（同上·第十条）④“太阴温病，寸脉大，舌绛而干，法当渴，今反不渴者，热在营中也，清营汤去黄连主之。”（《同上·第十五条》）⑤“太阴温病，不可发汗，发汗而汗不出者，必发斑疹，汗出过多者，必神昏谵语。发斑者，化斑汤主之；发疹者，银翘散去豆豉，加细生地、丹皮、大青叶、倍元参主之。……神昏谵语者，清宫汤主之，牛黄丸，紫雪丹、局方至宝丹亦主之。”（同上·第十六条）⑥“太阴温病，血从上溢者，犀角地黄汤合银翘散主之。”（同上·第十一条）

从以上条文可以看出，风温、温热、温疫、冬温等病，其在上焦时，可以出现卫分证，也可以出现气分证，也可以出现血气两燔证，也可以出现营分证，也可以出现血分证。这也就是说，在三焦辨证之中，同时又结合了卫气营血辨证问题，说明《温病条辨》中辨病与三焦、卫气营血辨证的关系的内在联系。

三、三焦、卫气营血辨证论治纲要

（一）上焦温病

1. 上焦温病的病位、病性

（1）上焦温病定位在肺，因此又称“太阴温病”，指各种传染病的初起阶段，逆传则入心包。“凡病温者，始于上焦，在手太阴。”（《温病条辨·上焦篇》第二条）。

（2）上焦温病的证候性质属于表证。“温病由口鼻而入，自上而下，鼻通于肺，始手太阴。”“肺者，皮毛之合也，独不主表乎。”（《温病条辨·上焦篇》第二条注文）

2. 上焦温病的主要临床表现

（1）温热：“太阴之为病，脉不缓不紧而动数，或两寸独大，尺肤热，头痛，微恶风寒，身热自汗，口渴，或不渴，而咳，午后热甚者，名曰温病。”（《温病条辨·上焦篇》第三条）

（2）湿温：“头痛恶寒，身重疼痛，舌白不渴，脉弦细而

濡，面色淡黄，胸闷不饥，午后身热，状若阴虚，病难速已，名曰湿温。”（《温病条辨·上焦篇》第四十三条）

3. 上焦温病的治疗原则

（1）温热：治以辛凉解表。“遵《内经》，‘风淫于内，治以辛凉，佐以苦甘；热淫于内，治以咸寒，佐以甘苦’之训。”（《温病条辨·上焦篇》第四条　银翘散方论）

（2）湿温：治以轻宣芳化。“轻开上焦肺气，盖肺主一身之气，气化则湿亦化也。”（《温病条辨·上焦篇》第四十三条注文）

4. 上焦温病各类病证的治疗

（1）风温、温热、温疫、冬温

【一般治法】①邪在卫分，但咳，身不甚热，微渴者，用辛凉轻剂桑菊饮。②邪在卫分，但热，不恶寒而渴者，用辛凉平剂银翘散。③邪在气分，脉浮洪，舌黄，渴甚，大汗，面赤，恶热者，用辛凉重剂白虎汤。④养阴生津，用甘寒之剂雪梨浆、五汁饮。

【变证治法】①热甚气脱者，用白虎加人参汤。②热甚阴竭，气血两燔者，用玉女煎去牛膝加元参。③热甚出血者，用犀角地黄汤合银翘散以凉血散热解毒。④热入营分，舌绛而干，不渴者，用清营汤去黄连。⑤发斑者，用化斑汤。⑥发疹者，用银翘散去豆豉，加生地、丹皮、大青叶、倍元参。⑦神昏谵语者，用清宫汤，或用牛黄丸、紫雪丹、局方至宝丹。⑧邪入心包，舌謇肢厥者，用牛黄丸，紫雪丹。对厥当细辨寒热，区分三焦，分别治之。⑨心烦懊憹者，用栀子豉汤。⑩痰涎壅盛者，用瓜蒂散吐之。

（2）温毒

【内治法】咽喉肿痛、耳前后肿、颊肿、面赤者，用普济消毒饮去升、柴。神昏谵语者，可用安宫牛黄丸、紫雪丹、清宫汤。

【外治法】 肿者用水仙膏外敷，破溃者用三黄二香散外敷。

（3）暑温

【一般治法】 ①大渴大汗、面赤、右脉洪数者，用白虎汤。②脉芤者，用白虎加人参汤。③脉弦细芤迟，身重而痛者，用东垣清暑益气汤。④无汗者，用新加香薷饮。⑤身重湿重者，用白虎加苍术汤。⑥轻证或余邪未清者，用清络饮。

【变证治法】 ①汗多、脉散大欲脱者，用生脉散。②热入心营，时有谵语，烦渴、脉虚舌赤者。用清营汤、安宫牛黄丸、紫雪丹。③干咳者，用清络饮加甘草、桔梗、杏仁、麦冬、知母。④咳而有痰饮者，用小半夏加茯苓汤再加厚朴、杏仁。⑤吐血、舌白不渴者，用清络饮加杏仁、薏苡仁、滑石汤。⑥卒痉厥者，用清营汤，或少予紫雪丹。⑦手足瘈疭、肝风内动者，用清营汤加钩藤、牡丹皮、羚羊角。

【伏暑治法】 伏暑，即暑温过夏而发者。原文谓："长夏受暑，过夏而发者，名曰伏暑。霜未降而发者少轻，霜既降而发者则重，冬日发者尤重，子、午、丑、未之年为多也。"（《温病条辨·上焦篇》第三十六条）意即在秋冬而出现暑温或湿温脉证者，即为伏暑。其治法基本同于暑温或湿温，所谓"证本一源"也。

（4）湿温

【一般治法】"头痛恶寒，身重疼痛，舌白不渴，脉弦细而濡，面色淡黄，胸闷不饥，午后身热者……三仁汤主之。"（《温病条辨·上焦篇》第四十三条）

【变证治法】 ①邪入心包、神昏肢逆，用清宫汤去莲心、麦冬、加银花、赤小豆皮、送至宝丹或紫雪丹。②喉阻咽痛者。用银翘马勃散。③哕者，用宣痹汤。④喘促者，用千金苇茎汤加杏仁、滑石。⑤身热疼痛而脉微弱者。用一物瓜蒂汤。

（5）温疟

【典型温疟治法】 用白虎加桂枝汤。

【其他类型治法】 ①瘅疟用五汁饮。②肺疟用杏仁汤。③心疟用加减银翘散。

【温疟与其他类证的鉴别要点】 ①温疟以热盛挟表为特点。《温病条辨》谓："骨节疼烦，时呕，其脉如平，但热不寒，名曰温疟。"（《温病条辨·上焦篇》第五十条）瘅疟以阴虚内热为特点。《温病条辨》谓："但热不寒，或微寒多热，舌干口渴，此乃阴气先伤，阳气独发。名曰瘅疟。"（《温病条辨·上焦篇》第五十一条）②肺疟以热而挟湿为特点。《温病条辨》谓："舌白渴饮，咳嗽频仍，寒从背起，伏暑所致，名曰肺疟。"（《温病条辨·上焦篇》第五十二条）③心疟以热传心包为特点。《温病条辨》谓："热多昏狂，谵语烦渴，舌赤中黄，脉弱而数，名曰心疟。"（《温病条辨·上焦篇》第五十三条）

（6）秋燥

【温燥治法】 ①初起用桑杏汤、桑菊饮。②稍重用沙参麦冬汤。③燥气化火，清窍不利者，用翘荷汤。④燥甚阴虚者，用喻氏清燥救肺汤。

【凉燥治法】 ①初起无汗用杏苏散，有汗用桂枝汤。②疝瘕痛者，用桂枝柴胡各半汤加吴萸楝子茴香木香汤。

5. 治疗禁忌

（1）忌辛温发汗。所谓"温病忌汗，汗之不惟不解，反生他患"。但暑温无汗者不忌。①误汗伤阳：所谓"汗为心液，心阳受伤，必有神明内乱、谵语癫狂，内闭外脱之变"。②误汗伤阴：所谓"汗为五液之一，未始不伤阴也。……温病最善伤阴，用药又复伤阴，岂非为贼立帜乎"？"风温咳嗽，虽系小病，常见误用辛温重剂销铄肺液，致久嗽成劳者不一而足。圣人不忽于细。必谨于微"。

（2）治上勿犯中下。病在上焦，取其轻清之品，所谓"上焦如羽，非轻不举”。不但苦温在禁忌之列，初起亦忌苦寒。所谓“岂有上焦温病，首用中下焦苦温雄烈劫夺之品，先劫少阴津液之理！知母、黄芩。亦皆中焦苦燥里药，岂可用乎”？“病初起未至中焦，不得先用里药，故犯中焦也”。在煎药方面提出，轻清之品不能久煎，所谓“肺药取轻清，过煎则味厚而入中焦矣。”（《温病条辨·上焦篇》第四条、第十八条）

（3）禁升提。《温病条辨》：“禁升麻、柴胡、当归、防风、羌活、白芷、葛根、三春柳。”温毒用普济消毒饮，亦去升麻、柴胡，所谓“以升腾飞越太过之病，不当再用升也。”（《温病条辨·上焦篇》第十六条、第十八条）

（4）白虎四禁。《温病条辨》：“白虎本为达热出表，若其人脉浮弦而细者，不可与也；脉沉者，不可与也；不渴者，不可与也；汗不出者，不可与也；常须识此，勿令误也。”（《温病条辨·上焦篇》第九条）

（5）湿温三禁。《温病条辨》：“汗之则神昏耳聋，甚则目瞑不欲言，下之则洞泄，润之则病深不解。”（《温病条辨·上焦篇》第四十三条）

6. 上焦温病的死证

《温病条辨》：“温病死状百端，大纲不越五条：在上焦有二：一曰肺之化源绝者死；二曰心神内闭，内闭外脱者死”。又谓：“化源绝，乃温病第一死法也。”（《温病条辨·上焦篇》第十一条）

（二）中焦温病

1. 中焦温病的病位、病性

（1）中焦温病指各种急性传染病的极期，由上焦温病传来，病位在胃与脾，因此又称阳明温病。《温病条辨》谓：“上焦病不治，则传中焦。胃与脾也。”（《温病条辨·中焦篇》第一条注文）

（2）中焦温病的性质属于里热证、里实证。其挟湿者，亦以里湿热证为主。此外，《温病条辨》在中焦篇中还同时列出了寒湿。

2. 中焦温病的主要临床表现

（1）温热：《温病条辨》："面目俱赤，语声重浊，呼吸俱粗，大便闭，小便涩，舌苔老黄，甚则黑有芒刺，但恶热，不恶寒，日晡益甚。传至中焦，阳明病也，脉浮洪躁甚……脉沉数有力，甚则肢体反小而实。……"（《温病条辨·中焦篇》第一条）

（2）湿温：《温病条辨》："神识如蒙，舌滑脉缓"，"不饥不食，机窍不灵"，"热蒸头胀，身痛呕逆，小便不通，神识昏迷，舌白，渴不多饮"，"气壅为哕"，"脘闷，便溏，身痛，舌白"，"肿胀"、"疟"、"痢"、"疸"，"痹"。（以上均见中焦篇）

（3）寒湿：《温病条辨》："痞结胸闷，不饥不食"，"腹胀，小便不利，大便溏而不爽"，"四肢乍冷，自利，目黄，舌白滑，甚则灰，神倦不语，……舌謇语重"，"舌灰滑，中焦滞痞……面目俱黄，四肢常厥"。"舌白腐，肛坠痛，便不爽，不喜食"，"吐利汗出，发热恶寒，四肢拘急，手足厥冷，……身痛不休"，"霍乱兼转筋"，"腹中绞痛，脉沉紧而迟，甚则伏。欲吐不得吐，欲利不得利"。（以上均见中焦篇）

3. 中焦温病的治疗原则

（1）温热：以清、下祛邪，以养阴扶正为主法。

（2）湿温：以辛开苦降、芳香化浊、淡渗利湿为主法。

（3）寒湿：以温中燥湿为主法。

4. 中焦温病各类病证的治疗

（1）风温、温热、温疫、温毒、冬温

【一般治法】①凡见上述温热症征，脉见浮洪躁甚者，用白虎汤。②凡见上述温热症征，而脉见沉实有力者，用大承气汤。③凡肺胃津伤者，渴甚可用雪梨浆；复胃阴可用益胃汤、玉竹麦门冬汤、五汁饮、牛乳饮等，津液不足，增水行舟可用增液汤。

【兼变证治法】①脉浮而促者，用减味竹叶石膏汤。“脉促”，原注谓：“数而时止，如趋者遇急，忽一蹶然。”属热盛而伤及心阴，故仍用辛凉重剂透热于外，并加清心、养心之品。②属阳明温病里实证，轻证用小承气汤微和之。原注云：“诸证悉有，以非下不可，微则未至十分亢害，但以小承气通和胃气则愈，毋庸芒硝之软坚也。”③肢厥、甚则通体皆厥者，用大承气汤。原注云：“阳明温病，面目俱赤，肢厥，甚则通体皆厥者，不瘈疭，但神昏，不大便，七八日以外，小便赤，脉沉伏，或并脉亦厥，胸腹满坚，甚则拒按，喜冷饮者，大承气汤主之。”④“热结旁流”者，用调胃承气汤。原文云：“阳明温病，纯利稀水无粪者，谓之热结旁流，调胃承气汤主之。”⑤神昏谵语者，脉实用小承气汤；脉不实用牛黄丸或紫雪丹。原文云：“阳明温病，下利谵语，阳明脉实或滑疾者，小承气汤主之；脉不实者，牛黄丸主之，紫雪丹亦主之。”⑥痰涎涌甚者，用承气合小陷胸汤。原文云：“温病三焦俱急，大热大渴，舌燥，脉不浮而躁甚，舌色金黄，痰涎壅甚。不可单行承气者，承气合小陷胸汤主之。”⑦素体阴虚者，用增液汤；如用增液汤不下，可以用增液合调胃承气汤。原文云：“阳明温病，无上焦证。数日不大便，当下之；若其人阴素虚，不可行承气者，增液汤主之。服增液汤已，周十二时观之。若大便不下者，合调胃承气汤微和之。”

下之不通者，其证治有以下五种情况：①正虚者，用新加黄龙汤。原文云：“应下失下，正虚不能运药，不运药者死，新加黄龙汤主之。”②肺气不降者，用宣白承气汤。原文云：“喘促不宁，痰涎壅滞，右寸实大，肺气不降者，宣白承气汤主之。”③小便赤痛者，用导赤承气汤。原文云：“左尺牢坚，小便赤痛，时烦渴甚，导赤承气汤主之。”④邪闭心包者，用牛黄承气汤主之。原文云：“邪闭心包，神昏舌短，内窍不通，饮不解渴者，牛黄承气汤主之。”⑤津液不足者，增液汤或增液承气汤。原文云：“津液不足，无水舟停者，间服增液，再不下者。增液承气汤主之。”

下后治疗和调理：①下后以养胃阴为主。原文云：“阳明温病，下后汗出，当复其阴，益胃汤主之。”②下后脉浮洪者，白虎汤。脉洪芤者，白虎加人参汤。③下后虚烦不眠，心中懊侬者，用栀子豉汤。④下后热邪未全除者，用护胃承气汤或增液汤。原文云：“下后数日，热不退或退不尽，口燥咽干，舌苔干黑或金黄色，脉沉而有力者，护胃承气汤微和之；脉沉而弱者，增液汤主之。”“护胃承气汤服后，得结粪止后服，不便者，可再服。”⑤下后下证复现，只可与增液，不可与承气。原文云：“阳明温病，下后二、三日，下证复现，脉下甚沉，或沉而无力，止可与增液，不可与承气。”又云：“阳明温病，下后脉静，身不热，舌上津回，十数日不大便，可与益胃、增液辈、断不可再与承气也。”⑥下后退热，不可即食。原文云：“阳明温病，下后热退，不可即食，食者必复；周十二时，缓缓与食，先取清者，勿令饱，饱则必复，复必重也。”

阳明温病兼夹证的处理：①具前阳明温病证候，但不渴，舌绛者，用清营汤。②阳明发斑者，用化斑汤，发疹者，用银翘散去豆豉加生地大青叶元参丹皮汤。斑疹外出不快、内壅特甚者，可酌用下法，用调胃承气汤，得通则已。毒重者，加金汁、人中黄，渴加花粉，小便短加芩连。③小便不利者、加冬地三黄汤。原文云：“阳明温病，……小便不利者，甘苦合化，冬地三黄汤主之。”

【治疗禁忌】 ①温病禁纯用苦寒。原文云：“温病燥热，欲解燥者，先滋其干，不可纯用苦寒也，服之反燥甚。”苦寒虽可清热，但可化燥伤阴，属温热而需用苦寒者，可与甘寒同用，不可纯用苦寒，亦不可屡用苦寒。②温病小便不利者，忌用淡渗。原文云：“温病小便不利者，淡渗不可与也，忌五苓、八正辈。”③斑疹禁用升提、壅补。原文云：“斑疹，用升提，则衄；或厥，或呛咳、或昏痉，用壅补则瞀乱。”④禁连下，下后不大便，只可与益胃汤，增液汤等，不可再与承气。⑤禁暴食，下后退热，不可即食，食必复，复必重。

（2）湿温、暑温、伏暑、疟、痢、疸、痹

【一般治法】 ①因湿郁气阻、升降失司，表现为脘腹胀满、便溏、便泄、大便不爽，呕恶为主者，用一至五加减正气散。②因表里俱湿，脉缓身痛。汗出热解，继而复热者，用黄芩滑石汤。③内外合邪而表现的身热、身痛、汗多、自利、胸腹白疹者，用薏苡竹叶散。④以哕、呃为主者，用新制橘皮竹茹汤。⑤呕而不渴者，用小半夏加茯苓汤，呕而痞者，用半夏泻心汤加减。⑥因湿热困闭，表现为热蒸头胀，神识昏迷者，先用安宫牛黄丸开窍，再用茯苓皮汤分消湿浊。如系上焦湿温，里虚内陷而神识如蒙者，用人参泻心汤加白芍。

【暑温证治】 温病之发生在夏令者，暑病之热多于湿者。①水结在胸，用小陷胸汤加枳实。原文云：“脉洪滑，面赤身热头晕，不恶寒，但恶热，舌上黄滑苔，渴欲凉饮，饮不解渴，得水则呕，按之胸下痛，小便短，大便闭者，阳明暑温，水结在胸也，小陷胸汤加枳实主之。”②浊痰凝聚，心下痞，不食不饥不便者，用半夏泻心汤去参、姜、枣、草加枳实、杏仁方。③湿去热存，舌燥脉沉实者，用小承气汤。温病之挟湿者用药原则上喜刚忌柔，但应视湿热之多寡而进退。《温病条辨·凡例》中云：温病之兼湿者，忌柔喜刚，湿存热存之际，乌得不用柔哉，全在临证者善察病情，毫无差忒也。”此条即其具体运用例证。④邪在气分，舌滑微黄者，用三石汤。⑤邪气久留，热搏血分，舌绛少苔者，用加味清营汤。⑥神识不清，热闭内窍者，先与紫雪丹，再与清宫汤。⑦湿热并重，胸痞闷，潮热呕，烦渴自利，汗出溺短者，用杏仁滑石汤。

【疟疾证治】 关于在湿温中列疟、痢、疸、痹者，已如前述。原文还谓："本论之作，原补前人之未备，已有成法可循者，安能尽录。因横列四时杂感，不能不列湿温，连类而及，又不能不列黄疸、疟、痢，不过略标法则而已。"（《温病条辨·中焦篇》第六十九条）对疟疾的辨证论治，吴氏作了如下论述及补充：①疮家湿疟，忌用发散，苍术白虎汤加草果主之。②疟伤胃阳，胸中痞结者，用草果知母汤、加减人参泻心汤等。③疟伤胃阴，津液不复者，用麦冬麻仁汤。④脾疟，即表现为寒起四肢，腹满、腹泻、呕逆为主者，用露姜饮，或加味露姜饮；夹热者，用黄连白芍汤；湿重者，名湿疟，用厚朴草果汤。⑤正疟，即少阳疟（典型疟疾发作属于少阳），其偏寒重者，用小柴胡汤加减；其偏热重者，用青蒿鳖甲汤。⑥久疟者，用补中益气汤。

【痢疾证治】 对痢疾的辨证论治，作了如下论述及补充：①在病因病机上，认为是湿热内蕴，夹杂食滞，气血不行所致。原文云："湿热内蕴，夹杂饮食停滞，气不得运，血不得行，遂成滞下，俗名痢疾。"（《温病条辨·中焦篇》第八十六条）②痢疾初起，以清热利湿为法，小便短者用四苓合芩芍汤，或用滑石藿香汤，或用五苓散加寒水石。③痢疟挟表者，用活人败毒散。④一般情况下，可用加减芩芍汤、加味白头翁汤。⑤久痢可用人参石脂汤、加减附子理中汤、附子粳米汤、加减补中益气汤。⑥痢疾寒热互见者，用泻心汤；表里同病者，用加减小柴胡汤；阴虚内热者，用加减黄连阿胶汤。

【黄疸证治】 黄疸属于湿温一类病证。原文云："湿热不解，久酿成疸。"关于黄疸的辨证论治，《温病条辨》在前人论疸的基础上，作了如下论述及补充：①湿热发黄用栀子柏皮汤；湿热无汗或但头汗出，小便不利发黄者，用茵陈蒿汤。②夏秋之际发黄，一般以湿热为主。黄疸兼肿胀者，偏热者用二金汤、杏仁石膏汤；偏寒者用茵陈五苓散。③误用发表者，用连翘赤豆饮煎送保和丸。④提出阳黄与阴黄，可以互相转化，从阴黄而转阳黄者，可以按阳黄论治。原文云：“瑭于阴黄一证，究心有年，悉有罗氏法而化裁之（指罗谦甫用茵陈四逆汤治阴黄），无不应手取效。间有始即寒湿，从太阳寒水之化，继因其人阳气尚未十分衰败，得燥热药数帖，阳明转燥金之化而为阳证者，即从阳黄例治之。”（《温病条辨·中焦篇》第六十九条）⑤关于黄疸证治，《温病条辨》虽列入湿温论中，但吴氏极其推崇仲景，并对仲景治疸原则详加总结。在寒湿部分，又列出以茵陈四逆汤治阴黄，十分全面。

【痹证证治】 对痹证的辨证论治，《温病条辨》在前人论痹的基础上，主要论述及补充了湿热痹的病机和证治：①指出痹证属寒者固多，属热者亦不少。所以《温病条辨》因载湿温而类及热痹。原文谓：“经谓：风寒湿三者合而为痹，《金匮》谓：经热则痹，盖《金匮》诚补《内经》之不足，痹之因于寒者固多，痹之兼乎热者，亦复不少，合参二经原文，细验于临证之时，自有权衡，本论因载湿温而类及热痹。”（《温病条辨·中焦篇》第六十五条）②痹证之属于湿热者，用加减木防己汤、宣痹汤、薏苡竹叶散等。③痹证之属于风暑寒湿杂见者，用杏仁薏苡汤。此方属苦辛温法，应列入寒湿类中，列此者，与前之湿热痹作为对待文字。

（3）寒湿

【一般治法】 ①腹胀、小便不利，大便溏而不爽，用四苓加厚朴秦皮汤或五苓散；重者用附子理中汤去甘草加广皮厚朴汤。②腹痛、肢厥，用椒附白通汤。③吞酸、形寒、脘中痞闷，用苓姜术桂汤。

【阴黄证治】 阴黄，以“面目俱黄，四肢常厥”为临床特点用茵陈四逆汤、草果茵陈汤等治疗。

【霍乱证治】 霍乱以“既吐且利，寒热身痛，或不寒热，但腹中痛”为临床特点，用四逆汤、理中汤、五苓散等治疗。干霍乱用蜀椒救中汤或九痛丸治疗。

5. 中焦温病的死证

“一曰阳明太实，土克水者死；二曰脾郁发黄，黄极则诸窍为闭，秽浊塞窍者死。”（《温病条辨·上焦篇》第十一条）

（三）下焦温病

1. 下焦温病的病位、病性

（1）下焦温病指各种急性传染病的晚期，一般由中焦温病传来，病位在肝与肾，因此又称少阴温病。《温病条辨》谓：“中焦病不治，即传下焦，肝与肾也，始上焦，终下焦。”（《温病条辨·中焦篇》第一条）

（2）下焦温病的性质为邪少虚多，正虚以阴虚、阴竭为主。其挟湿者，或为气阻，或为气虚，或为气阴两虚。《温病条辨》谓：“热伤气，湿亦伤气，……湿久浊凝，至于下焦，气不惟伤而且阻矣”（《温病条辨·下焦篇》第五十六条）

2. 下焦温病的主要临床表现

下焦温病基本上亦可分为温热和湿热两大类。《温病条辨》中同时也对寒湿的临床表现，作了比较详细的描述。

（1）温热：①身热面赤、手足心热甚于手足背，或夜热早凉。②口干舌燥，甚则齿黑唇裂。③心中震震，心中憺憺大动，甚则心中痛，或心烦不得卧。④手指蠕动，舌短，舌强，耳聋，痉厥。⑤神倦、神昏、烦躁。⑥战汗。⑦大便黑而易。⑧蓄血。⑨热入血室。⑩咽痛，咽喉生疮，语声不出。⑪舌绛而干，苔黄或苔少，脉或沉实、或燥盛、或虚大、或细促或结代，脉两至等等不一。

（2）湿温：①神昏窍阻，少腹硬满，大便不下。②三焦俱闭，二便不通。③气闭肛门坠痛，胃不喜食，舌苔白腐。④久疟。⑤久痢。

（3）寒湿：①舌白身痛，足跗浮肿。②痿弱不振，肢体麻痹。③先便后血，小肠寒湿。④寒疝。

3. 下焦温病的治疗原则

(1) 温热：育阴潜阳，定风。

(2) 湿温：益气、清热、利湿。

(3) 寒湿：温肾、助脾、行气。

4. 下焦温病各类疾病的治疗

(1) 风温、温热、温疫、温毒、冬温

【一般治法】 ①育阴复脉，以加减复脉汤为主方。用于下焦温病，热邪劫阴，表现为身热面赤，口干舌燥，齿黑唇裂，心中震震，耳聋，脉躁盛，脉结代，以及体虚病温，误治伤阴等。原文谓："热邪深入，或在少阴，或在厥阴，均宜复脉。"②育阴潜阳，用一至三甲复脉汤，从急治；用专翕大生膏，从缓治。前者用于下焦温病，热深厥深或痉厥，暴虚易复者，后者用于肝肾伤阴，上盛下虚，久虚难复者。③育阴清热，用黄连阿胶汤、青蒿鳖甲汤。用于下焦温病，真阴欲竭，壮火复炽，心烦不得卧或夜热早凉无汗者。④育阴定风，用大小定风珠。用于真阴欲竭，虚风内动者。⑤育阴凉血，用犀角地黄汤。用于阴虚血瘀，大便黑而易者。⑥祛瘀通闭，用桃仁承气汤、甚则抵当汤。用于少腹坚满，小便自利，大便闭结或热入血室之属于瘀血在里者。⑦滋阴降火，用猪肤汤、桔梗汤、甘草汤、苦酒汤等。用于少阴温病水亏火旺，表现为咽痛、咽中生疮者。

上述下焦温病的治疗方法。临床运用时，必须注意正邪之间的关系。原则是：温邪尚盛者，先祛邪，邪少虚多者先扶正。原文谓："壮火尚盛者，不得用定风珠、复脉。邪少虚多者。不得用黄连阿胶汤。阴虚欲痉者，不得用青蒿鳖甲汤。""痉厥神昏，舌短，烦躁，手少阴证未罢者，先与牛黄紫雪辈开窍搜邪，再与复脉汤存阴，三甲潜阳，临证细参，勿致倒乱。"

【兼变证治法】 ①战汗。战汗是人体正邪交争的最后一战。战而汗出，示正胜邪，故"生"；战而汗不出，示正不胜邪，故曰“死”。对战汗的处理，提出三点：复脉汤热饮；虚盛者复脉汤加人参；保持患者绝对安静，勿事打扰。原文谓：“但令静，勿妄动也。”总的精神是对正气不要有任何干扰，虚者注意扶正。②出血。大便黑而易，时欲漱口不欲咽，示出血。用犀角地黄汤凉血清热祛瘀补阴。③蓄血：少腹坚满，小便自利，夜热昼凉，示蓄血。用桃仁承气汤，甚则抵当汤，但须注意严格掌握指征，不可轻投。④热入血室。指妇人病温过程中，月经适来或适断，证见痉厥，神识昏乱，或余邪不解而见正虚证候。痉厥者用竹叶玉女煎；神昏者用加减桃仁承气汤；余邪不解而见正虚者，用护阳和阴汤或加减复脉汤加人参。

（2）湿温、暑温、久疟、久痢

【一般治法】 ①湿蕴气阻，少腹硬满，大便不下，用宣清导浊汤清热化湿。②湿凝气闭，二便不通，用半硫丸温阳通闭。③寒湿气闭肛坠，胃不喜食，舌苔白腐者，用术附汤温肾助脾行气。

【暑温、伏暑证治】 暑温为湿温之热多于湿者，伏暑为长夏受暑，过夏而发者。证本一源，治疗同于暑温。暑邪深入下焦，热暑必然伤阴，阴伤必然及阳，所以阳气亦见受损，暑必挟湿，因此，暑温晚期，亦即下焦暑温，必然是热、湿、阴虚、气虚互见，在治疗上除继续注意清热祛湿外，还要注意气阴两顾。原文谓：“暑温不列于诸温之内，而另立一门者，以后夏至日为病暑，湿气大动，不兼湿不得名暑温，仍归温热门矣。既兼湿，则受病之初。自不得与诸温同法。”“凡热病久入下焦，消烁真阴，必以复阴为主，其或元气亦伤，又必兼护其阳。”①暑温晚期，以消渴为主者，或以肢体麻痹为主者，均为热盛伤阴，用连梅汤。方中除用黄连清热燥湿以外，其余均以酸甘复阴。热邪炽盛，烦躁神昏者，先与紫雪，再与连梅汤。若气虚者，加人参益气。②暑温晚期，正虚邪实，寒热互见，吐利，消渴者，用椒梅汤。该方即乌梅丸减味，原文谓："此土败木乘，正虚邪炽，最危之候。故以酸苦泄热，辅正驱邪立法。"③上盛下虚，清浊交混，燥乱口渴，胃口伤残，气塞填胸者。用来复丹复阳。④伏暑、湿温、水结胸胁而胁痛者，用香附旋覆花汤通络逐气。不解者，可间用控涎丹攻水。这是对《金匮要略》痰饮治疗上的补充，所述"香附、旋覆，善通肝络而逐胁下之饮"，值得注意。⑤暑温晚期，阴液元气两伤者，以三才汤两复阴阳，而偏于复阴为多。

【久疟证治】 疟在下焦，胁下有块者，即属久疟。久疟的病机主要是"邪留正伤"。"胁下成块"的病机是"疟邪久扰，正气必虚，清阳失转运之机，浊阴生窍据之渐，气闭则痰凝血滞，而块势成矣。胁下乃少阳厥阴所过之地，按少阳、厥阴为枢，疟不离乎肝胆，久扰则脏腑皆困，转枢失职，故结成积块。属于所部之分"。因此，疟母应定位在肝胆，性质属正虚而气滞血瘀痰凝。①久疟以胁下痞块为主者，谓疟母，用鳖甲煎丸。②久疟以痛胀为主，属气血两虚者，用加味异功汤。③久疟以腹胀，呕水为主，属脾胃虚寒者。称"太阴三疟"，用温脾汤。④久疟以形寒嗜卧，舌淡脉微，属肾阳虚者。称"少阴三疟"，用扶阳汤。⑤久疟以气逆欲呕，劳则发热，胁下成块，属阴阳两虚者，称"厥阴三疟"，用减味乌梅圆。

【久痢证治】 痢在下焦，即属久痢。久痢的病机是邪留正伤，正虚邪实，久痢的病位主要在脾肾，病性以寒湿为主，亦有湿热者。因此，对久痢的治疗，或温脾，或温肾，或阴阳两补，或燥湿，或固肠，或兼清利湿热。①温脾，可用加味参苓白术散，兼清热燥湿者用乌梅丸。②温肾，可用参茸汤，三神丸。③温脾温肾，用双补汤。④阴阳两补，用加减理阴煎、参芍汤、肉苁蓉汤。⑤补阴，用人参乌梅丸。⑥固肠，用桃花汤、地黄禹余粮汤。⑦久痢患者，如确属正尚未大虚者，亦可间以利湿，清热为主进行治疗，可以用茵陈白芷汤、断下参湿汤、白头翁汤、加减泻心汤等，但应慎用。正未大虚的指征是“饮食不减”。

（3）寒湿

本篇指出，治下焦之湿，以护肾阳为主。其法有四：一曰温肾。原文谓“使火能生土”。二曰利水，原文谓“肾与膀胱为夫妻，泄膀胱之积水，从下治，亦所以安肾中之真阳也”。三曰升脾阳，原文谓“脾为肾之上游，升脾阳，从上治，亦所以以水不没肾中真阳也”。四曰温肝，原文谓“水能生木，水太过，木反不生，木无生气，自失其疏泄之任，经有‘风湿交争，风不胜湿’之文。可知湿土太过，则风木亦有不胜之时，故治厥阴之湿，以复其风木之本性，使能疏泄为主也”。

治湿的常用方法：温肾用鹿附汤、安肾汤等；助脾用术附姜苓汤、黄土汤等；温肝用橘半桂苓枳姜汤、椒桂汤、天台乌药散等。具体用法：肾阳虚，足跗浮肿者，用鹿附汤。脾肾阳虚者，用安肾汤。脾阳虚，肢体麻痹者，用术附姜苓汤；便血用黄土汤。肝寒气滞，痰饮停聚而阴吹者，用橘半桂苓枳姜汤。寒疝少腹痛者，用椒桂汤或天台乌药散；属寒热错杂者，用大黄附子汤。

5. 下焦温病的死证

“在下焦则无非热邪深入，消烁津液，涸尽而死也。”（《温病条辨·上焦篇》第十一条）

（四）温病愈后调理

1. 药物调理原则

（1）温病愈后在药物调理方面，一般仍以养阴为主，可用五汁饮、牛乳饮、益胃汤等。

（2）要因人而异，不能拘执于养阴一说。阳虚体质者要补阳，痰盛者要祛痰。如中焦阳气素虚，偶感温病，用药过剂或过于苦寒，以致中焦停饮而不能寐者，用半夏汤。阳气素虚，温病热退身凉冷汗出者，以桂枝汤复其阳。阳气素虚，温病愈后，舌淡面黄，不饮不食者，用小建中汤复中焦阳气。

2. 饮食调理原则

（1）温病解后无余邪，正气未大虚，不必用药，可以用饮食调理之。

（2）病人体虚，发病极重，又伤于误治，则应药食同调。

总之，温病愈后调理大要是："温病后以养阴为主，饮食之坚硬浓厚者不可骤进，间有阳气素虚之体质，热病一退，即露旧亏，又不可固执养阴之论而灭其阳火"。

小　结

一、总论介绍了中医学对于传染病的一般认识（包括病因认识、病机认识、诊断治疗认识、预防认识）。论中以《内经》为依据，兼及历代发展状况，以此说明中医学对于传染病认识的源和流，帮助读者全面了解并正确认识中医对急性传染病的理论认识和一般临床处理方法。

二、总论介绍了当前仍然存在着的伤寒与温病学派之争（包括论争源流、论争焦点、论争剖析），并就这个问题把读者所学习过的《内经》、《伤寒论》、《金匮要略》等古典著作与《温病条辨》的学习有机地联系起来，从而帮助读者更好地了解中医理论体系及其临床运用的系统性、继承性和不断发展，并使读者能够正确分析和认识中医学中的各家学说。

三、总论介绍了温病学著作中具有代表性和集大成的论著《温病条辨》的基本内容（包括理论基础、证候分类、治则治法等），以此说明本书的继承性、完整性和进步性，使读者在学习原著之前对温病三焦、卫气营血辨证论治体系先有一个较全面的了解，为下一步学好原著打下基础。

各论

卷　首

问心堂温病条辨自序

夫立德立功立言，圣贤事也，瑭何人斯，敢以自任？缘瑭十九岁时，父病年余，至于不起，瑭愧恨难名，哀痛欲绝，以为父病不知医，尚复何颜立天地间，遂购方书，伏读于苫块之余，至张长沙“外逐荣势，内忘身命”之论，因慨然弃举子业，专事方术。越四载，犹子巧官病温，初起喉痹，外科吹以冰硼散，喉遂闭。又遍延诸时医治之，大抵不越双解散、人参败毒散之外，其于温病治法，茫乎未之闻也，后至发黄而死。瑭以初学，未敢妄赞一词，然于是证，亦未得其要领。盖张长沙悲宗族之死，作《玉函经》，为后世医学之祖，奈《玉函》中之《卒病论》亡于兵火，后世学者无从仿效，遂至各起异说，得不偿失。又越三载，来游京师，检校《四库全书》，得明季吴又可《温疫论》。观其议论宏阔，实有发前人所未发，遂专心学步焉。细察其法，亦不免支离驳杂，大抵功过两不相掩，盖用心良苦，而学术未精也。又遍考晋唐以来诸贤议论，非不珠璧琳琅，求一美备者盖不可得，其何以传信于来兹！瑭进与病谋，退与心谋，十阅春秋，然后有得，然未敢轻治一人。癸丑岁，都下温疫大行，诸友强起瑭治之，大抵已成坏病，幸存活数十人，其死于世俗之手者，不可胜数。呜呼！生民何辜，不死于病而死于医，是有医不若无医也，学医不精，不若不学医也。因有志采辑历代名贤著述，去其驳杂，取其精微，间附己意，以及考验，合成一书，名曰《温病条辨》，然未敢轻易落笔。又历六年，至于戊午，吾乡汪瑟庵先生促瑭曰：来岁己未湿土正化，二气中温厉大行，子盍速成是书，或者有益于民生乎！瑭愧不敏，未敢自信，恐以救人之心，获欺人之罪，转相仿效，至于无穷，罪何自赎哉！然是书不出，其得失终未可见，因不揣固陋，黾勉成章，就正海内名贤，指其疵谬，历为驳正，将万世赖之无穷期也。

淮阴吴瑭自序

凡　　例

一、是书仿仲景《伤寒论》作法，文尚简要，便于记诵。又恐简则不明，一切议论，悉于分注注明，俾纲举目张，一见了然，并免后人妄注，致失本文奥义。

一、是书虽为温病而设，实可羽翼伤寒。若真能识得伤寒，断不致疑麻桂之法不可用；若真能识得温病，断不致以辛温治伤寒之法治温病。伤寒自以仲景为祖，参考诸家注述可也；温病当于是书中之辨似处究心焉。

一、晋唐以来诸名家，其识见学问工夫，未易窥测，瑭岂敢轻率毁谤乎！奈温病一证，诸贤悉未能透过此关，多所弥缝补救，皆未得其本真，心虽疑虑，未敢直断明确，其故皆由不能脱却《伤寒论》蓝本，其心以为推戴仲景，不知反晦仲景之法。至王安道始能脱却伤寒，辨证温病，惜其论之未详，立法未备。吴又可力为卸却伤寒，单论温病，惜其立论不精，立法不纯，又不可从。惟叶天士持论平和，立法精细，然叶氏吴人，所治多南方证，又立论甚简，但有医案散见于杂证之中，人多忽之而不深究。瑭故历取诸贤精妙，考之《内经》，参以心得，为是编之作。诸贤如木工钻眼已至九分，瑭特透此一分，作圆满会耳，非敢谓高过前贤也。至于驳证处，不得不下直言，恐误来学。《礼》云：事师无犯无隐，瑭谨遵之。

一、是书分为五卷。首卷历引经文为纲，分注为目，原温病之始；二卷为上焦篇，凡一切温病之属上焦者系之；三卷为中焦篇，凡温病之属中焦者系之；四卷为下焦篇，凡温病之属下焦者系之；五卷杂说、救逆，病后调治。俾阅者心目了然，胸有成局，不致临证混淆，有治上犯中，治中犯下之弊。末附一卷，专论产后调治与产后惊风，小儿急慢惊风、痘证，缘世医每于此证，惑于邪说，随手杀人，毫无依据故也。

一、经谓先夏至为病温，后夏至为病暑，可见暑亦温之类，暑自温而来，故将暑温、湿温，并收入温病论内。然治法不能尽与温病相同，故上焦篇内第四条谓温毒、暑温、湿温不在此例。

一、是书之出，实出于不得已。因世之医温病者，毫无尺度，人之死于温病者，不可胜纪。无论先达后学，有能择其弊窦，补其未备，瑭将感之如师资之恩。

一、是书原为济病者之苦，医医士之病，非为获利而然，有能翻版传播者听之，务望校对真确。

一、《伤寒论》六经由表入里，由浅及深，须横着。本论论三焦由上及下，亦由浅入深，须竖看，与《伤寒论》为对待文字，有一纵一横之妙。学者诚能合二书而细心体察，自无难识之证，虽不及内伤，而万病诊法，实不出此一纵一横之外。

一、方中所定分量，宜多宜少，不过大概而已，尚须临证者自行斟酌。盖药必中病而后可，病重药轻，见病不愈，反生疑惑；若病轻药重，伤及无辜，又系医者之大戒。古人治病，胸有定见，目无全牛，故于攻伐之剂，每用多备少服法；于调补之剂，病轻者日再服，重者日三服，甚则日三夜一服。后人治病，多系捉风捕影，往往病东药西，败事甚多；因拘于约方之说，每用药多者二三钱，少则三五分为率，遂成痼疾。吾见大江南北，用甘草必三五分。夫甘草之性最为和平，有国老之称，坐镇有余，施为不足，设不假之以重权，乌能为功，即此一端，殊属可笑！医并甘草而不能用，尚望其用他药哉！不能用甘草之医，尚足以言医哉！又见北方儿科于小儿痘证，自一二朝用大黄，日加一二钱，甚至三五钱，加至十三四朝，成数两之多，其势必咬牙寒战，灰白塌陷，犹曰此毒未净也，仍须下之，有是理乎？经曰："大毒治病，十衰其六；中毒治病，十衰其七；小毒治病，十衰其八；无毒治病，十衰其九，食养尽之，勿使过剂。"医者全在善测病情，宜多宜少，胸有确见，然后依经训约之，庶无过差也。

一、此书须前后互参，往往义详于前，而略于后，详于后，而略于前。再，法有定而病无定。如温病之不兼湿者，忌刚喜柔；愈后胃阳不复，或因前医过用苦寒，致伤胃阳，亦间有少用刚者；温病之兼湿者，忌柔喜刚；湿退热存之际，乌得不用柔哉！全在临证者善察病情，毫无差忒也。

一、是书原为温病而设，如疟、痢、疸、痹，多因暑温、湿温而成，不得不附见数条，以粗立规模，其详不及备载，以有前人之法可据，故不详论，是书所详论者，论前人之未备者也。

一、是书着眼处，全在认证无差，用药先后缓急得宜，不求识证之真，而妄议药之可否，不可与言医也。

一、古人有方即有法，故取携自如，无投不利。后世之失，一失于测证无方，识证不真，再失于有方无法。本论于各方条下，必注明系用内经何法，俾学者知先识证而后有治病之法，先知有治病之法，而后择用何方，有法同而方异者，有方似同而法异者，稍有不真，即不见效，不可不详察之。

一、大匠诲人，必以规矩，学者亦必以规矩。是书有鉴于唐宋以来，人自为规，而不合乎大中至正之规，以至后学宗张者非刘，宗朱者非李，未识医道之全体，故远追《玉函经》，补前人之未备，尤必详立规矩，使学者有阶可升，至神明变化出乎规矩之外，而仍不离乎规矩之中，所谓从心所欲不踰矩。是所望于后之达士贤人，补其不逮，诚不敢自谓尽善又尽美也。

问心堂温病条辨原病篇(1)

汪瑟庵先生参订　吴瑭鞠通氏著
征以园先生同参　受业侄嘉会校字
朱武曹先生点评　男廷莲同校

【讲解】

(1) 原病篇　《温病条辨·原病篇》共选引了《内经》有关温热、暑病的十九条经文，因此，又称“引经十九条”。这十九条经文分别从《素问》的“六元正纪大论”、“阴阳应象大论”、“金匮真言论”、“热论”、“刺志论”、“生气通天论”、“刺热”、“评热病论”、“刺法论”、“玉版论要”、“平人气象论”等十一篇中和《灵枢》的“论疾诊尺”、“热病”二篇中引出。有的系节选，有的则是摘录。所引十九条经文，全面地、集中地反映了《内经》对温病病因、病机、证候、诊断、治疗及预防等方面的知识。吴鞠通精心选引并逐条加以详注，且置于卷首，作为全书的理论基础，意在说明《温病条辨》是对《内经》论温病的继承和发展。他说：“首卷历引经文为纲，分注为目，原温病之始。”(《温病条辨·凡例》)因此，弄通经文及吴注，对学习全书将起着提纲挈领的作用。

一、《六元正纪大论》[1]曰：辰戌之岁，初之气，民厉温病[2]；卯酉之岁，二之气，厉大至，民善暴死；终之气，其病温[3]。寅申之岁，初之气，温病乃起[4]；丑未之岁，二之气，温厉大行，远近咸若[5]。子午之岁，五之气，其病温[6]。已亥之岁，终之气，其病温厉[7]。

叙气运，原温病之始也。每岁之温，有早暮微盛不等，司天在泉，主气客气相加临而然也。细考《素问》注自知，兹不多赘。

按：吴又可谓温病非伤寒，温病多而伤寒少，甚通。谓非其时而有其气，未免有顾此失彼之诮。盖时和岁稔，天气以宁，民气以和，虽当盛之岁亦微。至于凶荒兵火之后，虽应微之岁亦盛，理数自然之道，无足怪者。

【讲解】

本条根据“六元正纪大论”的有关论述，指出温病的发生与流行，与岁运岁气密切相关，与气候的反常温热有关。

(1)“六元正纪大论”《素问》篇名。是《素问》论述运气学说七篇大论中的一篇。运气学说，是古人通过长期的实际观测，总结了自然气候的运动变化规律，并且认为，人与天地是相应的。在总结自然气候变化规律的基础上，提出了对生命现象、人体生理、病因、病机、诊断、治疗、养生防病等一系列规律性的认识，从而成为中医学的理论基础。运气推算，是古人在长期观测气候变化的基础之上，吸取当时天文、地理、历法、数学、农学等多学科的成就，以当时先进的哲学思想——阴阳五行学说作为说理工具，运用天干、地支的排列组合形式来推算自然气候运动变化规律的一种方法。关于运气计算的方法，此处不作系统介绍，只将本条所述六气部分简释如下：

运气学说把自然气候的变化归纳为风、热、火、湿、燥、寒六气的变化。把一年分为六个季节，称为“六步”，每一步为六十天零八十七刻半。包括二十四节气中的四个节气。一年当中六气六步主时的情况是：第一步叫“初之气”，厥阴风木主时，气候特点是温暖多风；第二步叫“二之气”，少阴君火主时，气候由温暖而温热；第三步叫“三之气”，少阳相火主时，气候炎热；第四步叫“四之气”，太阴湿土主时，气候炎热而且潮湿多雨；第五步叫“五之气”，阳明燥气主时，气候清凉、干燥；第六步叫“终之气”，太阳寒水主时，气候寒冷。关于六气六步主时，表解如下（表3）：

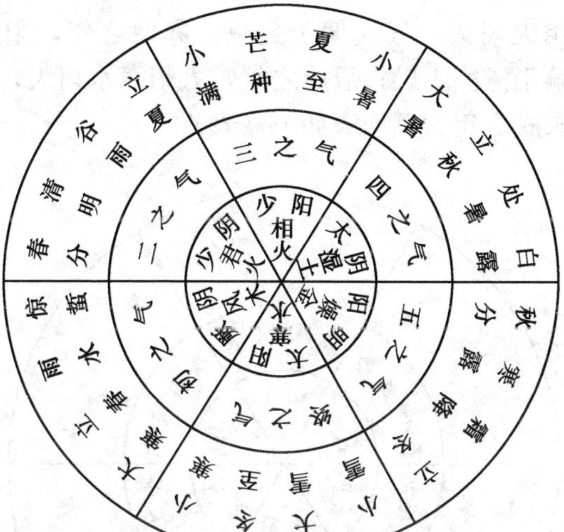

表3　六气六步主时图

以上讲的是一年当中气候变化的一般情况，由于年年如此，周而复始，所以叫作“主气”。所谓主气，即节有常期、岁有常令。但自然界气候的变化，每年总有些特殊情况，如有偏热、偏凉、偏湿、偏燥的不同。运气学说是通过“客气”来推算的。“客气”推算仍然把一年分成六步，其中“司天之气”主管这一年气候，特别是上半年的气候特殊的变化，加在“三之气”上；“在泉之气”主管这一年下半年气候的特殊变化，加在“终之气”上；其余四步分别为“司天”和“在泉”之气的“左右间气”，主管这一步的气候变化。客气的运行顺序按照三阴三阳先后之数为序。即按一阴（厥阴）——二阴（少阴）——三阴（太阴）——一阳（少阳）——二阳（阳明）——三阳（太阳）之序运转。客气每年不同，每六年循环一次。每年的客气由当年的年支推定。如巳亥之年，厥阴风木为司天之气，气候特点是温暖多风；子午之年少阴君火司天，气候偏热；丑未之年，太阴湿土司天，气候偏于潮湿；寅申之年，少阳相火司天，气候偏于炎热；卯酉之年，阳明燥金司天，气候偏于清凉干燥；辰戌之年，太阳寒水司天，气候偏于寒冷。以辰戌之年为例列表如下（表4）：

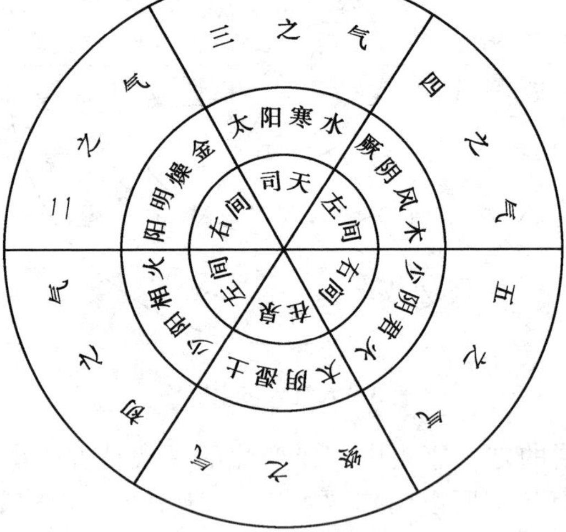

表4　辰戌之年客气运转图

运气学说认为，分析一年当中气候的变化情况，还必须把一般变化和特殊变化结合起来分析，即把主气和客气结合起来分析，叫作“客主加临”。同时，还要把“五运”和“六气”综合起来进行分析，叫作“运气相合”。人体疾病的发生，特别是一些急性传染病的发生和流行，与气候的特殊变化有着非常密切的关系。因此，古人就从测算气候的特殊变化来预测疾病的发生和流行情况。本条所引“六元正纪大论”的部分原文，就是从六十年中气候的特殊变化来测算温病发生和流行情况，以此说明温病的发生、流行与气候变化密切相关。这也就是吴鞠通所说的“叙气运，原温病之始也”。

（2）辰戌之岁……民厉温病　“辰戌之岁”，指太阳寒水司天之年。《素问·六元正纪大论》谓：“凡此太阳司天之政……初之气，地气迁，气乃大温，草乃早荣，民乃厉，温病乃作”。“初之气”，指大寒以后至春分之前，太约在一月中旬至三月中旬这两个月的时间。辰戌之岁，客气初之气为少阳相火。少阳主火，冬末春初，气候本应由寒而渐转温，如果出现过于温暖气候，属于“未至而至”的反常情况，所以，容易发生温病。

（3）卯酉之岁……其病温　“卯酉之岁”，指阳明燥金司天之年。《素问·六元正纪大论》谓：“凡此阳明司天之政……二之气，阳乃布，民乃舒，物乃生荣。厉大至，民善暴死。……终之气，候反温，蛰虫来见，流水不冰，民乃康平，其病温。”“二之气”，指春分以后至小满以前，大约在三月中旬至五月中旬两个月时间。卯酉之岁，二之气为少阴君火，少阴主热；客气为少阳相火，少阳主火。少阳相火加临于少阴君火之上，一热一火，气候出现反常的炎热。因此，容易发生温疫流行，并会造成突然死亡。“终之气”，指小雪以后至大寒以前，大约在十一月中旬至次年一月中旬两个月时间。卯酉之岁，少阴在泉，终之气为少阴君火。少阴主热，冬季应寒不寒，应藏不藏，亦即吴鞠通所谓："即冬日天气应寒而阳不潜藏，如春日之发泄，甚至桃李反花之类亦是"，这属于气候的严重反常，因此，在终之气所属的这一段时间，容易发生温病。

（4）寅申之岁……温病乃起 "寅申之岁"，指少阳相火司天之年。《素问·六元正纪大论》谓："凡此少阳司天之政……初之气，地气迁，风胜乃摇，寒乃去，候乃大温，草木早荣。寒来不杀，温病乃起"。"初之气"，指大寒以后至春分以前，约在一月中旬至三月中旬这两个月时间。寅申之岁，初之气客气为少阴君火，司天之气为少阳相火，冬末春初而出现温热气候，属于反常，因此，容易发生温病。

（5）丑未之岁……远近咸若 "丑未之岁"，即太阴湿土司天之年。《素问·六元正纪大论》谓："凡此太阴司天之政……二之气，大火正，物承化，民乃和，其病温厉大行，远近咸若。""二之气"，指春分以后至小满以前，大约在三月中旬至五月中旬两个月的时间。丑未之岁，二之气主气，客气均为少阴君火主事。少阴主热，春季应温反热，属于反常，因此，容易出现温疫流行。

（6）子午之岁……其病温 "子午之岁"，指少阴君火司天之年。《素问·六元正纪大论》谓："凡此少阴司天之政……五之气，畏火临，暑反至，阳乃化，万物乃生乃长荣，民乃康，其病温"。"五之气"，指秋分以后至小雪以前，约在九月中旬至十一月中旬两个月时间。子午之岁，五之气主气为阳明燥金，客气为少阳相火，少阳主火，秋季应凉反热如盛夏，属于反常，因此，在五之气所属的这一段时间，容易发生温病。

（7）已亥之岁……其病温厉 "已亥之岁"，指厥阴风木司天之年。《素问·六元正纪大论》谓："凡此厥阴司天之政……终之气，畏火司令，阳乃大化，蛰虫出见，流水不冰，地气大发，草乃生，人乃舒，其病温厉"。"终之气"，指小雪以后至大寒以前，约在十一月中旬至次年一月中旬两个月时。己亥之岁，少阳在泉，终之气为少阳相火主事，少阳主火，冬季应寒不藏，草木萌发如春，属于严重反常，因此，容易发生温疫。

本条主要说明了以下 4 点：

①温病是一种经常发生，往往具有传染和流行特点的常见疾病。六十年甲子中，司岁之气虽有不同而病有“早暮微甚”，但温病则岁岁皆有。

②温病发生和流行具有明显的季节性。其发病和流行的时间虽多发于春，但并不限于春。从经文中可以看出，六气六步主时，温病多发于初之气、二之气，发病和流行情况也比较严重，但其他季节也都可以发生温病。

③温病的发生与气候的异常变化有关，与岁气密切相关。在异常变化中，又与非时的温热有关。经文所述温病发生和流行的季节，均在少阴君火，少阳相火加临主步之时，这就为“温病之原于火”找到了理论依据（参见表 5）。

④吴鞠通认为，温病的病因与气候的异常变化密切相关，因此，他十分重视运气学说，认为运气学说对温病的预防和治疗有很重要的指导意义，故引经十九条首引运气一条，所谓“叙气运，原温病之始也”。吴氏认为温病的发生和流行，除与气候异常变化因素有关外，在注文中还特别提出了与社会因素有关，指出“凶荒兵火之后，虽应微之岁亦盛”，这种重视运气学说，而又能全面考虑造成温病发生与流行的原因，无疑是正确的。

二、《阴阳应象大论》(1) 曰：喜怒不节，寒暑过度，生乃不固(2)。故重阴必阳，重阳必阴(3)，故曰：冬伤于寒，春必病温(4)。

表5　岁气与温病的发生流行相关表

二十四节气		大寒 立春 雨水 惊蛰	春分 清明 谷雨 立夏	小满 芒种 夏至 小暑	大暑 立秋 处暑 白露	秋分 寒露 霜降 立冬	小雪 大雪 冬至 小寒
主气	六步	初之气	二之气	三之气	四之气	五之气	终之气
	六气	厥阴风木	少阴君火	少阳相火	太阴湿土	阳明燥金	太阳寒水
客气	辰戌	少阳相火“民厉温病”					
	卯酉		少阳相火“厉大至民善暴死”				少阴君火“其病温”
	寅申	少阴君火“温病乃起”					
	丑未		少阴君火“温厉大行远近咸若”				
	子午					少阳相火“其病温”	
	己亥						少阳相火“其病温厉”

上节统言司天之病，此下专言人受病之故。

细考宋元以来诸名家，皆不知温病伤寒之辨。如庞安常之《卒病论》，朱肱之《活人书》，韩祇和之《微旨》，王实之《证治》，刘守真之《伤寒医鉴》、《伤寒直格》，张子和之《伤寒心镜》等书，非以治伤寒之法治温病，即将温暑认作伤寒，而疑麻桂之法不可用，遂别立防风通圣、双解通圣、九味羌活等汤，甚至于辛温药中加苦寒，王安道《溯洄集》中辨之最详，兹不再辨。论温病之最详者，莫过张景岳、吴又可、喻嘉言三家。时医所宗者，三家为多，请略陈之：按张景岳、喻嘉言皆著讲寒字，并未理会本文上有“故曰”二字，上文有“重阴必阳、重阳必阴”二句，张氏立论出方，悉与伤寒混，谓温病即伤寒，袭前人之旧，全无实得，固无足论。喻氏立论，虽有分析，中篇亦混入伤寒少阴、厥阴证，出方亦不能外辛温发表、辛热温里，为害实甚。以苦心力学之士，尚不免智者千虑之失，尚何怪后人之无从取法，随手杀人哉！甚矣学问之难也！吴又可实能识得寒温二字，所见之证，实无取乎辛温辛热甘温，又不明伏气为病之理，以为何者为即病之伤寒，何者为不即病待春而发之温病，遂直断温热之原非风寒所中，不责己之不明，反责经言之谬。瑭推原三子之偏，各自有说：张氏混引经文，将论伤寒之文，引证温热，以伤寒化热之后，经亦称热病故也，张氏不能分析，遂将温病认作伤寒。喻氏立论，开口言春温，当初春之际，所见之病，多有寒证，遂将伤寒认作温病。吴氏当崇祯凶荒兵火之际，满眼温疫，遂直辟经文“冬伤于寒、春必病温”。盖皆各执已见，不能融会贯通也。瑭按伏气为病，如春温、冬咳、温疟，《内经》已明言之矣。亦有不因伏气，乃司天时令现行之气，如前列“六元正纪”所云是也。此二者，皆理数之常者也。更有非其时而有其气，如又可所云戾气，间亦有之，乃其变也。惟在司命者善查其常变而补救之。

【讲解】

本条论述四时常见病的病因与发病，强调正气在发病中的重要作用。

(1) 阴阳应象大论　阴阳应象大论，《素问》篇名。该篇着重讨论了阴阳的对立统一是自然界的根本规律。说明了致人于疾病的因素，有内因和外因，外因是六淫致病的外在因素，内因是七情失调的内在因素。根据自然界气候变化的“过度”与情志“不节”，造成人体的阴阳偏胜而致病。本篇引用这段经文的旨意在于说明温病的病因与发病，即吴氏所谓“言人受病之故”。

(2) 喜怒不节，……生乃不固　“喜怒不节”，指内因精神因素，亦即指情志失调超过正常的节度。“寒暑过度”，指外因气候因素，亦指气候变化失其常度。“生”，指人体正气，“生乃不固”，指人体的生理活动就会失去相对的协调稳定而出现阴阳的偏盛或偏衰。本条说明，当精神情志或气候变化超越了人体的自调能力，正气就会受损，阴阳就会失调，从而发生疾病，温病也不例外。前条说明了外界气候的变化与温病的发生密切相关。本条除指出气候因素而外，又指出精神情志变化失其常度也会致病。但是，无论是外界气候因素，还是内在情志因素，只有超出人体自稳调节能力，动摇人体正气时，才会致病。因此，强调内因，强调正气，重在“生乃不固”才是这段经文的真谛所在。

(3) 重阴必阳，重阳必阴　什么是阴阳？阴阳是我国古代的哲学概念。用以认识和分析事物的一种思想方法。“重阴必阳，重阳必阴”，是阴阳学说中关于阴阳变化的一条十分重要的规律，即阴阳在一定条件下是可以互相转化的。在阴阳变化过程中，阳到极度可以转化为阴，会表现出阴的现象；阴到了极度可以转化为阳，会出现阳的现象。“重阴必阳，重阳必阴”，特别强调了“重”字，是因为古人认为，阴与阳之间的转化并不是突变的，而是渐变的。只有到了一定程度的时候，才会向相反的方面转化。春夏都属阳，但春天只是阳的开始，所以在春天便不会转化为阴，一定要逐步地发展到夏天，等阳发展到了极度的时候，才会逐步向阴的方面转化。秋冬都属阴，但秋季只是阴的开始，所以在秋季也不会一跃而转化为阳，而一定要逐步地发展到冬天，等阴发展到了极度的时候，才会逐步向阳的方面转化。《内经》说："冬至四十五日，阳气微上，阴气微下；夏至四十五日，阴气微上，阳气微下。"（《素问·脉要精微论》）又说："寒暑温凉，盛衰之用，其在四维。故阳之动，始于温，盛于暑；阴之动，始于清，盛于寒。"（《素问·至真要大论》）这里所说的"微上"、"微下"、"始于温"，"盛于暑"、"始于清，盛于寒"等等，都说明了阴阳之间的变化并不是突变的，而是渐变的。吴鞠通在此选列本条，旨在说明温病的发生和转化也并非突变，而是一个逐步移行的过程。

（4）冬伤于寒，春必病温　此句是承上句而言，原文："故曰：冬伤于寒，春必病温。"《内经》"四气调神大论"、"生气通天论"、"金匮真言论"等篇中有比较明确的论述，归纳如下：其一，每个季节由于气候不同，因而常见病和流行病也各不相同，如"金匮真言论"中所说："春善病鼽衄，仲夏善病胸胁，长夏善病洞泄寒中，秋善病风疟，冬善病痹厥。"其二，由于各个季节的疾病可以转变和传化，如"生气通天论"中所说："春伤于风，邪气留连，乃为洞泄。夏伤于暑，秋为痎疟。秋伤于湿，上逆而咳，发为痿厥。冬伤于寒，春必温病。"其三，为什么各个季节的疾病可以转变和传化？《内经》认为与人体正气失调有关。如果这一个季节调养不慎，正气不足，抗邪无力，从而也就容易在下一个季节中发生相应季节的常见病和流行性疾病。这正如"四气调神大论"中所说的"逆春气，则少阳不生，肝气内变。逆夏气，则太阳不长，心气内洞。逆秋气，则太阴不收，肺气焦满。逆冬气，则少阴不藏，肾气独沉。”“春三月，此谓发陈，……逆之则伤肝，夏为寒变，奉长者少。夏三月，此为蕃秀，……逆之则伤心，秋为痎疟，奉收者少。秋三月，此谓容平……逆之则伤肺，冬为飧泄，奉藏者少。冬三月，此谓闭藏，……逆之则伤肾，春为痿厥，奉生者少。”“生气通天论”中所说：“四时之气，更伤五脏”。“冬伤于寒，春必病温。”其四，疾病发生的原因，从根本上来说是由于人体正气不足，抗邪无力。因而，注意养生，维护正气，这才是防止包括温病在内的各种季节性流行性疾病的关键所在。这正如“四气调神大论”中所说：“故阴阳四时者，万物之终始也，死生之本也，逆之则灾害生，从之则苛疾不起，是谓得道。”“生气通天论”中所说：“苍天之气，清净则志意治，顺之则阳气固，虽有贼邪，弗能害也，此因时之序。……失之则内闭九窍，外壅肌肉，卫气散解，此谓自伤，气之削也。”

对外感病的病因和发病，一般是从正邪两方面来论述的，对温病的病因和发病认识也是如此。温病的病因，从感受外邪来看，认为与自然气候的反常相关，正如上条引“六元正纪大论”所述的有关内容，后世医家把这类因感受时令不正之气引起的温病，称为“新感温病”。从人体正气来看，认为正虚则邪入，即本条所述。由于四时是连续的，如果不能顺应四时气候的变化调养正气，就会导致春伤则夏病，夏伤则秋病，秋伤则冬病，冬伤则春病。如果冬季过于寒冷或人体不能顺时调养而使阳气外泄，损耗了人体的阴精，那么到了春天，由于阴精不足，不能抵御温邪，就易患温病。因此，“冬伤于寒，春必病温”这句经文，实际上是从发病的角度，从正虚则邪入，冬伤则春病来认识温病的发病的。后世医家对这句经文还有另一种理解，即从病因的角度，从感邪的角度来理解，认为既然一切热性病既可以统属于伤寒门下，那么“冬伤于寒，春必病温”就是由于冬季感受了寒邪，感而未发，寒邪伏于体内，到春天随阳气的升发从体内外发而为温病。这种以“伏寒化温”来认识温病病因病机的理论，又称为“伏气温病”。伏气温病与新感温病是温病中的两大门类，实际是指温病的两种不同的发病类型。二者在证候和治疗上具有不同的特点，我们都应注意学习和参考，始得其全。

本条主要说明：

①人体致病的原因有外因和内因。在外因方面主要与气候的反常变化有关，这就是所述“寒暑过度”。在内因方面，主要与精神情志有关，这就是所说的“喜怒不节”。

②人体疾病的发生，是由于在各种致病因素的作用下，动摇了人体的正气才会发病，这就是所说的“生乃不固”，强调了人体正气在发病中的重要作用。同时，由于四时连续，天人相应，正气为主，因此，对一些季节性常见病的病因，应从逆时失养而正虚邪入来考虑，这就是所谓的“冬伤于寒，春必病温”。

③力主寒温有别，是吴氏主要的学术观点之一。在注文中，他对宋元以来的10位医家不辨寒温问题加以评价。他对多数医家在辨证上分不清伤寒与温病，在治疗上多以辛温药物治温病提出了尖锐的批评。对吴又可虽肯定其明辨寒温，但又责其不明伏气。他对前人论著持批评态度，“不袭前人之旧”，这是对的，特别是主张学习经文要融汇贯通，不可各执一偏的治学态度，也是正确的。

④吴氏以经文为据，对温病病因进行了分类，认为温病的发病，可以由于时气，如《素问·六元正纪大论》所述；也可以由于伏气，如《素问·阴阳应象大论》所述。由此可见，温病学说中的新感与伏邪两大类均在继承《内经》的基础上发展而来。

三、《金匮真言论》(1)曰：夫精者，身之本也(2)，故藏于精者，春不病温[3]。

《易》曰：履霜坚冰至，圣人恒示戒于早，必谨于微。记曰：凡事豫则立。经曰：上工不治已病治未病，圣人不治已乱治未乱。此一节当与月令参看，与上条冬伤于寒互看，盖谓冬伤寒则春病温，惟藏精者足以避之。故《素问》首章“上古天真论”，即言男女阴精之所以生，所以长，所以枯之理；次章紧接“四气调神大论”，示人春养生以为夏奉长之地，夏养长以为秋奉收之地，秋养收以为冬奉藏之地，冬养藏以为春奉生之地。盖能藏精者一切病患皆可却，岂独温病为然哉！《金匮》谓五脏元真通畅，人即安和是也。何喻氏不明此理，将冬伤于寒作一大扇文字，将不藏精又作一大扇文字，将不藏精而伤于寒，又总作一大扇文字，勉强割裂《伤寒论》原文以实之，未免有过虑则凿之弊。不藏精三字须活看，不专主房劳说，一切人事之能摇动其精者皆是，即冬日天气应寒而阳不潜藏，如春日之发泄，甚至桃李反花之类亦是。

【讲解】

本条指出保精养阴是养生和预防温病的根本原则。

（1）《金匮真言论》《金匮真言论》，《素问》篇名。从该篇所论述的内容来看，主要是论述人与四时气候的关系，发病规律以及阴精在人体中的重要地位，这些都是中医理论基础的重要内容，故以“金匮真言”名篇，以示珍贵。

（2）夫精者，身之本也　“精”，就人体而言，主要是指构成人体生理活动所必需的各种物质，包括人体中的精液、血液、津液等，都是“精”。人体正常的生理活动，都是在人体中所藏的“精”的物质基础上进行的。没有精，也就没有气，所以《内经》谓：“夫精者，身之本也。”

（3）故藏于精者，春不病温　“病温”，即发生温病。温病的原因，《内经》认为：人体生理活动正常时，人体本身就具备卫外防病的能力，因而既使在温病流行季节中，正能胜邪，就不发生温病。而人体的正常生理活动，又是在精的基础上产生的，所以，人体的卫外防病能力是否正常又取决于“藏精”的正常与否。“藏精”正常则人体卫外防病能力强，就不病，反之则否。所以，《内经》谓：“故藏于精者，春不病温。”在这段经文前，《素问·金匮真言论》谓：“故冬不按跻，春不鼽衄，春不病颈项，仲夏不病胸胁，长夏不病洞泄寒中，秋不病风疟，冬不病痹厥、飧泄，而汗出也。”紧接着便以该段经文作为结语。这就是说，如果冬季能够注意保精，使阳不外泄，有抵抗外邪的能力，至春季就不发病。春季不患病，人体精气不受损耗，则就可以不患夏季的常见病；夏季不患病，人体精神不受损耗，则就不容易患秋季的常见病，秋季不患病，精气不受损耗，自然也就不易患冬季的常见病。吴氏引经旨意：一方面强调了“精”在人体中的根本地位以及保精在预防温病中的重要意义，从而为温病养阴保精的治疗法则提出理论依据；同时，另一方面也进一步论证了前条“冬伤于寒，春必病温”的涵义。

本条主要说明：

①“温病”的发生与否，取决于人体精气的盛衰。“藏精”者，正气不衰，虽是温病流行季节，也可以不发生温病，反之则否。

②本条吴鞠通原注十分精彩。吴氏首先指出引经旨意在于告诫人们对温病要以预防为主，故曰：“圣人恒示戒于早，必谨于微。……经曰：上工不治已病治未病。”

吴氏以《素问·上古天真论》为据，进一步论证阴精在人体中的根本地位。吴氏从《内经》所述阴精对温病的预防意义发展到对温病的诊治均以养阴保精为本，提出了温病以养阴保津为主要治疗法则。他说：“病温者，精气先虚。”“本论始终以救阴精为主。”他以三焦分证，分别制定了许多养阴保津的有效方剂，如益胃汤、增液汤、加减复脉汤等，从理论和临床两个方面，对《内经》提出的阴精学说作了重要发挥。

吴氏以《素问·四气调神大论》为据，阐述了四时相关，春伤夏病、夏伤秋病、秋伤冬病、冬伤春病等伏气为病的发病机理。原注谓“四气调神大论”“示人春养生以为夏奉长之地，夏养长以为秋奉收之地，秋养收以为冬奉藏之地，冬养藏以为春奉生之地。”紧接着作出了“盖能藏精者一切病患皆可却，岂独温病为然哉”的结论。这一段注文，相当透辟地解释了《素问·四气调神大论》的经义，为吴注的画龙点睛之笔。

在注文中，吴鞠通对保精提出了相当精辟的见解。他说：“不藏精三字须活看，不专主房劳说，一切人事之能摇动其精者皆是，即冬日天气应寒而阳不潜藏，如春日之发泄，甚至桃李反花之类亦是。”这就是说，吴氏认为，一切能扰动或损耗人体阴精正常状态的各种原因，包括房劳、精神情志失节、气候异常变化等等，都可以造成“不藏精”，因而也都可以导致在春季温病多发季节发生温病。可谓把“不藏精”讲透了，讲活了。所以，就连对吴鞠通极尽贬低之能事的叶霖也不得不叹服：“释经义明白晓畅，不藏精三字，尤有卓见”。

吴氏在注文中，强调温病应以预防为先，对预防，强调以保精为要。指出了多种因素均能扰动或损耗人体阴精的稳定状态而使人体在温病多发的春季发病，并由此得出结论：“盖能藏精者，一切病患皆可却，岂独温病为然哉。”吴氏对《内经》精神领会之深，见识之高，由此可见一斑。

四、《热论篇》[1]曰：凡病伤寒而成温者，先夏至日者为病温；后夏至日者为病暑[2]，暑当与汗出，勿止[3]。

温者，暑之渐也。先夏至，春候也。春气温，阳气发越，阴精不足以承之，故为病温。后夏至，温盛为热，热盛则湿动，热与湿搏而为暑也。勿者，禁止之词。勿止暑之汗，即治暑之法也。

【讲解】

本条论述温与暑在发病时间上的鉴别及暑病治禁。

（1）《热论篇》 《热论篇》，《素问》篇名。该篇主要讨论热病的病因病机、证候类型及传变、治疗原则、善后调理等，是论述热病的专篇，因此，以“热论”命篇。本条引自“热论篇”的最后一段文字，通过对暑与温的鉴别。阐述温病及暑病的病因、发病时间、提出暑病的性质与治疗原则。

（2）凡病伤寒而成温者 ……为病暑 《素问·热论》认为，热病的病因是伤寒，因此，文中一开始便提出：“今夫热病者，皆伤寒之类也。”“人之伤于寒也，则为病热。”这就是说，它把一切热病皆列属伤寒的范围，包括温病和暑病在内。故首句指出发病因素，“凡病伤寒而成温者”，说明温病、暑病，同是冬令感受寒邪，伏而不发，至来年春夏才发，虽然感邪之源相同，但发病时间不同、发病季节的气候不同，因此，而予以不同的命名，指出“先夏至日者为病温，后夏至日者为病暑”。

（3）暑当与汗出，勿止 从原文所述暑病的发病时间及治疗禁忌，揭示出了暑病的性质及治疗原则。由于暑病的发病时间在夏至以后，时值天暑下迫，地湿蒸腾，气候特点是湿热交蒸，人处气交之中，湿热之气令人病暑，因此，暑病在性质上为湿热之气，与温病性质为温热不同，所谓“暑必兼湿”。在治疗上，经文提出：“暑当与汗出，勿止”。这是由于暑病的性质决定的。因为，其一，暑为热盛于里，为里热证，因此有汗出；其二，暑必挟湿，湿邪要有出路，因此当汗出；其三，由于暑病为热为湿，汗出正是人体正气驱邪进行自调的表现，即通过汗出来散热除湿。《灵枢·五癃津液别》谓：“天暑衣厚则腠理开，故汗出……天寒则腠理闭，气湿不行，水下留于膀胱，则为溺与气。”说明汗出是人体为适应外界气候变化而具有的一种自调能力。在《素问·四气调神大论》中也指出：“夏三月……使之得泄，若所爱在外，此夏气之应，养长之道也。”因此，对暑病的治疗只能因势利导，帮助人体固有的自调能力使郁热、湿邪通过汗出而排除体外，绝不能采取止汗的方法。这就是“暑当与汗出，勿止”的含义。

本条主要说明：

①“伤寒”、“温病”、“暑病”，均属于“伤寒”范围，其所以有不同命名者，是因为其发病的季节不同，所以命名也不同。春温、夏热、长夏湿、秋燥、冬寒，这是一年中各个季节在气候上的特点，也是风、寒、湿、温、热等病不同命名的由来。

②吴鞠通在注文中，对温与暑在性质和程度上的同异进行了比较。他认为，温与暑在性质上有其相同之处，即均属热邪为病，但在程度上暑热于温，即所谓：“温者，暑之渐也”，“温盛为热”。其性质上的不同之处在于提出了温病主要为阴虚，即：“春气温，阳气发越，阴精不足以承之，故为病温。”暑病主要是热湿相搏，即：“热盛则湿动，热与湿搏而为暑也。”他在原文中反复强调“暑必挟湿”，谓：“上热下湿，人居其中而暑成矣。若纯热不兼湿者，仍归前条温热例，不得混入暑也。”（《温病条辨·上焦篇》）基于上述认识，吴氏将温病从性质上分为两大类，温热与湿温。由于性质有兼湿与否的不同，在治疗上也有很大区别，提出“温病之不兼湿者，忌刚喜柔”；“温病之兼湿者，忌柔喜刚”的处方用药原则。对暑当与汗出，勿止”，吴氏认为：“勿止暑之汗，即治暑之法。”他在暑病的治疗方面，遵循上述精神，作了进一步阐述“温病最忌辛温，暑病不忌者，以暑必兼湿，湿为阴邪，非温不解。……不惟不忌辛温，且用辛热也。”（《温病条辨·上焦篇》）对暑温

无汗者，治以辛温复辛凉法，制新加香薷饮主之。

五、《刺志论》(1) 曰：气盛身寒，得之伤寒；气虚身热，得之伤暑(2)。

此伤寒暑之辨也。经语分明如此，奈何世人悉以治寒法治温暑哉！

【讲解】

本条述伤寒与暑病在证候上的鉴别。

(1)《刺志论》　《刺志论》，《素问》篇名。该篇主要讨论虚实之要及针刺补泻之法，引经意在于说明伤寒与伤暑性质不同。因此，在治疗上也必须严格区别。

(2) 气盛身寒，……得之伤暑　伤寒与伤暑，根据上条引文，是诊断不同季节中的热病。冬月发病者为伤寒，夏至后发病者为伤暑。正由于季节气候的不同，而人的体质情况也有所不同，因此，伤寒与伤暑就有性质上的差别。冬季气候严寒，寒邪侵犯人体肌表，“寒伤形”，人体常常因寒束肌表而在临床上出现发热、恶寒、无汗的表寒症状，所以原文谓：“气盛身寒，得之伤寒。”夏季气候炎热，暑为热邪，人体可以出现发热、汗出等里热证状。“热伤气”，人体又常常由于暑热偏盛而出现气虚，所以原文谓：“气虚身热，得之伤暑。”经文通过辨寒暑的不同性质，提出治暑当以清暑益气为法。同时，还说明了在辨别虚实方面，不但要根据临床表现，而且必须结合季节气候及人体体质特点进行分析。

从《温病条辨》对暑病的认识和治疗方法来看，皆本《内经》论暑精神，同时，也吸取了仲景及后世医家治暑的经验。所选仲景白虎加人参汤、一物瓜蒂汤，以及东垣清暑益气汤，生脉散等，除清暑热利暑湿而外，还注意了益气养阴的问题，可谓善师前人之长。不过，吴氏在注文中批评“世人悉以治寒法治温暑”，未免偏激。从《内经》精神来看，风、寒、湿、温、热都可以包括在伤寒范围内，《难经》将之概括为“伤寒有五”，后世称为“广义伤寒”，但在治疗上各不相同。太阳伤寒，《伤寒论》用麻黄汤治疗。太阳中暍，《金匮要略》用白虎加人参汤、一物瓜蒂汤治疗。《温病条辨》暑温部分，不但首列白虎汤，作为“暑温之正例”，而且大段引用《金匮要略》太阳中暍条文，这实际上也就是以《伤寒论》法治暑，而且后世医家也并非“悉以伤寒法治温暑”，吴氏所引东垣清暑益气汤及张凤逵“暑病首用辛凉，继用甘寒，再用酸泄酸欽”等，均属后人治暑之法。于此可见，吴氏之论，未免有失偏激之处。

六、《生气通天论》(1)曰：因于暑、汗，烦则喘喝，静则多言(2)。

暑中有火，性急而疏泄，故令人自汗。火与心同气相求，故善烦（烦从火从页，谓心气不宁，而面若火烁也）。烦则喘喝者，火克金故喘，郁遏胸中清廓之气，故欲喝而呻之。其或邪不外张而内藏于心，则静；心主言，暑邪在心，虽静亦欲自言不休也。

【讲解】

本条阐述暑病的临床表现。

(1)《生气通气论》　《生气通天论》，《素问》篇名。该篇主要阐述人体阳气的生理功能及其病理变化，提出了“阴阳之要，阳密乃固”的论点。此处所引的经文阐述了暑病的临床表现。引经旨意在于从暑病的临床表现来揭示暑病的病位和病性。暑证，从病位来说在心，即注文所谓“火与心同气相求”，“暑邪在心”。从病性来看属于火热，即注文所谓“暑中有火”。

(2) 因于暑……静则多言　《素问·生气通天论》在该句

经文之前谓："阳气者若天与日，失其所，则折寿而不彰，故天运当以日光明，是故阳因于上，卫外者也。因于寒，欲如运枢，起居如惊，神气乃浮"。在该句经文之后则谓："体若燔炭，汗出而散。"从全篇及上下文精神来理解这一段经文，是在说明阳气在人体中的重要作用以及在遭受不同致病因素作用后的各种反应和人体的自调现象。本句经文则说明了感受暑邪之后的两种反应：一种表现为大汗出，心烦喘喝，暑为热证，热邪要有出路，因此汗出正是人体正气驱邪外出、宣散热邪的一种自调现象，所谓"体若燔炭，汗出而散"。所以前文告"暑当与汗出，勿止"。但是这种自调反应又给人体正气带来一定损伤，汗出虽可使热从汗解，但是汗出又使人体丢失大量津液，汗为心液，心阴受损可以出现心烦，甚至出现喘喝有声、喘喝欲脱等伤阴伤气的表现。仲景用白虎汤就是针对这种情况，清热而兼补气阴，不用止汗之法。另一种表现是汗出少或不汗出，即"静"的情况，由于热邪无出路，而造成郁热内攻，扰动心神出现自言自语的神明之乱。以上两种表现虽然不同，但是或"烦"或"多言"均属神明之乱，病位在心则是一致的，或热随汗出，或热邪内攻，其性质均属火热也是一致的。

七、《论疾诊尺篇》[1]曰：尺肤热甚，脉盛躁者，病温也；其脉盛而滑者，病且出也[2]。

此节以下，诊温病之法。

经之辨温病分明如是，何世人悉谓伤寒，而悉以伤寒足三阴经温法治之哉！张景岳作《类经》，割裂经文，蒙混成章，由未细心䌷绎也。尺肤热甚，火烁精也；脉盛躁，精被火煎沸也；脉盛而滑，邪机向外也。

【讲解】

本条论温病的脉象与尺肤特点。

(1)《论疾诊尺篇》 《论疾诊尺篇》,《灵枢》篇名。该篇主要说明诊尺肤的方法。诊"尺肤"是古代触诊中方法之一,亦属切诊范围。关于"尺肤"的解释,一般解释为两上肢肘关节以下至寸口处的皮肤。但从"论疾诊尺"全篇来看,有的指头面部,如"视人之目窠上微痈……";有的指手和足,如"按其手足上,窅而不起者……";有的指人体躯干部位,如"腰以上热……腰以下热……膺前热……膺背热"等等,由此可见,尺肤还指全身皮肤。

(2)尺肤热甚……病且出也 躁,指脉象动数。吴鞠通谓:"风火相煽之象,经谓之躁。"尺肤灼热而脉盛大数疾,这是阳邪有余,阴液被灼的证候;如尺肤仍然灼热,脉盛大、滑数而不躁动,则是温邪外出的趋势,因脉盛大虽属阳热盛,但滑主正气尚盛,有祛邪外出的能力,所以说:"病且出也"。

本条经文说明两点:其一,脉大而数,尺肤高热是温病的重要体征,也是诊断温病的一种方法;其二,温病的病机为表里俱热,由里达表,所以,导致表里俱热。由于里热向外透,病势为顺,故吴氏谓之"邪机向外也"。

本条注文还说明两个问题:

①吴氏注文再次强调寒温有别,谴责"世人悉谓伤寒,而悉以伤寒足三阴经温法治之",吴氏在《温病条辨》中不但大量采用了伤寒方,而且也采用了不少三阴经治法,包括不少温法。除少阴温病用黄连阿胶汤,热结旁流便利稀水用调胃承气汤等而外,下利脓血用桃花汤、桃花粥方,咽痛胸满心烦用桔梗汤、猪肤汤、甘草汤、苦酒汤,食不进用半夏桂枝汤以及桂枝汤、小建中汤等甘温之剂。非三阴经温法概不可用,在于用之得当耳。

②注文再次责难张景岳,谓"张景岳作《类经》,割裂经文,蒙混成章……",查《类经》在该条经文下注曰:"尺脉热

甚，其身必热，脉盛躁者，阳邪有余，故当为温病。若脉虽盛而兼滑者，是脉已不躁而正气将复，故不久当愈。出，渐愈之谓”。可见并未“割裂经文”，亦未“蒙混成章”。张景岳著《类经》，类分阐发《内经》，贡献颇伟，自有定评。吴氏所评诸医家，大都公允、中肯，惟对张景岳，有失公正。叶霖评曰，张景岳《类经》“多有发明，并无蒙混，惟治温热非其所长，不得因噎废食，便讥其类经不可读也。”（《增补评注温病条辨》）叶论甚是。

八、《热病》篇(1)曰：热病三日，而气口静人迎躁者，取之诸阳五十九刺，以写其热而出其汗，实其阴以补其不足者(2)。身热甚，阴阳皆静者，勿刺也；其可刺者，急取之，不汗出则泄。所谓勿刺者，有死征也(3)。热病七日八日动喘而弦者，急刺之，汗且自出，浅刺手大指间(4)。热病七日八日脉微小，病者溲血，口中干，一日半而死，脉代者一日死(5)。热病已得汗出而脉尚躁，喘，且复热，勿刺肤，喘甚者死(6)。热病七日八日脉不躁，躁不散数，后三日中有汗，三日不汗，四日死；未曾汗者，勿腠刺之(7)。热病不知所痛，耳聋，不能自收，口干，阳热甚，阴颇有寒者，热在骨髓，死不可治(8)。热病已得汗而脉尚躁盛，此阴脉之极也，死；其得汗而脉静者生。热病者，脉尚躁盛而不得汗者，此阳脉之极也，死（阳脉之极，虽云死征，较前阴阳俱静有差，此证犹可大剂急急救阴，亦有活者。盖已得汗而阳脉躁甚，邪强正弱，正尚能与邪争，若留得一分正气，便有一分生理，只在留之得法耳。至阴阳俱静，邪气深入下焦阴分，正无捍邪之意，直听邪之所为，不死何待）。脉盛躁，得汗静者生(9)。热病不可刺者有九：一曰汗不出，大颧发赤，哕者死。

二曰泄而腹满甚者死。三曰目不明，热不已者死。四曰老人婴儿，热而腹满者死。五曰汗大出，呕，下血者死。六曰舌本烂，热不已者死。七日咳而衄，汗不出，出不至足者死。八曰髓热者死。九曰热而痉者死，腰折、瘛疭、齿噤龂也。凡此九者不可刺也(10)。太阳之脉色荣颧骨，热病也，与厥阴脉争见者，死期不过三日。少阳之脉色荣颊前，热病也，与少阴脉争见者，死期不过三日(11)。

此节历叙热病之死征，以禁人之刺，盖刺则必死也。然刺固不可，亦间有可药而愈者。盖刺法能泄能通，开热邪之闭结最速；至于益阴以留阳，实刺法之所短，而汤药之所长也。

热病三日而气口静人迎躁者，邪机尚浅，在上焦，故取之诸阳以泄其阳邪，阳气通则汗随之；实其阴以补其不足者，阳盛则阴衰，泻阳则阴得安其位，故曰实其阴，泻阳之有余，即所以补阴之不足，故曰补其不足也。

身热甚而脉之阴阳皆静，脉证不应，阳证阴脉，故曰勿刺。

热病七八日动喘而弦，喘为肺气实，弦为风火鼓荡，故浅刺手大指间，以泄肺气，肺之热痹开则汗出。大指间，肺之少商穴也。

热证七八日脉微小者，邪气深入下焦血分，逼血从小便出，故溲血；肾精告竭，阴液不得上潮，故口中干；脉至微小，不惟阴精竭，阳气亦从而竭矣，死象自明。倘脉实者可治，法详于后。

热病已得汗，脉尚躁而喘，故知其复热也；热不为汗衰，火热克金故喘，金受火克，肺之化源欲绝，故死。间有可治，法详于后。

热病不知所痛，正衰不与邪争也；耳聋，阴伤精欲脱也；

不能自收，真气惫也；口干热甚，阳邪独盛也；阴颇有寒，此寒字，作虚字讲，谓下焦阴分颇有虚寒之证，以阴精亏损之人，真气败散之象已见，而邪热不退，未有不乘其空虚而入者，故曰热在骨髓，死不治也。其有阴衰阳盛而真气未至溃败者，犹有治法，详见于后。

热病已得汗而脉尚躁盛，此阴虚之极，故曰死。然虽不可刺，犹可以药沃之得法，亦有生者，法详于后。

脉躁盛不得汗，此阳盛之极也。阳盛而至于极，阴无容留之地，故亦曰死。然用药开之得法，犹可生，法详于后。

汗不出而颧赤，邪盛不得解也；哕，脾阴病也。阴阳齐病，治阳碍阴，治阴碍阳，故曰死也。泄而腹满甚，脾阴病重也，亦系阴阳皆病。目不明，精散而气脱也。经曰：精散视岐，又曰气脱者目不明。热犹未已，仍铄其精而伤其气，不死得乎！老人婴儿，一则孤阳已衰，一则稚阳未足，既得温热之阳病，又加腹满之阴病，不必至于满甚，而已有死道焉。汗不出为邪阳盛，呕为正阳衰；下血者，热邪深入不得外出，必逼迫阴络之血下注，亦为阴阳两伤也。舌本烂，肾脉胆脉心脉皆循喉咙系舌本，阳邪深入，则一阴一阳之火结于血分，肾水不得上济，热退犹可生，热仍不止，故曰死也。咳而衄，邪闭肺络，上行清道，汗出邪泄可生，不然则化源绝矣。髓热者，邪入至深至于肾部也。热而痉，邪入至深至于肝部也。以上九条，虽皆不可刺，后文亦间立治法，亦有可生者。太阳之脉色荣颧骨为热病者，按手太阳之脉，由目内眦斜络于颧，而与足太阳交，是颧者两太阳交处也，太阳属水，水受火沸，故色荣赤为热病也；与厥阴脉争见，厥阴，木也，水受火之反克，金不来生水反生火，水无容足之地，故死速也。少阳之脉色荣颊前为热病者，按手少阳之脉，出耳前，过客主人前，交颊至目锐眦而交足少阳，是颊前两少阳交处也，少阳属相火，火色现于二经交会之处，故为热病也；与少阴脉争见，少阴属君火，二火相炽，水难为受，故亦不出三日而死也。

【讲解】

本条述热病的辨证、治则、治法、治禁及预后判断。

(1)《热病》篇　《热病》篇，《灵枢》篇名。该篇主要讨论热病的证候及针刺问题，故名“热病”，引文有删节。自“太阳之脉色荣颧骨”起，至“死期不过三日”止，系引自《素问·刺热篇》，亦有删节。这段经文一一列举了热病的辨证、治则、治法、预后等。吴氏引经旨意在说明温病的病机和治疗原则，即认为温病的性质为阳热盛而阴不足，因此，应以“泻其热而出其汗，实其阴以补其不足”为治疗大法，温病以养阴清热为两大治疗法则即本于此。

(2)热病三日……实其阴以补其不足者　“热病三日”，指热病初期。《素问·热论》谓：“其未满三日者，可汗而已”。说明病在三阳，正气未衰。吴鞠通谓：“邪机尚浅，在上焦”。关于“气口”、“人迎”所主，《灵枢·禁服》谓：“寸口主中，人迎主外，两者相应，俱往俱来，若引绳大小齐等。”张介宾注谓：“脉口在手，太阴脉也，可候五脏之阴，人迎在颈，阳明脉也，可候六腑之阳。”“气口静人迎躁”，说明病在三阳，证属阳热过盛。关于“五十九刺”，《内经》有两种提法，一是《灵枢·热病》所提，多四肢穴，张介宾认为“盖以泻热之本”。一是《素问·水热穴论》所列，多随邪之所在而取之，故张介宾认为“盖以泻热之标也”。两者共列118穴，重复者18穴，均为治疗热病、泻过盛之阳邪的重要穴位，可以各随其宜取之。关于“泻其热而出其汗，实其阴以补其不足”，从《内经》精神来看，指一面泻阳热之有余，一面补阴之不足，包括补泻两个方面。关于“出其汗”，前已述及，汗出为人体正气趋邪外出的自调现象，说明热随汗泄。吴氏认为是“阳气通而汗随之”，非指汗法。综上所述，该节经文通过阐述热病初期的脉象、治法，揭示了热病的病机，提示了治疗热病的法则。“气口静而人迎躁”，说明病位在阳，性质属于阳热过盛，又因为阳热盛和汗出不断耗损阴液，因此在治疗上必须泻有余之阳热，补不足之阴津。这就为温病清热养阴的治疗法则提供了理论指导。所以这一节可以看作是本条经文的精髓，对温病治法具有重要指导意义。

（3）身热甚……有死征也　此节说明热盛期的两种情况：一种“阴阳皆静者，勿刺”，指脉证不相应。热病身热，证属阳，阳证应见阳脉，经谓之“从”，反之为“逆”。《素问·平人气象论》谓：“脉从阴阳，病易已；脉逆阴阳，病难已”。脉证不相应，说明正邪交争正气已衰，抗邪无力，预后不良，因此刺法提出“勿刺病与脉相逆者”，亦即“阴阳皆静者，勿刺”之意。另一种情况即脉证相应者，应抓紧正气未衰之机，急泻过盛之阳热，“不汗出则泄”，即或从汗解，或从泄出；亦即《素问·热论》所述“其未满三日者可汗而已，其满三日者，可泄而已。”该节说明判断可治不可治的关键在于正气是否衰竭，如正气衰竭，任何治疗手段都将无济于事，这一原则至今仍是正确的、适用的。

（4）热病七日八日动喘而弦者……浅刺手大指间　此句《灵枢》作“热病七日八日，脉口动喘而短（一本作弦）”。《针灸甲乙经》、《黄帝内经太素》均作“脉口喘而弦”。

“热病七日八日”，说明热病已非初期，正处于正邪交争的关键时刻。《内经》、《伤寒论》对急性热病的病程已有规律性的认识，如《素问·热论》指出，“或愈或死，其死皆以六七日之间，其愈皆以十日以上……”，因此有按时日计病，所谓一日太阳，二日阳明……，但是也都指出不可拘于时日，应以脉证为主。“动喘”，指脉象数急。说明热盛而正气未衰，因此应抓紧正气未衰之机，急泄脉经阳热。“手大指间”指手太阴肺的少商穴，为《灵枢·热病》所列热病五十九穴之一。此节说明对热病的治疗不应拘于时日，而应以脉证为主要依据，抓紧正气抗邪有力之时，急泻阳热之邪。

（5）热病七日八日脉微小，……一日死　这里是说明热病七日八日的另一种情况。“脉微小”，说明正气已虚。“溲血”，“口中干”，说明病邪已深入下焦血分，迫血从小便而出，故溲血；肾精涸竭，阴津不能上承，故口中干。“代脉”，《素问·脉要精微论》谓：“代则气衰。”李中梓释代脉为“止有常数”，“良久方至”。从时日脉象、证候来看，均提示阴阳俱虚，病邪深入，津枯液竭。从三焦论，深入下焦；从卫气营血辨，已入血分；从脏腑看，损及心肾，因此属于死证之一。

（6）热病已得汗出脉尚躁……喘甚者死　热病已得汗出，应该病退热减而脉静，但现在脉仍躁动而数，又见呼吸喘促，说明“得汗出”是正气已衰、正虚而邪热复炽，邪热复盛已不能再从汗解而更伤正气。火热刑金，肺阴已伤，故不宜针刺肌肤而发汗，使更伤阴液，肺津耗竭，喘急更甚，而病情危险。

（7）热病七日八日脉不躁……后三勿腠刺之　“热病七日八日”，指热病后期。“脉不躁，躁不散数”，说明邪热虽不很盛但气已渐衰。在这种情况下，病机转化有两种可能：一种是正气来复而胜邪，一种是正气不复。如何判断或邪退而向愈或正衰而将死？重要的标志是汗。因为汗出是人体自调能力恢复的表现，因此视汗之有无可以作为正气是否来复的标志。“后三日中有汗，三日不汗”，先汗后不汗，从有汗到无汗，说明正气不但未来复；反而渐衰，因此预后不好，所谓“四日死”。如一直未得汗，说明人体无力自调，正气完全衰竭，属于死证，不能因其无汗而强责其汗，徒伤其气。本节说明热病后期疾病转化的关键在于正气能否恢复，而以汗之有无以察正气复与不复。正衰不汗为死证，先汗后不汗亦为死证。

（8）热病不知所痛……死不可治　《灵枢》作“热在髓”，无“骨”字。此节说明热病出现感觉障碍及伤津表现时，说明热邪已深入下焦肝肾，阴精亏耗，正气衰败，正虚邪入，邪热乘虚深伏骨髓，因此也属于死证之一。“阴颇有寒”的“寒”字，吴氏作“虚”字解。

（9）热病已得汗而脉尚躁盛……得汗静者生　此两者皆表现为脉躁盛，一是在汗后，属“阴脉之极”，意即阴虚之极；一是始终不曾作汗，属“阳脉之极”，意即阳盛之极。张介宾阐发经义最为透辟。其注谓：“此二节，一曰阴极，二曰阳极，义若有二。然脉之躁盛者，皆阳盛之候也。汗者液之所化，其发在阳，其原在阴也。若既得汗而脉犹躁盛者，以阳无所归，由阴虚也；脉躁盛而汗不得出者，以阴竭于中，亦阳虚也。故脉之盛与不盛，当责之阳；汗之出与不出，当责之阴，况《本神》篇曰：“阴虚则无气，无气则死矣。其所重者，正此阴字。阴为生气之本，无根则气脱，故必死也。”

（10）热病不得刺者有九：……凡此九者不可刺也　“五曰汗大出”，《灵枢》、《针灸甲乙经》均作“汗不出”。

上列九项死征，吴氏一一详注。凡此九者，不外邪盛与正虚两个方面。属邪盛邪深者为热不已；汗不出，大颧发赤，髓热，出血，发痉等；属正虚者如泄而腹满，哕，呕，目不明，舌烂，老幼患者等，或由脾胃败绝，或由肝肾阴竭，或阴阳俱衰。

（11）太阳之脉色荣颧骨，……死期不过三日　该节经文出自《素问·刺热》，而非出自《灵枢·热病》，引文有删节。

“争见”指同时出现，同时受病。《素问·热论》认为，凡热病阴阳两经同时受病者预后不良，所谓“其两感于寒而病者，必不免于死”。今太阳与厥阴同时受病，少阳与少阴同时受病，均属“两感”，所以亦属死证，预后不良。

本条经文内容可归纳为以下五个方面：

①热病的性质为阳盛阴虚。原文谓“气口静而人迎躁”，气口属阴，人迎属阳。“人迎躁”说明阳盛，阳盛则阴不足。

②热病的治疗法则为清热养阴，原文谓“泻其热而出其

汗，实其阴以补其不足”，“泻其热”，即清泻热邪。“出其汗”，即恢复人体的自调能力。“实其阴以补其不足”，即补阴。当然，原文此处主要还是指用针刺治疗，但在治疗法则方面，针药是一致的。

③热病能否治愈的关键在于人体正气的衰与不衰，所述泻热，必须是在正气尚未大衰的条件下进行。如正气已衰，则不能泻热。如何判断正气衰否，经文提示两点：一是脉象，一是汗出。热病患者脉盛汗出者可以泻热，原文谓：“热病七日八日动喘而弦者，急刺之，汗且自出，浅刺手大指间。”反之，如脉微小，或脉结代，或汗出脉不静热不解，均不能泻热，原文谓：“热病七日八日脉微小……一日半而死，脉代者一日死。”“热病已得汗出而脉尚躁，喘，且复热，勿刺肤，喘甚者死。”

④针刺禁忌。经文列出了“热病不可刺者有九”，这九项加以归纳就是正气欲竭已见败征者不可刺，也就是原文所谓“所谓勿刺者，有死征也”。

⑤热病的预后判断。热病判断预后不良的条件大致有：

脉微小或脉律失调者预后不良。原文谓：“热病七日八日脉微小……一日半而死，脉代者，一日死。”

热病汗出热不退脉躁甚者预后不良。原文谓：“热病已得汗出而脉尚躁，喘，且复热，勿刺肤，喘甚者死。”

热病久不汗出者预后不良。原文谓：“热病七日八日……后三日中有汗，三日不汗，四日死；未曾汗者，勿腠刺之。”

热病出现听力丧失或感觉障碍者预后不良。原文谓：“热病不知所痛，耳聋，不能自收……死不可治。”

热病出现阳证阴脉或阴经阳经同病者预后不良。原文谓：“阴阳皆静者，勿刺也。”“太阳之脉色荣颧骨，热病也，与厥阴脉争见者，死期不过三日。”

对本条吴注的评价：

①吴鞠通在注文中强调了人体正气的抗邪作用。他强调："留得一分正气，便有一分生理"。他认为正气根本无力与病邪作斗争时就是人体的死亡。原注谓："正无捍邪之意，直听邪之所为，不死何待。"由于他把人体正气放在这样一个重要的根本地位上，因此在对温病的治疗上处处以正气为怀，处处从维护人体的正气着眼。例如对上焦温病的治疗强调治上勿犯中下，对中焦温病的治疗，即便使用清下法祛邪亦处处顾护正气，在使用白虎汤时指出："下后无汗脉浮者，银翘汤主之；脉浮洪者，白虎汤主之；脉洪而芤者，白虎加人参汤主之"。"主以银翘汤，增液为作汗之具……若浮而且洪，热气炽甚，津液立见销亡，则非白虎不可。若洪而且芤，金受火克，元气不支，则非加人参不可矣。"在使用承气汤时指出："阳明温病，下后二三日，下证复现，脉下甚沉，或沉而无力，止可与增液，不可与承气。""应下失下，正虚不能运药，不运药者死，新加黄龙汤主之。""津液不足，无水舟停者，间服增液，再不下者，增液承气汤主之。"对下焦温病则以养阴扶正为主。

②对经文有继承，有发展，有扬有弃。吴氏处处强调以正气为本，对经文中所列各种"死征"，并不机械对待。他认为有些经列死征，只要正气尚存，扶持正气得法，亦可以起死回生。因此他在注文中说："留得一分正气，便有一分生理，只在留之得法耳。"他在注中比较了针刺和汤剂在治疗作用上的短长，认为针刺之所长为攻邪，汤药之所长为扶正，因此他认为经文中所列"勿刺"的"死征"，用汤药有可能起死回生。他说，"盖刺法能泄能通，开热邪之闭结最速，至于益阴以留阳，实刺法之所短，而汤药之所长也。"因此，他在经列死征条下多次提到："间有可药而愈者"。"真有阴衰阳盛而真气未至溃败者犹有治法"。"热病已得汗而脉尚躁盛，此阴虚之极，故曰死，然虽不可刺，犹可以药沃之得法，亦有生者"。"脉躁盛不得汗，此阳盛之极也，阳盛而至于极，阴无留容之地，故

亦曰死。然用药开之得法，犹可生。”在“热病不可刺者有九”注文中，他十分明确地提出：“以上九条虽皆不可刺，后文亦间立治法，亦有可生者。”这种对经典著作和古人经验尊经而不泥古、力主发展和进步的观点和作法是十分卓越的，而且临床实践证明也是非常正确的。

③吴注对经文作了不少精辟的阐发和补充，使之便于理解和指导临床。例如在针刺泻热方面，指出为浅刺太阴肺经的少商穴。在所列多处“死征”条后，提出“间有可治，法详于后”，在后文另列养阴生津、益气固脱、育阴潜阳诸法。在判断预后方面，认为热病而脉微小是“邪气深”，热病见溲血、口干为“阴精竭”，热病得汗而脉躁盛是“阴虚之极”。脉躁盛而无汗出是“阳盛之极”，汗不出不颧部发赤是“邪盛不解”，热病出现呕逆或泄而腹满是脾土阴阳皆病。热病目不明是“精散气脱”，老人婴儿泄而腹满，一为“孤阳已衰”，一为“稚阳未足”，均属逆证，预后不良等等，对经文作了精当的解释并具体化，便于指导临床实践。

④注文对经文的有些理解还有值得商榷之处。如对“泻其热而出其汗，实其阴以补其不足”这一治疗原则的解释。吴氏认为“泻其热以出其汗”，是用针刺来泻其阳邪，也就是用清泻的方法以泻其热邪，邪气去则正气复，自然汗出而解。这就是吴注所述“故取之诸阳以泄其阳邪，阳气通则汗随之”。这是十分正确的。但是，对“实其阴以补其不足”，仍认为“实其阴，泻阳之有余，即所以补阴之不足”，这种解释，无论从临床实际和《内经》经义来看，都有不符合之处。“实其阴”，首先是补益和充实阴精。泻热固然可以存阴，使阴津不至因热邪销烁而继续损耗，但不等于能够补益已损耗的阴液。从治法上讲，所谓“以泻为补”，也只是就祛邪以保存正气而言。泻法可收邪去正安之效，但泻法不能等同或包括补法。从《内经》精神来看，补泻更是有明显区别。《灵枢·终始》提出

“病在三阳”，要“二泻一补”，即泻阳为主，辅以补阴；病在三阴，要“二补一泻”，即以补阴为主，辅以泻阳。这应该是对“泻其热以出其汗，实其阴以补其不足”的具体解释。因为阳热过盛，必然阳损及阴，耗伤阴津，所以不但要泻阳以存阴，而且还要补益已被耗损的阴津。因此，吴氏谓“泻阳之有余，即所以补阴之不足”，就存阴而言则可，就补阴而言，显然不足。应该指出，吴氏在后文中对清热、养阴两大治则的理解是相当全面的，而且对养阴生津，对寓养阴生津于清下之中作了许多重要发挥，有些属于创见，制出不少新方，我们不能因其一言之偏而否定全盘。对经文的注解，也有明显不妥之处，例如对“喘”字的解释，《内经》言“喘”一指呼吸气促，一指脉象数急如喘。当“喘”字与脉同提时，多数是形容脉来急促，如气之喘，如《素问·平人气象论》曰：“寸口脉沉而喘，曰寒热。”“盛喘数绝者，病在中……”“颈脉动喘……”《素问·三部九候论》曰：“九候之脉……盛躁喘数者为阳，主夏，日中死。”《素问·经脉别论》曰：“黄帝问曰：人之居处动静勇怯，脉亦为之变乎？岐伯曰：凡人之惊恐恚劳动静，皆为变也。是以夜行则喘出于肾，淫气于肺。有所堕恐，喘出于肝，淫气害脾……”等等皆是。吴氏均释为呼吸气促，为“肺气实”，不妥。再如最后一节经文关于太阳与厥阴、少阳与少阴同病，不取《热论》“两感”则病重之意，而从生克关系上绕弯子，颇感牵强附会。此外，在引用经文上，断章索句张冠李戴之处亦有，但总为大纯小疵，瑕不掩瑜，似不可求之以全，责之以苛。

九、《评热病论》(1)：帝曰：有病温者，汗出辄复热，而脉躁疾，不为汗衰，狂言，不能食，病名为何？岐伯曰：病名阴阳交，交者死也。人所以汗出者，皆生于谷，谷生于精。今邪气交争于骨肉而得汗者，是邪却而精胜也。精胜则当能食而不复热。复热者，邪气也，汗者，精气也。今汗出而辄复热者，邪气胜也；不能食者，精无俾也；病而留者，其寿可立而倾也。且夫《热论》曰：汗出而脉尚躁盛者死。今脉不与汗相应，此不胜其病也，其死明矣。狂言者，是失志，失志者死(2)。今见三死，不见一生，虽愈必死也(3)。

此节语意自明，经谓必死之证，谁敢谓生，然药之得法，有可生之理，前所谓针药各异用也，详见后。

【讲解】

本条分析阴阳交的病机，从而提示温病的基本病机为正邪交争。

（1）《评热病论》《评热病论》，《素问》篇名。该篇主要讨论阴阳交、风厥、劳风、肾风等热病的病机与证治等，并通过讨论上述疾病来阐述正邪相争的发病机理。吴氏引经目的，旨在说明温病的发病过程实际上也是一个正邪交争的过程。正气能够战胜邪气，则病转向愈；正气不能战胜邪气，则必然死亡。以此来论证温病的治疗应立足于扶正，亦即以养阴保津为主的中心论点。

（2）帝曰：有病温者，……失志者死　这里所讲的是阴阳交的临床表现、病机和愈后判定，集中说明两个问题：其一，说明阴阳交是温病发病过程中的一个危重阶段。“交”，指交错、错乱。“阴阳交”，即阴阳错乱之意。阴阳交的特点有三：一为汗出复热而脉躁急；二为狂言；三为不能食。预后不良。原文谓：“有病温者，汗出辄复热，而脉躁疾不为汗衰，狂言不能食。……病名阴阳交，交者死也”。其二，说明阴阳交属于死证的机理在于以上三个临床特点均提示正气溃败、邪气嚣张、正不胜邪。分述如下：

① 关于汗出复热而脉躁疾。热病中的汗出，是人体的一种自调现象，是正邪交争的一种表现。汗出热解意味着正气战胜了邪气。因此原文谓："今邪气交争于骨肉而得汗者，是邪却而精胜也。"如果汗出热不解，则说明邪气盛，正气不足以胜邪。这就是原文所述："精胜则当能食而不复热，复热者邪气也。汗者，精气也。今汗出而辄复热也，邪气胜也。"热病中的汗出，可以使里热因汗出而得以解散，故《素问·生气通天论》谓："体若燔炭，汗出而散。"脉躁急是热邪炽盛的表现，汗出以后，热邪有了出路，因此，由于邪热过盛而出现的脉躁急现象，可因里热散而恢复正常，恢复脉静身凉的正常情况。如果汗出热不解或解而复热，脉仍表现为躁盛如洪大滑疾等，即意味着邪气仍盛，正不胜邪。这也就是原文所谓"汗出而脉尚躁盛者死。今脉不与汗相应，此不胜其病也。其死明矣。"因此，汗出复热而脉躁急作为阴阳交的临床特点和死证依据之一，预后不良。

② "狂言"，指出现神昏谵语等精神症状。热病同时出现"狂言"，属于热邪侵犯"心"而出现的神明之乱，温病学称之为"热入心包"。由于心为君主之官而主神明，"主不明则十二官危"，所以热病出现神昏谵语者属于危证。这也就是原文所谓："狂言者是失志，失志者死。"因此"狂言"作为阴阳相交的又一临床特点和死证依据，预后不良。

③ "不能食"，则化源绝。热病发热必伤阴，阴尽必然导致阳脱。吴鞠通在前文中注谓："盖热病未有不耗阴者，其耗之未尽则生，尽则阳无留恋必脱而死。"而阴的来源，主要依靠饮食水谷不断化生。因此，热病患者能食与否是正气存亡及正邪相争能否继续的关键所在。从汗的来源来看，亦为精气所化，原文谓："汗者，精气也。"而阴精源于饮食。因此，"不能食"，则精的来源断绝，正气也就必然因之崩溃，所以原文谓："不能食者，精无俾也。"从而导致"其寿可立而倾"的严

重后果。所以，“不能食”，作为阴阳交的第三个临床特点和死证依据，预后不良。

（3）今见三死，……虽愈必死也　“三死”，即前述的汗出复热而脉躁急；狂言；不能食。“虽愈必死”，指热病有汗出，有可能通过汗出热解而“愈”。如汗出热不解，又出现三个死证则必死，故谓“虽愈必死”。

从上述阴阳交的临床特点、病机和预后判定，提示了温病正邪相争的基本病机，对温病预后判断亦有指导意义，即：

①温病汗出是人体正邪交争的一种外在表现。汗出热解表示正气战胜了邪气，汗出热不解或复热，表示邪气炽盛，正不胜邪。汗出脉静，表示正胜邪却。汗出脉躁急，表示邪盛，正不胜邪。

②温病中出现神昏谵语，表示邪热犯心而出现神明之乱，故病情危重。

③温病能食与否是判断正邪交争能否继续的一个重要标志。能食者化源未竭，正气可不断得到饮食水谷的补充，正邪交争可以继续，好转有望，反之则危。

注文甚简。虽寥寥数语，仍强调了即使死证，“药之得法，有可生之理”，再次强调了药疗在扶正方面优于针刺。同时，还可以看出，即使经典著作，吴氏也并不奉为不可改变的金科玉律。他反对“尊经太过”、“死于句下”，而主张从实践中不断发展和前进。

十、《刺热篇》[1]曰：肝热病者，小便先黄[2]，腹痛多卧[3]，身热。热争则狂言及惊[4]，胁满痛，手足躁，不得安卧[5]，庚辛甚[6]，甲乙大汗[7]，气逆则庚辛日死[8]。刺足厥阴、少阳，其逆则头痛员员，脉引冲头也[9]。

肝病小便先黄者，肝脉络阴器；又肝主疏泄，肝病则失其疏泄之职，故小便先黄也。腹痛多卧，木病克脾土也。热争，邪热甚而与正气相争也。狂言及惊，手厥阴心包病也，两厥阴同气，热争，则手厥阴亦病也。胁满痛，肝脉行身之两旁，胁其要路也。手足躁不得安卧，肝主风，风淫四末，又木病克土，脾主四肢，木病热，必吸少阴肾中真阴，阴伤，故骚扰不得安卧也。庚辛金日克木，故甚。甲乙肝木旺时，故汗出而愈。气逆谓病重而不顺其可愈之理，故逢其不胜之日而死也。刺足厥阴、少阳，厥阴系本脏，少阳，厥阴之腑也，并刺之者，病在脏，泻其腑也。逆则头痛以下，肝主升，病极而上升之故。

自庚辛日甚以下之理，余脏仿此。

【讲解】

本条至十四条历列五脏热病的辨证论治。

（1）《刺热篇》《刺热篇》，《素问》篇名。该篇以五脏为主，分述热病的临床表现，预后和时间的关系以及针刺方法。由于该篇主要讨论热病刺法，故名“刺热”。吴氏引经目的，在于说明对热病的诊断治疗要根据临床表现进行脏腑经络定位论治。吴氏以此作为温病按三焦辨证论治的理论依据。

（2）肝热病者，小便先黄　《灵枢·经脉》谓：“肝足厥阴之脉……循股阴入毛中，过阴器……”，吴注谓：“肝脉络阴器，又肝主疏泄，肝病则失其疏泄之职，故小便先黄也”。所以说，人体小便正常与否，与足厥阴肝经密切相关。肝热，则表现为“小便先黄”。

（3）腹痛多卧　人体侧腹部为足厥阴、足少阳胆经循行部位，因此，与肝胆密切相关。正腹部为足太阴、足阳明经循行部位，因此，与脾胃密切相关。肝病可以由于本经自病而引起侧腹疼痛，也可以由于肝盛乘脾而引起正腹部疼痛。肝病可以出现腹痛。“多卧”与腹痛并提，此处应作为因腹痛而卧床来理解，不宜理解为脾虚多眠卧来理解。因为肝热病通常表现为不能安卧，下文即提到“不得安卧”的问题，应相互参看理解。

（4）身热，热争则狂言及惊　“身热”，为热病主症。“热争”，指热邪炽盛与正气相争。“狂言及惊”，《素问·宣明五气篇》谓：“肝为语”，“胆为怒”。《素问·金匮真言论》谓“其病发惊骇”，因此，肝热病本身可以出现“狂言及惊”。吴注以“两厥阴同气”，认为是“手厥阴心包病也”，既绕弯子，又与《内经》所论不甚相符，不妥。

（5）胁满痛，……不得安卧　人体胁部为足厥阴肝、足少阳胆经所布，所以肝病则胸胁痛。“手足躁”，“躁”，作躁动解，意即手足躁动不安。“不得安卧”，即不能安静睡眠。这些症状都是可以用肝本身的作用失常来解释。“肝藏魂”，“肝为罢极之本”，即主管人体正常的兴奋和抑制功能。肝病则不能正常调节人体的兴奋抑制活动，所以可以出现“手足躁”，“不得安卧”等临床表现。吴注从木克土、热病伤阴动风来解释亦可。

（6）庚辛甚　“庚辛”，即日甲子逢庚逢辛之日，古代曾用干支来记日，逢庚逢辛之日，如庚申日、辛酉日等。“庚辛甚”，因为庚辛在五行属性上属金，庚辛日金气旺，金可以克木，所以认为肝病逢庚辛之日会加重。

（7）甲乙大汗　“甲乙”，即日甲子逢甲逢乙之日，如甲子日、乙丑日等。“大汗”，前已述及，汗出为正邪交争的表现。“甲乙大汗”，即意由于甲乙在五行属性上属木，肝亦属木，因此肝病在逢甲逢乙之日，可以因逢木旺之日而使正气得到加强，正邪交争正气有力，有可能汗出向愈。

（8）气逆则庚辛日死　“气逆”，指肝气逆。吴注：“气逆，谓病重。”“气逆则庚辛日死”，意即肝病重证，逢庚辛金旺之日，病重复加所逢时日不利于肝，因此容易在此日死亡。

（9）刺足厥阴，少阳，……，脉引冲头也　“员员”，指头晕。“头痛员员”，指头痛头晕。头痛头晕是肝病的常见症状，其原因即后文所谓："脉引冲头也"。由于足厥阴肝经的经络与督脉交会于颠，足少阳胆经的经脉循行于头部两侧，所以肝病可以出现"头痛员员"。

本条内容归纳如下：

①肝热病的临床特点，除具有"身热"这一热病主症外，还会出现小便黄、腹痛、胁痛、头痛、头晕、惊狂、躁动等症状。

②肝热病的病情间甚和预后判断，与日甲子的五行属性密切相关。逢庚辛日加重，甚则死亡；逢甲乙日则减轻或向愈。关于疾病的发病间甚与时间因素密切相关，在《内经》中有多处论及，这一观点也逐渐被现代科学研究所证实，认为是有科学道理的。但是是否如此固定，并符合五行相克规律，尚有待临床验证和进一步研究。

③肝热病的治疗必须针对病位——进行脏腑经络定位循经论刺，即针足厥阴肝经和足少阳胆经穴位。

十一、心热病者，先不乐，数日乃热(1)。热争则卒心痛(2)，烦闷善呕(3)，头痛面赤无汗(4)；壬癸甚(5)，丙丁大汗(6)，气逆则壬癸死(7)。刺手少阴、太阳(8)。

心病先不乐者，心包名膻中，居心下代君用事，经谓膻中为臣使之官，喜乐出焉，心病故不乐也。卒心痛，凡实痛，皆邪正相争，热争，故卒然心痛也。烦闷，心主火，故烦，膻中气不舒，故闷。呕，肝病也，两厥阴同气，膻中代心受病，故热甚而争之后，肝病亦见也，且邪居膈上，多善呕也。头痛，火升也。面赤，火色也。无汗，汗为心液，心病故汗不得通也。

【讲解】

（1）心热病者，……数日乃热　"不乐"，指不快乐。心在志为喜，在声为笑，因此“不乐”为心热病的前驱症状。出现“不乐”之症数日后，才见心热病证。吴氏从心包代心用事主喜乐来解释，绕了一个弯子，以为后文上焦温病热入心包出现神志障碍寻找依据。

(2) 热争则卒心痛　“卒心痛”，即突然发作的心前区或上腹部的疼痛。从《内经》精神来看，对卒痛的病因多归之于寒，但也可因于热。《素问·举痛论》谓：“寒气客于经脉之中，与炅气相薄，则脉满，满则痛而不可按也。”“热气留于小肠，肠中痛”。或因寒，或因热，总由寒热引起经脉和血气的运行障碍而卒痛。心痛而有身热，则多属热痛。由于心主血脉，心热病则由热邪引起血脉的运行障碍，因此，“卒心痛”为心热病的主要证候。《灵枢·经脉》谓：“心手少阴之脉……是动则病嗌干心痛……”

(3) 烦闷善呕　“烦”，即烦躁。“闷”，即闷乱。“善呕”，即容易恶心。这些症状都可以由于热邪内蕴而发生。“烦闷”，可以定位在心。手厥阴心包所生病谓“烦心心痛”。“呕”，一般定位在脾胃，心和脾胃是母子关系，是火和土的关系，母病可以及子，因此，心热病可以出现恶心呕吐。吴注从肝主呕，肝和心包同属厥阴来解释，似感牵强。

(4) 头痛面赤无汗　心居上焦，为阳中之太阳、主火。因此，火热上冲，心热病可以出现头痛。赤为火色，心在色为赤，其华在面，故病心热可以出现“面赤”。心包经是动病亦有“面赤”症状。《素问·宣明五气篇》谓：“五脏化液，心为汗。”因此，心热病可以出现无汗现象。

(5) 壬癸甚　壬癸在五行属性上属水，水可以克火。心属火，因此，在日甲子逢壬癸水旺之日，对心病不利，可使病情加重。

(6) 丙丁大汗　丙丁在五行属性上属火。心属火，因此，在日甲子逢丙逢丁之日本气自旺，对心病恢复有利，所以可以汗出而愈。

(7) 气逆则壬癸死　“气逆”，指心病重症。根据五行相克之理，心病在日甲子逢壬逢癸水旺之日加重，因此容易在此日死亡。

(8) 刺手少阴、太阳　刺其手少阴心经，手太阳小肠经，泄其心之热邪，而使邪去正安。

本条内容归纳如下：

①心热病的临床特点，可有精神不乐的先兆，继而出现发热、卒心痛、心烦、无汗、面赤、头痛、喜呕的症状。

②心热病的病情间甚及预后判断，与日甲子的五行属性密切相关。逢壬癸日加重，甚则死亡，逢丙丁日则减轻或痊愈。

③心热病的治疗当循经论刺，即刺手少阴心经、手太阳小肠经。

十二、脾热病者，先头重[(1)]，颊痛[(2)]，烦心[(3)]，颜青，欲呕，身热[(4)]；热争则腰痛，不可用俯仰[(5)]，腹满泄[(6)]，两颔痛[(7)]；甲乙甚[(8)]，戊己大汗[(9)]，气逆则甲乙死[(10)]。刺足太阴、阳明[(11)]。

脾病头先重者，脾属湿土，性重，经谓湿之中人也。首如裹，故脾病头先重也。颊，少阳部也，土之与木，此负则彼胜，土病而木病亦见也。烦心，脾脉注心也。颜青欲呕，亦木病也。腰痛不可用俯仰，腰为肾之腑，脾主制水，肾为司水之神，脾病不能制水，故腰痛；再脾病胃不能独治，阳明主约束而利机关，故痛而至于不可用俯仰也。腹满泄，脾经本病也。颔痛，亦木病也。

【讲解】

(1) 脾热病者，先头重　“先头重”，即出现头部沉重的先兆。《素问·生气通天论》谓：“因于湿，首如裹。”头重为湿重的表现。这就是说，脾热病在证候性质上要考虑湿热。

（2）颊痛　“颊”，面之两旁曰颊。“颊痛”，即面颊部疼痛。从经脉循行来看，面颊部与手少阳三焦、足少阳胆和足阳明胃的循行均有关。手少阳三焦循行与之有关：“……其支者，从耳后入耳中，出走耳前，过客主人前，交颊，至目锐眦。”足少阳胆循行与之有关：“起于目锐眦，上抵头角，下耳后，循颊行手少阳之前……其支者，别锐眦，下大迎，合于手少阳，抵于䪼，下加颊车……”足阳明胃经的循行与之有关：“起于鼻之交頞中，旁纳太阳之脉，下循鼻外，入上齿中，还出挟口环唇，下交承浆，却循颐后下廉，出大迎，循颊车，上耳前，过客主人，循发际至额颅。”（《灵枢·经脉》）此三经循行均过颊部。吴注从少阳胆，肝与胆为表里、肝木克脾土来解释，虽无不可，但不如从脾胃本身来解释更直截了当。因为脾与胃相表里，经脉相连，足阳明胃经过颊部，因此，脾热病在阳明经所过之颊部出现疼痛。

（3）烦心　“烦心”，即心中烦乱。“烦心”，《灵枢·经脉》列为太阴脾经所生病的病症之一。热邪上扰心神，则可见烦心之症。

（4）颜青，欲呕，身热　颜青，《太素》、《甲乙经》刊作“颜痛”。颜青，即颜面部发青。青为肝之色。因此，“颜青”可为肝病的表现，多因脾虚肝乘，因此，兼见欲呕、身热，即吴注“土病而木病亦见也”。

（5）热争则腰痛，不可用俯仰　“俯”，即前屈。“仰”，即后仰。“腰痛不可用俯仰”，意即因腰痛而活动受限。吴注从腰为肾之府，腰痛属肾，脾病不能制肾以及“阳明主约束而利机关”来解释。按《灵枢·经脉》明言：“肝足厥阴之脉……是动则病腰痛不可以俯仰……”脾病则所不胜之肝必来乘之，“颜青，欲呕，……腰痛不可以俯仰”，均为脾病肝乘的表现。至于脾病及肾出现的腰痛，应以腰部的困重为特点，性属寒湿，如《金匮要略》对肾着病的描述：“腰以下冷痛，腰重如带五千钱，甘姜苓术汤主之。”关于“阳明主约束而利机关”一句，出自《素问·痿论》：“阳明者，五脏六腑之海，主润宗筋，宗筋主束骨而利机关也。”是从胃为水谷之海，有营养全身的作用，故治痿独取阳明。此处所指“不可俯仰”系因痛而致，非因痿而废，吴注欠妥。

（6）腹满泄　“腹满泄”，即腹胀泻泄，属于脾失运化所致。

（7）两颔痛　“颔”，颏下结喉上，两侧内之空软处曰“颔”。这一部位与足阳明胃经和足少阳胆经的循行均有关。足阳明胃经循行过此处：“其支者，从大迎前下人迎，循喉咙入缺盆”。足少阳胆经循行亦过此处：“其支者，别锐眦，下大迎，合于手少阳，抵于頔下加颊车，下颈合缺盆，以下胸中……”。《灵枢·经脉》足少阳胆经所生病谓“颔痛”。因此，脾胃本经自病或脾病肝乘均可以出现颔痛。

（8）甲乙甚　“甲乙”在五行属性上属木，木可以克土，脾属土，因此在日甲子逢甲乙肝旺之日，对脾病不利，可使病情加重。

（9）戊己大汗　“戊己”在五行属性上属土，脾属土；因此在日甲子逢戊逢己本气自旺之日，有助于脾病的恢复。因此，可以汗出使病情减轻或向愈。

（10）气逆则甲乙死　“气逆”，此指脾热病加重。由于木克土，所以脾病逢日甲子甲乙木旺之日，容易造成死亡。

（11）刺足太阴、阳明　刺足太阴脾经，足阳明胃经，泻其脾胃之热邪，则邪去正安。

本条内容归纳如下：

①脾热病的临床特点，先有头重先兆，继而出现身热、颊痛、颔痛、腰痛、颜青、烦心、呕、腹满泄等症。

②脾热病的病情间甚和预后判断，与日甲子的五行属性密

切相关。逢甲乙日加重，甚则死亡，逢戊己日病减或向愈。

③脾热病的治疗必须针对病位，循经论刺，即刺足太阴脾、足阳明胃经穴位。

十三、肺热病者，先淅然厥，起毫毛，恶风寒(1)，舌上黄，身热(2)；热争则喘咳(3)，痛走胸膺背，不得太息(4)，头痛不堪(5)，汗出而寒(6)；丙丁甚(7)，庚辛大汗(8)，气逆则丙丁死(9)。刺手太阴、阳明，出血如大豆，立已(10)。

肺病先恶风寒者，肺主气，又主皮毛，肺病则气贲郁不得捍卫皮毛也。舌上黄者，肺气不化则湿热聚而为黄苔也（按苔字，方书悉作胎。胎乃胎包之胎，特以苔生舌上，故从肉旁。不知古人借用之字甚多，盖湿热蒸而生苔，或黄、或白、或青、或黑，皆因病之深浅、或寒、或热、或燥、或湿而然，如春夏间石上土坂之阴面生苔者然。故本论苔字，悉从草不从肉）。喘，气郁极也。咳，火克金也。胸膺，背之腑也，皆天气主之，肺主天气，肺气郁极，故痛走胸膺背也，走者，不定之词。不得太息，气郁之极也。头痛不堪，亦天气贲郁之极也。汗出而寒，毛窍开，故汗出，汗出卫虚，故恶寒，又肺本恶寒也。

【讲解】

(1) 肺热病者……恶风寒　“淅然”，形容恶风的样子。“厥”，指发冷。“淅然厥”，意即身冷恶风。“起毫毛”，即汗毛立起。以上都是描述恶风寒之状。肺热病初起恶风寒的原因，吴注谓：“肺病先恶风寒者，肺主气，又主皮毛，肺病则气贲郁不得捍卫皮毛也。”

(2) 舌上黄，身热　“舌上黄”，即舌苔发黄，邪热熏蒸于上所致。手太阴肺经循行过胃：“肺手太阴之脉，起于中焦，下络大肠，还循胃口……”肺热及胃，则胃热上蒸致舌苔黄。

《内经》载察舌苔者极少，此文应属辨舌苔的最早记录，说明早在《内经》时代，已经运用舌诊了。

（3）热争则喘咳　“喘咳”，即气喘，咳嗽。喘咳属于肺病，肺寒肺热均可出现喘咳，此处系指肺热喘咳。

（4）痛走胸膺背，不得太息　“痛走胸膺背”，即胸背痛。“不得太息”，指深呼吸时疼痛加重。是肺热重症的临床表现。吴注把上症出现的原因归为“肺气郁极”，是由于肺热之气郁胸中作痛。故曰：“痛走胸膺背，不得太息。”

（5）头痛不堪　即头痛剧烈，难以忍受。热邪蓄于胸中，不得外泄，上逆而为头痛。张介宾注：“喘逆在肺，气不下行，则三阳俱壅于上，故头痛不堪”王冰注：“肺之络脉，上会耳中，今热气上蒸，故头痛不堪。”（《素问·刺热篇》王注），均属此意。

（6）汗出而寒　此句不好理解。肺热患者热气郁于胸中而出现上述一系列症状。如果得汗，则热邪得随汗泄，或汗出而解，或汗出而减，而非汗出而寒。如果是汗出而寒，则本病应为肺气虚而不是肺热。张介宾注此句时云：“邪热在肺，则皮毛不敛，故汗出而寒。”（《类经》）只是顺文释义，不足为据。吴鞠通注此句云：“毛窍开，故汗出，汗出卫虚，故恶寒，又肺本恶寒也”。后者注文较好。

（7）丙丁甚　丙丁在五行属性上属火，肺属金，火可以克金。因此肺病逢日甲子丙丁之日，病情加重。

（8）庚辛大汗　庚辛在五行属性上属金，肺亦属金。肺病在逢日甲子庚辛日金旺之助，可汗出而愈。

（9）气逆则丙丁死　“气逆”，指肺热病加重。肺热重症逢丙丁火旺之日，金被火克，故不救。

（10）刺手太阴、阳明，……立已　在手太阴、手阳明经指端点刺出血，泻肺与大肠之热邪，热邪一去，病即向愈。

本条内容归纳如下：

①肺热病的临床特点是先恶风寒，继而出现身热、舌黄、喘咳、胸背痛、头痛等症状。

②肺热病的病情间甚和预后判断，与日甲子的五行属性有关。逢丙丁日加重，甚则死亡，逢庚辛日减轻或向愈。

③肺热病的治疗必须针对病位，循经论刺，即针手太阴肺经和手阳明大肠经。

此条与其他四条不同者，在于告诫曰："出血如大豆，立已。"第八条亦谓："浅刺手大指间。"因为，肺主一身之气，肺热病晚期，气阴两竭，不宜放血，防止气阴竭绝而死。吴氏曾告诫："肺之化源绝者死。""化源绝，乃温病第一死法也。"(《温病条辨·上焦篇》)因此，不宜深刺，点刺为止。古人这一经验，需要引起重视。

十四、肾热病者，先腰痛[(1)]，**胻**酸[(2)]，苦渴数饮，身热[(3)]；热争则项痛而强[(4)]，**胻**寒且酸，足下热[(5)]，不欲言[(6)]，其逆则项痛，员员澹澹然[(7)]；戊己甚[(8)]，壬癸大汗[(9)]，气逆则戊己死[(10)]。刺足少阴、太阳[(11)]。

肾病腰先痛者，腰为肾之腑，又肾脉贯脊会于督之长强穴。胻，肾脉入跟中，以上腨内，太阳之脉亦下贯腨内，腨即胻也；酸，热烁液也。苦渴数饮，肾主五液而恶燥，病热则液伤而燥，故苦渴而饮水求救也。项，太阳之脉，从巅入络脑，还出别下项；肾病至于热争，脏病甚而移之腑，故项痛而强也。胻寒且酸，胻义见上，寒，热极为寒也；酸，热烁液也。足下热，肾脉从小指之下，邪趋足心涌泉穴，病甚而热也。不欲言，心主言，肾病则水克火也。员员澹澹，状其痛之甚而无奈也。

【讲解】

(1) 肾热病者，先腰痛　吴注："肾病腰先痛者，腰为肾之府，又肾脉贯脊会于督之长强穴”。甚是。

（2）胻酸　“胻”，即胫骨，一般泛指下肢小腿部。“胻酸”，即小腿酸软无力。吴注谓：“胻，肾脉入跟中，以上腨内，太阳之脉亦下贯腨内，即胻也”。不过，严格说来，“胻”与“腨”是有区别的。“胻”指胫骨而“腨”指小腿部肌肉。“胻”在前面而“腨”在后。

（3）苦渴数饮，身热　即口渴饮水多。肾热病者口渴欲饮水，是因为肾主藏精，肾热则精不能藏，所以出现阴虚，身热。“口渴数饮”，是肾阴损耗的一种自救现象，所以吴注谓：“肾主五液而恶燥，病热则液伤而燥，故苦渴而饮水求救也。”

（4）热争则项痛而强　足太阳膀胱经脉循行过项部，肾与膀胱腑相通。因此，肾热病可以出现项强而痛。吴注：“项，太阳之脉，从巅入络脑，还出别下项，肾病至于热争，脏病甚而移之腑，故项痛而强也。”

（5）胻寒且酸，足下热　足少阴肾之脉从足小指之下斜趋足心，因此，肾热病可以出现足心发热。

（6）不欲言　“言”，即言语。人能正常言语与心有关，亦与肝有关。肾与心为相制关系，与肝为相生关系。肾热病者由于肾阴受损而出现水不济火或水不涵木的情况时，均可出现不欲言语的症状。吴注谓：“心主言，肾病则水克火也。”

（7）其逆则项痛，员员澹澹然　“项痛”，已如上述。“员员”，指头晕。亦有紧张感之意。王冰注：“员员谓似急也。”“澹澹”，同谈。张介宾注：“精神短少也”。吴鞠通在后义解释“下焦温病，热深厥甚，脉细促，心中憺憺大动”时谓：“心之本体欲失，故憺憺然大动也。”是“澹澹”又有空虚之意。全句意即肾热病之重症，头项疼痛甚重，而且头晕心慌亦重。吴注谓：“员员澹澹，状其痛之无奈也。”

（8）戊己甚　戊己在五行属性上属土，土可以克水，肾属水。肾病而逢日甲子戊己土旺之日，病情加重。

(9) 壬癸大汗　壬癸在五行属性上属水，肾属水。肾病在逢日甲子壬癸水旺之日，本气自旺，故可汗出病减或向愈。

(10) 气逆则戊已死　“气逆”指肾病加重，由于土克水，所以肾病逢日甲子戊已土旺之日，容易不救而死。

(11) 刺足少阴、太阳　刺足少阴肾经及足太阳膀胱经的穴位，泻其热邪，邪去正安。

本条内容归纳如下：

①肾热病的临床特点是先有腰痛先兆，继而出现身热、渴饮、项痛、胻酸、足心热、不欲言等症状。

②肾热病的病情间甚和预后判断，与日甲子的五行属性密切相关。逢戊已日加重，甚则死亡，逢壬癸日则病减或向愈。

③肾热病的治疗应针对穴位，循经论刺，即刺足少阴肾经和足太阳膀胱经穴位。

从第十条至第十四条，分述五脏热病的临床表现，病情预后与时间的关系和治疗原则。

吴鞠通历引《内经》论五藏热病经文，除上述具体内容有一定借鉴意义外，主要还在于通过上述经文提示出了对热病进行辨证论治的方法——按脏腑经络定位进行辨证论治。在《内经》中，《素问·至真要大论》病机十九条部分，全面系统地论述了对疾病按脏腑辨证定位问题，在论风、痹、痿、厥诸篇中，也均以五脏进行定位归类。在《金匮要略》中，对五脏风寒积聚，水气病等也都按五脏进行归类诊治，上述“刺热”对热病均按五脏进行分症论治，这说明，早在《内经》时代，不但对内伤诸疾，而且对热性病已经按脏腑经络定位辨证论治了。吴鞠通正是在《内经》按脏腑辨治热病的基础上，提出了以三焦概括脏腑作为温病辨证论治的纲领，这是对《内经》的继承和发展，也是吴氏引经所寓之深意。

十五、肝热病者，左颊先赤；心热病者，颜先赤；

脾热病者，鼻先赤；肺热病者，右颊先赤；肾热病者，颐先赤。病虽未发，见赤色者刺之(1)，名曰治未病(2)。

此节言五脏欲病之先，必各现端绪于其部分，示人早治；以免热争则病重也。

【讲解】

本条述热病要早期诊断和治疗。

(1) 肝热病者，……见赤色者刺之　本条经文出自《素问·刺热篇》，五脏在面部各自有其定位，因此在五脏热病初起，在相应的部位可出现红色。正如原文所言。此为热病出现的先兆，在五脏热病未大发作时，见到相应部位出现红色，刺其相应经脉，除却热邪，即为“病虽未发，见赤色者刺之”。

(2) 名曰治未病　关于“治未病”的涵义，中医经典著作中大致有以下几个方面内容：

①防病于未发之前，即预防为主。见于《素问·四气调神大论》所述。

②治未病脏腑，即根据五脏病循五行相胜之序而传的规律治未病脏腑，防其传变。例如《难经·七十七难》指出：“见肝之病，则知肝当传于之脾，故先实其脾气，无令受肝之邪，故曰治未病焉。”

③掌握适当治疗时机，如《灵枢·逆顺》所述：“上工刺其未生者也，其次，刺其未成者也，其次，刺其已衰者也……方其盛也，勿敢毁伤，刺其已衰，事必大昌。故曰：上工治未病，不治已病。”

④根据“五脏相通”原则，促使未病脏腑对已病脏腑产生治疗作用。如《金匮要略·脏腑经络先后病脉证第一》中所述：“上工治未病，何也？师曰：……脾能伤（制）肾，肾气微弱，则水不行，水不行，则心火气盛，则伤（制）肺，肺被

伤（制），则金气不行，金气不行则肝气盛，则肝病自愈。”

⑤根据面部所见先兆进行早期治疗，如本条所述。关于面部望诊定位的方法，《内经》中所述不尽一致，大致有以下几种提法：

左颊属肝，右颊属肺，颜面部属心，鼻属脾，颐属肾。此即本条所引，《素问·刺热篇》所述。

“明堂骨高以起，平以直，五脏次于中央，六腑挟其两侧，首面上于阙庭，王宫在于下极。”“庭者，首面也。阙上者，咽喉也。阙中者，肺也。下极者，心也。直下者，肝也。肝左者，胆也。下者，脾也。方上者，胃也。中央者，大肠也。挟大肠者，肾也。当肾者，脐也。面王以上者，小肠也。面王以下者，膀胱子处也。”此见于《灵枢·五色》所述。

“故肺病者，喘息鼻张；肝病者眦青；脾病者，唇黄，心病者，舌卷短，颧赤；肾病者，颧与颜黑。”见于《灵枢·五阅五使》中所述。

上述三种提法，观察角度不同，所以提法也就不同，因此在临床具体运用中，仍应互相参考，不可执一而从。

原注简明扼要地点明两点：一是注意观察发病先兆，早期诊断。一是早期治疗。这是本条经文的要义所在。至于经文中所言望诊的具体内容，由于《内经》中提法不尽一致，所以原注对此未赞一词。吴氏这种善于领会经文精神实质而又不死于句下的治学方法，值得我们学习。

十六、《热论》篇(1)：帝曰：热病已愈，时有所遗者，何也？岐伯曰：诸遗者，热甚而强食之，故有所遗也。若此者，皆病已衰而热有所藏，因其谷气相薄，两热相合，故有所遗也。帝曰：治遗奈何？岐伯曰：视其虚实，调其逆从，可使必已也。帝曰：病热当何禁之？岐伯曰：病热少愈，食肉则复，多食则遗，此其禁也。

此节言热病之禁也，语意自明。大抵邪之着人也，每借有质以为依附，热时断不可食，热退必须少食，如兵家坚壁清野之计，必俟热邪尽退，而后可大食也。

【讲解】

本条说明热病的饮食治疗和善后调理原则。

本条说明了以下四个问题：

①热病往往遗有余热。《黄帝内经太素》云："遗，余也。大气虽去，犹有残热在脏腑之内外。因多食，以谷气热与故热相薄，重发热病，名曰余热也。"这就是说，大热虽退，但近期常留有余热未清。

②热病遗留余热的原因主要是强食引起。杨上善谓："强，多也"。即热病期中饮食过多。其机理即原文所述："病已衰而热有所藏，因与谷气相薄，两热结合，故有所遗也。"

③治疗热病余热仍要辨证论治，即"视其虚实，调其逆从"。

④热病患者的饮食调理原则是宜少食、宜清淡。因为"食肉则复，多食则遗"。

吴氏对热病饮食调理，在注文中作了阐发。其一，阐发了热时强食遗热的机理为"邪之着人也，每借有质以为依附"。其二，提出热时禁食，热退少食，食宜清淡，热尽恢复正常饮食的热病进食原则。吴氏十分强调《内经》这一精神，不但阐发经义比较透辟，而在饮食调理上十分严格而具体。他在后文中谓："下后虽然热退，余焰尚存，盖无形质之邪，每借有形质者以为依附，必须坚壁清野，勿令即食。一日后，稍可食清而又淡之物，若稍重浊，犹必复也。""勿者，禁止之词，必者，断然之词也。""下后热退不可即食，食者必复，周十二时后缓缓与食，先取清者，勿令饱，饱则必复，复必重也。”(《温病条辨·中焦篇》)并以五汁饮、牛乳饮等作为热病患者的一种饮食治疗，十分具体，较之前人有关论述，进了一步。

十七、《刺法论》：帝曰：余闻五疫之至，皆相染易，无问大小，病状相似，不施救疗，如何可得不相移易者？岐伯曰：不相染者，正气存内，邪不可干。

此言避疫之道。

按此下尚有避其毒气若干言，以其想青气想白气等，近于祝由家言，恐后人附会之词，故节之，要亦不能外“正气存内、邪不可干”二句之理，语意已尽，不必滋后学之惑也。

【讲解】

本条强调人体正气在防疫中的重要作用。

本条经文引自《素问·刺法论》，按《刺法论》一篇，原文已亡失，故唐·王冰《素问》注本只存篇名，列在第七十二篇。今《刺法论》系后人补入。以“遗篇”附于《素问》书末。后人多认为系宋人伪托文字。但吴氏所引此段文字，是符合《内经》的基本精神的。特别是“正气存内，邪不可干”一句，更为后世医家广为引用和肯定。吴氏引经目的在于说明温疫具有传染性。强调人体正气在防疫方面具有重要作用。

本条经文说明以下三点：

①温疫有多种，即有所谓“五疫”。

②温疫属于传染病，可以相互传染，即所谓“皆相染易”，其与临床表现基本相同，发病急，死亡率高，即“无问大小，病状相似，不施救疗”。

③传染与否，主要取决于人体对疫邪的抵抗能力，正气强者，不被传染，即“正气存内，邪不可干”。

吴氏在注文中除强调“正气存内，邪不可干”这一主要精神之外，对删节掉一段文字作了说明和批判。这段文字是："避其毒气，天牝从来，复得其往，气出于脑，即不邪干。气出于脑，即室先想心如日。欲将入于疫室，先想青气自肝而出，左行于东，化作林木。次想白气自肺而出，右行于西，化作戈甲。次想赤气自心而出，南行于上，化作焰明。次想黑气自肾而出，北行于下，化作水。次想黄气自脾而出，存于中央，化作土。五气护身之华，以想头上如北斗之煌煌，然后可入于疫室。"之后，又提到"三浴以药泄汗"，"每日望东吸日华气一口"、口服小金丹等等防疫方法。吴氏认为这些"近于祝由家言"，虑"滋后学之惑"，故删去不录。吴氏一贯主张，对经典著作及古人经验采取有扬有弃的分析批判态度，这是非常可贵的。但是，对如何保存正气以避疫邪还必须有具体的内容和方法。"五气护身"，固然荒诞，但是如"避其毒气，天牝从来"，明明是言要避免呼吸道传染，重视隔离。"吸日华气一口"，系言呼吸疗法。"口服小金丹"，系言药物预防，实为预防措施，可供参考。说明对这段文字，应具体内容具体分析，亦不宜全盘否定。

十八、《玉版论要篇》曰：病温虚甚死。

病温之人，精血虚甚，则无阴以胜温热，故死。

【讲解】

本条讲正气在温病转归中的重要作用。

《玉版论要》《素问》篇名，该篇主要讨论色脉诊。王冰注文谓："甚虚而病温，温气内涸其精血，故死。"吴氏在王冰注文的基础上，对"虚"字作了进一步阐发，谓："病温之人，精血虚甚，则无阴以胜温热，故死。"经文对"虚"字，并非单指阴虚，既指精血虚，也指气虚。根据《内经》阴阳互根的观点，"虚"，应包括阴虚和气虚两个方面。气虚者病温，预后同样不良。这是吴氏强调温病阴虚为本的学术思想的反映，但不一定就是《内经》经文的本义。

十九、《平人气象论》(1) 曰：人一呼脉三动，一吸脉三动而躁，尺热曰病温，尺不热脉滑曰病风，脉涩曰痹。

呼吸俱三动，是六、七至脉矣，而气象又急躁，若尺部肌肉热，则为病温。盖温病必伤金水二脏之津液，尺之脉属肾，尺之穴属肺也，此处肌肉热，故知为病温。其不热而脉兼滑者，则为病风，风之伤人也，阳先受之，尺为阴，故不热也。如脉动躁而兼涩，是气有余而血不足，病则为痹矣。

【讲解】

本条讲温病脉象特点及与其他疾病的鉴别。

《平人气象论》，《素问》篇名，该篇主要讨论脉诊。

本条经文说明两个问题：

①温病的脉象特点是躁而数，即一次呼吸，脉跳六七次。《内经》谓正常人一次呼吸脉来四五次。脉来六七次，按每分钟呼吸十八次计算，脉率约一百一十二次，显然增快。脉快同时又有尺肤灼热，吴氏指“尺部肌肉热”，为尺肤热，则可以诊断温病。

②讨论温病与风、痹的鉴别诊断。单凭脉快一项还不能诊断温病，风、痹均可出现脉快。其鉴别点一是看同时有无尺肤发热，脉快而尺肤发热者为温病，脉快而尺肤不发热者是风湿和痹症。二是除尺肤发热外，还要看脉的滑涩，脉滑为风，脉涩为痹。

从吴注“尺之脉属肾，尺之穴属肺”来看，把“尺”仅解释为寸口尺脉，不够全面。关于“尺肤”的解释和讨论，参见原病篇第七条讲解。

小　结

一、本篇选引了《内经》有关温、热、暑病的经文十九条。这十九条经文比较全面地、集中地反映了《内经》对温热病的病因、病机、证候、诊断、治疗及预防等方面的系统认识，吴氏以此作为《温病条辨》一书的理论基础。

二、本篇在温病的命名上，明确指出温病是根据发病季节命名的，这就是原文所谓的“凡病伤寒而成温者，先夏至日者为病温，后夏至日者为病暑”。指出温病的一般特点：温病是一种常见病、多发病；温病的发病时间具有明显的季节性，多发于春，但不限于春；温病具有传染性和流行性；温病以发热为主症；温病包括多种急性热病。

三、本篇在温病的病因认识方面，明确指出温病的致病外因与季节气候严重反常及时行疠气特别是与反常的温热有关；内因与生活起居、情志失调、失养伤正与精虚有关。这就如原文所谓的“叙气运，原温病之始也”；“厉大至，民善暴死”；“喜怒不节，寒暑过度，生乃不固”；“藏于精者，春不病温”。

四、本篇在温病的病机上明确指出温病的病机为正邪交争，在病位上人体五脏均可感邪发病；在病性上主要为热证，这就是原文所谓的“心热”、“脾热”、“肺热”、“肾热”、“肝热”。“阳热盛，阴精虚”，“病温虚甚死”。

五、本篇在温病的临床表现上明确指出温病的主要临床表现是：高热、汗出、烦渴、脉盛躁。这就原文所谓的“尺肤热盛，脉盛躁者，病温也”。“苦渴、数饮、身热”。

六、本篇在温病的治疗方面指出清热养阴治疗温病的根本大法，这就是原文指出的“泻其热而出其汗，实其阴以补其不足”。在治疗方法上，以针刺为主。在治疗原则上，提出了“治未病”的早期诊断治疗原则。这就是：“病虽未发，见赤色刺之，名曰治未病”。

七、本篇在温病的针刺治疗上明确指出必须辨病位、辨病性、循经论治及早期治疗。这也就是原文中所谓的“心热病者……刺手少阴太阳。”“脾热病者……刺足太阴阳明。”肺热病者……刺手太阴阳明。”“肾热病者，……刺足少阴太阳。”“肝热病者……刺足厥阴少阳。”

八、本篇在温病的预后判断上明确指出温病如见“汗出辄复热”，“脉躁急不为汗衰”，“狂言不能食”等症状时，预后不良，多属死证。这也就是原文所谓的“病名阴阳交，交者必死”。

九、本篇在温病的预防上明确指出保持人体正气是预防温病最好的方法。因而，养正也就是预防温病的根本措施。这也就是原文所谓的：“不相染者，正气存内，邪不可干”。

综观“原病篇”的上述论述，说明《内经》已具有了一个初具规模的温热病的辨证论治大纲。《温病条辨》对温病的辨证论治，可以说无不源于《内经》。是对《内经》论温的全面继承和发扬。吴鞠通正是在这一坚实的理论基础之上，总结个人经验，汲取后世医家的经验和长处，从而完成了温病辨证论体系的构建和完善工作。正如吴氏在《凡例》中所述：“瑭故历取诸贤精妙，考之《内经》，参以心得，为是论之作。”可以说，“原病十九条”为温病辨证论治体系的建立和完成，奠定了坚实的理论基础。

卷一　上焦篇[1]

（法五十八条，方四十六首）

风温　温热　温疫　温毒　冬温[2]

【讲解】

吴鞠通论温病，提出以三焦概括五脏，构建了一个以三焦为纲，病名为目，温热、湿热分类的辨证论治体系。从上焦篇的“目录”中，体现了这一体系的特点：其一，以上、中、下三焦为纲，论列温病的辨证论治；其二，以九种病名为目分述温病的辨病论治，其中“暑温”与“伏暑”同属暑病，寒湿则作为“湿温”的对照文字，“补秋燥胜气论”与“秋燥”并列，以得凉燥、温燥之全。其三，从性质上按是否挟湿把九种温病归为两大类，风温、温热、温疫、温毒、冬温属不挟湿的温热类，暑温、湿温属挟湿的湿热类，“温疟”则与湿温相关，故亦列入。

（1）上焦篇　《灵枢·营卫生会》：“上焦出于胃上口，并咽以上，贯膈而布胸中，……中焦亦出胃中，出于上焦之后……泌糟粕、蒸津液，化其精微，上注于肺脉，乃化而为血，……下焦者，别回肠，注于膀胱而渗入焉。”指出了三焦的部位划分和三焦的功用是流通气血，疏通水道。吴氏对三焦的运用是引叶天士“仲景伤寒先分六经，河间温热须究三焦”之意。其基本意义和卫气营血一样，也是作为温病临床辨证施治的准则。叶氏明确提出：“温邪上受，首先犯肺”。“上受”、“犯肺”，指出了温病的传变规律，是由上而下。吴鞠通进一步指出："温病由口鼻而入，鼻气通于肺，口气通于胃，肺病逆传则为心包。上焦病不治则传中焦，胃与脾也；中焦病不治，即传下焦，肝与肾也。始上焦，终下焦。"（《温病条辨·中焦病》）《温病条辨》就是以三焦为纲、病名为目来阐述温病辨证论治的，上焦温病包括肺和心两个系统的证候。温病初起，主要表现为手太阴肺经的证候，其顺传为中焦脾与胃的证候；其逆传为邪入心包的证候。上焦篇主要是讨论温病初期的辨证论治。

（2）风温、温热、温疫、温毒、冬温　《温病条辨》明确指出：温病有九种，即下文中所述的"温病者、有风温、有温热、有温疫、有温毒、有暑温、有湿温、有秋燥、有冬温、有温疟"。但《温病条辨》又明确指出：温病从性质上又可分为兼湿与不兼湿两大类。所以该书在编写体例上，以兼湿与不兼湿两大类来加以论述。九种温病中，风温、温热、温疫、温毒、冬温基本上属于温病之不兼湿一类，在治疗原则上基本一样，故该书把这五种列属一类。

一、温病者：有风温(1)、有温热(2)、有温疫(3)、有温毒(4)、有暑温(5)、有湿温(6)、有秋燥(7)、有冬温(8)、有温疟(9)。

此九者，见于王叔和《伤寒例》中居多，叔和又牵引《难经》之文以神其说。按时推病，实有是证，叔和治病时，亦实遇是证。但叔和不能别立治法，而叙于《伤寒例》中，实属蒙混，以《伤寒论》为治外感之妙法，遂将一切外感悉收入伤寒例中，而悉以治伤寒之法治之。后人亦不能打破此关，因仍苟简，千余年来，贻患无穷，皆叔和之作俑，无怪见驳于方有执、喻嘉言诸公也。然诸公虽驳叔和，亦未曾另立方法，喻氏虽立治法，仍不能脱却伤寒圈子，弊与叔和无二，以致后人无所遵依。本论详加考核，准古酌今，细立治法，除伤寒宗仲景法外，俾四时杂感，朗若列眉；未始非叔和有以肇其端，东垣、河间、安道、又可、嘉言、天士宏其议，而瑭得以善其后也。

风温者，初春阳气始开，厥阴行令，风夹温也。温热者，春末夏初，阳气弛张，温盛为热也。温疫者，厉气流行，多兼秽浊，家家如是，若役使然也。温毒者，诸温夹毒，秽浊太甚也。暑温者，正夏之时，暑病之偏于热者也。湿温者，长夏初秋，湿中生热，即暑病之偏于湿者也。秋燥者，秋金燥烈之气也。冬温者，冬应寒而反温，阳不潜藏，民病温也。温疟者，阴气先伤，又因于暑，阳气独发也。

按：诸家论温，有顾此失彼之病，故是编首揭诸温之大纲，而名其书曰《温病条辨》。

【讲解】

本条是讲温病范围内各种病变的分类，其致病原因，是感受风、寒、暑、湿、燥、热之邪而表现的各种病证。因此，吴氏把温病分为九种，即：风温、温热、温疫、温毒、暑温、湿温、秋燥、冬温、温疟。

（1）风温　风温是感受风热之邪所引起的急性外感病。多发病于春、冬两季，如冬令气候失常，应寒而反温，及初春阳始升而气温，叶天士指出：“风温者，春月受风，其气已温。”又“春为厥阴风木行令，风温之邪，感之于人，发为风温。”（《临证指南医案·幼科要略》）

（2）温热　温病多发病于春末夏初，《素问·脉要精微论》曰：“彼春之暖，为夏之暑。”暖而温也，热之渐也，然夏未至则不热，故病发犹曰温。是在春末气候已温暖，夏初温热不盛之时，此时感受温邪，即为温热。

（3）温疫　温疫是一种具有传染性和流行性的疾病，《素问·刺法论》曰：“五疫之至，皆相染易，无问大小，病状相似。”五疫是指风、寒、暑、湿、燥中的秽浊之气，这种气，亦称厉气。所以吴注谓：“温疫者，厉气流行，多兼秽浊，家家如是，若役使然也。”因其流行极广而迅速，所以有“天行之病，大则流毒天下，次则流毒一方”之说。说明本病有很强的传染性和流行性，即称之温疫。

（4）温毒　温毒指风温、温热、热毒之邪，秽毒之气，感之于人，内壅肺胃，侵入营分，可及上下内外，毒遍全身者，引起发斑、发疹等症；毒气上腾，引起头部肿大、发颐、喉部肿痛等症；热毒下移于肠，而为疫毒痢。此外，还有各种无名肿毒、疮毒等症。此称为温毒。

（5）暑温　暑温发生于盛夏季节，是感受暑热之邪而引起的急性热病。吴氏认为“暑之偏热者为暑温”。因盛夏暑热既盛，而雨湿又较多，湿气亦重，湿气与热邪相合，即为暑温。暑必兼湿，所以，暑温兼湿，乃湿轻热重之证。

（6）湿温　湿温发生于夏末秋初，是暑雨较多，地湿上蒸的季节。人在气交之中，感受湿热而引起的温病，为湿温。故吴氏谓：“暑兼湿热，偏于暑之湿者为湿温。”湿温病有湿热并重者，亦有湿重于热者。若热重于湿者则为暑温。在临证时，必须详察病情。

（7）秋燥　吴注：“秋燥者，秋金燥烈之气也。”秋燥是秋天气候干燥清凉，新感秋令凉燥之气即发的外感热病。秋天气候有偏热、偏凉的不同，所以，秋燥又有温燥、凉燥之别。若久晴无雨，秋阳以曝，感之者多为温燥；若秋深初凉，西风肃杀，感之者多为风燥，又称凉燥。但均属秋季燥邪致病，故名曰秋燥。

（8）冬温　温病发生于冬季，感受非时之暖而病者，为冬温。吴注：“冬应寒而反温，阳潜藏，民病温也。”若冬季天气应寒冷，为气候正常，如感寒致病，属于伤寒。但若气候反常应寒而不寒，反暖，非其时而有其反常之气，感之而病者，即属冬温。

（9）温疟 《素问·疟论》："此先伤于风而后伤于寒，故先热而后寒也，亦以时作，名曰温疟。"温疟的临床表现，以先热后寒，热多寒少为主。由于先伤于风，后伤于寒，邪气内伏，以致阴气先伤，伏邪因新感而诱发，即为温疟。

【临证意义】

本条根据温病的致病因素、发病季节及临床特点，把温病分为九种。从上述九种温病可以看出，温病的范围实际上已经包括了一年中各个季节的外感热病。这九种病名，中医临床上至今仍在沿用。因此，临证时可以按此对发生的外感急性热病作出病名诊断。而这些疾病发生与否，人体正气的强弱（即抗病能力的强弱）是决定因素。此九种温病，临床上必须注意致病因素和季节气候的变化，才能作出正确的诊断和治疗。

二、凡病温者，始于上焦[(1)]，在手太阴[(2)]。

伤寒由毛窍而入，自下而上，始足太阳。足太阳膀胱属水，寒即水之气，同类相从，故病始于此。古来但言膀胱主表，殆未尽其义。肺者，皮毛之合也，独不主表乎？（按人身一脏一腑主表之理，人皆习焉不察。以三才大道言之：天为万物之大表，天属金，人之肺亦属金，肺主皮毛，《经》曰：皮应天，天一生水；地支始于子，而亥为天门，乃贞元之会；人之膀胱为寒水之腑；故俱同天气，而俱主表也！）治法必以仲景六经次传为祖法。温病由口鼻而入，自上而下，鼻通于肺，始手太阴。太阴金也，温者火之气，风者火之母，火未有不克金者，故病始于此，必从河间三焦定论。再寒为阴邪，虽《伤寒论》中亦言中风，此风从西北方来，乃觱发之寒风也，最善收引，阴盛必伤阳，故首郁遏太阳经中之阳气，而为头痛身热等证。太阳阳腑也，伤寒阴邪也，阴盛伤人之阳也。温为阳邪，此论中亦言伤风，此风从东方来，乃解冻之温风也，最善发泄，阳盛必伤阴，故首郁遏太阴经中之阴气，而为咳嗽自汗口渴头痛身热尺热等证。太阴阴脏也，温热阳邪也，阳盛伤人之阴也。阴阳两大法门之辨，可了然于心目间矣。

夫大明生于东，月生于西，举凡万物，莫不由此少阳、少阴之气以为生成，故万物皆可名之曰东西。人乃万物之统领也，得东西之气最全，乃与天地东西之气相应。其病也，亦不能不与天地东西之气相应。东西者，阴阳之道路也。由东而往，为木、为风、为湿、为火、为热，湿土居中，与火交而成暑，火也者，南也。由西而往，为金、为燥、为水、为寒，水也者，北也。水火者，阴阳之征兆也；南北者，阴阳之极致也。天地运行此阴阳以化生万物，故曰天之无恩而大恩生。天地运行之阴阳和平，人生之阴阳亦和平，安有所谓病也哉！天地与人之阴阳，一有所偏，即为病也。偏之浅者病浅，偏之深者病深；偏于火者病温、病热，偏于水者病清、病寒，此水火两大法门之辨，医者不可不知，烛其为水之病也，而温之热之；烛其为火之病也，而凉之寒之，各救其偏，以抵于平和而已。非如鉴之空，一尘不染，如衡之平，毫无倚着，不能暗合道妙，岂可各立门户，专主于寒热温凉一家之论而已哉！瑭因辨寒病之原于水，温病之原于火也，而并及之。

【讲解】

本条是讲温病病邪首先侵入的途径与定位。

（1）凡病温者，始于上焦　“上焦”，从人体脏腑来说，包括肺与心。温病病邪，首先从口鼻而入，自上而下。鼻通于肺，故温病始于肺，故曰：“凡病温者，始于上焦。”

（2）在手太阴　“手太阴”指肺经经脉。这与叶天士“温邪上受，首先犯肺”的论点是一致的。温邪由口鼻而入，鼻气通于肺，肺与皮毛相合而统卫气。病邪侵入，肺卫首当其冲，所以表现的症状，亦是肺卫之表证，故曰“在手太阴”。

对于温病的诊断和治疗，必须注意其病程及症状表现，如系病邪在肺，出现卫分表证者，则必须从上焦温病论治。

三、太阴之为病[(1)]，脉不缓不紧而动数[(2)]，或两寸独大[(3)]，尺肤热[(4)]，头痛，微恶风寒，身热自汗，口渴，或不渴，而咳，午后热甚者[(5)]，名曰温病。

不缓，则非太阳中风矣；不紧，则非太阳伤寒矣；动数者，风火相煽之象，经谓之躁；两寸独大，火克金也。尺肤热，尺部肌肤热甚，火反克水也。头痛、恶风寒、身热自汗，与太阳中风无异，此处最足以相混，于何辨之？于脉动数，不缓不紧，证有或渴、或咳、尺热，午后热甚辨之。太阳头痛，风寒之邪，循太阳经上至头与项，而项强头痛也。太阴之头痛，肺主天气，天气郁，则头亦痛也，且春气在头，又火炎上也。吴又可谓浮泛太阳经者，臆说也。伤寒之恶寒，太阳属寒水而主表，故恶风寒、温病之恶寒，肺合皮毛而亦主表，故亦恶风寒也。太阳病则周身之阳气郁，故身热；肺主化气，肺病不能化气，气郁则身亦热也。太阳自汗，风疏卫也；太阴自汗，皮毛开也，肺亦主卫。渴，火克金也。咳，肺气郁也。午后热甚，浊邪归下，又火旺时也，又阴受火克之象也。

【讲解】

本条是讲上焦温病的脉象和主要证候。

（1）太阴之为病　“太阴”此处指“手太阴”，亦即温病初起，病位在手太阴肺。

（2）脉不缓不紧而动数，人体正常脉率，一般在每分钟70～80次之间。每分钟70次以下、60次以上曰缓，60次以下曰迟，80次以上曰数。脉搏紧张强实有力，且轻按即得曰紧，一般流利有力曰动。“脉不缓不紧而动数”，意即上焦温病的脉象以数脉为主。

(3) 或两寸独大“两寸”，即两手寸脉。两手寸脉可诊察人体心肺之气。上焦温病，病在心肺，所以在脉象上可以出现两手寸脉偏大的现象。可以出现，并不等于必然出现，所以原文谓“或两寸独大”。

(4) 尺肤热 “尺肤”有两种解释：其一，指全身皮肤，见《灵枢·论疾诊尺》所述；其二，指人体前臂的皮肤。吴鞠通原注：“尺肤热，尺部肌肤热甚”。看来吴氏这里所指的尺肤，是指人体前臂部的皮肤。不过从温病的临床实际情况来看，温病发热多是全身发热，前臂独热的情况不多，所以我们认为“尺肤热”仍以解释为全身皮肤发热为好。

(5) 午后热甚 指午后发热或午后发热加重。上述情况，属阴虚者居多。温病，从疾病性质来看，属温热阳邪，阳盛则伤阴，多属阴虚，所以说“午后热甚”。

【临证意义】

(1) 本条列举了上焦温病的典型脉证，为临床诊断上焦温病提供了依据。

(2) 午后发热或午后热甚的病症，一般有以下三种情况：其一，阴虚发热，此类发热，除午后发热为甚的特征外，其他临床表现，均有阴虚症征，如文中所述：脉数或两寸独大，身热，自汗，口渴等等；其二，血瘀发热，此类发热一般也多在午后，但有血瘀症征，如癥瘕积聚，口渴不欲饮，含漱为快，脉沉涩等等；其三，湿热发热，此类发热一般也都在午后，但有湿热症征，如本书上焦湿温第四十三条中所述“头痛恶寒，身重疼痛，舌白不渴，脉弦细而濡，面色淡黄，胸闷不饥，午后身热，状若阴虚，病难速已”等等。本条在午后发热或午后热甚的辨证论治方面，提出了鉴别诊断上的重要依据。

四、太阴风温、温热、温疫、冬温[1]，初起恶风寒者，桂枝汤主之[2]；但热不恶寒而渴者，辛凉平剂银翘散主之[3]。温毒、暑温、湿温、温疟，不在此例[4]。

按：仲景《伤寒论》原文，太阳病但恶热不恶寒而渴者，名曰温病，桂枝汤主之。盖温病忌汗，最喜解肌，桂枝本为解肌，且桂枝芳香化浊，芍药收阴敛液，甘草败毒和中，姜、枣调和营卫，温病初起，原可用之。此处却变易前法，恶风寒者主以桂枝，不恶风寒主以辛凉者，非敢擅违古训也。仲景所云不恶风寒者，非全不恶风寒也，其先亦恶风寒，迨既热之后，乃不恶风寒耳，古文简、质，且对太阳中风热时亦恶风寒言之，故不暇详耳。盖寒水之病，冬气也，非辛温春夏之气，不足以解之，虽曰温病，既恶风寒，明是温自内发，风寒从外搏，成内热外寒之证，故仍旧用桂枝辛温解肌法，俾得微汗，而寒热之邪皆解矣。温热之邪，春夏气也，不恶风寒，则不兼寒风可知，此非辛凉秋金之气，不足以解之。桂枝辛温，以之治温，是以火济火也，故改从内经“风淫于内、治以辛凉、佐以苦甘”法。

桂枝汤方

桂枝六钱　芍药（炒）三钱　炙甘草二钱　生姜三片　大枣（去核）两枚

煎法服法，必如伤寒论原文而后可，不然，不惟失桂枝汤之妙，反生他变，病必不除。

辛凉平剂银翘散方

连翘一两　银花一两　苦桔梗六钱　薄荷六钱　竹叶四钱　生甘草五钱　芥穗四钱　淡豆豉五钱　牛蒡子六钱

上杵为散，每服六钱，鲜苇根汤煎，香气大出，即取服，勿过煎。肺药取轻清，过煎则味厚而入中焦矣。病重者，约2时1服，日3服，夜1服；轻者3时1服，日2服，夜1服；病不解者，作再服。盖肺位最高，药过重，则过病所，少用又有病重药轻之患，故从普济消毒饮时时清扬法。今人亦间有用辛凉法者，多不见效，盖病大药轻之故，一不见效，随改弦易辙，转去转远，即不更张，缓缓延至数日后，必成中下焦证矣。胸膈闷者，加藿香三钱、郁金三钱，护膻中；渴甚者，加花粉；项肿咽痛者，加马勃、元参；衄者，去荆芥穗、豆豉，加白茅根三钱、侧柏炭三钱、栀子炭三钱；咳者，加杏仁利肺气；二、三日病犹在肺，热渐入里，加细生地、麦冬保津液；再不解，或小便短者，加知母、黄芩、栀子之苦寒，与麦、地之甘寒，合化阴气，而治热淫所胜。

【方论】 按：温病忌汗，汗之不惟不解，反生他患。盖病在手经，徒伤足太阳无益；病自口鼻吸受而生，徒发其表亦无益也。且汗为心液，心阳受伤，必有神明内乱、谵语癫狂、内闭外脱之变。再，误汗虽曰伤阳，汗乃五液之一，未始不伤阴也。《伤寒论》曰："尺脉微者为里虚，禁汗，"其义可见。其曰伤阳者，特举其伤之重者而言之耳。温病最善伤阴，用药又复伤阴，岂非为贼立帜乎？此古来用伤寒法治温病之大错也。至若吴又可开首立一达原饮，其意以为直透膜原，使邪速溃，其方施于藜藿壮实人之温疫病，容有愈者，芳香辟秽之功也；若施于膏粱纨绔，及不甚壮实人，未有不败者。盖其方中首用槟榔、草果、厚朴为君：夫槟榔，子之坚者也，诸子皆降，槟榔苦辛而温，体重而坚，由中走下，直达肛门，中下焦药也；草果亦子也，其气臭烈大热，其味苦，太阴脾经之劫药也；厚朴苦温，亦中焦药也。岂有上焦温病，首用中下焦苦温雄烈劫夺之品，先劫少阴津液之理！知母、黄芩，亦皆中焦苦燥里药，岂可用乎？况又有温邪游溢三阳之说，而有三阳经之羌活、葛根、柴胡加法，是仍以伤寒之法杂之，全不知温病治法，后人止谓其不分三焦，犹浅说也。其三消饮加入大黄、芒硝，惟邪入阳明，气体稍壮者，幸得以下而解，或战汗而解，然往往成弱证，虚甚者则死矣。况邪有在卫者，在胸中者，在营者，入血者，妄用下法，其害可胜言耶？岂视人与铁石一般，并非气血生成者哉？究其始意，原以矫世医以伤寒法治病温之弊，颇能正陶氏之失，奈学未精纯，未足为法。至喻氏、张氏多以伤寒三阴经法治温病，其说亦非，以世医从之者少，而宗又可者多，故不深辩耳。本方谨遵《内经》“风淫于内，治以辛凉，佐以苦甘；热淫于内，治以咸寒，佐以甘苦”之训。（王安道《溯洄集》，亦有温暑当用辛凉不当用辛温之论，谓仲景之书，为即病之伤寒而设，并未尝为不即病之温暑而设。张凤逵集治暑方，亦有暑病首用辛凉，继用甘寒，再用酸泄酸敛，不必用下之论，皆先得我心者），又宗喻嘉言芳香逐秽之说，用东垣清心凉膈散，辛凉苦甘。病初起，且去入里之黄芩，勿犯中焦；加银花辛凉，芥穗芳香，散热解毒；牛蒡子辛平润肺，解热散结，除风利咽；皆手太阴药也。合而论之，经谓“冬不藏精，春必温病”，又谓“藏于精者，春不病温”，又谓“病温虚甚死”，可见病温者，精气先虚，此方之妙，预护其虚，纯然清肃上焦，不犯中下，无开门揖盗之弊，有轻以去实之能，用之得法，自然奏效，此叶氏立法，所以迥出诸家也。

【讲解】

本条是讲温病初起的治法，将热病初起的治法分为辛温解肌与辛凉解表两大类。

（1）太阴风温、温热、温疫、冬温　“太阴”指手太阴。“太阴风温、温热、温疫、冬温”指风温、温热、温疫、冬温等不挟湿的四种温病发生在上焦者。

（2）初起恶风寒者，桂枝汤主之　桂枝汤为调和营卫方，可以解肌。所谓“调和营卫”，即调和人体气血以增强人体生理调节、代偿及抵抗能力；所谓“解肌”，即解除人体肌表因致病因素作用而产生的障碍，以增强人体肌表调节体温的能力。由于桂枝汤的作用如此，所以桂枝汤在急性热病初起时可以用以解热，在非急性热病由于肌表调节功能障碍而发生的汗出异常，如自汗、盗汗等等，也可以用以止汗。温病初起而有恶风或恶寒者，说明里热并非炽盛，因此也可以用桂枝汤解肌以增强其肌表调节能力，从而达到解热的治疗效果。

《伤寒论》中太阳中风，仲景用桂枝汤，其治疗机理即如上述。因为从原则上说，太阳温病，即对于温病之在太阳阶段者，仲景也并不绝对禁忌汗法，但《伤寒论》却无“太阳病，但恶热不恶寒而渴者，名曰温病，桂枝汤主之”原文。吴氏为了要在《伤寒论》中找到论据，竟不惜篡改《伤寒论》原文，殊失严谨。这里应指出：吴氏论温病也用桂枝汤立论，提出桂枝汤，颇有学术见识，值得临床参考。

（3）但热不恶寒而渴者，辛凉平剂银翘散主之 “但热不恶寒而渴”，乃温邪壅肺，肺气郁闭，故用清凉辛开之平剂银翘散，以宣肺解表，清热解毒。

银翘散方为吴鞠通自制方。据吴氏自谓：“本方谨遵《内经》风淫于内，治以辛凉，佐以苦甘；热淫于内，治以咸寒，佐以甘苦之训，又宗喻嘉言芳香逐秽之说，用东垣清心凉膈散，辛凉苦甘。病初起，且去入里之黄芩，勿犯中焦；加银花辛凉，芥穗芳香，散热解毒；牛蒡子辛平润肺，解热散结，除风利咽；皆手太阴药也。”说明了本方是根据《内经》对于温热病的用药原则，以李东垣清心凉膈散方为基础加减而成。

本方组成药物，基本上可以分为三类，第一类：银花、连翘、竹叶、芦根，为清热药；第二类：牛蒡子、桔梗、甘草，为祛痰止咳药；第三类：荆芥穗、薄荷叶、淡豆豉，为疏风解表药。从以上分类可以看出，本方是以清热为主，合以祛痰，佐以疏风。与前述桂枝汤比较，前者重在解表，而本方重在清热。因此本方适用于“太阴风温、温热、温疫、冬温，初起……，但热不恶寒而渴者”。

（4）温毒、暑温、湿温、温疟，不在此例 “温毒”者，由于火热重而兼秽浊，因此初起即应重在清热解毒。“暑温”、“湿温”属温病之挟湿者，宜用芳香化浊、清暑化湿之剂。“温疟”即由于里热盛，先热后寒，与温热也不同。所以这几种温病，须另作讨论，故云“不在此例”。

【临证意义】

（1）本条将温热病初起时证候分为初起恶风寒和初起不恶风寒、但热而渴两大类，前者是风寒束表，以解表为主，方用桂枝汤；后者是热壅于肺，以清热为主，方用银翘散。前者用辛温，后者用辛凉。因此外感急性热病初起辛温解表或辛凉解表，是临证中一般最常用的治法。

（2）本条原注十分重视煎煮及服用方法。在桂枝汤方后注谓：“煎法服法，必如《伤寒论》原文而后可，不然不惟失桂枝汤之妙，反生他变，病必不除。”在银翘散方后注谓：“上杵为散，每服六钱，鲜芦根汤煎，香气大出，即取服，勿过煎，肺药取轻清，过煎则味厚而入中焦矣。病重者，约二时一服，日三服，夜一服。轻者三时一服，日二服，夜一服，病不解者，作再服。”这些都是十分宝贵的经验。今人用桂枝汤、银翘散时，按上述服法者极少。有的甚至把银翘散做成冲剂．蜜丸，完全失去了吴氏所强调的：“勿过煎，肺药取轻清，”有的均按早、晚各一服的常规服药，因而疗效不佳。我们在临证中运用上述方剂时，必须加以注意。

（3）临床运用银翘散来治疗多种急性传染病，如上感、流感、急性扁桃体炎、流脑、乙脑、钩端螺旋体病、流行性出血热等初起阶段，取得了显著疗效。如陕西省中医研究院米伯让老大夫治疗钩端螺旋体病，中医辨证为卫分证，接诊者 196 例，体温均在 39℃以上，全部用银翘散治愈，平均两天退热。治疗 21 例流行性出血热，14 例用银翘散退热，而且以后各期临床过程，或不出现，或减轻。

五、太阴温病，恶风寒，服桂枝汤已，恶寒解[1]，余病不解者，银翘散主之[2]；余证悉减者，减其制[3]。

太阴温病，总上条所举而言也。恶寒已解，是全无风寒，止余温病，即禁辛温法，改从辛凉。减其制者，减银翘散之制也。

【讲解】

本条讲温病初起表寒已解，温邪未清治以辛凉解表法。

（1）太阴温病……恶寒解　此乃承上条而言，全句意即温病初起恶风寒时用桂枝汤。“恶寒解”说明表寒已解，不可再用辛温解表。

（2）余病不解者，银翘散主之　“余病”指除恶风寒以外的其余症状，亦即前文所述：“脉不缓不紧而动数，或两寸独大，尺肤热，头痛……身热自汗，口渴，或不渴而咳，午后热甚”等症状仍然存在。“余病不解”说明表寒解后、里热未清，从“余病”的症状来看，必须继用清透热邪为主的辛凉平剂银翘散治之。

关于初起用桂枝汤散表寒，用银翘散清透温邪。吴氏谓：“本论第一方用桂枝汤者，以初春余寒之气未消，虽曰风温(系少阳之气)，少阳紧承厥阴，厥阴根乎寒水，初起恶寒之证尚多，故仍以桂枝为首……本论方法之始，实始于银翘散。”(《温病条辨·杂说》)

（3）余证悉减者，减其制　“余证”即上述的“余病”。“余病悉减”指服银翘散后症状均有减轻，但未尽愈，故必须“减其制”继续治疗。“减其制”是根据病减的症状适当减少药味、减轻药量，以免病减药重之弊。这是吴氏在灵活应用时的精心之处。

【临证意义】

太阴温病，用辛温解表的桂枝汤，不是治疗本病的常法，而是暂用的变法。如温病初起没有“恶风寒”或者是“微恶风寒”，此法是禁用之例。“服桂枝汤已”，从“已”字看，说明在表之风寒已解，故辛温之剂不能久用，必须改用辛凉平剂的银翘散治之，根据银翘散的功用，是辛凉透表，清热解毒。方中辛凉为主，配以小量辛温之品，如荆芥穗、淡豆豉之类，达到清中有透的功效。

本条从服桂枝汤到用银翘散以及用银翘散而减其制，说明中医临床用药，必须根据疾病变化随时加以变化，中病则止。这是中医学的指导思想——整体恒动观在临床运用中的具体体现。

六、太阴风温，但咳，身不甚热，微渴者[1]，辛凉轻剂桑菊饮主之[2]。

咳，热伤肺络也。身不甚热，病不重也。渴而微，热不甚也。恐病轻药重，故另立轻剂方。

辛凉轻剂桑菊饮方

杏仁二钱　连翘一钱五分　薄荷八分　桑叶二钱五分　菊花一钱　苦梗二钱　甘草八分　苇根二钱

水二杯，煮取一杯，日二服。二、三日不解，气粗似喘，燥在气分者，加石膏、知母；舌绛暮热，甚燥，邪初入营，加元参二钱、犀角一钱；在血分者，去薄荷、苇根，加麦冬、细生地、玉竹、丹皮各二钱；肺热甚加黄芩；渴者加花粉。

【方论】 此辛甘化风、辛凉微苦之方也。盖肺为清虚之脏，微苦则降，辛凉则平，立此方所以避辛温也。今世佥用杏苏散通治四时咳嗽，不知杏苏散辛温，只宜风寒，不宜风温，且有不分表里之弊。此方独取桑叶、菊花者：桑得箕星之精，箕好风，风气通于肝，故桑叶善平肝风；春乃肝令而主风，木旺金衰之候，故抑其有余，桑叶芳香有细毛，横纹最多，故亦走肺络而宣肺气。菊花晚成，芳香味甘，能补金水二脏，故用之以补其不足。风温咳嗽，虽系小病，常见误用辛温重剂销烁肺液，致久嗽成劳者不一而足。圣人不忽于细，必谨于微，医者于此等处，尤当加意也。

【讲解】

本条讲风温初起时，均须辛凉解表，一般可用银翘散，若属于温邪犯肺而咳者，则用辛凉轻剂桑菊饮。

（1）身不甚热，微渴者　风温病的临床特点，主要是发热而渴。因此渴与不渴，是鉴别是否是温热病的主要依据。“身不甚热”“但咳”，也可以由于外感风寒，所以原文特点提出“微渴”二字以资鉴别。“微渴”说明虽有里热，但里热不重，所以原注谓：“身不甚热，病不重也，渴而微，热不甚也。”此属太阴风温之轻证。

（2）辛凉轻剂　桑菊饮主之　“但咳”是温邪侵入，热伤肺络而咳，但内热不重，所以用辛凉轻剂的桑菊饮疏风清热，宣肺止咳。温病初起而症不重，故用病轻药轻之法。桑菊饮为吴鞠通自制方，方中以桑叶、菊花、桔梗、杏仁、薄荷清热宣肺；芦根、连翘清热，属于辛凉轻剂。银翘散与桑菊饮同属风温初起的常用方剂。前者重在解表清热，适用于热象偏重者，故云“平剂”。后者重在宣肺清肺，适用于热轻而咳者，故云“轻剂”。

【临证意义】

（1）风温外感咳嗽，渴与不渴是鉴别里热轻重的主要临床症状之一。“不渴”说明无里热；“微渴”说明有里热，但热不甚；“大渴”说明其里热炽盛。

（2）桑菊饮虽属辛凉轻剂，用于早期治疗，尚有预防传变的作用。外感风热咳嗽，虽属轻证，但亦有因误服辛温宣散而致咳嗽迁延不愈，并在此基础上继发肺痨者。吴氏在原注中强调："风温咳嗽，虽系小病，常见误用辛温重剂销烁肺液，致久嗽成痨者不一而足，圣人不忽于细，必谨于微，医者于此等处，尤当加意也。"这是中医学中"上工治未病"指导思想在本条中的具体体现，从中也可看出吴氏丰富的临床经验。

临床运用举例：

案1. 桑菊饮治疗腺病毒肺炎案

张某，男，2岁，1959年3月10日因发热三天住某医院。住院检查摘要：血化验：白细胞总数27400/mm^3，中性76%，淋巴24%，体温39.9℃，听诊两肺水泡音。诊断：腺病毒肺炎。

病程与治疗：住院后，曾用青、链、合霉素等抗生素治疗。会诊时，仍高热无汗，神昏嗜睡，咳嗽微喘，口渴，舌质红，苔微黄，脉浮数，乃风温上受，肺气郁闭，宜辛凉轻剂，宣肺透卫，方用桑菊饮加味。处方：

桑叶3g　菊花6g　连翘4.5g　杏仁4.5g　桔梗1.5g　甘草1.5g　牛蒡子4.5g　薄荷2g　苇根15g　竹叶6g　葱白3寸

共进2剂，药后得微汗，身热略降，咳嗽有痰，舌质正红，苔薄黄，脉滑数，表闭已开，余热未彻，宜予清疏利痰之剂。处方：

苏叶3g　前胡3g　桔梗2g　桑皮3g　黄芩2g　天花粉6g　竹叶4.5g　橘红3g　枇杷叶6g

再服1剂，微汗续出而身热已退，亦不神昏嗜睡，咳嗽不显，大便2日未行，舌红减退，苔黄微腻，脉沉数，乃表解里未和之候，宜原方去苏叶加枳实3g、莱菔子3g、麦芽6g。

服后体温正常，咳嗽不止，仍未大便，舌中心有腻苔未退，脉滑数，乃肺胃未和，拟调和肺胃，利湿消滞。处方：

冬瓜仁12g　杏仁6g　苡仁12g　苇根15g　炒枳实

4.5g　莱菔子 4.5g　麦芽 6g　焦山楂 6g　神曲 6g

服 2 剂而诸证悉平，食、眠、二便俱正常，停药食养痊愈出院。

按：叶天士谓，“风温上受，首先犯肺”，故以桑菊清轻辛凉之剂宣肺以散上受之风，透卫以清在表之热。2 剂即得微汗，再剂即身热已退，慎勿见其为腺病毒肺炎，初起即投以苦寒重剂，药过病所，失去清轻透达之机，则反伤正阳，易使轻者重，重者危，因思吴鞠通所谓：“治上焦如羽”，实为临床经验之谈。(《蒲辅周医案》，人民卫生出版社，1972)

七、太阴温病，脉浮洪，舌黄，渴甚，大汗，面赤，恶热者(1)，辛凉重剂白虎汤主之(2)。

脉浮洪，邪在肺经气分也。舌黄，热已深。渴甚，津已伤也。大汗，热逼津液也。面赤，火炎上也。恶热，邪欲出而未遂也。辛凉平剂焉能胜任，非虎啸风生，金飚退热，而又能保津液不可，前贤多用之。

辛凉重剂白虎汤方

生石膏（研）一两　知母五钱　生甘草三钱　白粳米一合　水八杯，煮取三杯，分温三服，病退，减后服，不知，再作服。

【方论】　义见法下，不再立论，下仿此。

【讲解】

本条指出上焦温病之邪热在肺经气分的证治。

(1) 脉浮洪……恶热者　“脉浮洪”，指脉洪大。“舌黄”是里热盛。“渴甚”是热邪炽盛，耗损津液之见证。“大汗”是内热熏蒸，追津外出而大汗出。“面赤”、“恶热”乃邪热上炎，故面色红而厌热。说明邪热已入气分，较之卫分表证，更深一层，由于邪热内盛伤津，已非辛凉平剂所能治，所以必须用辛凉重剂，清热生津。

（2）辛凉重剂白虎汤主之　白虎汤为《伤寒论》方。《伤寒论》中论及白虎汤证者只有四条：其一，第175条谓：“伤寒，脉浮，发热无汗，其表不解，不可与白虎汤。”其二，第181条：“伤寒，脉浮滑，此表有热，里有寒，白虎汤主之。”此条多数注家认为传写有误，应为表里俱热。其三，第224条：“三阳合病，腹满身重，难以转侧，口不仁，面垢，谵语遗尿，发汗则谵语，下之则额上生汗，手足逆冷，若自汗出者，白虎汤主之。”其四，第350条：“伤寒，脉滑而厥者，里有热，白虎汤主之。”此四条分别见于太阳、阳明和厥阴病篇。看来对于白虎汤的适应证记载并不完整。后世医家根据《伤寒论》中白虎加人参汤证有关条文及自己的临床经验，多认为白虎汤的适应证应为：壮热、大汗出，大烦渴、脉浮滑或洪大、舌黄、无表证。本条所述属于邪热已入气分，里热炽盛，热灼津伤，烦渴引饮，热盛迫津而大汗出，故用辛凉重剂白虎汤治之。

本方以石膏甘寒、能清气分内盛之热，知母辛苦而寒，能滋水降火，助石膏共清肺胃之热；甘草、粳米，益胃保津。本方辛寒以清肺气、甘寒以滋水源，为治邪热入里清热保津的重剂。

【临证意义】

（1）脉浮而洪，如再加上全身症状不恶寒反汗出、烦渴等，不得因脉浮而认为有表证予辛温解表或合用辛散解表药物。

（2）白虎汤为清热、养阴、保津重剂，不但适用于外感热病里热炽盛者，而且还适用于一些有阴虚内热见证的其他病症，例如糖尿病症见烦渴引饮、消谷善饥者；甲亢之证见汗出、烦渴、消谷善饥、面赤者，均可应用本方取得疗效。

吴氏不仅用白虎汤清阳明气分之热，而且又用于治手太阴肺经气分之热，这是吴氏的临证经验。

八、太阴温病，脉浮大而芤，汗大出，微喘，甚至鼻孔扇者[1]，白虎加人参汤主之[2]；脉若散大者，急用之，倍人参[3]。

浮大而芤，几于散矣，阴虚而阳不固也。补阴药有鞭长莫及之虞，惟白虎退邪阳，人参固正阳，使阳能生阴，乃救化源欲绝之妙法也。汗涌，鼻扇，脉散，皆化源欲绝之征兆也。

白虎加人参汤方

即于前方内，加人参三钱。

【讲解】

本条讲温病气分高热、伤津耗气，阳气欲脱时的证治。

(1) 脉浮大而芤……甚至鼻孔扇者　“芤”（kōu），芤脉，指脉大而中空无力。“汗大出”，高热大汗，津气大伤。“脉芤，汗大出”，为热伤津气，阳气欲脱之危象。“微喘”、“鼻孔扇”是热蒸、大汗出，肺气大伤，气阴已耗，势将虚脱，乃实中挟虚之证。

(2) 白虎加人参汤主之　因里热不解，又见气阴两伤之候，邪实正虚，故用白虎汤以清气分之热，用人参以固阳气。

(3) 脉若散大者……倍人参　脉散大，即脉大散而无力，重按则无，较芤脉更为严重。温病出现散大脉，乃高热伤阴、阴虚而阳不固，为阳气欲脱、化源欲绝之危象，所以急需倍用人参以益气固脱。

九、白虎本为达热出表[1]，若其人脉浮弦而细者，不可与也；脉沉者，不可与也；不渴者，不可与也；汗不出者，不可与也；常须识此，勿令误也[2]。

此白虎之禁也。按白虎慓悍，邪重非其力不举，用之得当，原有立竿见影之妙，若用之不当，祸不旋踵。懦者多不敢用，未免坐误事机；孟浪者，不问其脉证之若何，一概用之，甚至石膏用至斤余之多，应手而效者固多，应手而毙者亦复不少。皆未真知确见其所以然之故，故手下无准的也。

【讲解】

本条讲白虎汤的禁忌证。

（1）白虎本为达热出表　“白虎”，即白虎汤。“达热出表”是指白虎汤的作用机理。在前面第七条原文讲解中，已谈到白虎汤的作用，本方以石膏为君，石膏辛甘寒，寒能清气分之热、解肌透热，所以白虎汤不仅能清里热，而且能治疗由里热炽盛而致之表热，故为“达热出表”。

（2）若其人脉浮弦而细者，……勿令误也　此一段是指白虎汤的四种禁忌证：

“脉浮弦而细者”，脉细为阴血虚少，弦主筋脉拘急，弦细并见，是血少不能柔养筋脉，有血虚动风之兆。浮弦而细的“浮”脉，乃阴虚外感之证，虽有内热，乃属阴虚内热，非白虎汤所宜。

“脉沉者”，若沉而有力则多见于阳明腑实证，当用攻下。若沉而无力，是肾阳衰微、火不归原，浮阳外越，虽见热证，乃真寒假热，不宜用白虎汤。

“不渴者”不口渴是虽热不盛，肺胃之津液未伤，或有因湿热不化而不渴者，均不宜白虎汤。

“汗不出者”身热而汗不出，有因表有寒邪，束于肌表，而汗不得外泄者。有因温病津液大亏，津伤无汗，治当养阴以生津，二者均不宜用白虎汤。

【临证意义】

“发热”只是一个临床症状，表里寒热虚实均可使人出现发热，因此不能机械地套用“热者寒之”的治则，甚或一见发热便投清热剂。临证过程中应注意有表热里热，有阴虚内热，有假热真寒之不同；应注意表热未解，邪在卫分，热病兼湿者，不可早用过用寒凉，使热郁内闭。今举两例说明如下：

临床运用举例

案 2. 参附汤治疗阴盛格阳真寒假热案

20 世纪 70 年代初，编者曾在山西稷山县治一患者，高热已 10 余天，午后体温达 40℃，汗出，烦渴，恶热，脉大而数，西医用多种抗感染药物治疗无效。中医谓里热炽盛，用大剂白虎汤及安宫牛黄丸、紫雪丹等，不效，反烦渴更甚，口中非含冰块不能暂安。请余会诊，根据前述症征，确属里热，但何以服清里之剂无效？仔细询问病史并检查病人，患者素体脾胃虚寒，时便溏腹泻，服补中益气汤或附子理中丸始能好转。现病人虽高热，汗出，烦渴，喜冰，脉大数，一派阳症，但大便仍溏软，舌胖嫩，苔薄白不黄，于是豁然开朗：此阴盛格阳，真寒假热证也。遂嘱停止一切疗法，改予参附汤，重用人参、附子各 30 克，煎汤冷用，少量频服代茶饮。服用 1 剂后体温即下降至 38℃，烦渴明显减轻。服药 3 剂，各症悉除。后改用补中益气汤调理而愈。（方药中医案）

本条吴氏虽然为白虎汤四禁而立，但其精神仍在于提示临证时辨逆从、识真假的重要意义。

案 3. 邪在卫，误用白虎清气案

孙左，男，59 岁，初诊 1952 年 9 月 10 日。

头痛，微恶寒，咳嗽不重，发烧 38℃，两脉浮滑而数，舌苔白腻根略黄，口干，心烦夜不能寐，二便如常，患者要求急给重药以速其效，故以清热凉气之味。处方：

生石膏 30g　连翘 9g　银花 9g　苇根 30g　大青叶 30g　黄芩 9g　知母 9g　紫雪丹 1g（冲服）1 剂

二诊，1952 年 9 月 11 日　药后身热未退，头痛恶寒未解，一身酸楚乏力，舌苔白腻而滑，脉来浮数。温邪上犯，邪在卫气之间。误用清气，卫气不疏，正气受伐，面色暗浊。改用疏卫展气之品，以银翘散加减治之。处方：

薄荷 3g（后下）　荆芥穗 6g　淡豆豉 12g　炒山栀 9g

桑叶 9g　菊花 9g　炒牛蒡子 6g　前胡 6g　杏仁 9g

一剂药后卫气得疏，面部及周身小汗，身热退净，脉象已转弦滑，舌苔略干，头痛，恶寒皆解，再以疏解卫气而愈。

（赵绍琴：《到气才可清气》，见：《温病汇讲》，人民卫生出版社，1986）

十、太阴温病，气血两燔者[(1)]，玉女煎去牛膝加元参主之[(2)]。

气血两燔，不可专治一边，故选用张景岳气血两治之玉女煎。去牛膝者，牛膝趋下，不合太阴证之用。改熟地为细生地者，亦取其轻而不重，凉而不温之义，且细生地能发血中之表也。加元参者，取其壮水制火，预防咽痛失血等证也。

玉女煎去牛膝熟地加细生地元参方

生石膏一两　知母四钱　元参四钱　细生地六钱　麦冬六钱

水八杯　煮取三杯，分两次服，渣再煮一盅服。

【讲解】

本条讲温病过程中既有气分证，又有营、血分证，气、血均热者，则应气血同治，清气滋阴凉血同进。

（1）气血两燔　“燔”意焚烧，形容热盛。“气血两燔”即气血均热。温病的传变过程，就是由浅入深，由卫气转营血，由阳入阴的过程。“气血两燔”说明病情有所发展，气分之热邪未解，营血之热又盛。如何诊断热邪已入血分，或气分血分都有热象？其依据主要是既有前述的身热、汗出、烦渴等气分症状，又有烦扰不寐、谵妄，甚则有出血、舌绛等血分症状。如果这两类症征同时出现，那就属于“气血两燔”。

（2）玉女煎去牛膝加元参主之　“玉女煎”见明·张介宾《景岳全书·新方八阵》。原方为生石膏、熟地、麦冬、知母、牛膝五味药物组成。张氏用以治“水亏火盛，六脉浮洪滑大，少阴不足，阳明有余，烦热干渴，头痛，牙痛，失血等症”。吴氏对本方进行了调整，即去牛膝，加元参，并将熟地改为细生地，用以治疗温病“气血两燔”患者。吴氏修改后的玉女煎，实际上就是白虎汤合增液汤。（增液汤方见《温病条辨·中焦篇》第十一条）。由于气分有热，所以仍用白虎；由于热入血分，热邪必然伤阴，所以合用增液汤。本方治疗“气血两燔”疗效甚好。于此也说明吴氏治疗温病博采众方，古为今用，师古而不泥古的精神。

十一、太阴温病，血从上溢者[1]，犀角地黄汤合银翘散主之[2]。其中焦病者，以中焦法治之[3]。若吐粉红血水者，死不治[4]；血从上溢，脉七、八至以上，面反黑者，死不治[5]；可用清络育阴法[6]。

血从上溢，温邪逼迫血液上走清道，循清窍而出，故以银翘散败温毒，以犀角地黄清血分之伏热，而救水即所以救金也。至粉红水非血非液，实血与液交迫而出，有燎原之势，化源速绝。血从上溢，而脉至七八至面反黑，火极而似水，反兼胜己之化也，亦燎原之势莫制，下焦津液亏极，不能上济君火，君火反与温热之邪合德，肺金其何以堪，故皆主死。化源绝，乃温病第一死法也。仲子曰：敢问死？孔子曰：未知生，焉知死。瑭以为医者不知死，焉能救生？细按温病死状百端，大纲不越五条。在上焦有二：一曰肺之化源绝者死；二曰心神内闭，内闭外脱者死。在中焦亦有二：一曰阳明太实，土克水者死；二曰脾郁发黄，黄极则诸窍为闭，秽浊塞窍者死。在下焦则无非热邪深入，消铄津液，涸尽而死也。

犀角地黄汤方（见下焦篇）

银翘散（方见前）

已用过表药者，去豆豉、芥穗、薄荷。

【讲解】

本条讲温病邪入血分、出现出血见证的治法、预后及温病死证。

（1）太阴温病，血从上溢者 “上”即人体的上窍，亦即口和鼻。“血从上溢”主要指口鼻出血，上焦温病出现的“血从上溢”，主要是鼻衄及咳血。吐血者临床较为少见。

（2）犀角地黄汤合银翘散主之 犀角地黄汤见于《备急千金要方、卷十二呕血第六》。方剂组成药物为：犀角、生地、芍药、牡丹皮。本方为治疗温病之邪燔于血分的常用方。对上焦温病出现血从上溢的治疗，由于病在上焦，所以在治疗上仍须用银翘散透热解毒，“血从上溢”，说明温邪已入血分，必须凉血散瘀，所以原文谓：“太阴温病，血从上溢者，犀角地黄汤合银翘散主之。”这是叶天士“入血就恐耗血动血，直须凉血散血”治温原则在临床上的具体运用。

（3）其中焦病者，以中焦法治之 “血从上溢”，指咳血、鼻衄、吐血等症，见于上焦温病者，前已述及。但中焦温病亦可出现出血症状，特别是吐血更为常见。因此临床应加以鉴别，关于中焦温病合并出血的诊断治疗，见中焦温病。

（4）若吐粉红血水者，死不治 “粉红”即淡红。“吐粉红血水”即吐出物为淡红血水，似血非血，似水非水。吐粉红血水，这是热灼肺金，血和津液交迫而出，肺之化源欲竭的现象，病情已属严重。所以原文谓“死不治”。

（5）血从上溢……死不治 古人以呼吸定脉率，认为一次呼吸，脉搏跳动四五次左右，正常人的呼吸每分钟一般约18次，因此正常脉搏一般也就在每分钟70～80次之间。“脉七八至以上”，指患者每次呼吸脉搏七八次以上，如以上述方法计算，则脉搏达每分钟120次以上。“面反黑”，即面色发黑紫绀。正常面色应为淡红，现在面色出现紫绀，所以原文谓“面反黑”。中医认为，心主血，心主脉，其华在面。心率过快，面色发黑，均属严重反常，心气欲竭之象，所以原文谓“死不治”。

（6）清络育阴法 “清”，即清热。“清络”，此处指心肺经之热。“育阴”，即补阴、养阴。前述犀角地黄汤合银翘散即清络育阴方剂。方中犀角、银花、连翘、牡丹皮、竹叶等清心清肺；生地、芍药等滋肾、养肝、育阴；因此，上焦温病出现出血症状者均可用清络育阴法，可选用犀角地黄汤合银翘散加减一类方剂。原文“可用清络育阴法”一句，放在“死不治”之后，其义有二：一是上述这些死征都是继发于温病“血从上溢”之后，“治病求本”，首先要治原发病，所以说“可用清络育阴法”；二是虽属不治之证，病已垂危，但医者还要尽力救治，所以也只有勉用清络育阴法死中求治。但是综观吴氏全书，温病合并出血而致心气败竭者，单用清络育阴法是不行的。本篇第八条：“太阴温病，脉浮大而芤……白虎加人参汤主之；脉若散大者，急用之，倍人参。”本篇第四十条：“太阴伏暑，脉虚大而芤者，仍用人参白虎法。”于此说明，吴氏治疗温病，十分重视脉象，一旦脉现败征，吴氏马上就用人参以益气救脱。因此，温病合并出血患者，如果出现脉七八至以上，面色发黑青紫，吐粉红色血水等败证时，要在清络育阴法的基础上再加益气救脱之剂，即犀角地黄汤合银翘散加减，再重加人参。据编者经验，这种患者亦并非全不可治，有时尽力救治也可化险为夷。

【临证意义】

温病过程中合并出血，是临床常见症状，特别是发热患者合并鼻衄尤为常见。处方中加凉血药物即可，热退则鼻衄自止。但如出现咳血，特别是咳出物为粉红色血水，或同时出现脉数疾，或面色紫黑，则应特别警惕，以防阴竭气脱。出现上述病症，故谓：“死不治”。虽谓“死不治”，而意在告诫后人，抓住时机，急用益气救阴之剂。有时可使患者转危为安，切不可放弃治疗。

十二、太阴温病，口渴甚者，雪梨浆沃之(1)；吐白沫粘滞不快者(2)，五汁饮(3)沃之。

此皆甘寒救液法也。

雪梨浆方（甘冷法）

以甜水梨大者一枚薄切，新汲凉水内浸半日，时时频饮。

五汁饮方（甘寒法）

梨汁　荸荠汁　鲜苇根汁　麦冬汁　藕汁（或用蔗浆）　临时斟酌多少，和匀凉服，不甚喜凉者，重汤炖温服。

【讲解】

本条讲温病热盛伤津的证治。

（1）、（3）雪梨浆、五汁饮　“雪梨浆”即以凉水浸泡梨。“五汁饮”即梨汁、荸荠汁、鲜芦根汁、麦冬汁、藕汁（或用蔗浆），和匀凉服，可以作为清凉饮料，具有滋养肺胃津液的作用。温病患者，由于热盛伤阴，所以在药物治疗之外，亦应在饮食上加以配合，以辅助治疗。

（2）吐白沫粘滞不快者　口干口渴，且吐白色粘稠泡沫，口中不快，一般均属于热伤津液的表现。所以用五汁饮救其津液。

【临证意义】

雪梨浆、五汁饮，从组成来看属于果汁饮料，好象临床治疗价值不大，有的人甚至以此攻击温病学派，认为所用药物轻描淡写，用果子药治疗，根本没有治疗价值，其实这是不符合中医理论的一种错误看法。中医学认为，疾病的发生，其根本原因在于正邪之间关系失调。正能胜邪就可以不发病，所谓“正气存内，邪不可干”。正不胜邪就发生疾病，所谓“邪之所凑，其气必虚”。因此，在治疗上，一方面要祛邪，因为邪去则正自复；但另一方面也强调扶正，因为扶正即可以祛邪。如何扶正？除药物以外，最重要的就是饮食营养，认为它是巩固疗效、恢复健康的根本所在。这也就是《素问·五常政大论》中所述："谷肉果菜，食养尽之。"本条所提出的五汁饮、雪梨浆，正是吴氏在治疗温病中继承《内经》重视食养的具体体现应予高度评价，那种单纯强调"毒药攻邪"忽视治养结合的看法是不够全面的。

十三、太阴病得之二三日[(1)]，舌微黄，寸脉盛，心烦懊侬，起卧不安，欲呕不得呕，无中焦证[(2)]，栀子豉汤主之[(3)]。

温病二三日，或已汗，或未汗，舌微黄，邪已不全在肺中矣。寸脉盛，心烦懊侬，起卧不安，欲呕不得，邪在上焦膈中也。在上者因而越之，故涌之以栀子，开之以香豉。

栀子豉汤方（酸苦法）

栀子（捣碎）五枚　香豆豉六钱

水四杯，先煮栀子数沸，后纳香豉，煮取二杯，先温服一杯，得吐止后服。

十四、太阴病得之二三日，心烦不安，痰涎壅盛，胸中痞塞欲呕者[(4)]，无中焦证，瓜蒂散主之，虚者加参芦[(5)]。

此与上条有轻重之分，有有痰无痰之别。重剂不可轻用，病重药轻，又不能了事，故上条止用栀子豉汤快涌膈中之热，此以痰涎壅盛，必用瓜蒂散急吐之，恐邪入包宫而成痉厥也。瓜蒂，栀子之苦寒，合赤小豆之甘酸，所谓酸苦涌泄为阴，善吐热痰，亦在上者因而越之方也。

瓜蒂散方（酸苦法）

甜瓜蒂一钱　赤小豆（研）二钱　山栀子二钱

水二杯，煮取一杯，先服半杯，得吐止后服，不吐再服。虚者加人参芦一钱五分。

【讲解】

此两条讲上焦温病热郁胸膈合并心经症状时的临床表现及治疗方法。

（1）太阴病，得之二三日　“太阴病”系指“太阴温病”。“得之二三日”指温病初起，属于上焦温病。“上焦”包含心肺两个系统，可以有肺经症状，也可以有心经症状。但由于上焦温病初起临床表现一般以肺系症状为主者多，逆传始入心包，所以一般称为“手太阴温病”或称“太阴温病”或简称“太阴病”。上两条内容，主要是谈上焦温病痰热扰心的脉症及治疗，但因为心肺同属上焦，所以亦称太阴病。

（2）舌微黄……无中焦证　“舌微黄”表示有热。“寸脉盛”心烦懊侬，起卧不安，示热邪扰心。“欲呕不得呕”示胃中有热。综合起来，是因心胃有热。所以出现心烦懊侬，起卧不安，欲呕不得呕等症状。但心胃两经，孰主孰从，关键在“寸脉盛”和“无中焦证”两句上。“寸脉盛”明确提出病在心。“无中焦证”即无腹满、便结等胃家实症状，说明病本不在胃。出现欲呕不得呕胃热症状，是由于胸膈有热。心在膈上，胃在膈下，由心及胃，然犹未入中焦阳明，于是吴氏认为此属膈间热邪。故上述证候，在上焦篇和中焦篇都加以讨论，可参见中焦第十八条。

（3）栀子豉汤主之　栀子豉汤为《伤寒论》方，由栀子、香豉组成。具有清热除烦作用，主治身热懊侬，胸脘痞满，舌红，苔黄者。吴氏在此用本方治太阴温病，邪热扰心，热郁胸膈，引起心烦懊侬，起卧不安，欲呕不呕之证。

（4）太阴病得之二三日……胸中痞塞欲呕者　“太阴病得之二三日”即上焦温病初起，与上条同。“心烦不安”为邪热扰心症状，“痰涎壅盛”、“胸中痞塞”，这是由于胸中有热，由热生痰，痰壅胸膈，所以出现胸中痞塞。”由于痰壅在上焦胸膈，而无中焦症状。所以用此法。本条与上条有不同之处，上条是无形之热留扰胸膈，较轻；本条是有形之痰涎壅阻胸膈，较重。

（5）无中焦证……虚者加参芦　瓜蒂散为《伤寒论》方，由瓜蒂、赤小豆组成。仲景用作催吐剂，治“邪结在胸中”“胸中痞硬，气上冲咽喉”。本条因有“痰涎壅盛，胸中痞塞”，而无中焦之证，故用瓜蒂散。又因“心烦不安”，热在胸膈，故吴氏瓜蒂散中含山栀子。“虚者”即素体虚弱者。“参芦”即人参之头，亦有催吐作用，由于人参有补虚作用，所以虚者加参芦。

【临证意义】

（1）此两条所述证治，临床上一般多见于由食物中毒而引起的高热患者，其诊断要点有四：①有食物不洁史；②有高热；③有呕吐或欲吐不得吐；④有热羁于胸膈，心中懊侬，及痰涎壅盛，胸中痞塞。治疗上可用栀子豉汤。如上述症状确系饮食不洁所致而又有欲呕不呕者，可合用吐法，使热邪能通过呕吐排出体外。瓜蒂散中瓜蒂为甜瓜蒂，一般应选用生瓜蒂，熟瓜蒂催吐作用不明显。如备药不及，可用食指压按舌根探吐，亦可起到催吐作用。

（2）此两条，重点在“太阴病，得之二三日”及“无中焦证”两句上。即上述治疗方法必须是在得病早期，只有在初起时，才是吐法的适应证。如病时已久，邪热已经深传，则非吐法适应证。所以吴氏原注谓：“亦在上者，因而越之”之意。“无中焦证”一句，应视作疾病早期或临床上无腹满便结之证，不得认为与脾胃无关。

十五、太阴温病，寸脉大(1)，舌绛而干(2)，法当渴，今反不渴者，热在营中也[3]，清营汤去黄连主之[4]。

渴乃温之本病，今反不渴，滋人疑惑；而舌绛且干，两寸脉大的系温病。盖邪热入营蒸腾，营气上升，故不渴，不可疑不渴非温病也，故以清营汤清营分之热，去黄连者，不欲其深入也。

清营汤（见暑温门中）

【讲解】

本条讲温病热邪入营分的证治。

（1）太阴温病，寸脉大 “寸脉大”两寸脉为心肺之脉，表示上焦心肺有热，是上焦温病的常见脉象。

（2）舌绛而干 “绛”即深红。“干”即津液少。这是温病热邪深入的重要标志。“舌绛而干”表示温病热邪已经深入营分。

（3）法当渴……热在营中也 “渴”即口干而渴欲饮水。渴欲饮水，为热邪在气分；“今反不渴者”，口渴而不欲饮水，为热邪已入营分。这是鉴别病在气分或在血分的重要指征之一，所以原文谓：“法当渴，今反不渴者，热在营中也”。

（4）清营汤去黄连主之 “清营汤”为《温病条辨》方，见本书暑温门，由犀角、生地、元参、竹叶心、麦冬、丹参、黄连、银花、连翘组成，有清营透热、养阴生津之功。“清营汤去黄连”，即清营汤原方中减去黄连。因黄连为苦寒燥湿药，适宜温病挟湿证，本条是指上焦温病不挟湿者。因苦寒药物易于化燥伤阴，故本方减去黄连。黄连虽可入心经，但其主要作用是在中焦脾胃，本条病在上焦，故减黄连。吴氏原注谓“去黄连者，不欲其深入也”，即属此意。

【临证意义】

本条以发热而渴或发热不渴来鉴别温病热在气分或热在营

分，十分重要。但在临床具体运用中，必须注意以下两点：其一，任何病邪在营分、血分时，均可出现口干不渴或渴而不欲饮水，含漱为快等症状，不独指温病之在营分或血分患者而然。如系温病之热入营分者，必须同时具备前述温热症征，即本条原文："太阴温病，寸脉大，舌绛而干"者。其二，温病分挟湿与不挟湿两大类。温病之挟湿者在临床上可出现口不渴，或口渴不欲饮水，或渴欲饮水，水入则吐的症征。临床必须结合证状，加以鉴别。

十六、太阴温病，不可发汗(1)，发汗而汗不出者，必发斑疹(2)，汗出过多者，必神昏谵语(3)。发斑者，化斑汤主之(4)；发疹者，银翘散去豆豉，加细生地、丹皮、大青叶，倍元参主之(5)。禁升麻、柴胡、当归、防风、羌活、白芷、葛根、三春柳(6)。神昏谵语者，清宫汤主之，牛黄丸、紫雪丹、局方至宝丹亦主之(7)。

温病忌汗者，病由口鼻而入，邪不在足太阳之表，故不得伤太阳经也。时医不知而误发之，若其人热甚血燥，不能蒸汗，温邪郁于肌表血分，故必发斑疹也。若其表疏，一发而汗出不止，汗为心液，误汗亡阳，心阳伤而神明乱，中无所主，故神昏。心液伤而心血虚，心以阴为体，心阴不能济阳，则心阳独亢，心主言，故谵语不休也。且手经逆传，世罕知之，手太阴病不解，本有必传手厥阴心包之理，况又伤其气血乎！

化斑汤方

石膏一两　知母四钱　生甘草三钱　元参三钱　犀角二钱　白粳米一合

水八杯，煮取三杯，日三服，渣再煮一盅，夜一服。

【方论】 此热淫于内，治以咸寒，佐以苦甘法也。前人悉用白虎汤作化斑汤者，以其为阳明证也。阳明主肌肉，斑家遍体皆赤，自内而外，故以石膏清肺胃之热，知母清金保肺而治阳明独胜之热，甘草清热解毒和中，粳米清胃热而保胃液，白粳米阳明燥金之岁谷也。本论独加元参、犀角者，以斑色正赤，木火太过，其变最速，但用白虎燥金之品，清肃上焦，恐不胜任，故加元参启肾经之气，上交于肺，庶水天一气，上下循环，不致泉源暴绝也。犀角咸寒，禀水木火相生之气，为灵异之兽，具阳刚之体，主治百毒蛊疰，邪鬼瘴气，取其咸寒，救肾水，以济心火，托斑外出，而又败毒辟瘟也；再病至发斑，不独在气分矣，故加二味凉血之品。

银翘散去豆豉加细生地丹皮大青叶倍元参方 即于前银翘散内去豆豉，加：细生地四钱 大青叶三钱 牡丹皮三钱 元参加至一两

【方论】 银翘散义见前。加四物，取其清血热；去豆豉，畏其温也。

按：吴又可有托里举斑汤，不言疹者，混斑疹为一气也。考温病中发疹者，十之七八，发斑者十之二三。盖斑乃纯赤，或大片，为肌肉之病，故主以化斑汤，专治肌肉；疹系红点高起，麻、瘖、沙皆一类，系血络中病，故主以芳香透络，辛凉解肌，甘寒清血也。其托里举斑汤方中用归、升、柴、芷、川山甲，皆温燥之品，岂不畏其灼津液乎？且前人有痘宜温、疹宜凉之论，实属确见，况温疹更甚于小儿之风热疹乎！其用升、柴，取其升发之义，不知温病多见于春夏发生之候，天地之气，有升无降，岂用再以升药升之乎？且经谓“冬藏精者，春不病温”，是温病之人，下焦精气久已不固，安庸再升其少阳之气，使下竭上厥乎！经谓“无实实，无虚虚，必先岁气，无伐天和”，可不知耶？后人皆尤而效之，实不读经文之过也。

再按：时人发温热之表，二三日汗不出者，即云斑疹蔽伏，不惟用升、柴、羌、葛，且重以山川柳发之。不知山川柳

一岁三花，故得三春之名，俗转音三春为山川，此柳古称柽木，诗所谓“其柽其椐”者是也。其性大辛大温，生发最速，横枝极细，善能入络，专发虚寒白疹，若温热气血沸腾之赤疹，岂非见之如雠仇乎？夫善治温病者，原可不必出疹，即有邪郁二三日，或三五日，既不得汗，有不得不疹之势，亦可重者化轻，轻者化无，若一派辛温刚燥，气受其灾而移于血，岂非自造斑疹乎？再时医每于疹已发出，便称放心，不知邪热炽甚之时，正当谨慎，一有疏忽，为害不浅。再疹不忌泻，若里结须微通之，不可令大泄，致内虚下陷，法在中焦篇。

清宫汤方

元参心三钱　莲子心五分　竹叶卷心二钱　连翘心二钱　犀角尖（磨冲）二钱　连心麦冬三钱

【加减法】热痰盛加竹沥、梨汁各五匙；咯痰不清，加瓜蒌皮一钱五分；热毒盛加金汁、人中黄；渐欲神昏，加银花三钱、荷叶二钱、石菖蒲一钱。

【方论】此咸寒甘苦法，清膻中之方也。谓之清宫者，以膻中为心之宫城也。俱用心者，凡心有生生不已之意，心能入心，即以清秽浊之品，便补心中生生不已之生气，救性命于微芒也。火能令人昏，水能令人清，神昏谵语，水不足而火有余，又有秽浊也。且离以坎为体，元参味苦属水，补离中之虚；犀角灵异味咸，辟秽解毒，所谓灵犀一点通，善通心气，色黑补水，亦能补离中之虚，故以二物为君。莲心甘苦咸，倒生根，由心走肾，能使心火下通于肾，又回环上升，能使肾水上潮于心，故以为使。连翘像心，心能退心热。竹叶心锐而中空，能通窍清心，故以为佐。麦冬之所以用心者，本经称其主心腹结气，伤中伤饱，胃脉络绝，试问去心，焉能散结气，补伤中，通伤饱，续胃脉络绝哉？盖麦冬禀少阴癸水之气，一本横生，根颗连络，有十二枚者，有十四五枚者，所以然之故，手足三阳三阴之络，共有十二，加任之尾翳，督之长强，共十四，又加脾之大络，共十五，此物性合人身自然之妙也，惟圣人能体物象，察物情，用麦冬以通续络脉。命名与天冬并称门冬者，冬主闭藏，门主开转，谓其有开合之功能也。其妙处全在一心之用，从古并未有去心之明文，张隐菴谓不知始自何人，相沿已久而不可改，瑭遍考始知自陶弘景始也，盖陶氏惑于诸心入心，能令人烦之一语，不知麦冬无毒，载在上品，久服身轻，安能令人烦哉！如参、术、芪、草，以及诸仁诸子，莫不有心，亦皆能令人烦而悉去之哉？陶氏之去麦冬心，智者千虑之失也。此方独取其心，以散心中秽浊之结气，故以之为臣。

安宫牛黄丸方

牛黄一两　郁金一两　犀角一两　黄连一两　朱砂一两　梅片二钱五分　麝香二钱五分　珍珠五钱　山栀一两　雄黄一两　金箔衣　黄芩一两

上为极细末，炼老蜜为丸，每丸一钱，金箔为衣，蜡护。脉虚者人参汤下，脉实者银花、薄荷汤下，每服一丸。兼治飞尸卒厥，五痫中恶，大人小儿痉厥之因于热者。大人病重体实者，日再服，甚至日三服；小儿服半丸，不知再服半丸。

【方论】 此芳香化秽浊而利诸窍，咸寒保肾水而安心体，苦寒通火腑而泻心用之方也。牛黄得日月之精，通心主之神。犀角主治百毒，邪鬼瘴气。珍珠得太阴之精，而通神明，合犀角补水救火。郁金草之香，梅片木之香（按冰片，洋外老杉木浸成，近世以樟脑打成伪之，樟脑发水中之火，为害甚大，断不可用，雄黄石之香，麝香乃精血之香，合四香以为用，使闭固之邪热温毒深在厥阴之分者，一齐从内透出，而邪秽自消，神明可复也。黄连泻心火，栀子泻心与三焦之火，黄芩泻胆、肺之火，使邪火随诸香一齐俱散也。朱砂补心体，泻心用，合金箔坠痰而镇固，再合珍珠、犀角为督战之主帅也。

紫雪丹方（从《本事方》去黄金）

滑石一斤　石膏一斤　寒水石一斤　磁石水煮二斤　捣煎去渣入后药

羚羊角五两　木香五两　犀角五两　沉香五两　丁香一两　升麻一斤　元参一斤　炙甘草半斤

以上八味，并捣剉，入前药汁中煎，去渣入后药。

朴硝、硝石各二斤，提净，入前药汁中，微火煎，不住手将柳木搅，候汁欲凝，再加入后二味。

辰砂（研细）三两　麝香（研细）一两二钱　入煎药拌匀。合成退火气，冷水调服一、二钱。

【方论】 诸石利水火而通下窍。磁石、元参补肝肾之阴，而上济君火。犀角、羚羊泻心、胆之火。甘草和诸药而败毒，且缓肝急。诸药皆降，独用一味升麻，盖欲降先升也。诸香化秽浊，或开上窍，或开下窍，使神明不致坐困于浊邪而终不克复其明也。丹砂色赤，补心而通心火，内含汞而补心体，为坐镇之用。诸药用气，硝独用质者，以其水卤结成，性峻而易消，泻火而散结也。

局方至宝丹方

犀角（镑）一两　朱砂（飞）一两　琥珀（研）一两　玳瑁（镑）一两　牛黄五钱　麝香五钱

以安息重汤炖化，和诸药为丸一百丸，蜡护。

【方论】 此方荟萃各种灵异，皆能补心体，通心用，除邪秽，解热结，共成拨乱反正之功。大抵安宫牛黄丸最凉，紫雪次之，至宝又次之，主治略同，而各有所长，临用对证斟酌可也。

【讲解】

本条是讲温病忌辛温发汗及误汗后各种变证的证治。

（1）太阴温病，不可发汗　人体在致病因素作用下出现的发热，其发病机转主要有两个方面：其一，由于体表的发散能力出现障碍，致使体内阳气得不到应有的散发，阳气郁遏，所以出现发热，这一类发热，中医学叫做表证发热，意即此类发热主要是人体肌表的发散作用障碍；其二，由于体内阳热炽盛，此时人体肌表虽然尽量散热，但由于生大于散，所以仍不能使人体内外平衡协调，因而仍然出现发热，这一类发热，中医学叫做里证发热。表证发热，由于发热机转在表，其临床指征为发热无汗或汗出不彻，所以在治疗上应予解表发汗。里证发热，由于其发热机转在里，其临床指征主要为发热汗出而渴，所以在治疗上应予清里泻热。温病发热，从总的性质来看，基本上属于里热炽盛发热，在治疗上应以清里为主。如用解表发汗方法，一方面此时肌表为了尽量散发里热已经十分紧张，如果再用发汗的方法，必将使肌表功能疲惫而出现肌表功能失调，而出现肌表的其他病变；另一方面，由于未能对人体里热炽盛直接进行处理，这就必然使里热进一步加重，并由此大量耗伤津液而出现痉厥闭脱等危证、变证。一般说来，发汗药物，性多辛温，以温治温，助火添邪，且发汗必进一步使汗出伤津、耗伤阴液，出现神昏谵语、斑疹等变证。所以原文谓："太阴温病，不可发汗。"但是，汗出又是人体宣散里热的重要途径，如果温病出现肌表汗出障碍，仍然需要解表透热，宜选用银翘散之类辛凉解表方药。总之，吴氏所说温病"不可发汗"，主要是说忌辛温发汗，至于叶天士所说："在卫汗之可也"，则是指温病初起，需要通过汗出以解除表热，而与辛凉透热解表的方义，其含义是一致的。

（2）发汗而汗不出者，必发斑疹　以下是谈温病误汗以后的主要临床表现及治疗方法。"发汗"是指用辛散药物加强肌表发散作用。"汗不出"指不出汗。"斑疹"指皮肤出现斑疹。前已述及，温病发热系属内热性发热，肌表散热作用并无障碍，所以温病发热常同时汗出。不必过用发汗。若误用辛温发汗，反助其热，更伤阴液，液耗则汗不能出，热邪不透，使热郁肌表血分，而在皮肤上出现斑疹，使病情逆转。

(3) 汗出过多者，必神昏谵语　前句是说温病误汗而反致汗不出，此句是指误用发汗以后，汗出过多的变化。因汗为心液，心主神明，心液受损，热必引起神志昏迷、谵语等症状，“神昏”即神志昏迷。“谵语”即胡言乱语。神昏谵语是热邪入心，是温病进一步恶化的临床表现，是温病误汗的恶果。

(4) 发斑者，化斑汤主之　“发斑”即皮肤上出现片状红斑。温病皮肤发斑，是由于里热炽盛，内迫营血，从肌肉外发，属“阳明热毒”。因此温病发斑，一方面表示里热炽盛至极；另一方面表示热入营血。“化斑汤”为白虎汤加犀角，玄参组成。温病发斑之所以用本方者，一方面是用白虎汤以清里热，另一方面是用犀角、玄参凉血解毒。本方吴氏在方论中论述颇精，可参阅本条方论。

(5) 发疹者……倍元参主之　“发疹”即皮肤出现细小红疹，突出于皮上，抚之碍手。皮肤发疹，是由于热郁于肺，内窜营分，从肌肤血络而出，属“太阴风热”。因此温病发疹，一方面表示邪入营血，与发斑相同；另一方面表示，虽有里热但并未炽盛至极，重在表热，又与发斑不尽相同。所以皮肤发斑者用白虎汤为主清里泻热，而皮肤发疹者则以银翘散为主以清透表热。去豆豉之温，加细生地、丹皮、大青叶、元参，以清营凉血。吴氏在本条方论下按语亦精，可互为参看。

(6) 禁升麻、柴胡、当归、防风、羌活、白芷、葛根、三春柳　此句是重申温病不可发汗之意。柴胡、防风、羌活、白芷、葛根、三春柳，均属辛温发散之品，当归亦有偏温之性，所以吴氏指明禁用，甚是。惟将升麻一药亦列入温病禁药之内，似乎值得讨论。升麻一药，本草谓：“味甘性平，解百毒，辟温疫。”张仲景用升麻鳖甲汤治阴阳毒，麻黄升麻汤治咽喉不利，唾脓血。后世医家治疗瘟疫，亦多用升麻。李东垣虽然认为升麻可以升发少阳之气，但亦不否认升麻治疗温热病的解毒作用，例如在其所制之普济消毒饮中即用了升麻。编者多年临床中对于急性热病亦曾经常运用升麻，疗效甚好，无一例出现不良反应。因而认为温病是否禁用升麻，值得进一步讨论。

（7）神昏谵语者……局方至宝丹亦主之　此句是承上句“汗出过多者，必神昏谵语”而言，意即对于温病神昏谵语的治疗，可以用清宫汤、牛黄丸、紫雪丹、局方至宝丹治疗。上述方剂均有清热解毒，祛痰开窍，镇惊安神作用，属开窍剂中之凉开剂范围。凡属温病高热过程中出现神昏、谵语、惊痫抽搐者均可应用。在清宫汤方论中，吴氏对神昏谵语的病机详加论述，指出：“神昏谵语，水不足而火有余，又有秽浊也。”本条所列安宫牛黄丸、紫雪丹、至宝丹，合称“温病三宝”。三药中，均使用了犀角。由于犀角属于受国家保护的珍稀动物，故凡需用犀角者，现均用水牛角代替。用量宜大，需倍用之。以下凡方中有犀角者，均同此，兹不赘述。值得提出的，吴氏在本条原文中明确提出温病禁用升麻，其后他提出的治疗方剂紫雪丹中又恰有升麻。从剂量上来看，升麻一斤，为主药。吴氏在紫雪丹方论中虽然也作了解释，“诸药皆降，独用升麻一味，盖欲降先升也”。于此说明吴氏前述温病禁用升麻之说，尚有自相矛盾之处。

【临证意义】

本条的临证意义在温病的辨证论治中十分重要。

（1）本条明确指出“太阴温病，不可发汗”，故在临床治疗温病时，在一般情况下都要禁用或慎用辛温发汗的方剂或药物。前面原文第四条用桂枝汤，是暂用的变法。不可依此为例。

（2）本条指出了温病在误汗后的两种转归。一是“发汗而汗不出者，必发斑疹”；一是“发汗汗出过多者，必神昏谵语”。因此我们在临床上对于温病无汗，必须从病史和临床表现上以鉴别其发热性质，究属于伤寒发热无汗，或属于温病误汗而致汗不出；汗出过多系属于气虚自汗，或属于发汗汗出过多。这些在温病的临床辨证论治中都是关键之处。

（3）作者的经验是，温病患者，具备典型症征，如发热、汗出、口渴、舌红绛、脉滑数等，固然不可运用辛温发汗剂；即使临床上有发热恶寒无汗等表证，只要同时具有口渴、脉滑数、舌红绛等阴虚里热证者，或患者平素体质系属阴虚内热者，亦均不宜使用辛温发汗解表法。举例为证：

临床运用举例：

案4. 阴虚病温里热挟表不宜辛温发汗案

患者于某，女性，65岁。患者5年来经常右胁肋疼痛，汗出，恶热、喜冷，疲乏无力，西医院诊断肝癌合并多囊肝，告知无法治疗，嘱转中医诊治。就诊时症状如前，脉细数，舌红、苔薄黄、诊为肝肾阴虚、气滞血瘀，予加味一贯煎合竹叶石膏汤，症状明显改善，精神体力亦逐日好转。一年以后，某日突然出现高热、恶寒，无汗，恶心呕吐，口苦咽干，胁肋胀满，脉浮弦数，舌红苔薄黄而干，急诊入我院治疗，经管医生认为此属太阳少阳合病，予柴胡桂枝汤治疗无效。请余会诊，根据病史及当时见证，认为患者素体阴虚内热，此次感受外邪，虽然挟有表证，但是舌红苔黄，不宜辛温解表，改用竹叶石膏汤合增液汤，患者服药后，一药汗出，热退而愈。

（4）安宫牛黄丸、紫雪丹、局方至宝丹合称为“温病三宝”，是中医治疗温病邪闭心包，引起神昏谵语等证的有效药物。三者均具有醒神开窍的作用，但又各具特点。就清热作用来讲，安宫牛黄丸最凉，紫雪丹次之，至宝丹又次之。其中安宫牛黄丸长于清泄肝胆热毒；紫雪丹长于清泄阳明之热，可通利大小便，止痉息风；至宝丹长于宁心安神，逐秽化痰。故临证可据不同的临床表现选择使用。

临床运用举例：

案5. 紫雪丹的临床应用

4例病毒性脑炎。入院时体温均在39.5℃～40℃之间，伴头痛，呕吐。3例深度昏迷，1例半昏迷，有抽搐者2例。检查中均有瞳孔不同程度的散大和对光反应迟钝，克氏征和巴氏征阳性，其中1例伴有两侧腮腺肿大，舌质均红绛，苔薄白而干，或白如粉末，脉象滑数。实验室检查：白细胞均增高，最多26,200/mm^3，中性均在75％以上。脑脊液：透明，蛋白定量增高，潘氏试验阳性，糖与氯化物测定在正常范围，白细胞在540～600/mm^3之间。曾作血、脑脊液培养、血肥达氏试验和抗“O”试验，均为阴性。

治疗方法：均先服紫雪丹每次1.5g，每日2次，以3天为一疗程，加服大青叶30g，银花30g，生石膏30g，菖蒲9g，郁金9g，煎服，1日1剂，配合运用鼻饲、脱水剂、激素和抗生素。

通过治疗、体温均于第二天开始下降，至5～7天恢复正常，昏迷于第三天至第四天开始清醒，4例均无后遗症。

此外，紫雪丹还应用于治疗3例急性白血病之高热患者，亦有较好的退热作用。

案6. 至宝丹的临床应用

患者杨某，男性，38岁，于1971年7月6日入院。入院时身热达40℃，当日突然昏迷，头汗如淋，四肢瘈疭，呼吸喘促，两目对光反射迟钝，瞳孔散大，角膜呈混浊，舌苔黄燥，质淡红，脉象细数。证属暑热挟秽之邪，蒙闭心包，肺失清肃，肝风煽动，急拟清暑宣肺，开窍息风。处方：

鲜竹沥60g　石菖蒲9g　郁金6g　川贝母6g　扁豆花12g　六一散9g（包）　麦冬6g　远志4.5g　鲜芦根30g　银花18g　人参至宝丹一颗

上药浓煎分两次鼻饲。

经过：本例入院后，虽作了腰穿刺、血象等检查，而原因未明，除应用抗生素、脱水剂等西药外，并进如上所拟之中药，于治疗第三天后，至宝丹改用二颗，汤剂依上方加减，治疗第三天始神识略清，身热减轻，后因肺部感染霉菌，身热又升，自动转上海治疗而无效。

附注：在同一阶段中，遇有3例肺部霉菌感染病例，均医治无效，本例亦为霉菌继发感染，故家属要求转院。

临床上对至宝丹的应用，除用于热邪内闭心包之证外，对脑溢血之闭证，伴有发热，瘛疭，或瘫痪者，亦常用之。

案7. 安宫牛黄丸的临床应用

患者李某，女性，50岁，农民，1972年6月29日入院。入院时面目遍身发黄，神识昏迷不清已两昼夜，腹胀满，肝触及，小便失禁，舌质红，苔厚腻，脉象弦。肝功能检查：黄疸指数65单位，谷丙转氨酶400单位，辨证为湿热内蕴，肝失条达，移热于心，致陷昏迷，治立清热化湿，辛凉开窍。处方：

茵陈30g　黑山栀15g　郁金9g　菖蒲1.5g　厚朴1.5g　制军9g　枳壳9g　黄柏12g　白茅根30g　荷包草30g　安宫牛黄丸两粒

日进一帖。

经过：服上方1剂后，大便得通两次，神识略清。6月30日上方去厚朴、大黄，加茜草12g，继进两剂，神清欲食，腹胀足肿亦消，继续调治30余天，黄疸消退，肝功能基本恢复正常而出院。

（潘澄濂：《紫雪丹、至宝丹、安宫牛黄丸临床应用体会》. 见：《温病汇讲》，人民卫生出版社，1986.）

十七、邪入心包，舌謇肢厥，牛黄丸主之，紫雪丹亦主之。

厥者，尽也。阴阳极造其偏，皆能致厥。伤寒之厥，足厥阴病也。温热之厥，手厥阴病也。舌卷囊缩，虽同系厥阴现证，要之舌属手，囊属足也。盖舌为心窍，包络代心用事，肾囊前后，皆肝经所过，断不可以阴阳二厥混而为一，若陶节菴所云："冷过肘膝，便为阴寒"，恣用大热。再热厥之中亦有三等：有邪在络居多，而阳明证少者，则从芳香，本条所云是也；有邪搏阳明，阳明太实，上冲心包，神迷肢厥，甚至通体皆厥，当从下法，本论载入中焦篇；有日久邪杀阴亏而厥者，则从育阴潜阳法，本论载入下焦篇。

牛黄丸、紫雪丹方（并见前）

【讲解】

本条讲热入心包的证治并论厥的病机、分类及热厥的证治法则。

"邪入心包"指温邪侵入心包。"心包"即心包络，属手厥阴经，"心包"其作用是代心用事，因此"邪入心包"，是心经受邪，属于温病急重危证。"舌謇"，舌为心窍，即舌头不灵，言语不清或不能言语。"肢厥"即四肢发冷。"舌謇肢厥"为温病"邪入心包"的主要症征之一。其他如神昏，谵语、惊痫、抽搐等，亦属"邪入心包"症征。

本条原注扼要地指出了"厥"的病机分类及热厥的治疗原则。吴氏在原注中首先指出："厥者，尽也。阴阳极造其偏皆能致厥。""厥"，张仲景解释为"手足逆冷"，这就是说，吴氏认为人体在病因作用下，寒热至极，皆可以出现手足逆冷，因而把厥证分为寒厥与热厥两大类，其性质也完全不同，因此临床上必须加以鉴别。"断不可以阴阳二厥混而为一。"其次，吴氏对"热厥"提出应按三焦辨证施治，即邪在上焦者，以芳香开窍法治疗；邪在中焦者，以下法治疗；邪在下焦者，以育阴潜阳法治疗。吴氏在继承张仲景《伤寒论》对厥证的认识和治疗上的基础上，又向前进了一大步。

本条是邪热深入，热邪侵入心包之证，出现厥证，属热厥，是热深厥深之象，当用凉药，故必须用牛黄丸芳香开窍，紫雪丹清热开窍息风。

【临证意义】

关于寒厥与热厥的诊断及鉴别诊断，在临床上是一个十分重要的问题。对于其诊断依据，编者的经验是：

（1）寒厥：①患者素体阳虚，多属中老年或久病患者。②发病缓起，逐渐加重，或素有慢性疾病，如：慢性咳喘、水肿、心悸怔忡、腹泻等等。此次发病系在原有疾病基础上逐渐加重恶化。③不合并发热。④脉虽可见沉细弱或两手脉不出，但舌多见胖嫩，齿痕，苔白、灰润或黑润。

（2）热厥：①患者素体强实，多属青壮年患者。②发病急，多在急性热病或急性吐泻下痢基础上继发。③多合并发热。④脉虽亦是沉伏，但舌多见红绛，苔多见黄腻焦干。

上述寒厥与热厥的诊断及鉴别诊断，其中以肢厥出现前有无发热及舌象为关键。

临床运用举例：

案8. 大承气汤治疗疫痢热厥案

张某，男性，32岁。

患者两天前突然出现发热、腹痛、大便不爽，泻下物有少量脓血样物，一天来全身疼痛无力，四肢发凉，脉沉细微弱无力。曾请当地某医诊治，认为阳虚，予附子理中汤回阳救逆，药后肢冷未除，反全身发凉，身疼加重，转侧困难，心烦欲死，请余会诊。诊脉两手脉沉伏不出，舌绛红，苔黄腻，体温39℃，诊为疫痢热厥，邪在中焦。急予芍药汤、白头翁汤合大承气汤，一药大便通畅，身热腹痛，爽然若失，肢温脉出。再药去承气汤，仅予芍药汤合白头翁汤，3剂而愈。

十八、温毒咽痛喉肿，耳前耳后肿，颊肿，面正赤，或喉不痛，但外肿，甚则耳聋，俗名大头温、虾蟆温者，普济消毒饮去柴胡、升麻主之，初起一二日，再去芩，连，三四日加之佳。

温毒者，秽浊也。凡地气之秽，未有不因少阳之气而自能上升者，春夏地气发泄，故多有是证；秋冬地气，间有不藏之时，亦或有是证；人身之少阴素虚，不能上济少阳，少阳升腾莫制，亦多成是证；小儿纯阳火多，阴未充长，亦多有是证。咽痛者，经谓“一阴一阳结，谓之喉痹”。盖少阴少阳之脉，皆循喉咙，少阴主君火，少阳主相火，相济为灾也。耳前耳后颊前肿者，皆少阳经脉所过之地，颊车不独为阳明经穴也。面赤者，火色也。甚则耳聋者，两少阳之脉，皆入耳中，火有余则清窍闭也。治法总不能出李东垣普济消毒饮之外。其方之妙，妙在以凉膈散为主，而加化清气之马勃、僵蚕、银花，得轻可去实之妙；再加元参、牛蒡、板蓝根，败毒而利肺气，补肾水以上济邪火；去柴胡、升麻者，以升腾飞越太过之病，不当再用升也，说者谓其引经，亦甚愚矣！凡药不能直至本经者，方用引经药作引，此方皆系轻药，总走上焦，开天气，肃肺气，岂须用升、柴直升经气耶？去黄芩、黄连者，芩连里药也，病初起未至中焦，不得先用里药，故犯中焦也。

普济消毒饮去升麻柴胡黄芩黄连方

连翘一两　薄荷三钱　马勃四钱　牛蒡子六钱　芥穗三钱　僵蚕五钱　元参一两　银花一两　板蓝根五钱　苦梗一两　甘草五钱

上共为粗末，每服六钱，重者八钱。鲜苇根汤煎，去渣服，约二时一服，重者一时许一服。

【讲解】

本条讲温毒的病因、病证及内治法。

“温毒”即温热毒邪炽盛，而出现局部红肿热痛，甚至有溃烂表象者。其病因为感受四时秽浊之气，一年四季均可发生。所以吴注谓：“温毒者，秽浊也。”

温毒的病因，原注指出有二：其一与自然气候有关。本病多发生于春夏，秋冬季节发生较少。如原注："凡地气之秽，未有不因少阳之气而自能上升者，春夏地气发泄，故多有是证，秋冬地气，间有不藏之时，亦多成是证。"其二与人体体质有关。本病多发生于素体阴虚患者或小儿。如原注："人身之少阴素虚，不能上济少阳，少阳升腾莫制，亦多成是证；小儿纯阳火多，阴未充长，亦多有是证。"

温毒的病机，原注指出：本病在定位上主要在少阳经，如原注谓"少阳少阴之脉，皆循喉咙……耳前耳后颊前肿者，皆少阳经脉所过之地……两少阳之脉，皆入耳中"。本病在定性上多属于火证，如原注："面赤者，火色也，……火有余则清窍闭也。"

温毒的临床表现，原文指出是：咽喉肿痛，耳前耳后肿，颊肿耳聋，面赤。

温毒的内治法，原文指出以清热解毒为主，方以东垣普济消毒饮加减为主方，"初起一二日，再去芩、连"，因其邪在上焦，尚属表邪未及中焦，故不宜用芩、连清里热，待三四日后，如热邪入里，即加入芩、连以清之。原注在普济消毒饮一方中，有吴氏自己的经验，详见原注。

十九、温毒外肿，水仙膏主之，并主一切痈疮。

按：水仙花得金水之精，隆冬开花，味苦微辛，寒滑无毒，苦能升火败毒，辛能散邪热之结，寒能胜热，滑能利痰，其妙用全在汁之胶粘，能拔毒外出，使毒邪不致深入脏腑伤人也。

水仙膏方

水仙花根，不拘多少，剥去老赤皮与根须，入石臼捣如膏，敷肿处，中留一孔出热气，干则易之，以肌肤上生黍米大小黄疮为度。

二十、温毒敷水仙膏后，皮间有小黄疮如黍米者，不可再敷水仙膏，过敷则痛甚而烂，三黄二香散主之。

三黄取其峻泻诸火，而不烂皮肤，二香透络中余热而定痛。

三黄二香散方（苦辛芳香法）

黄连一两　黄柏一两　生大黄一两　乳香五钱　没药五钱

上为极细末，初用细茶汁调敷，干则易之，继则用香油调敷。

【讲解】

此两条是讲温毒的外治法。

原文提出两个方剂，一是水仙膏，二是三黄二香散。这两个外敷的方剂，不仅治温毒耳前后肿，一切皮肤疮疡均可使用，所以原文明确指出，“并主一切痈疮”。

二一、温毒神昏谵语者，先与安宫牛黄丸、紫雪丹之属，继以清宫汤。

安宫牛黄丸、紫雪丹、清宫汤（方法并见前）

【讲解】

本条是讲温毒邪入心包的治法。

温毒之邪入心包在临床为危重证候，其表现为神昏谵语。在温病过程中，凡出现邪入心包，神昏谵语，均可使用安宫牛黄丸、紫雪丹、清宫汤等清心开窍。故温毒重症之出现神昏谵语者，自不例外。

【临证意义】

十八、十九、二十、二十一条4条，主要是讲温毒及其合并症的诊断和治疗。从原文所述内容来看，应属于喉痹、乳蛾、痄腮、大头瘟等疾病范围，相当于现代所称急性化脓性扁桃体炎、急性腮腺炎类疾病。这些疾病用普济消毒饮治疗，一般确有疗效。水仙膏外敷疗效亦可。吴氏在原文中提出温毒初起时用普济消毒饮须去升麻、柴胡、黄芩、黄连，并且以粗末用芦根煎汤服。编者的经验是普济消毒饮可以不减升麻、柴胡、黄芩、黄连，用原方效果更好。用粗末六钱亦嫌病重药轻，亦可以采用汤剂。鲜水仙花根，一般药店不备，直接用三黄二香散亦可。因此对上述条文，可以师其法，会其意，而不泥其方。

以上第一条至第二十一条是讨论风温、温热、温疫、温毒、冬温等五种温病在上焦时的一般辨证论治规律。这五种温病均属于温热病类，即温病之不兼湿者，因此原文合为一类讨论。

暑　温(1)

二二、形似伤寒(2)，但右脉洪大而数，左脉反小于右(3)，口渴甚，面赤，汗大出者，名曰暑温(4)，在手太阴，白虎汤主之(5)；脉芤甚者，白虎加人参汤主之(6)。

此标暑温之大纲也。按温者热之渐，热者温之极也。温盛为热，木生火也。热极湿动，火生土也。上热下湿，人居其中而暑成矣。若纯热不兼湿者，仍归前条温热例，不得混入暑也。形似伤寒者，谓头痛、身痛、发热恶寒也。水火极不同性，各造其偏之极，反相同也。故经谓水极而似火也，火极而似水也。伤寒，伤于水气之寒，故先恶寒而后发热，寒郁人身卫阳之气而为热也，故仲景《伤寒论》中，有已发热或未发之文。若伤暑则先发热，热极而后恶寒，盖火盛必克金，肺性本寒，而复恶寒也。然则伤暑之发热恶寒虽与伤寒相似，其所以然之故实不同也，学者诚能究心于此，思过半矣。脉洪大而数，甚则芤，对伤寒之脉浮紧而言也。独见于右手者，对伤寒之左脉大而言也，右手主上焦气分，且火克金也，暑从上而下，不比伤寒从下而上，左手主下焦血分也，故伤暑之左脉反小于右。口渴甚面赤者，对伤寒太阳证面不赤，口不渴而言也；火烁津液，故口渴，火甚未有不烦者，面赤者，烦也，烦字从火后页，谓火现于面也。汗大出者，对伤寒汗不出而言也。首白虎例者，盖白虎乃秋金之气，所以退烦暑，白虎为暑温之正例也，其源出自《金匮要略》，守先圣之成法也。

白虎汤、白虎加人参汤方（并见前）

【讲解】

本条讲述暑温的临床表现及治疗方法。

（1）暑温　暑温，即温病之发生在夏季者。《素问·热论》谓："先夏至日者为病温；后夏至日者为病暑。"凡温病发生在夏至以后，到立秋前后，正当炎暑季节者，即属暑温。

夏季由于气候炎热，故人感暑邪致病以后的病理生理变化，其特点有以下四个方面：①里热盛，这是由于暑乃热邪，感热致病，故里热偏盛初起即见里热证；②阴虚，因为热盛伤阴劫液；③气虚，这是因为热盛也耗伤正气，阴损及阳，故阴虚必然继发气虚，临床常见气阴两伤之证；④挟湿，这是因为热盛生湿，因此，暑多挟湿，所以张仲景在《金匮要略·痉湿暍病脉证治》中对中暍（暑）的治疗提出了白虎加人参汤及一物瓜蒂散两张处方，以方述意，为后世提出了清热、养阴、益气、利湿的治暑原则。

本条根据《金匮要略》所述，论述了暑温的病机，临床表现及治疗。在本条原注中，吴氏首先明确指出：①本病属里热证，这就是原注中所谓："温者，热之渐；热者，温之极也。温盛为热，木生火也。"②本病必然挟湿，这就是原注中所谓："热极湿动，火生土也，上热下湿，人居其中而暑成矣。若纯热不兼湿者，仍归前条温热例，不得混入暑也。”③本病必然伤阴，这就是原注中所谓的：“火燥津液，故口渴。”④本病必然伤气，这就是下条原注中所谓的“此热伤肺胃之气，阳明本证也”。吴氏在阐述本病病机之后，列举了本病的临床表现及治疗方剂。吴氏上述认识都是在《金匮要略》基础上加以发挥的，所以吴氏指出：“其源出自《金匮要略》，守先圣之成法也。”

（2）形似伤寒　吴氏原注谓：“形似伤寒者，谓头痛、身痛、发热恶寒也。”本病在发病过程中，特别是初起时，常可见发热、恶寒、头痛、身痛等类似伤寒的症状，故曰“形似伤寒”。如何与伤寒鉴别？吴氏在原注中指出：“伤寒先恶寒而后发热，……伤暑则先发热，热极而后恶寒”。这是本病与伤寒的鉴别要点。

（3）但右脉洪大而数，左脉反小于右　右脉属气，左脉属血，气为阳，血为阴，右大左小，提示热盛阴虚。

（4）口渴甚……名曰暑温　这些症状提示里热炽盛和阴虚内热。

（5）在手太阴，白虎汤主之　“手太阴”即手太阴肺，指上焦温病。意即上述暑温症状，系属上焦温病，在肺经气分，故用白虎汤清肺经气分之热，以清热保津。

（6）脉芤甚者，白虎加人参汤主之　白虎汤是清肺泻热养阴的方剂。“脉芤”指脉大而中空无力，是热邪耗伤气阴之脉。白虎加人参汤具有清热、益气、养阴三重作用，是治疗暑证的代表方剂，所以吴氏原注谓：“白虎为暑温之正例也”。

二三、《金匮》谓太阳中暍[(1)]，发热恶寒，身重而疼痛，其脉弦细芤迟[(2)]，小便已，洒然毛耸，手足逆冷[(3)]，小有劳，身即热，口开前板齿燥[(4)]，若发其汗，则恶寒甚，加温针，则发热甚，数下，则淋甚[5]，可与东垣清暑益气汤[6]。

张石顽注谓太阳中暍，发热恶寒身重而疼痛，此因暑而伤风露之邪，手太阳标证也。手太阳小肠属火，上应心包，二经皆能制金烁肺，肺受火刑，所以发热恶寒似足太阳证。其脉或见弦细，或见芤迟，小便已，洒然毛耸，此热伤肺胃之气，阳明本证也（愚按：小便已，洒然毛耸，似乎非阳明证，乃足太阳膀胱证也。盖膀胱主水，火邪太甚而制金，则寒水来为金母复仇也。所谓五行之极，反兼胜己之化）。发汗则恶寒甚者，气虚重夺（当作伤）其津（当作阳）也。温针则发热甚者，重伤经中之液，转助时火，肆虐于外也。数下之则淋甚者，劫其在里之阴，热势乘机内陷也。此段经文，本无方治，东垣特立清暑益气汤，足补仲景之未逮。愚按：此言太过。仲景当日，必有不可立方之故，或曾立方而后世脱简，皆未可知，岂东垣能立而仲景反不能立乎？但细按此证，恰可与清暑益气汤，曰可者，仅可而有所未尽之词，尚望遇是证者，临时斟酌尽善。至沈目南《金匮要略注》，谓当用辛凉甘寒，实于此证不合。盖身重疼痛，证兼寒湿也。即目南自注，谓发热恶寒身重疼痛，其脉弦细芤迟，内暑而兼阴湿之变也。岂有阴湿而用甘寒柔以济柔之理？既曰阴湿，岂辛凉所能胜任！不待辨而自明。

清暑益气汤方（辛甘化阳酸甘化阴复法）

黄芪一钱　黄柏一钱　麦冬二钱　青皮一钱　白术一钱五分　升麻三分　当归七分　炙草一钱　神曲一钱　人参一钱　泽泻一钱　五味子八分　陈皮一钱　苍术一钱五分　葛根三分　生姜二片　大枣二枚

水五杯，煮取二杯，渣再煎一杯，分温三服。虚者得宜，实者禁用；汗不出而但热者禁用。

【讲解】

本条引《金匮》太阳中暍的临床表现和治疗禁忌，补充了治疗方法。

（1）《金匮》谓太阳中暍　《金匮要略》中有“痓湿暍病脉证治第二”一篇，其中有三条专论太阳中暍（暑）。一条是论述暑证的临床特点，即本条引文。另两条则讲暑证的治法，即里热炽盛，气阴两虚者用白虎加人参汤；湿盛者，用一物瓜蒂散。《金匮要略》在论述中暍证治方面虽然比较简略，但是已提纲挈领，授人以法，而且也有证有治有方。本条原注引张石顽注谓“此段经文，本无方治，”吴氏自注中亦承认“仲景当日，必有不可立方之故，或曾立方而后世脱简”，将本条经文与其他两条太阳中暍经文割裂对待，值得商榷。

（2）发热恶寒……其脉弦细芤迟　此句是说明暑病的脉象特点。“发热恶寒，身重而疼痛”，酷似太阳伤寒，但太阳伤寒，脉应浮紧，而此则弦细芤迟，与太阳伤寒不同。脉见弦细芤迟，说明气虚、阳虚，这是暑病脉象的特点。

（3）小便已……手足逆冷　“小便已”即小便以后。“洒然毛耸”即恶寒战栗。“手足逆冷”即四肢发凉。阳气不能达于四肢。这些现象是属阳虚，这也是暑病的临床特点之一。

（4）小有劳……口开前板齿燥　“小有劳”即稍事劳动或活动稍多。“身即热”即出现发热。“口开前板齿燥”即津伤口干，口腔中上腭干燥少津。这些现象是属阴虚，这也是暑病症状特点。综上所述暑病有阳虚、气虚、阴虚、津少等证因。

总之，暑为热邪，为热证，因而临床上可以出现发热，暑热可以伤气、伤阳，所以暑病常出现气虚、阳虚，故见恶寒战栗，四肢逆冷，脉弦细芤迟；热可伤阴烁津，所以暑证也常出现阴虚，津液不足，临床上可见小有劳，身即热，口开前板齿燥；同时“暑必挟湿”，可见“身重”等湿象。“里热”、“气虚”、“阴虚”、“挟湿”这是暑病的临床特征。《金匮要略》论太阳中暍虽然条文不多，但从所提出的白虎加人参汤及一物瓜蒂散，以方测证可概括上述四大特征而示人以法。

(5) 若发其汗……则淋甚　此句是言若医者不明暑证病机，不采用清热，养阴，益气，利湿等法治疗，而是对症用药，则不但暑证不除，反而要出现新的病变。如见其发热恶寒而以为表寒证，予以辛温发汗，伤气伤阳则恶寒加重。如见其四肢逆冷，脉弦细芤迟而以为阳虚里寒予以温针，则温针助热，里热更加炽盛。如见小便短赤而以为湿热内蕴，予以利湿清热，则清利伤阴，小便疼痛淋涩。这些都是在暑证临床中可能出现的误治情况，所以《金匮要略》明确指出，示人以早。

(6) 东垣清暑益气汤　“清暑益气汤”方，见李东垣《脾胃论》。原注云：“《内经》曰：阳气者，卫外而为固也，炅则气泄，今暑邪干卫，故身热自汗，以黄芪甘温补之为君；人参、橘皮、当归、甘草，甘微温，补中益气为臣；苍术、白术、泽泻，渗利而燥湿，升麻、葛根，甘苦平，善解肌热，又以风胜湿也。湿胜则食不消而作痞满，故炒曲甘辛，青皮辛温，消食快气；肾恶燥，急食辛以润之，故以黄柏苦辛寒，借甘味泻热补水；虚者滋其化源，以人参、五味子、麦门冬，酸甘微寒，救天暑之伤于庚金为佐，名曰清暑益气汤。”

清暑益气汤，综合分析原方，基本上是前述清热、益气、养阴、燥湿大法在临床上的综合应用。方中参芪益气、麦味养阴，黄柏清热，苍术燥湿、泽泻利湿。暑病有气阴两虚及湿热见证，可使用本方。

吴注云“但细按此证，恰可与清暑益气汤，曰可者，仅可而有所未尽之词，尚望遇是证者，临时斟酌尽善”。本条由于症状变化复杂，用本方尚须妥善加减。

二四、手太阴暑温，如上条证，但汗不出者，新加香薷饮主之。

证如上条，指形似伤寒，右脉洪大，左手反小，面赤口渴而言。但以汗不能自出，表实为异，故用香薷饮发暑邪之表也。按香薷辛温芳香，能由肺之经而达其络。鲜扁豆花，凡花皆散，取其芳香而散，且保肺液，以花易豆者，恶其呆滞也，夏日所生之物，多能解暑，惟扁豆花为最，如无花时，用鲜扁豆皮，若再无此，用生扁豆皮。厚朴苦温，能泄食满，厚朴皮也，虽走中焦，究竟肺主皮毛，以皮从皮，不为治上犯中。若黄连甘草，纯然里药，暑病初起，且不必用，恐引邪深入，故易以连翘、银花，取其辛凉达肺经之表，纯从外走，不必走中也。

温病最忌辛温，暑病不忌者，以暑必兼湿，湿为阴邪，非温不解，故此方香薷、厚朴用辛温，而余则佐以辛凉云。下文湿温论中，不惟不忌辛温，且用辛热也。

新加香薷饮方（辛温复辛凉法）

香薷二钱　银花三钱　鲜扁豆花三钱　厚朴二钱　连翘二钱

水五杯，煮取二杯。先服一杯，得汗止后服；不汗再服；服尽不汗，再作服。

【讲解】

本条述暑温表实的证治。

本条是承前二十二条："形以伤寒……汗大出者"而言。前条言："汗大出者，……白虎汤主之"。本条言："如上条证，但汗不出者，新加香薷饮主之。"

香薷，味辛，性微温，为发汗、解暑、利湿、消肿药。主治由于夏月贪凉、饮冷而致之发热、恶寒、无汗、吐利等证。至于真正由于夏月伤暑致病者，则非所宜。明·李士材《本草图解》云："香薷辛温入肺，发散暑邪，通利小便，定霍乱，散水肿，世医治暑，概用香薷，殊不知香薷为辛温发散之剂，如纳凉、饮冷，阳气为阴邪所遏，以致恶寒发热，头痛烦渴，或霍乱吐泻者，与之相宜。若劳役伤暑，汗多烦喘，必用清暑益气汤。如大热大渴，人参白虎汤，以泻火益元。若用香薷是重虚其表，反助其热矣。今人不知暑伤元气，概用香薷代茶，不亦误乎。”剖析颇精，可供参考。

局方香薷散，由香薷、白扁豆、厚朴三味药组成，这是一首暑月解表化湿的代表方剂，适用于夏月风寒客表，暑湿阻里之证。用于治疗暑湿证，其性辛温，所以吴氏在原方基础上加入银花、连翘以透热清暑，将鲜扁豆花易白扁豆，取其辛散芳香以化湿和中。经化裁后的新加香薷饮，成为一张外解表寒，内清暑热、暑湿的方剂，适用于暑温表实无汗的患者。

【临证意义】

暑病为里热证。可通过汗出，以宣泄其热。《内经》明确指出：“暑当与汗皆出，勿止”。因此，暑病的治疗原则是有汗者勿止汗，无汗者当取汗。也就是说暑病表实的治法，一般不要见汗止汗。暑温由于里热蒸腾，一般多有汗出，因气候炎热，贪凉露宿，外感风寒等原因而出现发热、恶寒、汗不出者，亦不少见，这时仍需辛温解表，以取微汗透热。新加香薷饮具有祛暑解表、清热化湿的作用。正是《内经》所谓“体若燔炭，汗出而散”经义的具体运用。

临床运用举例：

案 9. 新加香薷饮治疗流行性乙型脑炎案

韩某，男，6 岁，因两天来发烧，头痛，嗜睡，抽风两次，于 1964 年 8 月 18 日住某医院。

住院检查摘要：体温 40℃，脉搏 128 次/分，呼吸 28 次/分，发育正常，营养中等，心、肺、腹，（—），神倦嗜睡，偶有烦躁。神经系统检查：颈项部有抵抗，克氏征（—），布氏征（±），巴氏征（＋），腹壁、提睾、膝腱反射均为（＋）。脑脊液检查：外观呈薄毛玻璃样，蛋白（＋），糖 1～5 管（＋），细胞数 602/mm^3，中性 81%，单核 19%。血化验：白细胞 24900/mm^3，中性 83%，淋巴 16%，单核 1%。咽拭子培养：有甲类链球菌，奈瑟氏球菌属。临床诊断：流行性乙型脑炎（重型）。

病程与治疗：入院前两天开始发烧，头痛头晕，嗜睡，食欲不振，入院前10小时内抽风两次，曾用解热剂无效，病情逐渐转重，体温高达40℃，嗜睡明显，入院后即用西药治疗，仍不见大效。

8月19日请蒲老会诊：证见高热无汗，面潮红，嗜睡明显。偶有烦躁，舌质红，苔白中挟黄，脉浮弦数，此为暑湿挟风、表里两闭之象，治宜清暑祛风，表里两解。处方：

香薷4.5g　扁豆花6g　川厚朴4.5g　金银花6g　淡豆豉12g　炒僵蚕6g　淡竹叶6g　杏仁6g　连翘4.5g　葱白三寸（后下）　六一散12g（纱布包煎）　紫雪丹3g，分五次冲服

8月20日始服前方，8月21日复诊：体温基本正常，偶有低热，能坐起食饭，大小便转正常，除颈部尚有轻度抵抗外，余证皆消失。前方续服1剂，不再用紫雪，服后诸证皆平，食、眠、便俱正常。停药观察，痊愈出院。

（《蒲辅周医案》）

二五、手太阴暑温，服香薷饮，微得汗，不可再服香薷饮重伤其表，暑必伤气，最令表虚，虽有余证，知在何经，以法治之。

按伤寒非汗不解，最喜发汗；伤风亦非汗不解，最忌发汗，只宜解肌，此麻桂之异其治，即异其法也。温病亦喜汗解，最忌发汗，只许辛凉解肌，辛温又不可用，妙在导邪外出，俾营卫气血调和，自然得汗，不必强责其汗也。若暑温、湿温则又不然，暑非汗不解，可用香薷发之，发汗之后，大汗不止，仍归白虎法，固不比伤寒伤风之漏汗不止，而必欲桂附护阳实表，亦不可屡虚其表，致令厥脱也，观古人暑门有生脉

散法，其义自见。

【讲解】

本条述暑温表实证用解表剂后的余证处理。

本条承前条，前条言暑温无汗者，应用香薷饮发汗。此条言香薷饮的用法，即用香薷发汗，必须中病则止。服药微汗后，即应停药，以免重伤其表阳之气。暑邪最易伤气，用解表法，以解肌而得微汗，若汗多表虚，恐引起亡阳之变。原文所谓："虽有余证，知在何经，以法治之"，是指本篇第二十六条～第三十四条有关内容。

二六、手太阴暑温，或已经发汗，或未发汗，而汗不止，烦渴而喘，脉洪大有力者，白虎汤主之；脉洪大而芤者，白虎加人参汤主之；身重者，湿也，白虎加苍术汤主之；汗多脉散大，喘喝欲脱者，生脉散主之。

此条与上文少异者，只"已经发汗"一句。

白虎加苍术汤方

即于白虎汤内加苍术三钱。

汗多而脉散大，其为阳气发泄太甚，内虚不司留恋可知。生脉散酸甘化阴，守阴所以留阳，阳留，汗自止也。以人参为君，所以补肺中元气也。

生脉散方（酸甘化阴法）

人参三钱　麦冬（不去心）二钱　五味子一钱

水三杯，煮取八分二杯，分二次服，渣再煎服，脉不敛，再作服，以脉敛为度。

【讲解】

本条述暑温的证治。

暑温的辨证论治可分以下几种情况：若汗出烦渴，脉洪大有力，为暑热内盛者，用白虎汤，以清热养阴；若脉洪大而芤者，为暑热伤气者，用白虎加人参汤，以清热养阴益气；若全身酸重，为暑邪挟湿者，用白虎加苍术汤，以清热养阴燥湿；若出汗太多，脉散大，气短欲脱，为气阴两伤者，用生脉散，以益气养阴固脱。

对于暑温的一般治法，本书首选了这四首方剂，是清暑、益气、养阴、利湿的暑病治疗四大原则在临床中的具体运用。

二七、手太阴暑温，发汗后，暑证悉减，但头微胀，目不了了，余邪不解者，清络饮主之，邪不解而入中下焦者，以中下法治之。

既曰余邪，不可用重剂明矣，只以芳香轻药清肺络中余邪足矣。倘病深而入中下焦，又不可以浅药治深病也。

清络饮方（辛凉芳香法）

鲜荷叶边二钱　鲜银花二钱　西瓜翠衣二钱　鲜扁豆花一枝　丝瓜皮二钱　鲜竹叶心二钱

水二杯，煮取一杯，日二服。凡暑伤肺经气分之轻证皆可用之。

【讲解】

本条是讲暑温的恢复期或合并症治疗。

暑温恢复期即暑温症状已基本减退，惟感轻度不适，亦即原文所谓“暑证悉减，但头微胀，目不了了，余邪不解者”。暑温病症状已减，但还有轻微的头胀，目视不甚清楚，这是肺络中余热未清，当用轻剂以清余邪。清络饮即属于暑病病后轻清余邪之剂，也可用于暑温轻证。

暑温合并症，是暑温发展至中焦，则以中焦法治之；发展至下焦，则以下焦法治之。

“余邪不解”与“邪不解”有着本质上的区别。“余邪不解”，清解余邪只能用轻清药物调理，不可用重剂。“邪不解”深入中下焦者，则又必须使用重剂祛邪，晚期病人正虚邪实，当扶正祛邪同时并进。

二八、手太阴暑温，但咳无痰，咳声清高者，清络饮加甘草、桔梗、甜杏仁、麦冬、知母主之。

咳而无痰，不嗽可知，咳声清高，金音清亮，久咳则哑，偏于火而不兼湿也。即用清络饮，清肺络中无形之热，加甘、桔开提，甜杏仁利肺而不伤气，麦冬、知母保肺阴而制火也。

清络饮加甘桔甜杏仁麦冬汤方

即于清络饮内，加甘草一钱，桔梗二钱，甜杏仁二钱，麦冬三钱。

二九、两太阴暑温，咳而且嗽，咳声重浊，痰多不甚渴，渴不多饮者，小半夏加茯苓汤再加厚朴、杏仁主之。

既咳且嗽，痰涎复多，咳声重浊，重浊者土音也，其兼足太阴湿土可知。不甚渴，渴不多饮，则其中之有水可知，此暑温而兼水饮者也。故以小半夏加茯苓汤，蠲饮和中；再加厚朴、杏仁，利肺泻湿，预夺其喘满之路；水用甘澜，取其走而不守也。

此条应入湿温，却列于此处者，以与上条为对待之文，可以互证也。

小半夏加茯苓汤再加厚朴杏仁方（辛温淡法）

半夏八钱　茯苓块六钱　厚朴三钱　生姜五钱　杏仁三钱

甘澜水八杯，煮取三杯，温服，日三。

【讲解】

此两条述暑温伤肺的证治。

二十五条原文曰："暑必伤气，最令表虚，虽有余证，知在何经，以法治之"。二十八条～三十二条，均是承二十五条原文而言。

二十八条是讲手太阴暑温，即暑温热伤肺阴分，表现燥咳者，方用清络饮加甘草、桔梗、甜杏仁、麦冬、知母，以清暑热，养肺阴，宣肺止咳。

二十九条是讲两太阴暑温，即暑温属于手太阴肺与足太阴脾同病。兼有水饮，临床表现以咳声重浊，痰多不甚渴，渴不多饮等为主者，方用小半夏加茯苓汤再加厚朴杏仁，以宣化水湿，理气化痰。

三十、脉虚夜寐不安，烦渴舌赤，时有谵语，目常开不闭，或喜闭不开，暑入手厥阴也。手厥阴暑温，清营汤主之；舌白滑者，不可与也。

夜寐不安，心神虚而阳不得入于阴也。烦渴舌赤，心用恣而心体亏也。时有谵语，神明欲乱也。目常开不闭，目为火户，火性急，常欲开以泄其火，且阳不下交于阴也；或喜闭不喜开者，阴为亢阳所损，阴损则恶见阳光也。故以清营汤急清宫中之热，而保离中之虚也。若舌白滑，不惟热重，湿亦重矣，湿重忌柔润药，当于湿温例中求之，故曰不可与清营汤也。

清营汤方（咸寒苦甘法）

犀角三钱　生地五钱　元参三钱　竹叶心一钱　麦冬三钱　丹参二钱　黄连一钱五分　银花三钱　连翘（连心用）二钱

水八杯，煮取三杯，日三服。

三一、手厥阴暑温，身热不恶寒，清神不了了，时时谵语者，安宫牛黄丸主之，紫雪丹亦主之。

身热不恶寒，已无手太阴证，神气欲昏，而又时时谵语，不比上条时有谵语，谨防内闭，故以芳香开窍、苦寒清热为急。

安宫牛黄丸、紫雪丹（方义并见前）

【讲解】

此两条述暑温邪入心包的证治。

“手厥阴暑温”，手厥阴属心之包络，手厥阴暑温即暑邪入于心包，症见夜寐不安，烦渴，舌赤，时有谵语，目常开不闭，或喜闭不开，精神不了了者，方用清营汤以清热、养阴。欲闭心包者，用安宫牛黄丸，紫雪丹以清热开窍。

清营汤是用于邪热入营之代表方，必具有舌红或红绛之主症。若舌苔白滑者，为湿重热郁，热邪被湿所困，当用苦温化湿法治之。清营汤寒凉柔润，有碍化湿，故不宜用清营汤。可与上焦篇第十五条合看。

【临证意义】

温病热入营分的主要临床症状有：身热夜甚，舌红绛，脉细数，口干不欲饮，心烦，谵语，甚则神志昏迷等。热入营分，则耗伤心阴，心神被扰，其转归有二：一是使热邪透出营分，叶天士谓：“入营犹可透热转气”。二是热邪继续深入血分，出现斑疹，出血神昏等证。暑温由于里热炽盛，容易出现热入心营，在治疗上，应予清热凉营养阴为治。清营汤就是治疗热入营分的代表方剂，方中以犀角、竹叶、黄连、银花、连翘、丹参清透热邪，以生地、麦冬、元参养心阴。其使用指征为舌红绛，脉细数，及热扰心神的症状。

临床运用举例：

案 10. 清营汤加减治疗乙型脑炎热入营分案

蒋某，男，8 岁，南京人。患流行性乙型脑炎八日，病邪由气分侵入营分，高热稽留，体温 40℃，口渴不饮，神昏谵语，烦躁不宁，四肢抽搐，角弓反张，脉弦细，舌绛苔黄而中心剥脱。在营之热未衰而阴液已伤，治宜清营息风为主，佐以养阴生津。方拟清营汤加减，药用犀角0.5g、黄连5g、山栀5g、麦冬20g、元参20g、生地20g、钩藤15g、僵蚕10g、大青叶15g、银花20g、紫雪丹2分（两次服）。服药两剂，高热稍有下降，体温39℃，神志似有清醒，但风未平息，抽搐依然。治疗仍用原方加羚羊角1g（分两服）。再服两剂，热势衰退，神渐清醒，抽搐已停，舌苔完全剥脱，舌变红绛。在营之热已衰，已伤之阴未复，治宜生津增液，药后热邪退尽，阴液渐复，病愈出院。

（张谷才：《从〈温病条辨〉来谈滋阴法》．见：《淮阴科技·吴鞠通学术思想研究专辑》，1984.）

三二、暑温寒热，舌白不渴，吐血者，名曰暑瘵，为难治，清络饮加杏仁、薏仁、滑石汤主之。

寒热，热伤于表也；舌白不渴，湿伤于里也；皆在气分，而又吐血，是表里气血俱病，岂非暑瘵重证乎？此证纯清则碍虚，纯补则碍邪，故以清络饮清血络中之热，而不犯手；加杏仁利气，气为血帅故也；薏仁、滑石，利在里之湿；冀邪退气宁而血可止也。

清络饮加杏仁薏仁滑石汤方

即于清络饮内加杏仁二钱，滑石末三钱，薏仁三钱，服法如前。

【讲解】

本条讲暑瘵的证治。

“暑瘵”又称暑痨。本条是因热在肺经气分，兼有湿邪留滞，故舌白而口不渴，若又因暑热犯肺，肺络受伤，阳络伤则血外溢，症见吐血者，吴注谓：“表里气血俱病，岂非暑瘵重证乎”。故曰“难治”。用清络饮加杏仁、薏苡仁、滑石。清暑热以保肺，清络热以止血，佐以化湿治之。

【临证意义】

“暑瘵”是暑温病的恶化重证。暑温之邪虽在气分，但肺为娇脏，热伤肺络，易见吐血。由于热尚不甚，所以临床常用轻清之剂清肺络以止血。治疗本证要注意两点：一是不能因其热不甚而用温补，致使络中伏热不得外达，而成不治之证。二是不能因其舌苔白而疑其有伏寒，遂不敢用清凉之法。

三三、小儿暑温，身热，卒然痉厥，名曰暑痫，清营汤主之，亦可少与紫雪丹。

小儿之阴，更虚于大人，况暑月乎！一得暑温，不移时有过卫入营者，盖小儿之脏腑薄也。血络受火邪逼迫，火极而内风生，俗名急惊，混与发散消导，死不旋踵，惟以清营汤清营分之热而保津液，使液充阳和，自然汗出而解，断断不可发汗也。可少与紫雪者，清包络之热而开内窍也。

三四、大人暑痫，亦同上法。热初入营，肝风内动，手足瘛疭，可于清营汤中，加钩藤、牡丹皮、羚羊角。

清营汤、紫雪丹（方法并见前）

【讲解】

此两条是讲小儿暑温与大人暑温合并惊厥的治法。

暑温合并惊厥，名曰暑痫，证属阴虚内热，热极生风。

“小儿暑温，身热，卒然痉厥”，小儿纯阳之体，脏腑娇嫩，阴气未充，若感受暑温，发热，邪易入营血，所以卒然痉厥，而见四肢抽搐、昏迷等症状，用清营汤清营分之热，加紫雪丹清热开窍、镇痉。

成年人痉厥，乃热入营血，热盛生火，火极生风，引起肝风内动，手足抽搐，不省人事等症状，治法也必须用清营汤清营热，加钩藤、牡丹皮、羚羊角凉肝息风。

【临证意义】

以上从第二十二条至第三十四条讲述暑温的辨证论治。原文重点论述了暑温在上焦时的证候性质、临床特点及一般治疗方法。在证候性质方面，原文强调了暑为热邪，暑必伤气，暑必伤阴，暑必挟湿；在一般治法上强调了清暑、益气、养阴、利湿；因而重点提出了白虎汤、白虎加人参汤、清暑益气汤，以及在此基础上进行辨证论治而提出清营汤、清络饮加减等。为我们在治疗暑证方面，提供了可贵的临床经验。

伏　暑[1]

（按暑温伏暑，名虽异而病实同，治法须前后互参，故中下焦篇不另立一门。）

三五、暑兼湿热[2]，偏于暑之热者为暑温，多手太阴证而宜清；偏于暑之湿者为湿温，多足太阴证而宜温；湿热平等者两解之[3]。各宜分晓，不可混也。

此承上启下之文。按暑温、湿温，古来方法最多精妙，不比前条温病毫无尺度，本论原可不必再议，特以《内经》有先夏至为病温、后夏至为病暑之明文，是暑与温，流虽异而源则同，不得言温而遗暑，言暑而遗湿。又以历代名家，悉有蒙混之弊，盖夏日三气杂感，本难条分缕析。惟叶氏心灵手巧，精思过人，案中治法，丝丝入扣，可谓汇众善以为长者，惜时人不能知其一二；然其法散见于案中，章程未定，浅学者读之，有望洋之叹，无怪乎后人之无阶而升也。故本论摭拾其大概，粗定规模，俾学者有路可寻，精妙甚多，不及备录，学者仍当参考名家，细绎叶案，而后可以深造。再按：张洁古云："静而得之为中暑，动而得之为中热；中暑者阴证，中热者阳证"。呜呼！洁古笔下如是不了了，后人奉以为规矩准绳，此医道之所以难言也。试思中暑，竟无动而得之者乎？中热，竟无静而得之者乎？似难以动静二字分暑热。又云"中暑者阴证"，暑字从日，日岂阴物乎？暑中有火，火岂阴邪乎？暑中有阴耳，湿是也，非纯阴邪也。"中热者阳证"，斯语诚然，要知热中亦兼秽浊，秽浊亦阴类也，是中热非纯无阴也。盖洁古所指之中暑，即本论后文之湿温也；其所指之中热，即本论前条之温热也。张景岳又细分阴暑，阳暑：所谓阴暑者，即暑之偏于湿，而成足太阴之里证也；阳暑者，即暑之偏于热，而成手太阴之表证也。学者非目无全牛，不能批隙中窾。宋元以来之名医，多自以为是，而不求之自然之法象，无怪乎道之常不明，而时人之随手杀人也，可胜慨哉！

【讲解】

本条述暑温与湿温的鉴别。

（1）伏暑"伏"即潜伏，"暑"即暑邪。夏日感受暑邪，未即时发病，至秋冬而发，故曰伏暑。其临床表现与暑证基本相似。

（2）暑兼湿热　夏季曰暑，暑者热之甚。夏季气候酷热，更兼多雨潮湿。湿淫热邪，湿热交蒸，故暑必兼湿。所以原文谓："暑兼湿热"。

（3）偏于暑之热者为暑温……湿热平等者两解之　暑病的辨证论治，前已述及。"暑兼湿热"，从病因上可以分为：有偏于热、有偏于湿及湿热平等三种类型。由于病因不同，其治疗也不同。故原文谓："各宜分晓，不可混也"。

暑温，是暑之偏热者，邪在上焦手太阴肺经，故临床常用清热祛暑之法，若暑温之邪在卫分，当用辛凉轻剂以清热透表，使热从外泄；若暑温之邪在气分，当用辛凉重剂以清热生津。故原文曰："偏于暑之热者为暑温，多手太阴证而宜清。"

湿温，为暑之偏湿者。脾为湿土，外湿与内湿相合，故临床常用温化之法为主兼以清利湿热。故原文曰："偏于暑之湿者为湿温，多足太阴证而宜温。"

若湿热平等，即包括上焦手太阴肺经及足太阴脾经之证候，故治疗当清热、利湿或温化湿邪兼施的方法来治疗。故原文曰："湿热平等者两解之。"

三六、长夏受暑，过夏而发者，名曰伏暑[(1)]。霜未降而发者少轻，霜既降而发者则重，冬日发者尤重[(2)]，子、午、丑、未之年为多也[(3)]。

长夏盛暑，气壮者不受也；稍弱者但头晕片刻，或半日而已；次则即病；其不即病而内舍于骨髓，外舍于分肉之间者，气虚者也。盖气虚不能传送暑邪外出，必待秋凉金气相搏而后出也，金气本所以退烦暑，金欲退之，而暑无所藏，故伏暑病发也。其有气虚甚者，虽金风亦不能击之使出，必待深秋大凉初冬微寒相逼而出，故尤为重也。子、午、丑、未之年为独多者，子、午君火司天，暑本于火也；丑、未湿土司天，暑得湿则留也。

【讲解】

本条讲伏暑的定义及发病轻重与季节的关系。

(1) 长夏受暑……名曰伏暑　"长夏受暑"即在夏月炎热潮湿季节感受暑邪。"过夏而发"即患者感受暑邪以后，当时未发病，夏季以后至秋冬始发病，故名为"伏暑"。

(2) 霜未降而发者少轻……冬日发者尤重　"霜未降"指霜降以前，亦即在秋季。"霜既降"指霜降以后，亦即秋末冬初。"冬日"即冬季。"暑兼湿热"，暑邪必须有出路，其出路是汗。《内经》明确指出："暑当与汗皆出，勿止"。在夏月，人体汗多，虽感暑邪，但因有汗，暑邪可随汗出而解，不一定发病。入秋以后，天气转凉，汗出减少，夏月所感暑邪，外泄减少；入冬以后，天气严寒，汗出更少，内伏的暑邪，不能外泄，暑邪全无出路，所以伏暑发病，"霜未降而发者少轻，霜已降而发者则重，冬日发者尤重"。吴氏原注："长夏盛暑，气壮者不受也"，就是说在炎热季节中，身体壮实者，其抗御病邪的能力强，可以不因暑致病。但伏暑秋冬发病轻重之理，是吴氏的实践经验。但说理欠明，因此讲解不从。

（3）子、午、丑、未之年为多也 "子、午、丑、未之年"，指年支纪年中逢子、午、丑、未的年份。逢子、午之年，为少阴君火司天，气候偏于炎热；逢丑、未之年，为太阴湿土司天，气候偏于潮湿。暑温为热兼湿，其发病与气候的炎热、潮湿密切相关，因此逢子、午、丑、未之年即炎热、潮湿偏盛的年份，暑温发病就要多一些，病情也重一些。是否如此，有待于从实践中作长期观察验证。但是疾病的发生与自然气候相关的观点，是正确的。"人与天地相应"，因时、因地、因人制宜，这是中医学的精华。

三七、头痛微恶寒，面赤烦渴，舌白，脉濡而数者，虽在冬月，犹为太阴伏暑也。

头痛恶寒，与伤寒无异；面赤烦渴，则非伤寒矣，然犹似伤寒阳明证；若脉濡而数，则断断非伤寒矣。盖寒脉紧，风脉缓，暑脉弱，濡则弱之象，弱即濡之体也。濡即离中虚，火之象也；紧即坎中满，水之象也。火之性热，水之性寒，象各不同，性则迥异，何世人悉以伏暑作伤寒治，而用足六经羌、葛、柴、芩每每杀人哉！象各不同，性则迥异，故曰虽在冬月，定其非伤寒而为伏暑也。冬月犹为伏暑，秋日可知。伏暑之与伤寒，犹男女之别，一则外实中虚，一则外虚中实。岂可混哉！

【讲解】

本条是讲伏暑的临床表现。

伏暑的临床表现，与暑温的临床表现相同，只不过伏暑是过时而发。暑温的临床表现是：形似伤寒、口渴、面赤、脉濡而数，与本条所述症状基本相似。所以原文谓："虽在冬月，犹为太阴伏暑也"。于此可以看出，诊断秋冬流行性疾病是本季节流行病还是伏暑发病，其辨证要点仍主要是以其临床表现为依据。具备暑病特有证候，虽在冬月发病仍属暑病，仍可按暑病处理。"审证求因"、"辨证论治"这是中医学在疾病诊断治疗上的特色。

三八、太阴伏暑，舌白口渴，无汗者，银翘散去牛蒡、元参，加杏仁、滑石主之。

此邪在气分而表实之证也。

三九、太阴伏暑，舌赤口渴，无汗者，银翘散加生地、丹皮、赤芍、麦冬主之。

此邪在血分而表实之证也。

四十、太阴伏暑，舌白口渴，有汗，或大汗不止者，银翘散去牛蒡子、元参、芥穗，加杏仁、石膏、黄芩主之，脉洪大，渴甚汗多者，仍用白虎法；脉虚大而芤者，仍用人参白虎法。

此邪在气分而表虚之证也。

四一、太阴伏暑，舌赤口渴汗多，加减生脉散主之。

此邪在血分而表虚之证也。

银翘散去牛蒡子元参加杏仁滑石方

即于银翘散内，去牛蒡子、元参，加杏仁六钱，飞滑石一两。服如银翘散法。胸闷加郁金四钱，香豉四钱；呕而痰多，加半夏六钱，茯苓六钱；小便短，加薏仁八钱，白通草四钱。

银翘散加生地丹皮赤芍麦冬方

即于银翘散内，加生地六钱，丹皮四钱，赤芍四钱，麦冬六钱。服法如前。

银翘散去牛蒡子元参芥穗加杏仁石膏黄芩方

即于银翘散内，去牛蒡子、元参、芥穗，加杏仁六钱，生石膏一两，黄芩五钱。服法如前。

白虎法、白虎加人参法（俱见前）

加减生脉散方（酸甘化阴）

沙参三钱　麦冬二钱　五味子一钱　丹皮二钱　细生地三钱

水五杯，煮二杯，分温再服。

四二、伏暑、暑温、湿温，证本一源，前后互参，不可偏执。

【讲解】

三十八至四十二条是讲伏暑虚实证治。

伏暑挟表无汗者，仍以辛凉解表剂银翘散为主加减：因暑必挟湿，所以酌加利湿剂；热盛伤阴者，酌加养阴剂；若暑热甚者，用白虎汤及人参白虎汤；虚甚者用加减生脉散。以上是伏暑的治法。关于其他变证情况则可按本书暑温及湿温所述内容，具体情况，具体处理，所以原文在伏暑治疗的最后明确指出："伏暑、暑温、湿温，证本一源，前后互参，不可偏执"。

三八、四十、四一条原文中有银翘散“去元参”，按银翘散原方中并无元参，疑为作者疏忽。

【临证意义】

所谓“伏暑”，是夏月伤暑。暑为热邪，暑必伤阴，暑必伤气，暑必挟湿。因此，在夏季里患者体质一般有阴虚内热或兼气虚湿热的特点。患者夏月伤暑以后，虽未即病，但由于其体质上已有偏胜，所以秋冬发病也就容易表现出阴虚内热或气阴两虚、挟热、挟湿等，如舌赤、脉数、口渴等等。这也就是一般所谓的“冬月伏阳”。其临床表现与暑温相似，而治疗方法与暑温基本相同，所以名之曰：“伏暑”。

“伏暑”系过时而发，是在秋冬天凉时发病，因此，在临床表现上与暑温仍有不同之处。暑温发于盛夏，天气炎热，人体多汗，挟表者较少，重在邪盛于里，治疗以清热、养阴、益气、利湿为主法。以白虎汤、白虎加人参汤、清暑益气汤、生脉散、六一散等为主方。而伏暑则发病于秋冬，天气寒凉，挟表者多，多属表里同病。病之初起，治疗用解表的方法，所以原文以辛凉解表为主法，以银翘散加减为主方。只有邪入气分而虚者，才用清暑益气固表法，用白虎汤及白虎加人参汤等治疗。这一点在临床上十分重要。因时、因地、因人制宜这一重要治疗原则，任何疾病却不例外。

湿温[(1)]　寒湿[(2)]

四三、头痛恶寒，身重疼痛，舌白不渴，脉弦细而濡，面色淡黄，胸闷不饥[(3)]，午后身热，状若阴虚[(4)]，病难速已，名曰湿温。汗之则神昏耳聋，甚则目瞑不欲言[(5)]，下之则洞泄[(6)]，润之则病深不解[(7)]，长夏、深秋、冬日同法[(8)]，三仁汤主之[(9)]。

头痛恶寒，身重疼痛，有似伤寒，脉弦濡，则非伤寒矣。舌白不渴，面色淡黄，则非伤暑之偏于火者矣。胸闷不饥，湿闭清阳道路也。午后身热，状若阴虚者，湿为阴邪，阴邪自旺于阴分，故与阴虚同一午后身热也。湿为阴邪，自长夏而来，其来有渐，且其性氤氲粘腻，非若寒邪一汗而解，温热之一凉则退，故难速已。世医不知其为湿温，见其头痛恶寒身重疼痛也，以为伤寒而汗之，汗伤心阳，湿随辛温发表之药蒸腾上逆，内蒙心窍则神昏，上蒙清窍则耳聋目瞑不言。见其中满不饥，以为停滞而大下之，误下伤阴，而重抑脾阳之升，脾气转陷，湿邪乘势内渍，故洞泄。见其午后身热，以为阴虚而用柔药润之，湿为胶滞阴邪，再加柔润阴药，二阴相合，同气相求，遂有锢结而不可解之势。惟以三仁汤轻开上焦肺气，盖肺主一身之气，气化则湿亦化也。湿气弥漫，本无形质，以重浊滋味之药治之，愈治愈坏。伏暑湿温，吾乡俗名秋呆子，悉以陶氏《六书》法治之，不知从何处学来，医者呆，反名病呆，不亦诬乎！再按：湿温较诸温，病势虽缓而实重，上焦最少，病势不甚显张，中焦病最多，详见中焦篇，以湿为阴邪故也，当于中焦求之。

三仁汤方

杏仁五钱　飞滑石六钱　白通草二钱　白蔻仁二钱　竹叶二钱　厚朴二钱　生薏仁六钱　半夏五钱

甘澜水八碗，煮取三碗，每服一碗，日三服。

【讲解】

本条述湿温的证候和治疗。

（1）湿温　温病发生于夏秋季节，即暑病之偏于湿者谓之湿温。其病机是因湿生热或因热生湿，其证候性质以湿热为主，故名“湿温”。

（2）寒湿　“寒湿”本书中焦篇原注谓：“寒湿者，湿与寒水之气相搏也”。所谓“湿”，其意义有二：其一，是指自然气候潮湿；其二，指人体在病因作用下所产生的非生理需要的病理产物。所谓“寒”，其义亦有二：其一，指自然气候寒冷；其二，指人体生理功能衰退或衰竭。自然气候潮湿可以影响人体正常生理功能而产生病理产物成为“湿证”；人体正常生理功能低下也可以产生病理产物成为“湿证”。由于上述原因而产生的湿证，其病机是：因寒生湿或因湿伤阳，阳虚生寒，寒湿相搏，其临床表现以虚寒为主，故名“寒湿”。

（3）头痛恶寒……胸闷不饥　头痛恶寒，身重疼痛，舌白不渴，脉弦细而濡等症状，与太阳伤寒表证相似。但伤寒脉紧，中风脉缓；今脉弦细而濡，濡为湿之脉，这是湿温的主脉，与伤寒的脉象不同。所以吴注“有似伤寒，脉弦濡，则非伤寒矣”。

上述症状的病机，主要是“湿”。湿蔽于表则寒，湿滞于里则化热，湿着于肌腠则身重而疼，湿结于中焦则胸脘痞闷不饥。湿阻清阳，脾湿不化，而症见舌白、口不渴、面黄、胸闷而不知饥等。

（4）午后发热，状若阴虚　人体因致病因素作用而出现发热，常是一种正邪相争的表现。一般说来，人体在致病因素作用以后，在正气绝对战胜邪气的情况下，可以无症状，可以不出现发热；正气不胜邪气，邪气居于控制地位的时候，虽有症状，但一般也不出现发热。只有在正邪相争的情况下才出现发热。因而发热实质上是人体正气与邪气作斗争的一种表现。所以《伤寒论》第七条说：“病有发热恶寒者，发于阳也，无热恶寒者，发于阴也。”人体阳气的盛衰与自然环境密切相关。以一天来说，与每日的晨昏昼夜密切相关。每天上午自然界阳气盛，因而人体的阳气也盛，每天下午自然界阳气渐衰，因而人体的阳气也衰。由于每天上午人体阳气盛，正气居于控制地位，邪气居于被控制地位，所以外感邪气致病发热的患者，一般在上午都不发热，或发热较轻，而到了下午人体阳气渐衰，正气已不能绝对控制邪气，邪气抬头而出现正邪相争的局面，所以就出现了午后发热。

湿温系由于外感暑湿之邪致病，所以也表现为午后发热。阴虚发热也在午后，机理是：阴为阳之基，人体阳气是在阴精基础上产生的，非阴虚的人，其阳气产生有充分的物质保证，阳气也就自然正常，因而也就能绝对控制邪气不出现发热。而阴虚的人由于其阴不足，每天上午还能勉强以阴济阳，但到了下午就不能完全保证阳气产生的要求，所以就出现了阴不济阳，阳气也就不能完全控制邪气，所以出现了正邪相争而见午后发热。由此可见，午后发热可以由于邪盛，也可以由于阴虚。湿温午后发热主要是由于阳气虚衰或湿困伤阳，因湿生热，其主要在湿，所以治宜用刚。阴虚午后发热，虽然亦属正不胜邪，正邪相争，但正不胜邪的根本原因则在于阴不济阳，其主要在阴，所以治宜用柔。本条主要是谈湿温的午后发热，但由于阴虚亦可出现午后发热，所以原文明确提出“状若阴虚”的问题，以资鉴别。

(5) 汗之则神昏耳聋，甚则目瞑不欲言 “汗”指辛温发汗。因上述症状有似伤寒之处，所以着重指出不能误认为伤寒，而误用辛温发汗法。湿温其病机是由湿生热、湿热交蒸，辛温之药，可以助热，所以湿温不能用辛温发汗剂。误用辛温，不仅助热，且可因热生湿，加重湿邪的扩散，如吴氏原注所谓：“湿随辛温发表之药蒸腾上逆，内蒙心窍则神昏，上蒙清窍则耳聋，目瞑，不言”。而且还可以由于助热伤阴，导致更为严重的后果，所以湿温忌辛温发汗。

(6) 下之则洞泄 “下”指苦寒峻下。湿温之湿虽主要是热与湿，内湿与外湿相合。内湿是由于脾湿太甚，脾虚失运所致。若以苦寒峻下，更伤脾土而成洞泄。脾伤则运化不行，湿邪更难消除，吴氏原注“误下伤阴而重抑脾阳之升，脾气转陷，湿邪乘虚内渍”，亦即此意。所以湿温亦忌苦寒峻下。

(7) 润之则病深不解 “润”指甘寒养阴之药。甘寒养阴，是治疗温热病的常法，湿温虽然属于温病范围，但湿温并非单纯阳邪，而是湿热合邪。湿为阴邪，喜刚忌柔。甘寒养阴之品均属柔药。湿温用此，不惟不产生养阴保津作用，反而会因用甘柔而影响已有湿邪的排出并影响脾胃的正常运化形成新的湿邪产生。吴氏原注“见其午后身热，以为阴虚而用柔药润之，湿为胶滞阴邪，再加柔润阴药，二阴相合，同气相求，遂有锢结而不可解之势”，亦属此意，所以湿温忌甘柔养阴。

(8) 长夏、深秋、冬日同法 长夏是湿温的一般发病季节，深秋、冬日则是过时而发，即伏暑。“长夏、深秋、冬日同法”，即湿温病无论是当时而发，或是过时而发，虽然季节不同，只要出现湿温病证候，其治疗原则是相同的。

(9) 三仁汤主之 “三仁汤”方剂的组成见原文。湿温病用药喜刚忌柔，所以三仁汤以蔻仁、厚朴芳香化湿运脾；以半夏、杏仁苦辛通降祛湿、降逆和胃；以滑石、薏苡仁、通草淡渗利湿。药味不多，组成严谨。是湿温常用的代表方剂。

【临证意义】

临床运用举例：

案 11. 三仁汤治疗极重型乙型脑炎案

李某，女，3 岁，因发烧四天，嗜睡两天，于 1964 年 8 月 26 日住院。

住院检查摘要：神志尚清，微烦，转侧不安似有头痛。体温 38.7℃，呼吸 26 次/分，脉搏 126 次/分，发育营养中等，心肺（一），腹软无压痛。神经系统检查：瞳孔对光反射存在，腹壁反射可引出，颈部微有抵抗，巴氏征（＋），克氏征（一）。脑脊液检查：潘迪氏试验（＋），糖 1～5 管（＋），细胞总数 1038/mm^3，白细胞 114/mm^3，氯化物 628mg％，糖 62mg％，蛋白 110mg％。血化验：白细胞 18600/mm^3，中性 87％，淋巴 12％。临床诊断：流行性乙型脑炎（极重型）。

病程与治疗：患者于8月23日开始精神不振，呕吐，身热，第二日下午体温达39℃，呕吐五六次，予退热剂，体温不减。第三日即见嗜睡，第四日入院。入院后，先予黄连、香薷冲服紫雪散。第二日体温升高至40℃，加服牛黄抱龙丸，注射安乃近，第三日体温仍持续在40℃左右，但汗出较多，呼吸发憋，频率5次/分，脉搏130次/分，呈现半昏迷状态，瞳孔对光反应迟钝。腹壁、膝腱反射消失，前方加至宝丹二分，分两次冲服，病情继续恶化。

8月28日请蒲老会诊：神志出现昏迷，不能吞咽，汗出不彻，两目上吊，双臂抖动，腹微满，大便1日2次，足微凉，脉右浮数，左弦数，舌质淡红，苔白腻微黄，属暑湿内闭，营卫失和，清窍蒙蔽，治宜通阳开闭。处方：

薏苡仁12g　杏仁6g　白蔻仁3g　法半夏6g　厚朴7.5g　滑石12g（布包煎）　白通草4.5g　淡竹叶4.5g　鲜藿香3g　香木瓜3g　局方至宝丹半丸（分冲）

水煎服250ml，每服50ml，3小时服1次。

8月29日复诊：药后汗出较彻，次日体温下降至37.6℃，目珠转动灵活，上吊消失，吞咽动作恢复，神志渐清，可自呼小便等。原方去藿香、竹叶、加酒芩2.4g、茵陈9g、陈皮4.5g、生谷芽12g。药后3天，全身潮汗未断，头身布满痱疹，双睑微肿，神志完全清醒，但仍嗜睡，舌苔渐化，二便正常，体温正常，神经反射亦正常，继以清热和胃，调理善后，痊愈出院。

按：本例湿重于热，故初起用黄连、香薷、紫雪丹等方，清热祛暑，病不退而反进。旋用三仁汤加味，从湿温治，病由重转轻。可见乙型脑炎不仅偏热，亦有偏湿。偏热黄连、香薷自是正治，偏湿则非芳香淡渗不效。

（《蒲辅周医案》）

四四、湿温邪入心包，神昏肢逆，清宫汤去莲心、麦冬，加银花、赤小豆皮，煎送至宝丹或紫雪丹亦可。

湿温著于经络，多身痛身热之候，医者误以为伤寒而汗之，遂成是证。仲景谓湿家忌发汗，发汗则病痉。湿热相搏，循经入络，故以清宫汤清包中之热邪，加银花、赤豆以清湿中之热，而又能直入手厥阴也。至宝丹去秽浊复神明，若无至宝，即以紫雪代之。

清宫汤去莲心麦冬加银花赤小豆皮方

犀角一钱 连翘心三钱 元参心二钱 竹叶心二钱 银花二钱 赤小豆皮三钱

至宝丹、紫雪丹方（并见前）

【讲解】

本条是讲湿温病，因误汗而邪入心包的治法。

本条承上条误用发汗，而邪入心包出现神昏肢逆等症状时，一般情况下均可用清宫汤及“三宝”（安宫牛黄丸、紫雪丹、至宝丹），湿温也不例外，所以，本条原文谓：“湿温邪入心包，神昏肢逆，清宫汤去莲心、麦冬，加银花、赤小豆皮，煎送至宝丹或紫雪丹亦可”。但从原文看，也有不同之处。在用清宫汤时，原文去莲心、麦冬。这是因为莲心苦寒，苦寒伤脾，不利于脾之运化；麦冬甘柔，能助湿邪，即前条所述“润之则病深不解”。加银花、赤小豆皮可以清热利湿。“三宝”中不用安宫牛黄丸，是因为安宫牛黄丸过于寒凉，凉遏脾阳，不利于化湿，非湿温之所宜，这是吴氏在温病临床选方用药方面的细微之处。

四五、湿温喉阻咽痛，银翘马勃散主之。

肺主气，湿温者，肺气不化，郁极而一阴一阳（谓心与胆也）

之火俱结也。盖金病不能平木，木反挟心火来刑肺金。喉即肺系，其闭在气分者即阻，闭在血分者即痛也，故以轻药开之。

银翘马勃散方（辛凉微苦法）

连翘一两　牛蒡子六钱　银花五钱　射干三钱　马勃二钱

上杵为散，服如银翘散法。不痛但阻甚者，加滑石六钱，桔梗五钱，苇根五钱。

【讲解】

本条是讲湿温出现喉阻咽痛的治疗方法。

咽喉属肺，咽喉疼痛，多属肺热，这也就是原注所谓的“一阴一阳之火俱结也，盖金病不能平木，木反挟心火来刑肺金”。“喉阻”即吞咽不利，急性发病时，多属痰热，这也就是原注所谓的“其闭在气分者即阻”，其“不痛但阻者”，为痰热郁于肺系，所以原方还须再加滑石、桔梗、苇根等清痰利湿之品。

四六、太阴湿温，气分痹郁而哕者（俗名为呃），宣痹汤主之。

上焦清阳膹郁，亦能致哕，治法故以轻宣肺痹为主。

宣痹汤（苦辛通法）

枇杷叶二钱　郁金一钱五分　射干一钱　白通草一钱　香豆豉一钱五分

水五杯，煮取二杯，分二次服。

【讲解】

本条谈湿温出现哕的治疗。

“痹”，义同闭，即不通之意。“哕”，即干呕或呃逆。“哕”一般属于胃病，但在湿温病中，湿郁肺系，咽喉不利时，可出现干呕或呃逆。所以原注谓：“上焦清阳膹郁，亦能致哕，治法故以轻宣肺痹为主”。宣痹汤为宣肺祛痰清热利湿剂，所以可用于治疗湿温合并咽喉不利，干呕或呃逆者。前条所述喉阻患者，亦可合用本方治疗。

四七、太阴湿温喘促者，千金苇茎汤加杏仁、滑石主之。

《金匮要略》谓喘在上焦，其息促。太阴湿蒸为痰，喘息不宁，故以苇茎汤轻宣肺气，加杏仁、滑石利窍而逐热饮。若寒饮喘咳者，治属饮家，不在此例。

千金苇茎汤加滑石杏仁汤（辛淡法）

苇茎五钱　薏苡仁五钱　桃仁二钱　冬瓜仁二钱　滑石三钱　杏仁三钱

水八杯，煮取三杯，分三次服。

【讲解】

本条讲湿温，湿邪在肺，痰热相搏，而致喘促的治疗方法。

由于本病病机系湿热酿而成痰，痰热相搏，肺气不得宣降，发生呼吸喘促，治以清热宣肺利湿，用千金苇茎汤加杏仁、滑石治疗。但湿邪在肺而致之喘促，有寒热之分。因热生痰者，可用本方；因寒生痰者，则不可用。所以原注明确指出："若寒饮喘咳者，治属饮家，不在此例。"

四八、《金匮》谓太阳中暍，身热疼痛而脉微弱，此以夏月伤冷水，水行皮中所致也，一物瓜蒂汤主之。

此热少湿多，阳郁致病之方法也。瓜蒂涌吐其邪，暑湿俱解，而清阳复辟矣。

一物瓜蒂汤方

瓜蒂二十个

上捣碎，以逆流水八杯，煮取三杯，先服一杯，不吐再服，吐停后服。虚者加参芦三钱。

【讲解】

本条引《金匮要略》原文，以述湿温的治疗方法。

吴氏治暑，基本上是以张仲景《金匮要略》为依据。《金匮要略·痉湿暍病脉证治第二》中有关暑证的论述有三条：第一条是“太阳中暍，发热恶寒，身重而疼痛，其脉弦细芤迟，小便已，洒洒然毛耸，手足逆冷，小有劳，身即热，口干，前板齿燥。若发其汗，则恶寒甚，加温针，则发热甚；数下之，则淋甚。”吴氏据此在前条中提出了清暑益气汤；第二条是“太阳中热，暍是也，汗出恶寒，身重而渴，白虎加人参汤主之”。吴氏据此在前条中也提出了白虎汤及白虎加人参汤；第三条即本条所引原文“太阳中暍，身热疼重，而脉微弱，此以夏月伤冷水，水行皮中所致也，一物瓜蒂散主之”。吴氏据此提出了“暑兼湿热”及湿温的一系列方药。于此可见吴氏治暑，基本上是源于《金匮要略》，并在此基础上有所发展。

本条夏月感暑邪而又伤冷水所浸，为热少而水湿甚之证，可先用此法。瓜蒂散治暑，其意在说明“暑必挟湿”，而湿邪必须要有出路，用瓜蒂催吐，旨在去水湿，并非治湿只有吐法，要从原文的主要精神来理解。

瓜蒂散方，前文已作讲解，请参看第二十三条。

四九、寒湿伤阳，形寒脉缓，舌淡，或白滑不渴，经络拘束，桂枝姜附汤主之。

载寒湿，所以互证湿温也。按寒湿伤表阳中经络之证，《金匮要略》论之甚详，兹不备录。独采叶案一条，以见湿寒、湿温不可混也。形寒脉缓，舌白不渴，而经络拘束，全系寒证，故以姜附温中，白术燥湿，桂枝通行表阳也。

桂枝姜附汤（苦辛热法）

桂枝六钱　干姜三钱　白术（生）三钱　熟附子三钱

水五杯，煮取二杯，渣再煮一杯服。

【讲解】

此条是讲寒湿的证治。

关于“寒湿”前文已作讲解，其病机是因寒生湿，或因湿伤阳，阳虚生寒，所以对于寒湿，治宜用刚，方宜温中、散寒、燥湿。桂枝姜附汤即为温中散寒燥湿的代表方剂。吴氏原注谓：“姜附温中，白术燥湿，桂枝通行表阳”，其意甚明。但必须属寒湿者用之。桂枝姜附汤源于《临证指南医案·湿门》王案，故谓“独采叶案一条。”

【临证意义】

从四十三至四十九条主要讲湿温，同时附列寒湿。吴氏原著谓“载寒湿所以互证湿温也”。“湿”从其本身性质来说，“湿为阴邪，非温不化”。所以，凡属挟湿之证，其治疗均宜用刚忌柔。但产生湿邪的原因有寒有热，所以又必须加以区别对待，其属于因热生湿，或因湿生热者，治宜清里、泻热、利湿；其属于因寒生湿或因湿生寒者，治宜温中、散寒、燥湿，绝对不可以混淆。所以，临床上对于湿证的治疗必须区分寒热，辨证论治。

温疟[1]

五十、骨节疼烦，时呕，其脉如平，但热不寒，名曰温疟[2]，白虎加桂枝汤主之[3]。

阴气先伤，阳气独发，故但热不寒，令人消烁肌肉，与伏暑相似，亦温病之类也。彼此实足以相混，故附于此，可以参观而并见。治以白虎加桂枝汤者，以白虎保肺清金，峻泻阳明独胜之热，使不消烁肌肉；单以桂枝一味，领邪外出，作向导之官，得热因热用之妙。经云："奇治之不治，则偶治之，偶治之不治，则求其属以衰之"，是也，又谓之复方。

白虎加桂枝汤方（辛凉苦甘复辛温法）

知母六钱　生石膏一两六钱　粳米一合　桂枝木三钱　炙甘草二钱

水八碗，煮取三碗。先服一碗，得汗为知，不知再服，知后仍服一剂，中病即已。

【讲解】

本条述温疟的证治。

（1）温疟　"温疟"是疟疾中的一个类型。"温疟"之名，首见于《内经》。《素问·疟论》谓："帝曰：先热而后寒者，何也？岐伯曰：此先伤于风而后伤于寒，故先热而后寒也，亦以时作，名曰'温疟'。"《内经》认为温疟的临床表现，是先热后寒，定时发作。以后张仲景对温疟临床表现作了补充，《金匮要略·疟病脉证并治第四》谓："温疟者，其脉如平，身无寒但热，骨节疼烦，时呕。"张仲景认为，温疟的临床表现是但热不寒，同时还有骨节疼烦、呕吐等症。

（2）骨节疼烦，……名曰温疟　这里引用了《金匮要略》原文。吴氏就《金匮要略》原文在次序上小作调整，写成本条。由于本病的临床表现主要是但热不寒，同时还有骨节烦疼，恶心时呕。从温病学说来看，温疟的病因是属于阴气先伤，阳气独发。或有先伤于风，后伤于寒，或有温病未愈复感于寒。所以本病症状的特点："先热后寒，热多寒少。"因此本书把本病列属温病的范围。吴氏原注谓："阴气先伤，阳气独发，故但热不寒，令人消烁肌肉，与伏暑相似，亦温病之类也"，即属此意。

（3）白虎加桂枝汤主之　本方为《金匮要略》方，原方为白虎汤加桂枝。白虎汤为治暑主要方剂之一。温疟但热不寒，里热炽盛，所以方用白虎汤。骨节酸疼、恶心呕吐是因伏热内扰而挟湿以致全身骨节疼痛，烦楚不安恶心作呕。所以加桂枝导邪外出。以温阳散湿。

五一、但热不寒，或微寒多热，舌干口渴，此乃阴气先伤，阳气独发，名曰瘅疟(1)，五汁饮主之(2)。

仲景于瘅疟条下，谓以饮食消息之，并未出方，调如是重病而不用药，特出饮食二字，重胃气可知。阳明于脏象为阳土，于气运为燥金，病系阴伤阳独，法当救阴何疑。重胃气，法当救胃阴何疑。制阳土燥金之偏胜，配孤阳之独亢，非甘寒柔润而何！此喻氏甘寒之论，其超卓无比伦也。叶氏宗之，后世学者，咸当宗之矣。

五汁饮（方见前）

【加减法】 此甘寒救胃阴之方也。欲清表热，则加竹叶、连翘；欲泻阳明独胜之热，而保肺之化源，则加知母；欲救阴血，则加生地、元参；欲宣肺气，则加杏仁；欲行三焦开邪出路，则加滑石。

【讲解】

本条述瘅疟的证治。

（1）但热不寒……名曰瘅疟 “瘅疟”也是疟疾中的一个类型。“瘅疟”之名，首见于《内经》。《素问·疟论》谓：“其但热而不寒者，阴气先绝，阳气独发，则少气烦冤，手足热而呕，名曰瘅疟。”《内经》认为瘅疟的临床表现是，但热不寒，心烦气短，手足心发热，恶心呕吐。《金匮要略》对本病的认识与《内经》完全一样。《金匮要略·疟病脉证并治》谓：“阴气孤绝，阳气独发，则热而少气烦冤，手足热而呕，名曰瘅疟。”吴氏对瘅疟的认识，是从《内经》及《金匮要略》基础上发展而来，并对临床表现上“或微寒多热”及“舌干口渴”，提出了具体治疗方剂——五汁饮。这在前人认识的基础上进了一步。

（2）五汁饮主之　本方见本书第十二条附方，为甘寒养阴方剂。由于“瘅疟”的病机是“阴气先伤，阳气独发”，出现舌干燥而口渴的症状；主要是阴虚阳旺，肺胃之津耗伤，所以选用本方。关于本方，在第十二条有关讲解中已作讨论，与本条中五汁饮的治疗作用相同，可互参看。

五二、舌白渴饮，咳嗽频仍，寒从背起，伏暑所致，名曰肺疟，杏仁汤主之。

肺疟，疟之至浅者。肺疟虽云易解，稍缓则深，最忌用治疟印板俗例之小柴胡汤，盖肺去少阳半表半里之界尚远，不得引邪深入也，故以杏仁汤轻宣肺气，无使邪聚则愈。

杏仁汤方（苦辛寒法）

杏仁三钱　黄芩一钱五分　连翘一钱五分　滑石三钱　桑叶一钱五分　茯苓块三钱　白蔻皮八分　梨皮二钱

水三杯，煮取二杯，日再服。

【讲解】

本条述肺疟的证治。

“肺疟”属于疟疾中另一分类病名。“肺疟”之名，首见于《内经》。《素问·刺疟篇》谓：“肺疟者，令人心寒，寒甚热，热间善惊，如有所见者，刺手太阴阳明。”“令人心寒，寒甚热”是指本病有寒热往来或先寒后热；“热间善惊，如有所见”是讲本病有神志异常。“刺手太阴阳明”是讲本病在治疗上以治肺、大肠为主。吴氏对肺疟的认识是依据《内经》而来，在《内经》对肺疟认识的基础上，补充了“舌白渴饮、咳嗽频仍，寒从背起”等症，认为“伏暑所致”。病发作时，证见舌苔白，口渴欲饮水，时时咳嗽，发冷先从背部开始，是暑邪伏肺，暑湿在表，邪入较浅，故称为肺疟。用杏仁汤轻宣肺气、清暑化湿。

杏仁汤以杏仁、桑叶轻宣肺气；以黄芩、连翘、梨皮清肺热；以茯苓、滑石、白蔻仁利湿化湿。本方为轻清之剂，颇合病机。

五三、热多昏狂，谵语烦渴，舌赤中黄，脉弱而数，名曰心疟，加减银翘散主之；兼秽，舌浊口气重者，安宫牛黄丸主之。

心疟者，心不受邪，受邪则死，疟邪始受在肺，逆传心包络。其受之浅者，以加减银翘散清肺与膈中之热，领邪出卫；其受之重者，邪闭心包之窍，则有闭脱之危，故以牛黄丸，清宫城而安君主也。

加减银翘散方（辛凉兼芳香法）

连翘十分　银花八分　元参五分　麦冬五分（不去心）　犀角五分　竹叶三分

共为粗末，每服五钱，煎成去渣，点荷叶汁二三茶匙。日三服。

安宫牛黄丸方（见前）

【讲解】

本条述心疟的证治。

“心疟”亦属于疟疾中另一分类病名。“心疟”之名，亦见《内经》。《素问·刺疟篇》谓：“心疟者，令人烦心甚，欲得清水，反寒多，不甚热，刺手少阴。”其病机为肺中伏热不解，逆犯心包，心主神明，神明被扰。证见高热引起的神志昏迷，谵语，烦渴，舌赤，苔黄，脉弱而数，均为邪伏于肺，逆犯心包，当予清肺卫兼清心包之邪热，用银翘散加减，从肺卫而解。

若热重而兼秽浊之邪，蒙闭清窍而昏迷，心神被扰则见谵语者，当用安宫牛黄丸，芳香化浊，清心开窍以安定神志。

【临证意义】

五十至五十三条主要是讲疟疾之属于温热者，有温疟、瘅疟、肺疟、心疟之分。这四种同属疟疾，但因其病因的浅深、表里及病位的不同，所以病名不同，治法也各异。

温疟之邪在肌表，瘅疟之邪入里伤津，所以治温疟用白虎加桂枝，清热透邪；治瘅疟用五汁饮，救其津液；肺疟之邪伏肺卫之表，心疟之邪犯心包入里，所以治肺疟用杏仁汤，宣肺气以解暑邪；治心疟用加减银翘散，清心包络之热；用安宫牛黄丸，清热化浊以开心窍。吴氏指出："最忌用治疟印板俗例之小柴胡汤。"吴氏之言，不能认为凡是疟疾即属少阳病小柴胡汤证，告诫后人，必须辨证论治。

秋　燥[1]

五四、秋感燥气，右脉数大，伤手太阴气分者，桑杏汤主之[2]。

前人有云：六气之中，惟燥不为病，似不尽然。盖以《内经》少秋感于燥一条，故有此议耳。如阳明司天之年，岂无燥金之病乎？大抵春秋二令，气候较夏冬之偏寒偏热为平和，其由于冬夏之伏气为病者多，其由于本气自病者少，其由于伏气而病者重，本气自病者轻耳。其由于本气自病之燥证，初起必在肺卫，故以桑杏汤清气分之燥也。

桑杏汤方（辛凉法）

桑叶一钱　杏仁一钱五分　沙参二钱　象贝一钱　香豉一钱　栀皮一钱　梨皮一钱

水二杯，煮取一杯，顿服之，重者再作服（轻药不得重用，重用必过病所。再一次煮成三杯，其二三次之气味必变，药之气味俱轻故也）。

【讲解】

本条述秋燥的早期证治。

（1）秋燥　“秋”即秋天气候由热转凉。“燥”即干燥，秋天气候由湿转燥。感此清凉干燥之气而致之热性病，即名“秋燥”。关于“秋燥”本篇第一条中已作解释，读者请参看。本条原注谓“《内经》少秋感于燥一条”，此句说法不妥，但由于吴氏在后文《补秋燥胜气论》已自作更正，这里无须再作讨论了。

（2）秋感燥气……桑杏汤主之　“秋感燥气”即外感秋燥之气。右脉主肺，肺主气，“右脉数大”表示肺热。桑杏汤方具有宣肺、养阴、清肺作用，为治疗“秋燥”属“温燥”之常用方。

五五、感燥而咳者，桑菊饮主之。

亦救肺卫之轻剂也。

桑菊饮方（见前）

【讲解】

本条言外感秋燥，出现咳嗽症状者，选用桑菊饮。桑菊饮方见前，较前条桑杏汤条祛痰、清痰药物为多，所以“感燥而咳”者选用本方。

五六、燥伤肺胃阴分，或热或咳者，沙参麦冬汤主之。

此条较上二条，则病深一层矣，故以甘寒救其津液。

沙参麦冬汤（甘寒法）

沙参三钱　玉竹二钱　生甘草一钱　冬桑叶一钱五分　麦冬三钱　生扁豆一钱五分　花粉一钱五分

水五杯，煮取二杯，日再服。久热久咳者，加地骨皮三钱。

【讲解】

本条言外感秋燥，症见发热或咳嗽，治以养阴为主。与前条比较，病深一层。从临床比较，秋燥而起，咳嗽不重，咳痰不多者，用桑杏汤；秋燥初起，咳嗽有痰者，用桑菊饮；秋燥迁延，不但肺阴受损，胃阴亦有损伤，症见或热或咳，因燥伤津的现象明显者，用沙参麦冬汤，以养阴生津。

五七、燥气化火，清窍不利者，翘荷汤主之。

清窍不利，如耳鸣目赤，龈肿咽痛之类。翘荷汤者，亦清上焦气分之燥热也。

翘荷汤（辛凉法）

薄荷一钱五分　连翘一钱五分　生甘草一钱　黑栀皮一钱五分　桔梗二钱　绿豆皮二钱

水二杯，煮取一杯，顿服之。日服二剂，甚者日三。

【加减法】耳鸣者，加羚羊角、苦丁茶；目赤者，加鲜菊叶、苦丁茶、夏枯草；咽痛者，加牛蒡子、黄芩。

【讲解】

本条言外感秋燥，燥气化火的证治。

“清窍”此处是指眼、耳、口、鼻，所以吴氏原注谓：“清窍不利，如耳鸣目赤，龈肿咽痛之类”。燥气化火，治应清火，翘荷汤为清火泻火剂，所以用翘荷汤。本方加减法中所列药物，如羚羊角、苦丁茶、野菊花、夏枯草、牛蒡子、黄芩等，均系清肺、清肝之常用药，当分别选用。

五八、诸气膹郁，诸痿喘呕之因于燥者，喻氏清燥救肺汤主之。

喻氏云：诸气膹郁之属于肺者，属于肺之燥也，而古今治气郁之方，用辛香行气，绝无一方治肺之燥者。诸痿喘呕之属于上者，亦属于肺之燥也，而古今治法以痿呕属阳明，以喘属肺，是则呕与痿属之中下，而惟喘属之上矣，所以千百方中亦无一方及于肺之燥也。即喘之属于肺者，非表即下，非行气即泻气，间有一二用润剂者，又不得其肯綮。总之，《内经》六气，脱误秋伤于燥一气，指长夏之湿为秋之燥。后人不敢更端其说，置此一气于不理，即或明知理燥，而用药夹杂，如弋获飞虫，茫无定法示人也。今拟此方，命名清燥救肺汤，大约以胃气为主，胃土为肺金之母也。其天门冬虽能保肺，然味苦而气滞，恐反伤胃阻痰，故不用也；其知母能滋肾水清肺金，亦以苦而不用；至于苦寒降火正治之药，尤在所忌，盖肺金自至于燥，所存阴气不过一线耳，倘更以苦寒下其气，伤其胃，其人尚有生理乎？诚仿此增损以救肺燥变生诸证，如沃焦救焚，不厌其频，庶克有济耳。

清燥救肺汤方（辛凉甘润法）

石膏二钱五分　甘草一钱　霜桑叶三钱　人参七分　杏仁（泥）七分　胡麻仁（炒研）一钱　阿胶八分　麦冬（不去心）二钱　枇杷叶（去净毛，炙）六分

水一碗，煮六分，频频二三次温服。痰多加贝母、瓜蒌；血枯加生地黄；热甚加犀角、羚羊角，或加牛黄。

【讲解】

本条述因于外感温燥所致肺经病变的证治。

“诸气膹郁，皆属于肺”、“诸痿喘呕，皆属于上”，语出《素问·至真要大论》。原意为：肺主一身之气，所以凡属人体在病因作用下而出现之气机不利，治节不行，均可定位在肺，属于肺经疾病。但引起肺经疾病的原因很多，因而在治疗上就必须分清情况，辨证论治。本条是指肺经疾病系由于外感燥热之邪所致气郁而喘之证，气机不利，自宜养阴清肺润燥，所以

选用清燥救肺汤。

本条原注引喻嘉言文谓："《内经》六气，脱误秋伤于燥一气，指长夏之湿为秋之燥，后人不敢更端其说，置此一气于不理。"此说不妥。《内经》对于"六淫"论述甚详，根本不存在"脱误秋伤于燥一气"的问题。吴氏在后文中已经认识到此说不妥，增列了《补秋燥胜气论》一章，所以讲解中不再作商榷。

补秋燥胜气论

（法八条，方六首）

按前所序之秋燥方论，乃燥之复气也，标气也。盖燥属金而克木，木之子，少阳相火也，火气来复，故现燥热干燥之证。又《灵枢》谓：丙丁为手之两阳合明，辰巳为足之两阳合明，阳明本燥，标阳也。前人谓燥气化火，经谓燥金之下，火气承之，皆谓是也。案古方书，无秋燥之病。近代以来，惟喻氏始补燥气论，其方用甘润微寒；叶氏亦有燥气化火之论，其方用辛凉甘润；乃《素问》所谓燥化于天，热反胜之，治以辛凉，佐以苦甘法也。瑭袭前人之旧，故但叙燥证复气如前。书已告成，窃思与《素问》燥淫所胜不合，故杂说篇中，特著燥论一条，详言正化、对化、胜气、复气以补之。其于燥病胜气之现于三焦者，究未出方论，乃不全之书，心终不安。嗣得沈目南先生《医征》温热病论，内有秋燥一篇，议论通达正大，兹采而录之于后，间有偏胜不圆之处，又详辨之，并特补燥证胜气治法如左。

再按胜复之理，与正化对化，从本从标之道，近代以来，多不深求，注释之家，亦不甚考。如仲景《伤寒论》中之麻桂、姜附，治寒之胜气也，治寒之正化也，治寒之本病也。白虎、承气，治寒之复气也，治寒之对化也，治寒之标病也。余气俱可从此类推。（太阳本寒标热，对化为火，盖水胜必克火。故经载太阳司天，心病为多。末总结之曰：病本于心，心火受病必克金。白虎，所以救金也。金受病，则坚刚牢固，滞塞不通，复气为土，土性壅塞，反来克本身之真水。承气，所以泄金与土而救水也。再经谓：寒淫所胜，以咸写之。从来注释家，不过随文释义，其所以用方之故，究未达出。本论不能遍注伤寒，偶举一端，以例其余。明者得此门径，熟玩《内经》，自可迎刃而解；能解伤寒，其于本论，自无难解者矣。由是推之，六气皆然耳）。

【讲解】

《秋燥胜气论》是吴氏论述秋燥之后的补文，所以谓之《补秋燥胜气论》。

本文分三大部分。以上原文是第一部分，主要说明本篇前述各条，论燥之复气，并非论述燥之胜气，因此论述不全，须加补充，所以原文明确指出："按前所述秋燥方论，乃燥之复气也。""瑭袭前人之旧，故但述燥之复气。""其于燥病胜气之现于三焦者，究未出方论，乃不全之书，心终不安。""特补燥病胜气治法。"

所谓"秋燥"，是指秋天气候清凉干燥，由热转凉，由湿转燥。人感此清凉干燥之气发生疾病，即属"秋燥"。清凉干燥是秋之本气，如果秋季过于凉燥，即成为秋之胜气。但由于自然气候本身存在着自稳调节，有胜气必要产生复气，对胜气加以制约。燥的胜气是凉，燥的复气就是热。凉可以使人致病而出现燥证，热也可以使人致病而出现燥证。所以燥病的本身可以是因胜气致病，即因凉致病；也可以因复气致病，即因热致病。前者谓之"凉燥"，后者谓之"温燥"或"燥热"。本书前述各条是讲"燥热"，未及凉燥。所以吴氏补述本文，既述温燥，又补凉燥，成为第一位全面论述秋燥的医家。

沈目南《燥病论》曰：《天元纪大论》云：天以六为节，地以五为制。盖六乃风寒暑湿燥火为节，五即木火土金水为制。然天气主外，而一气司六十日有奇；地运主内，而一运主七十二日有奇。故五运六气合行而终一岁，乃天然不易之道也。《内经》失去长夏伤于湿、秋伤于燥，所以燥证湮没，至今不明。先哲虽有言之，皆是内伤津血干枯之证，非谓外感清凉时气之燥。然燥气起于秋分以后，小雪以前，阳明燥金凉气司令。经云：阳明之胜，清发于中，左胠胁痛，溏泄，内为嗌塞，外发㿗疝。大凉肃杀，华英改容，毛虫乃殃。胸中不便，嗌塞而咳。据此经文，燥令必有凉气感人，肝木受邪而为燥也。惟近代喻嘉言昂然表出，可为后世苍生之幸；奈以诸气膹郁，诸痿喘呕，咳不止而出白血死，谓之燥病，此乃伤于内者而言，诚与外感燥证不相及也。更自制清燥救肺汤，皆以滋阴清凉之品，施于火热刑金，肺气受热者宜之。若治燥病，则以凉投凉，必反增病剧。殊不知燥病属凉，谓之次寒，病与感寒同类。经以寒淫所胜，治以甘热，此但燥淫所胜，平以苦温，乃外用苦温辛温解表，与冬月寒令而用麻桂姜附，其法不同，其和中攻里则一，故不立方。盖《内经》六气，但分阴阳主治，以风热火三气属阳同治，但药有辛凉苦寒咸寒之异；湿燥寒三气属阴同治，但药有苦热苦温甘热之不同。仲景所以立伤寒温病二论为大纲也。盖《性理大全》谓燥属次寒，奈后贤悉谓属热，大相径庭。如盛夏暑热熏蒸，则人身汗出濈濈，肌肉潮润而不燥也；冬月寒凝肃杀，而人身干槁燥冽。故深秋燥令气行，人体肺金应之，肌肤亦燥，乃火令无权，故燥属凉，前人谓热非矣。

按先生此论，可谓独具只眼，不为流俗所汩没者。其责喻氏补燥论用甘寒滋阴之品，殊失燥淫所胜，平以苦温之法，亦甚有理。但谓诸气膹郁，诸痿喘呕，咳不止出白血，尽属内伤，则于理欠圆。盖因内伤而致此证者固多，由外感余邪在络，转化转热而致此证者，亦复不少。瑭前于风温咳嗽条下，驳杏苏散，补桑菊饮，方论内极言咳久留邪致损之故，与此证同一理也。谓清燥救肺汤治燥之复气，断非治燥之胜气，喻氏自无从致辨；若谓竟与燥不相及，未免各就一边谈理。盖喻氏之清燥救肺汤，即《伤寒论》中后半截之复脉汤也。伤寒必兼母气之燥，故初用辛温甘热，继用辛凉苦寒，终用甘润，因其气化之所至而然也。至谓仲景立伤寒温病二大纲，如《素问》所云，寒暑六入，暑统风火，寒统燥湿，一切外感，皆包于内，其说尤不尽然，盖尊信仲景太过而失之矣。若然，则仲景之书，当名六气论，或外感论矣，何以独名伤寒论哉！盖仲景当日著书，原为伤寒而设，并未遍著外感，其论温、论暑、论湿，偶一及之也。即先生亦补《医征》温热病论，若系全书，何容又补哉！瑭非好辨，恐后学眉目不清，尊信前辈太过，反将一切外感，总混入《伤寒论》中，此近代以来之大弊，祸未消灭，尚敢如此立论哉！

【讲解】

以上是本文的第二部分。这一部分原文引述了沈目南《燥病论》中所述内容，指出了外感燥病主要是“外感清凉时气之燥”，“燥病属凉，谓之次寒”，“滋阴清凉之品，施于火热刑金者宜之，若治燥病，则以凉投凉，必增病剧”。吴氏赞同沈氏论点谓：“按先生此论，可谓独具只眼，不为流俗所汩没者。”但同时也提出了自己对伤寒与温病两者关系的见解。

一、秋燥之气，轻则为燥，重则为寒，化气为湿，复气为火。

揭燥气之大纲，兼叙其子母之气、胜复之气，而燥气自明。重则为寒者，寒水为燥金之子也；化气为湿者，土生金，湿土其母气也。《至真要大论》曰：阳明厥阴，不从标本，从乎中也。又曰：从本者，化生于本；从标本者，有标本之化；从中者，以中气为化也。按阳明之上，燥气治之，中见太阴。故本论初未著燥金本气方论，而于疟疝等证，附见于寒湿条下。叶氏医案谓伏暑内发，新凉外加，多见于伏暑类中；仲景

《金匮要略》，多见于腹痛疟疝门中。

二、燥伤本脏，头微痛，恶寒，咳嗽稀痰，鼻塞，嗌塞，脉弦，无汗，杏苏散主之。

本脏者，肺胃也。《经》有嗌塞而咳之明文，故上焦之病自此始。燥伤皮毛，故头微痛恶寒也，微痛者，不似伤寒之痛甚也。阳明之脉，上行头角，故头亦痛也。咳嗽稀痰者，肺恶寒，古人谓燥为小寒也；肺为燥气所搏，不能通调水道，故寒饮停而咳也。鼻塞者，鼻为肺窍。嗌塞者，嗌为肺系也。脉弦者，寒兼饮也。无汗者，凉搏皮毛也。按杏苏散，减小青龙一等。此条当与下焦篇所补之痰饮数条参看。再杏苏散乃时人统治四时伤风咳嗽通用之方，本论前于风温门中已驳之矣；若伤燥凉之咳，治以苦温，佐以甘辛，正为合拍。若受重寒夹饮之咳，则有青龙；若伤春风，与燥已化火无痰之证，则仍从桑菊饮、桑杏汤例。

杏苏散方

苏叶　半夏　茯苓　前胡　苦桔梗　枳壳　甘草　生姜　大枣（去核）　橘皮　杏仁

【加减法】无汗，脉弦甚或紧，加羌活，微透汗。汗后咳不止，去苏叶、羌活，加苏梗。兼泄泻腹满者，加苍术、厚朴。头痛兼眉棱骨痛者，加白芷。热甚加黄芩。泄泻腹满者不用。

【方论】此苦温甘辛法也。外感燥凉，故以苏叶、前胡辛温之轻者达表；无汗脉紧，故加羌活辛温之重者，微发其汗。甘、桔从上开，枳、杏、前、芩从下降，则嗌塞鼻塞宣通而咳可止。橘、半、茯苓，逐饮而补肺胃之阳。以白芷易原方之白术者，白术中焦脾药也，白芷肺胃本经之药也，且能温肌肉而达皮毛。姜、枣为调和营卫之用。若表凉退而里邪未除，咳不止者，则去走表之苏叶，加降里之苏梗。泄泻腹满，金气太实之里证也，故去黄芩之苦寒，加术、朴之苦辛温也。

三、伤燥，如伤寒太阳证，有汗，不咳，不呕，不痛者，桂枝汤小和之。

如伤寒太阳证者，指头痛、身痛、恶风寒而言也。有汗不得再发其汗，亦如伤寒例，但燥较寒为轻，故少与桂枝小和之也。

桂枝汤方（见前）

四、燥金司令，头痛，身寒热，胸胁痛，甚则疝瘕痛者，桂枝柴胡各半汤加吴萸楝子茴香木香汤主之。

此金胜克木也。木病与金病并见，表里齐病，故以柴胡达少阳之气，即所以达肝木之气，合桂枝而外出太阳，加芳香定痛，苦温通降也。湿燥寒同为阴邪，故仍从足经例。

桂枝柴胡各半汤加吴萸楝子茴香木香汤方（治以苦温，佐以甘辛法）

桂枝　吴茱萸　黄芩　柴胡　人参　广木香　生姜　白芍　大枣（去核）　川楝子　小茴香　半夏　炙甘草

五、燥淫传入中焦，脉短而涩，无表证，无下证，胸痛，腹胁胀痛，或呕，或泄，苦温甘辛以和之。

燥虽传入中焦，既无表里证，不得误汗、误下，但以苦温甘辛和之足矣。脉短而涩者，长为木，短为金，滑为润，涩为燥也。胸痛者，肝脉络胸也。腹痛者，金气克木，木病克土也。胁痛者，肝木之本位也。呕者，亦金克木病也。泄者，阳明之上，燥气治之，中见太阴也。或者，不定之辞；有痛而兼呕与泄者，有不呕而但泄者，有不泄而但呕者，有不兼呕与泄而但痛者。病情有定，病势无定，故但出法而不立方，学者随证化裁可也。药用苦温甘辛者，经谓燥淫所胜，治以苦温，佐以甘辛，以苦下之。盖苦温从火化以克金，甘辛从阳化以胜阴也。以苦下之者，金性坚刚，介然成块，病深坚结，非下不可。下文即言下之证。

六、阳明燥证，里实而坚，未从热化，下之以苦温；已从热化，下之以苦寒。

燥证阳明里实而坚满，经统言以苦下之，以苦泄之。今人用下法，多以苦寒。不知此证当别已化未化，用温下寒下两法，随证施治，方为的确。未从热化之脉，必仍短涩，涩即兼紧也；面必青黄。苦温下法，如《金匮》大黄附子细辛汤，新方天台乌药散（见下焦篇寒湿门）加巴豆霜之类。已从热化之脉，必数而坚，面必赤，舌必黄，再以他证参之。苦寒下法，如三承气之类，而小承气无芒硝，轻用大黄或酒炒，重用枳、朴，则微兼温矣。

【附治验】 丙辰年，瑭治一山阴幕友车姓，年 55 岁，须发已白大半。脐左坚大如盘，隐隐微痛，不大便数十日。先延外科治之，外科以大承气下之三四次，终不通。延余诊视，按之坚冷如石，面色青黄，脉短涩而迟。先尚能食，屡下之后，糜粥不进，不大便已 49 日。余曰：此癥也，金气之所结也。以肝本抑郁，又感秋金燥气，小邪中里，久而结成，愈久愈坚，非下不可，然寒下非其治也。以天台乌药散二钱，加巴豆霜一分，姜汤和服。设三伏以待之，如不通，第二次加巴豆霜分半；再不通，第三次加巴豆霜二分。服至三次后，始下黑亮球 49 枚，坚莫能破。继以苦温甘辛之法调理，渐次能食。又

15 日不大便，余如前法下，至第二次而通，下黑亮球 15 枚，虽亦坚结，然破之能碎，但燥极耳。外以香油熬川椒，熨其坚处；内服苦温芳香透络，月余化尽。于此证，方知燥金之气伤人如此，而温下寒下之法，断不容紊也。

乙丑年，治通廷尉，久疝不愈。时年 68 岁。先是通廷尉外任时，每发疝，医者必用人参，故留邪在络，久不得愈。至乙丑季夏，受凉复发，坚结肛门，坐卧不得，胀痛不可忍，汗如雨下，7 日不大便。余曰：疝本寒邪，凡坚结牢固，皆属金象，况现在势甚危急，非温下不可。亦用天台乌药散一钱，巴豆霜分许，下至三次始通，通后痛渐定。调以倭硫黄丸，兼用《金匮》蜘蛛散，渐次化净。以上治验二条，俱系下焦证，以出阳明坚结下法，连类而及。

七、燥气延入下焦，搏于血分，而成癥者，无论男妇，化癥回生丹主之。

大邪中表之燥证，感而即发者，诚如目南先生所云，与伤寒同法，学者衡其轻重可耳。前所补数条，除减伤寒法等差二条，胸胁腹痛一条，与伤寒微有不同，余俱兼疝瘕者，以经有燥淫所胜，男子㿗疝，女子少腹痛之明文。疝瘕已多见寒湿门中，疟证、泄泻、呕吐已多见于寒湿、湿温门中，此特补小邪中里，深入下焦血分，坚结不散之痼疾。若不知络病宜缓通治法，或妄用急攻，必犯瘕散为蛊之戒。此蛊乃血蛊也，在妇人更多，为极重难治之证，学者不可不预防之也。化癥回生丹法，系燥淫于内，治以苦温，佐以甘辛，以苦下之也。方从《金匮要略》鳖甲煎丸与回生丹脱化而出。此方以参、桂、椒、姜通补阳气，白芍、熟地，守补阴液，益母膏通补阴气，而消水气，鳖甲胶通补肝气，而消癥瘕，余俱芳香入络而化浊。且以食血之虫，飞者走络中气分，走者走络中血分，可谓无微不入，无坚不破。又以醋熬大黄三次，约入病所，不伤他脏，久病坚结不散者，非此不可。或者病其药味太多，不知用药之道，少用独用，则力大而急；多用众用，则功分而缓。古人缓化之方皆然，所谓有制之师不畏多，无制之师少亦乱也。此方合醋与蜜共三十六味，得四九之数，金气生成之数也。

化癥回生丹方

人参六两　安南桂二两　两头尖二两　麝香二两　片子姜黄二两　公丁香三两　川椒炭二两　虻虫二两　京三棱二两　蒲黄炭一两　藏红花二两　苏木三两　桃仁三两　苏子霜二两　五灵脂二两　降真香二两　干漆二两　当归尾四两　没药二两　白芍四两　杏仁三两　香附米二两　吴茱萸二两　元胡索二两　水蛭二两　阿魏二两　小茴香炭三两　川芎二两　乳香二两　良姜二两　艾炭二两　益母膏八两　熟地黄四两　鳖甲胶一斤　大黄八两

（共为细末，以高米醋一斤半，熬浓，晒干为末，再加醋熬，如是三次，晒干，末之）

共为细末，以鳖甲、益母、大黄三胶和匀，再加炼蜜为丸，重一钱五分，蜡皮封护。同时温开水和，空心服；瘀甚之证，黄酒下。

一、治癥结不散不痛。

一、治癥发痛甚。

一、治血痹。

一、治妇女干血痨证之属实者。

一、治疟母左胁痛而寒热者。

一、治妇女经前作痛，古谓之痛经者。

一、治妇女将欲行经而寒热者。

一、治妇女将欲行经，误食生冷腹痛者。

一、治妇女经闭。

一、治妇女经来紫黑，甚至成块者。

一、治腰痛之因于跌扑死血者。

一、治产后瘀血，少腹痛，拒按者。

一、治跌扑昏晕欲死者。

一、治金疮棒疮之有瘀滞者。

八、燥气久伏下焦，不与血搏，老年八脉空虚，不可与化癥回生丹，复亨丹主之。

金性沉着，久而不散，自非温通络脉不可。既不与血搏成坚硬之块，发时痛胀有形，痛止无形，自不得伤无过之营血，而用化癥矣。复亨大义，谓剥极而复，复则能亨也。其方以温养温燥兼用，盖温燥之方，可暂不可久，况久病虽曰阳虚，阴亦不能独足，至老年八脉空虚，更当预护其阴。故以石硫黄补下焦真阳，而不伤阴之品为君，佐以鹿茸、枸杞、人参、茯苓、苁蓉补正，而但以归、茴、椒、桂、丁香、萆薢，通冲任与肝肾之邪也。按“解产难”中，已有通补奇经丸方；此方可以不录。但彼方专以通补八脉为主，此则温养温燥合法；且与上条为对待之方，故并载之。按《难经》：任之为病，男子为七疝，女子为瘕聚。七疝者，朱丹溪谓：寒疝、水疝、筋疝、血疝、气疝、狐疝、癞疝，为七疝。《袖珍》谓：一厥、二盘、三寒、四癥、五附、六脉、七气、为七疝。瘕者血病，即妇人之疝也。后世谓：蛇瘕、脂瘕、青瘕、黄瘕、燥瘕、狐瘕、血瘕、鳖瘕，为八瘕。盖任为天癸生气，故多有形之积。大抵有形之实证宜前方，无形之虚证宜此方也。

按燥金遗病，如疟疝之类，多见“下焦篇”寒湿湿温门中。再载在方书，应收入燥门者尚多，以限于边幅，不及备录，已示门径，学者隅反可也。

复亨丹方（苦温甘辛法）

倭硫黄十分（按倭硫黄者，石硫黄也，水土硫黄断不可用）　鹿茸（酒炙）八分　枸杞子六分　人参四分　云茯苓八分　淡苁蓉八分

安南桂四分　全当归（酒浸）六分　小茴香六分（酒浸，与当归同炒黑）川椒炭三分　萆薢六分　炙龟板四分

益母膏和为丸，小梧桐子大。每服二钱，日再服；冬日渐加至三钱，开水下。

按前人燥不为病之说，非将寒燥混入一门，即混入湿门矣。盖以燥为寒之始，与寒相似，故混入寒门。又以阳明之上，燥气治之，中见太阴；而阳明从中，以中气为化，故又易混入湿门也。但学医之士，必须眉目清楚，复《内经》之旧，而后中有定见，方不越乎规矩也。

霹雳散方

主治中燥吐泻腹痛，甚则四肢厥逆，转筋，腿痛，肢麻，起卧不安，烦躁不宁，甚则六脉全无，阴毒发斑，疝瘕等证，并一切凝寒固冷积聚。寒轻者，不可多服；寒重者，不可少服，以愈为度。非实在纯受湿燥寒三气阴邪者，不可服。

桂枝六两　公丁香四两　草果二两　川椒（炒）五两　小茴香（炒）四两　韭白四两　良姜三两　吴茱萸四两　五灵脂二两　降香五两　乌药三两　干姜三两　石菖蒲二两　防己三两　槟榔二两　荜澄茄五两　附子三两　细辛二两　青木香四两　薏仁五两　雄黄五钱

上药共为细末，开水和服。大人每服三钱，病重者五钱；小人减半。再病重者，连服数次，以痛止厥回，或泻止筋不转为度。

【方论】　按《内经》有五疫之称，五行偏胜之极，皆可致疫。虽疠气之至，多见火证；而燥金寒湿之疫，亦复时有。盖风火暑三者为阳邪，与秽浊异气相参，则为温疠；湿燥寒三者为阴邪，与秽浊异气相参，则为寒疠。现在见症，多有肢麻转筋，手足厥逆，吐泻腹痛，胁肋疼痛，甚至反恶热而大渴思凉者。经谓雾伤于上，湿伤于下。此证乃燥金寒湿之气（经谓阳明之上，中见太阴；又谓阳明从中治也），直犯筋经，由大络别络，内伤

三阴脏真，所以转筋，入腹即死也。既吐且泻者，阴阳逆乱也。诸痛者，燥金湿土之气所搏也。其渴思凉饮者，少阴篇谓自利而渴者，属少阴虚，故饮水求救也。其头面赤者，阴邪上逼，阳不能降，所谓戴阳也。其周身恶热喜凉者，阴邪盘踞于内，阳气无附欲散也。阴病反见阳证，所谓水极似火，其受阴邪尤重也。诸阳证毕现，然必当脐痛甚拒按者，方为阳中见纯阴，乃为真阴之证，此处断不可误。故立方荟萃温三阴经刚燥苦热之品，急温脏真，保住阳气。又重用芳香，急驱秽浊。一面由脏真而别络大络，外出筋经经络以达皮毛；一面由脏络腑络以通六腑，外达九窍。俾秽浊阴邪，一齐立解。大抵皆扶阳抑阴，所谓离照当空，群阴退避也。再此证自唐宋以后，医者皆不识系燥气所干，凡见前证，俗名曰痧。近时竟有著痧证书者，捉风捕影，杂乱无章，害人不浅。即以痧论，未有不干天地之气，而漫然成痧者。究竟所感何气，不能确切指出，故立方毫无准的。其误皆在前人谓燥不为病，又有燥气化火之说。瑭亦为其所误，故初刻书时，再三疑虑，辨难见于杂说篇中，而正文只有化气之火证，无胜气之寒证。其燥不为病之误，误在《阴阳应象大论》篇中，脱秋伤于燥一条；长夏伤于湿，又错秋伤于湿，以为竟无燥证矣。不知《天元纪》，《气交变》，《五运行》，《五常政》，《六微旨》诸篇，平列六气，燥气之为病，与诸气同，何尝燥不为病哉！经云：风为百病之长。按风属木，主仁。《大易》曰：元者善之长也，得生生之机，开生化之源，尚且为病多端，况金为杀厉之气。欧阳氏曰：商者伤也，主义主收，主刑主杀。其伤人也，最速而暴，竟有不终日而死者。瑭目击神伤，故再三致意云。

【讲解】

以上是本文的第三部分。这一部分是讲吴氏对秋燥胜气的认识及临床上对外感秋凉之气，亦即外感秋燥胜气的辨证论治。

这部分原文共八条，这八条总论了外感秋燥胜气的三焦传变及临床辨证论治，因此读者在阅读本文时，应与本书中焦、下焦篇中有关秋燥内容互看，始得其全。

第一条，原文根据《内经》指出了燥病的意义及其变化，认为“燥”其本性属凉。凉之轻者曰燥，凉之重者曰寒。这就是说，自然气候，秋凉冬寒，外感秋凉之气致病，亦即外感秋燥胜气致病，即原文所谓：“秋燥之气，轻则为燥，重则为寒。”由于长夏的主气为湿，由长夏主湿，转化到秋季主燥，这就是湿化燥。这也就是原文所谓的“化气为湿”。但是由于自稳调节的原因，凉燥之气偏胜又必然会引起温热之气来复，因此外感秋凉之气，亦可因凉化火，由凉转热而出现燥热现象，这是“胜复之气”的转化。也就是原文所谓的“复气为火”。这就是说，吴氏在这里不但指明燥气的本性为凉，而且指出，燥气与寒、湿、火之间的转化关系，这是整体恒动观在秋燥认识中的具体运用。

第二条，原文指出了外感秋燥胜气的病位、病性及其临床表现和治法。原文指出外感秋燥的病位首先是肺胃，这也就是原文所谓：“燥伤本脏”，“本脏者，肺胃也”。外感秋燥的病性是寒凉之轻者，这也就是原文所谓“燥为小寒”。外感秋燥的典型临床表现是恶寒、头痛、鼻塞、咽喉不利、咳嗽吐稀痰，无汗、脉弦。一般情况下用杏苏散。杏苏散为辛温发汗、解表、祛痰、止咳剂，与小青龙汤相似，但力量稍弱。由于感燥与感寒也有轻重之不同，所以外感秋燥初起时，常用本方。

第三条，原文指出，虽属外感秋燥病，但寒与凉只是程度上的不同，如何区分？尚不能完全以发病季节为依据，仍须以临床实际表现为准，如临床表现完全如太阳伤寒证，则仍应按《伤寒论》治。本条外感秋燥，但形如伤寒太阳证，所以仍用桂枝汤。

第四条，其精神与第二条同。本条是指外感秋燥后，如临床表现如伤寒太阳少阳合病者，则与桂枝柴胡各半汤加味。

以上四条，指外感秋燥胜气之属于上焦者，其治疗原则基本上是，外感寒凉，治以辛温。与伤寒治法有所不同者伤寒较重，选药较重；伤燥较轻，选药较轻。如临床表现完全一样，虽属伤燥则仍用伤寒法。

第五条、第六条，是讲外感秋燥胜气以后的传变问题。内容重点是讲燥邪传入中焦以后的病位、病性、临床表现及治疗原则。外感秋燥传入中焦，燥邪病位在脾胃，病性为里实，临床表现是胸痛，腹胁胀痛，或呕，或泄。如里未实，治疗上可以用苦温甘辛以和解之。如里已实，则应用下法，但须视其是否热化。未从热化者，用苦温之剂下之；已从热化者，用苦寒之剂下之。苦温甘辛和解之剂，原文未出方，可考虑从后文寒湿中选方，如半苓汤、四苓加厚朴秦皮汤等均可选用。苦温下法，原文提出了《金匮》大黄附子细辛汤、新方天台乌药散加巴豆霜之类。苦寒下法，原文提出了三承气汤之类重用枳朴。

第七条、第八条，是讲外感秋燥、燥邪传入下焦的问题。原文重点讲了燥邪入里，搏于血分，形成癥瘕；与燥邪入里，不搏于血分，未形成癥瘕两个方面。燥邪入里，搏于血分，形成癥瘕者，用化癥回生丹治疗；燥邪入里，不搏于血分，未形成癥瘕者，不可予化癥回生丹，可用复亨丹。除此之外，第八条还提出燥邪入里之急重危证，即原文所谓："中燥吐泻腹痛，甚则四肢厥逆，转筋，腿痛，肢麻，起卧不安，烦躁不宁，甚则六脉全无，阴毒发斑，疝瘕等证"。并提出了霹雳散。

以上八条，是吴氏论燥的重要内容，补充了原文初刻时只论温燥之不足。从本文中可以看出，吴氏遵《内经》，崇仲景，勤求古训，博采众方，敢于纠正自己过去提出的看法，这种治学态度十分可贵，值得我们加以高度评价和认真学习。

【临证意义】

自五十四条以后到补秋燥胜气论，主要论秋燥。对于燥证，临床所见，或谓“阴虚”或谓“里热”，在治疗上养阴清热润燥者多，认识到“燥为阴邪”，“性属次寒”，治疗上应“凉者温之”者甚少。连吴鞠通本人也承认“瑭亦为其所误，故初刻书时，再三疑虑，辨难见于杂说中，而正文只有化气之火证，无胜气寒证”。本篇论秋燥，以得其全，这在临床对于燥证的辨证论治中，具有十分重大的意义。

临床运用举例：

案 12. 干燥综合征并非均属阴虚燥热案

刘某，女性，50 岁，中国科学院图书管理员。

患者自 1975 年起出现口舌干燥，无唾少津，渐至眼鼻干涩，无泪无涕，大便干结。在协和医院检查确诊为“口眼干燥综合征”。服用多种中、西药物均无明显疗效，于 1985 年 6 月 10 日来我室门诊。

就诊时情况：口舌干燥，无唾无津，进食咀嚼需以水相助，虽口干但不思饮，眼鼻涩痛、无论欣喜悲怆均无涕泪，大便干结，三四日一行，状若羊粪，小便尚可，纳食因咀嚼吞咽艰涩而量少，神疲乏力。查体：舌淡苔少而干，脉沉细稍缓。中医辨证：病位方面，根据“脾主运化”脾主敷布津液的理论，确定在脾。病性方面、尽管其诸窍干涩，似属阴虚，但追寻病史，10 余年间屡服滋阴润燥剂无显效，根据吴鞠通“燥为阴邪”、“性属次寒”的理论，参合疲乏无力、口干不思饮、舌色淡等症状，认定病性非独阴虚，而为气阴两虚，且以气虚为主，因气虚无以化生输布而致阴虚。宗《内经》“凉者温之”之旨，治以温中健脾益气为法，佐以养阴润燥剂。选方陈修园氏加味理中汤（党参 30g、苍白术各 15g、干姜 6g、甘草 6g、天花粉 45g）药服 4 剂，口干便结现象即有所好转。续进 15 剂，1985 年 7 月 8 日再诊，口干舌燥明显好转，双眼激动时有湿润感，大便日一行，软便，舌淡红苔薄白，脉沉细，拟方仍宗前法，易加味理中汤为附子理中汤合益胃汤以增强其药力

（制附片 20g、党参 15g、苍白术各 15g、干姜 6g、甘草 6g、南沙参 15g、天麦冬各 10g、玉竹 15g、生地 30g）12 剂后，口、眼、鼻及大便干燥现象均续有好转，故其后一直以附子理中汤加减治疗，间断服药 40 余剂，诸窍干涩之症完全消失。1986 年 12 月 22 日因外感来诊，述口、眼、鼻湿润有津，大便正常，疗效巩固，口眼干燥综合征治愈。

案 13. 清燥救肺汤治疗肺癌案

王某，男性，67 岁，1979 年 3 月 15 日初诊。

患者于 1979 年 2 月因咳嗽、咯血痰、胸痛，在某医院摄胸片，见右下肺有一 3cm×3cm 包块，诊断为“肺癌”，来我院就诊。

初诊时，患者咳嗽，痰黄带血，右胸疼痛，大便秘结，七八日一行，精神、睡眠及饮食尚可。形体削瘦，舌质青紫，苔白黏少津，脉弦细滑数。辨证：病在肺肾，证属阴虚，燥热挟痰。方选麦门冬汤、增液汤加味，以养阴润燥。服 10 余剂，患者咯血、胸痛均有减轻。但仍痰黄，大便燥结如球。因燥热内盛，阴液难复，痰热不除。遂以喻氏清燥救肺汤、增液汤加减治疗：南沙参 15g、甘草 6g、枇杷叶 10g、生石膏 30g、阿胶珠 10g、杏仁 10g、天麦冬各 10g、黑芝麻 10g、桑叶 10g、生地 30g、玄参 15g、生首乌 30g、茅芦根各 30g、赤白芍各 15g、冬虫夏草 6g（分两次冲服）。上方服至 1 个半月后，各症明显好转。继以上方加减调治 1 个半月后，各症基本消失。后仍以清燥救肺汤、百合固金汤加减治疗，病情稳定。至 1979 年 12 月患者家属来告，复查胸片，团块消失。

（许家松：《论阴精实质及养阴法则的临床运用》，《温病汇讲》）

小　　结

一、本篇首先就温病进行了临床分类，把温病分为风温、温热、温疫、温毒、暑温、湿温、秋燥、冬温、温疟九种，并在湿温条下附载了寒湿。同时，以其挟湿、不挟湿又把温病分为温热与湿热两大类，其中风温、温热、温疫、温毒、冬温以及秋燥（温燥，即燥之复气）等属于温热类；暑温、湿温、温疟属于湿热类。

二、本篇明确地指出了温病的传变及病位、病性。认为“凡病温者，始于上焦，在手太阴”。认为“温病由口鼻而入，自上而下，鼻气通于肺”，因此，上焦温病，其病位在肺。“温者，火之气”、“温为阳邪”，阳盛必伤阴，其病性为热，最易伤阴。

三、本篇指出了上焦温病的临床表现及治法。其不挟湿属“温热”病类者，治宜用柔。初起邪在卫、在气者，可用辛凉之剂，方用银翘散、桑菊饮；热重者，用白虎汤。“气血两燔”者，方用玉女煎去牛膝加元参。邪入营分、血分，可用清营汤、化斑汤、犀角地黄汤，邪陷心包或误汗入心包出现神志改变者，可用清宫汤、安宫牛黄丸、紫雪丹之属。挟湿属于“湿温”病类者，治宜用刚。但又必须区分热、湿多少。热多于湿者，仍可用治疗“温热”之法，酌加利湿之剂；湿多于热者，则宜轻宣肺气，芳香化浊，淡渗利湿。其邪入营分、血分者，治同前法。

四、本篇先论秋燥之温燥，后增补了《秋燥胜气论》一篇。在本文中，作者根据《内经》及沈目南先生论述，着重提出了“燥为小寒”、“燥为阴邪”的理论，并较系统地提出了外感秋燥胜气的三焦辨证论治内容。《温病条辨》秋燥部分，以《内经》六气胜复理论，兼取各家之长，全面论述了凉燥和温燥的辨证论治。

卷二 中焦篇[1]

（法一百零二条，方八十八首，外附三方）

风温 温热 温疫 温毒 冬温[2]

【讲解】

（1）中焦篇　吴鞠通在本条注文中指出："温病由口鼻而入，鼻气通于肺、口气通于胃。肺病逆传则为心包。上焦病不治，则传中焦，胃与脾也。中焦病不治，即传下焦，肝与肾也。始上焦，终下焦。"这就是说，温病的传变规律，一般是自上而下，循上中下三焦之序而传变。"中焦篇"是讨论中焦温病辨证论治的专篇。所谓"中焦温病"，其涵义主要有三点：第一，从病位来看，定位在胃与脾。第二，从病性来看，以里热证和里实证为主；挟湿者，以里湿热证为主。第三，从病势来看，中焦温病多由上焦温病传变而来，属于温病的极期，邪气亢盛，正气未衰，正邪交争激烈。中焦温病不愈，则传入下焦，进入温病的后期。

（2）风温、温热、温疫、温毒、冬温　吴鞠通在上焦篇第一条中就列出了九种温病。这九种温病，从性质上以挟湿与否可以分成温热和湿热两大类。这里列举的五种温病，即属于其中之不挟湿者。它们在疾病性质和治疗方面具有共同的特点，因此，仍和上焦篇那样，把这五种温病放在一类加以讨论。

一、面目俱赤，语声重浊，呼吸俱粗，大便闭，小便涩，舌苔老黄，甚则黑有芒刺，但恶热，不恶寒，日晡益甚者，传至中焦，阳明温病也(1)。脉浮洪躁甚者，白虎汤主之；脉沉数有力，甚则脉体反小而实者，大承气汤主之(2)。暑温、湿温、温疟，不在此例(3)。

阳明之脉荣于面，《伤寒论》谓阳明病面缘缘正赤，火盛必克金，故目白睛亦赤也。语声重浊，金受火刑而音不清也。呼吸俱粗，谓鼻息来去俱粗，其粗也平等，方是实证；若来粗去不粗，去粗来不粗，或竟不粗，则非阳明实证，当细辨之，粗则喘之渐也。大便闭，阳明实也。小便涩，火腑不通，而阴气不化也。口燥渴，火烁津也。舌苔老黄，肺受胃浊，气不化津也（按《灵枢》论诸脏温病。独肺温病有舌苔之明文，余则无有。可见舌苔乃胃中浊气，熏蒸肺脏，肺气不化而然），甚则黑者，黑，水色也，火极而似水也，又水胜火，大凡五行之极盛，必兼胜己之形。芒刺，苔久不化，热极而起坚硬之刺也；倘刺软者，非实证也。不恶寒，但恶热者，传至中焦，已无肺证，阳明者，两阳合明也，温邪之热，与阳明之热相搏，故但恶热也。或用白虎，或用承气者，证同而脉异也。浮洪躁甚，邪气近表，脉浮者不可下，凡逐邪者，随其所在，就近而逐之，脉浮则出表为顺，故以白虎之金飚以退烦热。若沉小有力，病纯在里，则非下夺不可矣，故主以大承气。按吴又可《温疫论》中云：舌苔边白但见中微黄者，即加大黄，甚不可从。虽云伤寒重在误下，温病重在误汗，即误下不似伤寒之逆之甚，究竟承气非可轻尝之品，故云舌苔老黄，甚则黑有芒刺，脉体沉实，的系燥结痞满，方可用之。

或问：子言温病以手经主治，力辟用足经药之非，今亦云阳明证者何？阳明特非足经乎？曰：阳明如市，胃为十二经之海，土者万物之所归也，诸病未有不过此者。前人云伤寒传足不传手，误也，一人不能分为两截。总之伤寒由毛窍而谿，豁、肉之分理之小者；由豁而谷，谷、肉之分理之大者；由谷而孙络，孙络、络之至细者；由孙络而大络，由大络而经，此经即太阳经也。始太阳，终厥阴，伤寒以足经为主，未始不关手经也。温病由口鼻而入，鼻气通于肺，口气通于胃。肺病逆传则为心包，上焦病不治，则传中焦，胃与脾也，中焦病不治，即传下焦，肝与肾也。始上焦，终下焦，温病以手经为主，未始不关足经也。但初受之时，断不可以辛温发其阳耳。盖伤寒伤人身之阳，故喜辛温甘温苦热，以救其阳；温病伤人身之阴，故喜辛凉甘寒甘咸，以救其阴。彼此对勘，自可了然于心目中矣。

白虎汤（方见上焦篇）

大承气汤方

大黄六钱　芒硝三钱　厚朴三钱　枳实三钱

水八杯，先煮枳、朴，后纳大黄、芒硝，煮取三杯。先服一杯，约二时许，得利止后服，不知，再服一杯，再不知，再服。

【方论】 此苦辛通降咸以入阴法。承气者，承胃气也。盖胃之为腑，体阳而用阴，若在无病时，本系自然下降，今为邪气蟠踞于中，阻其下降之气，胃虽自欲下降而不能，非药力助之不可，故承气汤通胃结，救胃阴，仍系承胃腑本来下降之气，非有一毫私智穿凿于其间也，故汤名承气。学者若真能透彻此义，则施用承气，自无弊窦。大黄荡涤热结，芒硝入阴软坚，枳实开幽门之不通，厚朴泻中宫之实满（厚朴分量不似《伤寒论》中重用者，治温与治寒不同，畏其燥也）。曰大承气者，合四药而观之，可谓无坚不破，无微不入，故曰大也。非真正实热蔽痼，气血俱结者，不可用也。若去入阴之芒硝，则云小矣；去枳、朴之攻气结，加甘草以和中，则云调胃矣。

【讲解】

本条论述中焦温病的证候和治疗方法。

（1）面目俱赤……阳明温病也　这里列举了中焦温病的主要证候。“面目俱赤”，指颜面和眼白都发红。赤色主热主火。《素问·热论》谓：“阳明主肉，其脉挟鼻，络于目，故身热头疼而鼻干，不得卧也。这就是说，足阳明胃经循行于人体的面目部分，如果望之面目红赤，说明阳明热盛。”语声重浊，呼吸俱粗”，“肺如钟，撞则鸣”，由于热邪亢盛，肺气郁遏，所以闻之声音粗重，呼气和吸气都粗而快。“大便闭”，说明实热结于大肠。“小便闭”，这是由于里热盛迫津液外泄，大汗伤液，所以出现尿少、尿黄而不通利。需要指出的是，从注文中看出，这里还应有“口燥渴”一症，从临床实际来看，由于里热灼津，津随汗泄也必然出现口燥而渴饮一症。“舌苔老黄，甚则里有芒刺”，察舌验齿是温病辨证的重要见症。叶天士提出的卫气营血辨证，把舌苔变黄作为温病由卫分进入气分的重要标志。热入气分，舌苔变黄，而且随热盛而黄苔加深，甚至出现沉香色、黑褐色燥苔和芒刺，均说明热盛于里而且耗伤肺胃津液。“但恶热，不恶寒”，说明邪不在表，里热已盛。发热是温病的主症。从热型来看，温病初起，发热而伴有轻度的恶风恶寒。温病由表入里以后，则表现为但热不寒。“日晡（bū）”，即十二时辰中的申时，即下午3～5时。“日晡益甚”，指午后热重。温病患者，由于热盛伤阴，所以多出现午后发热加重。上述证候，均属里热盛、津液伤的表现，说明温病已不在上焦肺卫而进入中焦阶段。中焦温病已如上述，定位在胃与脾。胃属足阳明之脉，所以中焦温病又称“阳明温病”，故原文谓“传至中焦，阳明温病也”。

（2）脉浮洪躁甚者……大承气汤主之　阳明温病，从病性来讲，属里热盛化燥伤津，其临床表现，已如上述。但是由于病位不同，临床上有两种证型：一种热邪弥漫，充斥全身，吴氏谓之“邪气近表”，所以脉象“浮洪躁甚”，在治疗上，用清法，治以白虎汤；另一种热邪化燥成实，结于大肠，腑气不通，吴氏谓之“病纯在里”，所以脉象不浮反沉，但是一定是沉实有力，在治疗上，就要用下法，治以大承气汤通下热结，荡涤腑实。注文中，吴氏对承气汤方义作了明确的解释，他说：“承气汤通胃结，救胃阴，仍系承胃腑本来下降之气”。意即由于热结被排出体外，腑气通顺了，津液不再继续损耗，所以胃气就恢复了正常下降之势。用承气汤攻逐热结，在外感急性热病极期的治疗中，无论是伤寒，还是温病，都是重要的逐邪方法。

(3）暑温，湿温，温疟，不在此例　暑温，湿温，属于温病之挟湿者，温疟与暑温、湿温有关，且历来为中医独立病名，以上三种病，其证治与上述不同，所以指出“不在此例”。

【临证意义】

中焦温病阶段，邪气盛实，正气抗邪有力，因此正邪交争激烈，治疗上主要用清、下法来祛除热邪，保存阴液，即急下存阴之法。代表方剂为白虎汤和承气汤。凡表现为大热、大汗、大渴、脉洪大者，可用白虎汤清热以存阴；凡表现为热盛、大便闭结甚至出现痞、满、燥、实，脉沉实有力者，可用承气汤攻下以救阴。这说明了阳明温病虽然都表现为里热证，但是如果病位不同，就要采取不同的治疗方法。正如吴鞠通所述：“凡逐邪者，随其所在，就近而逐之”。

临床运用举例：

案14. 大承气汤治疗妇人胎孕病温疫案

史氏，27岁，癸丑年七月一日。

温热误汗于前，又误用龙胆芦荟等极苦化燥于后，致七月胎动不安。舌苔正黄，烂去半边。目睛突出眼眶之外，如蚕豆大。与玉女煎加犀角，以气血两燔，脉浮洪数极故也。

生石膏四两　知母一两　炙甘草四钱　犀角六钱　粳米一撮　细生地六钱　麦冬五钱

初二日　烦躁稍静，胎不动，余如故。照前方再服三帖。

初五日　大便不通，小便数滴而已，溺管痛，舌苔黑，唇里裂，非下不可，虽有胎，经云："有故无殒，做无殒也"。

生大黄六钱　元明粉四钱　川朴一钱　枳实一钱

煮两杯，分二次服，得快便即止。

初六日　下后脉静身凉，目眼渐收，与甘寒柔润。

初十日　复脉汤去刚药。

十四日　复脉加三甲。

二十日　服专翕大生膏十二斤，至产后弥月方止。

（《吴鞠通医案·温疫》）

本案为阳明温病重症案。温病本易化燥伤阴，又加以误用辛温发汗，苦寒伤阴，证见热盛，舌黄，脉洪等，吴氏用大剂加减玉女煎（即白虎合增液汤）清热养阴。后热结成实，虽系孕妇病温，吴氏仍大胆使用大承气汤，酌减枳、朴用量，取得一剂下后脉静身凉的疗效。后用复脉汤，专翕大生膏养阴填精而收功。清热养阴是温病最重要的治疗大法，本案先清后下，合以养阴，很有代表性。

二、阳明温病，脉浮而促者，减味竹叶石膏汤主之。

脉促，谓数而时止，如趋者遇急，忽一蹶然，其势甚急，故以辛凉透表重剂，逐邪外出则愈。

减味竹叶石膏汤方（辛凉合甘寒法）

竹叶五钱　石膏八钱　麦冬六钱　甘草三钱

水八杯，煮取三杯，一时服一杯，约三时令尽。

【讲解】

本条述阳明温病出现促脉的治疗。

促脉，为数中一止，止无常数，即脉率快，且中有间歇的脉象。《注解伤寒论·辨脉法第一》谓："脉来数，时一止复来者，名曰促。脉，阳盛则促。”心主血脉，由于阳气过盛而耗伤心阴，就可能出现促脉。热性病由肺胃而累及于心，均非轻证，因此注文谓“其势甚急”。减味竹叶石膏汤用生石膏清透阳明之热，以竹叶、麦冬清心热、益心阴。在服药方法上，也不拘于一般服药方法，每 2 小时服 1 次，6 小时内服完 1 剂。

【临证意义】

关于温病出现促脉的治疗，仍以清热为本。吴鞠通谓：“余一生治病，凡促脉主以石膏，……盖促为阳属火，故以石膏清肺胃之阳”。他还主张生石膏用量不必拘于常量。今录一案，以供参考。

临床运用举例：

案 15. 重剂白虎治疗温病脉促案

陈某，32 岁，温热面赤，口渴烦躁、六七日壮热大汗，鼻衄，六脉洪数而促，左先生用五苓散双解表里，余曰，此温病阳明经证也，其脉促，有燎原之势，岂缓药所能挽回，非白虎不可。

生石膏八两　知母一两　生甘草五钱　粳米二合　白茅根一两　侧柏叶炭八钱

煮四碗，分四次服。尽剂而脉静身凉。

（《吴鞠通医案·温毒》）

需要注意的是，温病出现促脉，除阳明热盛者外，后期由于肝肾阴伤，正虚邪恶，水不济火，也可以出现细促脉象。前者脉浮洪而促，出现在温病极期，治以清热。后者脉细而促，出现在温病后期，治以养阴为主，用三甲复脉汤之类治疗。临证结合全身情况，二者不难鉴别。

三、阳明温病，诸证悉有而微，脉不浮者，小承气汤微和之。

以阳明温病发喘者，指首条所列阳明证而言也，后凡言阳明温病者仿此。诸证悉有，以非下不可，微则未至十分亢害，但以小承气汤通和胃气则愈，无庸芒硝之软坚也。

【讲解】

本条述阳明里实轻证用小承气汤治疗。

“诸证悉有而微”，指第一条所列阳明温病诸证都具备但程度较轻。“脉不浮者”，说明属热结于里而非白虎汤证。“微和之”，指稍事轻下以和胃气。小承气汤，即大承气汤方去掉咸寒软坚的芒硝并减枳、朴分量而成，因此攻下力量小于大承气汤。

从本条起至十七条，均讨论下证和下法的运用。

【临证意义】

大承气汤、小承气汤、调胃承气汤为《伤寒论》中清热通下的三首代表方剂。大热结实者，用大承气汤下夺；小热微结者，用小承气汤通和胃气；胃肠实热者，用调胃承气汤调和胃气。吴鞠通继承《伤寒论》的精神，在辨证方面，不但注意辨别病性、病位，还十分注意根据病情轻重缓急，予以轻重不同的方剂。阳明温病热结者，重者与大承气汤，轻者与小承气汤或调胃承气汤。在急性热病中使用小承气汤的适应证有三：其一，用以探测大便硬结，是否可以用硝黄攻下；其二，里实证悉具，但表现较轻；其三，素体虚弱，正虚邪实，不耐峻攻者。本条属于第二种情况。

四、阳明温病，汗多谵语，舌苔老黄而干者，宜小承气汤。

汗多，津液散而大便结，苔见干黄，谵语因结粪而然，故宜承气。

五、阳明温病，无汗，小便不利，谵语者，先与牛黄丸；不大便，再与调胃承气汤。

无汗而小便不利，则大便未定成鞕，谵语之不因燥屎可知。不因燥屎而谵语者，犹系心包络证也，故先与牛黄丸，以开内窍，服牛黄丸，内窍开，大便当下，盖牛黄丸亦有下大便之功能。其仍然不下者，无汗则外不通；大小便俱闭则内不通，邪之深结于阴可知。故取芒硝之咸寒，大黄、甘草之甘苦寒，不取枳、朴之辛燥也。伤寒之谵语，舍燥屎无他证，一则寒邪不兼秽浊，二则由太阳而阳明；温病谵语，有因燥屎，有因邪陷心包，一则温多兼秽，二则自上焦心肺而来，学者常须察识，不可歧路亡羊也。

【讲解】

谵语，即胡言乱语，属于神明之乱。阳明温病出现谵语的病机，可以是由于里热盛而汗出多，胃肠津液随汗大量外泄，致使里热燥结于大肠，腑气不通所致；也可以是由于汗伤心液，心液伤而出现神明之乱。吴鞠通在此特别强调了“汗多”和“舌苔老黄而干”作为诊断谵语属于腑实证，并采用下法治疗的主要依据。在《伤寒论》中，多次论及了阳明腑实而出现谵语，用承气辈进行治疗。如《伤寒论》218条谓：“阳明病，其人多汗，以津液外出，胃中燥，大便必硬，硬则谵语，小承气汤主之。”可以看出，温病对因阳明腑实而出现谵语的病机认识和治疗方法，是继承了《伤寒论》的认识和经验。

第五条所述的谵语与上条不同之处在于“无汗”和“小便不利”。这就提示：无汗，说明津液并未大量外泄；小便不利，说明大肠没有形成热结。这种谵语的病机是由于热邪耗伤心阴，挟秽浊阻塞心窍而出现谵语。对热陷心包出现谵语，上焦篇第十六条注文曾指出：“心液伤而心血虚，心以阴为体，心阴不能济阳，则心阳独亢，心主言，故谵语不休也。”在治疗上提出要用安宫牛黄丸之类芳香开窍，清热辟秽。本条还进一步指出，如果芳香开窍仍不能解除谵语，说明热邪结深而又毫无出路，既不能随汗泄，又不能从二便下。这时就要用调胃承气汤清泄里热，热下里通则表自和，谵语自除。

温病学说兴起以来，对急性热病出现谵语神昏的病机认识和治疗方法，有了很大进展。对谵语神昏证，吴鞠通除了继承《伤寒论》的证治经验之外，还系统阐述了热闭心包的病理机制，并创治了安宫牛黄丸、牛黄承气汤等有效方剂，从而大大发展了《伤寒论》的证治经验。但是，吴氏注文中所云，《伤寒论》对谵语的认识“舍燥屎无他证”，吴氏这个看法未免有些片面。因为，在《伤寒论》中，对谵语的病机，除主要归于阳明腑实证之外，也还提出了热入血室，误汗亡阳，强责少阴汗等均可造成谵语，《伤寒论》的这些认识，读者不可不知。

【临证意义】

温病出现谵语，可以是阳明腑实所致，也可以是热陷心包所致。二者在临床上如何鉴别？一般说来，二者除均具里热盛的共有症征外，属阳明腑实者，舌苔老黄而干，脉沉实有力，多伴有潮热、汗出、小便利、数日不大便而腹满硬痛等症；属热陷心包者，舌质红绛，脉象细数，且多与昏不识人，舌謇、肢厥等同时出现。临证时要把舌、脉、全身情况、病史等结合起来进行全面分析鉴别。

六、阳明温病，面目俱赤，肢厥，甚则通体皆厥(1)，不瘛疭，但神昏(2)，不大便，七、八日以外，小便赤，脉沉伏，或并脉亦厥，胸腹满坚，甚则拒按，喜凉饮者，大承气汤主之(3)。

此一条须细辨其的是火极似水、热极而厥之证，方可用之，全在目赤、小便赤、腹满坚、喜凉饮定之。

大承气汤（方法并见前）

【讲解】

本条阐述阳明温病热厥重症的证治。

（1）肢厥 ……通体皆厥 厥，逆乱的意思。凡人体在致病因素作用下出现生理活动的严重逆乱均可称之谓厥。热性病出现厥，提示病情危重。《伤寒论》厥阴篇谓："凡厥者，阴阳气不相顺接，便为厥。厥者，手足厥冷者是也。"并且指出，因热邪深伏而致厥者，热深者厥亦深，要用下法治疗。《温病条辨》在继承上述认识的基础上，对热厥的病机和治疗作了补充和发展。在上焦十七条中指出：因热陷心包而厥者，治以芳香开窍；因阳明太实而厥者，治以通里攻下，即本条所述之证治；因肝肾阴亏而厥者，治以育阴潜阳。对厥的临床表现，本条除提到"肢厥"，即四肢厥冷之外，还补充了"通体皆厥"，即全身出现厥冷，以及"脉厥"，即脉沉伏之极、重按不显的症状。

阳明温病属于里热证，因此其临床表现应该是一派里热表现，如第一条所述，但是为什么反而会出现肢厥、体厥等症呢？阴与阳，寒与热在一定条件下是会向相反方面转化的。阳热到极度，可以向阴寒转化；阴寒到极度，又可以向阳热转化。阳明温病，里热至极，阴阳逆乱，反而会出现肢体厥冷等假寒证，这种现象又称之为"火极似水"，"真热假寒"，其原则当治病求本，急以清除热邪。从张仲景到吴鞠通都主张用下法治疗。对热厥的认识，张仲景、吴鞠通有上述的共同之处。其不同之处在于在《伤寒论》中，关于热厥的证治，放在厥阴篇中加以讨论，而在《温病条辨》中，放在阳明温病中即热病的极期加以讨论，两者比较，后者更加符合临床实际，因而也更加合理和容易理解。

（2）不瘛疭，但神昏 "瘛"（chì 赤），指筋脉拘急收缩。"疭"（zòng 纵），指筋脉缓纵伸张。"瘛疭"，指筋脉伸缩交替，抽动不已。瘛疭是急性热病常见的症状之一。阳热之极可以生风，阴虚之极可以虚风内动。“神昏”，即神志不清，昏不识人。临床出现神识障碍，一般定位在心或心包络，但是阳明腑实证也可以出现谵语、神昏等神识障碍。一般说来，温病高热期抽风和昏迷常可同时并见，这里只见昏迷，未见抽搐，“不瘛疭”。即无肝风内动之证，所以说“不瘛疭，但神昏”。

（3）不大便　……大承气汤主之　由于里热盛，七八日不大便，燥屎结于大肠使腑气不通，故出现胸腹痞满、坚硬、按之加重的腹征。拒按为实，喜按多虚。急性热病出现大便闭结而胸腹满坚拒按是使用大承气汤的重要指征。

综上所述，本条除具有阳明温病的一般临床表现外，还伴有厥逆、神昏、脉沉伏等危重证候，具备了诊断腑实证的典型腹征，属于阳明温病的急重证，故应予大承气汤急下热结以存阴救逆醒神。

【临证意义】

本条所述，系属阳明腑实而致的热厥，可用大承气汤攻下。但是大承气汤属于攻下重剂，因此临床运用时一定要明确诊断腑实重症方可应用。第一，要询问病史，必须有急性发热病史；第二，要有里热表现，如舌苔黄燥、芒刺，喜冷饮，面目赤，小便赤涩等；第三，有里实表现，如大便闭结而腹坚满等。如果临床表现为一派虚寒的寒厥，断不可用，所谓“承气入胃，阴盛以亡”；如果年老体虚，既使出现阳明腑实表现，一般也不宜采用大承气汤，可采用轻剂或扶正攻下并施，详见后文；如果临床出现厥脱并见，或先厥后脱，表现为凉汗出、呼吸短促、脉散大等正气欲脱者，应当急用益气回阳、救逆固脱法。

七、阳明温病，纯利稀水无粪者，谓之热结旁流，调胃承气汤主之。

热结旁流，非气之不通，不用枳、朴，独取芒硝入阴以解热结，反以甘草缓芒硝急趋之性，使之留中解结，不然，结不下而水独行，徒使药性伤人也。吴又可用大承气汤者非是。

【讲解】

本条述阳明温病热结旁流的证治。

所谓“热结旁流”，是指由于里热盛实，燥屎结于大肠而不得下，后但见下利稀臭粪水的证候。

热结旁流证，在《伤寒论》321条中已有论述：“少阴病，自利清水，色纯青，心下必痛，口干燥者，急下之，宜大承气汤。”后世便把此证称为“热结旁流”，属于少阴三急下证之一，急下之意在于保存津液。明代医家吴又可在《温疫论·大便》中，对热结旁流证的证治作了补充：“热结旁流者，以胃家实，内热壅闭，先大便闭结，续得下利，纯臭水，全然无粪，日三四次，或十数度，宜大承气汤，得结粪而利止。服汤不得结粪，仍下利并臭水，及所进汤药，因大肠邪胜，失之传送之职，知邪犹在也，病必不减，宜更下之。”吴鞠通在继承上述认识的基础上，在治疗上提出了改进。他认为，既然可以泄下稀水而粪不得下，说明不是由于气滞不通，而是由于燥结太甚。因此他认为不需要用大承气汤中的枳、朴来通滞散满，且苦燥药还会进一步伤阴耗气，他改用了调胃承气汤，以大黄苦寒通下，用芒硝咸寒软坚，加甘草来缓和硝黄急趋下泄之性。这一改进提高了对急下存阴的认识，使药证更为符合。此外，“热结旁流”，《伤寒论》列于少阴病篇。少阴病属于热病后期，邪存正已虚。吴氏除改用调胃承气汤更下符合急下存阴之旨外，还把条文调整到阳明温病中论述。阳明温病属于热病极期，更易出现津伤热结。因此也更加容易理解和符合临床实际。至于热病后期邪留正虚出现的热结，吴氏后文更有详论。

【临证意义】

调胃承气汤方，源于《伤寒论》，是三承气汤中之最轻者。

用以治疗热结旁流时，重在软坚下结，因此加重了芒硝的用量。使用时，芒硝宜后下。药后如仍下利稀水，说明燥粪未下，仍可再服，直至结粪下则止后服。

八、阳明温病，实热壅塞为哕者下之[1]。连声哕者，中焦[2]，声断续，时微时甚者，属下焦[3]。

《金匮》谓哕而腹满，视其前后，知何部不利，利之即愈。阳明实热之哕，下之里气得通则止，但其兼证之轻重，难以预料，故但云下之而不定方，以俟临证者自为采取耳。再按：中焦实证之哕，哕必连声紧促者，胃气大实，逼迫肺气不得下降，两相攻击而然。若或断或续，乃下焦冲虚之哕，其哕之来路也远，故其声断续也，治属下焦。

【讲解】

本条说明实热为哕的证治。

(1) 阳明温病，实热壅塞为哕者下之　“哕”(yuě)，即呃逆，俗称打嗝儿。《素问·宣明五气篇》谓：“胃为气逆为哕”。即胃气上逆为哕。造成胃气上逆的原因不一，在热性病的不同阶段、不同病种，都可以出现哕。因此必须辨证论治。如在上焦篇第四十六条湿温病中，由于湿热郁闭肺气而哕者，属上焦，治以宣痹汤轻宣肺气。本条所述的哕，是由于阳明热结壅阻大肠，使胃、肺之气不得下降，上逆而为哕，所以，在治疗上要用通腑泄热之下法，则哕自止。一为气阻，一为热结。具体处方可根据里实热的轻重及全身证候选用承气汤类方剂。

(2) 连声哕者，中焦　这里是从哕的声音，来进行辨证。哕声连续，响亮有力者属实，其病机为实热壅塞，腑气不通，胃气上逆。所以说属“中焦”。

(3) 声断续……属下焦　如果哕声断断续续，哕声低微，时轻时重，性质属虚。温病后期，肝肾阴伤，扰动冲脉，可以出现哕，属肝肾阴虚证候，所以说“属下焦”，在下焦温病中讨论。

【临证意义】

哕为临床常见的一种症状。热性病或杂病都可以出现哕。在热性病中，上、中、下三焦各阶段都可以出现哕，温热类或湿热类也都可能出现哕。这就提示我们，不要见哕止哕，信手便是橘皮、竹茹、丁香、柿蒂、旋覆、代赭，而要辨别病机和症状，审证求因，审因论治。可参见中焦篇第九十五条讲解。

九、阳明温病，下利谵语，阳明脉实，或滑疾者，小承气汤主之(1)；脉不实者，牛黄丸主之，紫雪丹亦主之(2)。

下利谵语，柯氏谓肠虚胃实，故取大黄之濡胃，无庸芒硝之润肠。本论有脉实、脉滑疾、脉不实之辨，恐心包络之谵语而误以承气下之也，仍主芳香开窍法。

小承气汤方（苦辛通法重剂）

大黄五钱　厚朴二钱　枳实一钱

水八杯，煮取三杯，先服一杯，得宿粪，止后服，不知再服。

调胃承气汤（热淫于内，治以咸寒，佐以甘苦法）

大黄三钱　芒硝五钱　生甘草二钱

牛黄丸（方论并见上焦篇）

紫雪丹（方论并见上焦篇）

【讲解】

本条说明阳明温病下利谵语的辨治。

（1）阳明温病……小承气汤主之　阳明温病出现谵语有两种情况：一是阳明里实证，一是邪热至极，热陷心包证。其鉴别已如第四、五条所述。本条症状除谵语以外，并伴有下利。

有下利能否诊断里实？关键要看脉象。实脉，是指三部脉举按皆有力的脉象，主邪盛。滑脉，主实热，食滞和痰热。疾脉，主热盛阳极。总之，脉实或滑疾均提示里热盛。因此，尽管有下利症状，仍可用小承气汤清下里热。此处小承气汤方，较《伤寒论》原方减少了枳、朴的用量，这是因为枳实苦寒、厚朴苦温，均易化燥伤阴，且既见下利，并无燥屎，所以减少了用量。

（2）脉不实者，……紫雪丹亦主之　下利谵语而脉不实，说明里无结实，谵语乃热陷心包所致，故用安宫牛黄丸、紫雪丹芳香开窍，清热醒神。

【临证意义】

谵语兼有下利，在《伤寒论》和《金匮要略》中早有论述，用小承气汤治疗。《温病条辨》在辨证和治疗上均作了补充，对里实证，补充了脉象，使临床辨证有据；对脉不实者，提出了属热陷心包，用芳香开窍法治疗。二者鉴别的重点在于脉象。但是在学习本条和临证时，要与第五、六条有关内容联系起来，把脉象、舌象与其他临床表现结合起来分析，四诊合参，始有准的。

十、温病三焦俱急，大热大渴，舌燥，脉不浮而躁甚，舌色金黄，痰涎壅甚，不可单行承气者，承气合小陷胸汤主之(1)。

三焦俱急，谓上焦未清，已入中焦阳明，大热大渴，脉躁苔焦，阳土燥烈，煎熬肾水，不下则阴液立见消亡，下则引上焦余邪陷入，恐成结胸之证，故以小陷胸合承气汤，涤三焦之邪，一齐俱出，此因病急，故方亦急也，然非审定是证，不可用是方也。

承气合小陷胸汤方(2)（苦辛寒法）

生大黄五钱　厚朴二钱　枳实二钱　半夏三钱　栝蒌三钱　黄连二钱

水八杯，煮取三杯，先服一杯，不下，再服一杯，得快利，止后服，不便再服。

【讲解】

本条说明温病三焦俱急，痰涎壅盛的证治。

（1）温病三焦俱急……承气合小陷胸汤主之　本条所谓“三焦俱急”，是指温病邪热炽盛，已从上焦开始，盛于中焦、将犯下焦的趋势。在上焦肺热未清，灼津成痰，出现痰涎壅肺。在中焦，阳明热盛悉俱，证见身大热、口大渴、舌苔黄燥无津、脉不浮而躁动不已，为热盛中焦，消烁津液之象。由于在里之邪炽盛，势必延及下焦，消烁肾液，损伤真阴，虽言“三焦俱急”，但重点在上中焦，因此在治疗上以小承气汤为主，清泄阳明，使邪热得以下达。合用小陷胸汤，清肃肺热，使肺气得降，这样一清一下，则里热得清、肺气得降、津液得存、未治下焦，而下焦肾水自得保存。

（2）承气合小陷胸汤方　本方是小承气汤和小陷胸汤的合方。两方均源于《伤寒论》。小陷胸汤是治疗小结胸病的方剂。本条用小承气汤清泄阳明里实，用小陷胸汤清化肺中痰热，两方合用，共奏清上泄下，肺胃两清之功效。由于是清法和下法合用，逐邪力胜，所以吴鞠通强调只有在“三焦俱急”的情况下才可使用。

【临证意义】

温病虽然可以从病性、病位、病势上分为上焦温病、中焦温病和下焦温病，但是，人体是一个统一的整体，疾病的发展和传变也不可能截然分开。本条提示，温病进入中焦之后，仍可能存在上焦心肺症状，又可影响到下焦肝肾的阴液，出现三焦并病，有时还可能出现气血两燔的情况。这时，就要抓住主要矛盾予以治疗。同时，有时还要适当处理合并症并考虑防止传变的问题。本条就是在抓住中焦用小承气汤急下热结以防耗伤肾液的同时，合用了小陷胸汤以清上焦痰热。这种情况在临床上十分多见。在《伤寒论》中就有不少条文是讨论合病、并病的辨证论治的。我们要善于领会其精神，临证时注意在复杂的情况下，辨别主证主病，掌握缓急，并适当考虑合并症的处理。

十一、阳明温病，无上焦证，数日不大便，当下之，若其人阴素虚，不可行承气者，增液汤主之[1]。服增液汤已，周十二时观之，若大便不下者，合调胃承气汤微和之[2]。

此方所以代吴又可承气养荣汤法也。妙在寓泻于补，以补药之体，作泻药之用，既可攻实，又可防虚。余治体虚之温病，与前医误伤津液、不大便、半虚半实之证，专以此法救之，无不应手而效。

增液汤方（咸寒苦甘法）

元参一两　麦冬（连心）八钱　细生地八钱

水八杯，煮取三杯，口干则与饮，令尽，不便，再作服。

【方论】温病之不大便，不出热结液干二者之外。其偏于阳邪炽甚，热结之实证，则从承气法矣；其偏于阴亏液涸之半虚半实证，则不可混施承气，故以此法代之。独取元参为君者，元参味苦咸微寒，壮水制火，通二便，启肾水上潮于天，其能治液干，固不待言，本经称其主治腹中寒热积聚，其并能解热结可知。麦冬主治心腹结气，伤中伤饱，胃络脉绝，羸瘦短气，亦系能补能润能通之品，故以为之佐。生地亦主寒热积聚，逐血痹，用细者，取其补而不腻，兼能走络也。三者合用，作增水行舟之计，故汤名增液，但非重用不为功。

本论于阳明下证，峙立三法：热结液干之大实证，则用大承气；偏于热结而液不干者，旁流是也，则用调胃承气；偏于液干多而热结少者，则用增液，所以回护其虚，务存津液之心法也。

按吴又可纯恃承气以为攻病之具，用之得当则效，用之不当，其弊有三：一则邪在心包、阳明两处，不先开心包，徒攻阳明，下后仍然昏惑谵语，亦将如之何哉？吾知其必不救矣。二则体亏液涸之人，下后作战汗，或随战汗而脱，或不蒸汗徒战而脱。三则下后虽能战汗，以阴气大伤，转成上嗽下泄，夜热早凉之怯证，补阳不可，救阴不可，有延至数月而死者，有延至岁余而死者，其死均也。在又可当日，温疫盛行之际，非寻常温病可比，又初创温病治法，自有矫枉过正不暇详审之处，断不可概施于今日也。本论分别可与不可与、可补不可补之处，以俟明眼裁定，而又为此按语于后，奉商天下之欲救是证者。至若张氏、喻氏，有以甘温辛热立法者，湿温有可用之处，然须兼以苦泄淡渗，盖治外邪，宜通不宜守也，若风温、温热、温疫、温毒，断不可从。

【讲解】

本条为阳明腑实而素体阴虚者立增液一法。

（1）阳明温病　……增液汤主之　“阳明温病，无上焦证”，说明患者已没有上焦篇第三条所述的表热证，而出现了大便闭结，阳明腑实证，当用承气攻下，但“其人阴素虚”，指明患者素体阴虚。阴虚体质常有里热表现，如舌质偏红，脉象细稍数，口渴、便干等症。此为阴液亏损，不能濡润所致。温病的特点是热盛伤阴，若患者素体阴虚，势必进一步耗伤其阴液，甚至出现下之不通的情况。承气汤虽有攻下以存阴之功，但无补阴生津之力。因此，吴鞠通特立增液润下一法。他在注文中从热结邪盛和液干伤阴两方面对阳明腑实证的治疗作了精辟的论述，即：热结、液干皆重者，用大承气汤；热结而液不干，表现为热结旁流者，用调胃承气汤；热结轻、液干重者，用增液汤。

增液汤方由元参、麦冬、生地组成，而以元参为君。元参苦咸微寒，入肺、胃、肾经，《本草纲目》谓："滋阴降火，解斑毒，利咽喉"。既能清热解毒，又能养阴润便。麦冬，甘微苦微寒，入肺、胃、心经，为养肺、胃津液之要药。生地，甘苦寒，入心、肝、肾经，为滋养肝肾、凉血养血之要药。三药合用，共奏生津增液之功效，所以方名"增液汤"。养阴药物，性味寒凉，质地滋腻，特别在大量应用时，还具有濡润通便的作用，所以吴氏说："妙在寓泻于补，以补药之体，作泻药之用，既可攻实，又可防虚"。吴鞠通立增液一法，创增液汤方，取增水行舟之意，可以说是对阳明温病阴虚热结证治疗上的一大发展。

（2）服增液汤已 ……和调胃承气汤微合之 增液汤是滋阴润便的方法，攻下力缓，如果热结较重，服药 24 小时仍不便，说明单用滋润的力量不足。这就要在增液汤的基础上加入调胃承气汤，以硝黄稍加推荡，就可以收到滋阴润燥、攻下大便的功效了。

【临证意义】

增液汤是温病养阴增液的代表方剂之一，临床运用十分广泛。其适应证主要有下列几种情况：

① 用于阳明腑实素体阴虚患者，即本条所述。

② 用于阳明腑实的老年患者，吴氏在医案中指出："既可润肠，又可保护老年有限津液，不比壮年可放心攻劫也"。

③ 下之不通，属于津液耗伤"无水舟停"者，参见中焦篇第十七条。

④ 下后热不退或退不尽而脉沉弱者，参见中焦篇第十五条。

⑤ 下后复聚脉无力者，参见中焦篇第十六条。

⑥ 需清热或攻下，而有伤阴见证者，可在清热、攻下方

中，合入增液汤，如本书中之玉女煎去牛膝、熟地加细生地、元参方、清营汤、冬地三黄汤、增液承气汤、护胃承气汤、新加黄尤汤等都含有增液汤。

⑦在杂病中，增液汤应用也很广泛。多年来，笔者用增液汤治疗阴虚患者，特别是对阴虚便秘每收良效。对老年气阴两虚习惯性便秘多年的患者，用增液汤合补中益气汤治疗，疗效也很满意。

十二、阳明温病，下后汗出，当复其阴(1)，益胃汤主之(2)。

温热本伤阴之病，下后邪解汗出，汗亦津液之化，阴液受伤，不待言矣，故云当复其阴。此阴指胃阴而言，盖十二经皆禀气于胃，胃阴复而气降得食，则十二经之阴皆可复矣。欲复其阴，非甘凉不可。汤名益胃者，胃体阳而用阴，取益胃用之义也。下后急议复阴者，恐将来液亏燥起，而成干咳身热之怯证也。

益胃汤方（甘凉法）

沙参三钱　麦冬五钱　冰糖一钱　细生地五钱　玉竹（炒香）一钱五分

水五杯，煮取二杯，分二次服，渣再煮一杯服。

【讲解】

第十二至第十八条均述下后诸证的处理。

本条指出下后汗出伤阴当复胃阴的治法。

(1) 阳明温病　……当复其阴　温病最易伤阴，阳明温病，里热盛于胃和大肠，蒸腾津液，时有汗出，津液被灼，首耗胃阴，故下后首复胃阴。胃为后天之本，胃阴复则周身的阴液也可以渐渐恢复，故采用益胃汤以益胃阴，逐渐可使全身阴液恢复。

(2) 益胃汤主之　益胃汤是用甘寒、甘凉之品以滋养胃阴的方剂。方中以沙参、麦冬、玉竹来滋养胃阴；生地凉血清热，养肝肾之阴；冰糖甘凉，可生津止渴润燥，全方具有养胃、滋肺、润燥的功效。

前面第三条至第十一条原文，均述温病下法的运用。由于温病最易伤阴，若下之不当，或下之太过，易于耗伤胃肠津液，再兼汗出过多，津液外泄，复伤其阴，故下后首先考虑复胃阴。

胃主受纳，脾主运化，脾与胃共同有化精生微、敷布津液之功。《素问·经脉别论》说："饮入于胃，游溢精气，上输于脾、脾气散精，上归于肺。"胃阴恢复则周身的津液亦可逐渐恢复。故用益胃汤以滋养胃阴。吴鞠通继承叶氏在温病中重视养胃阴思想的基础上，制益胃汤作为养胃阴的主要方剂。

【临证意义】

益胃汤的适应证并不限于热病下后汗出伤阴之证，凡热病热退、肺胃阴伤者，均可选用益胃汤作为善后调理方。近年来，用益胃汤治疗部分慢性胃炎等，每收良效，但必须是辨证为胃阴不足者。在临床上治疗一些气虚，阳虚患者，需大量或长期用温燥药物，致使胃津不足者，常常间断使用益胃汤或合入益胃汤，以防止温燥药物耗伤胃阴。

十三、下后无汗脉浮者，银翘汤主之；脉浮洪者，白虎汤主之；脉洪而芤者，白虎加人参汤主之。

此下后邪气还表之证也。温病之邪，上行极而下，下行极而上，下后里气得通，欲作汗而未能，以脉浮验之，知不在里而在表，逐邪者随其性而宣泄之，就其近而引导之，故主以银翘汤，增液为作汗之具，仍以银花、连翘解毒而轻宣表气，盖亦辛凉合甘寒轻剂法也。若浮而且洪，热气炽甚，津液立见销亡，则非白虎不可。若洪而且芤，金受火克，元气不支，则非加人参不可矣。

银翘汤方（辛凉合甘寒法）

银花五钱　连翘三钱　竹叶二钱　生甘草一钱　麦冬四钱　细生地四钱

白虎汤、白虎加人参汤（方论并见前）

【讲解】

本条述下后表热未解和气热未清的证治。

阳明温病下后热结已除，本应脉静身凉，表里自和而恢复正常汗出。如果无汗而脉浮，说明表证未除，所以还需要用辛凉解表轻宣表热。但是，此时的表证与温病初起的表证不同，阳明温病为里实热证，又经攻下，已耗伤津液。在用银翘汤辛凉透表的同时，加麦冬、生地甘寒药物以养阴。人体出汗，是由阳气蒸化阴液而成。运行于体表的卫气司汗孔的开合，热病初起，卫气与邪气交争于肌表，可以出现无汗之证，可用辛凉解表之剂治疗即可。但因下后已内伤津液，故加甘寒之品清热养阴，以生津液。

若下后脉浮洪，为阳明气分的热邪未除，所以仍用辛凉重剂白虎汤以清气热。如脉洪而芤，说明热伤气阴，所以用白虎加人参汤以清热益气生津。

【临证意义】

吴鞠通十分强调辨别病位，因势利导，就近逐邪。在表者，宜解表祛邪；在里者，宜清里祛邪；热结者，宜攻下逐邪。合并阴虚者，合入养阴；阳不回者，法当益气。

十四、下后无汗，脉不浮而数，清燥汤主之。

无汗而脉数，邪之未解可知，但不浮，无领邪外出之路，既下之后，又无连下之理，故以清燥法，增水敌火，使不致为灾，一半日后相机易法，即吴又可下后间服缓剂之法也。但又可清燥汤中用陈皮之燥，柴胡之升，当归之辛窜，津液何堪！以燥清燥，有是理乎？此条乃用其法而不用其方。

清燥汤方（甘凉法）

麦冬五钱　知母二钱　人中黄一钱五分　细生地五钱　元参三钱

水八杯，煮取三杯。分三次服。

【加减法】 咳嗽胶痰，加沙参三钱，桑叶一钱五分，梨汁半酒杯，牡蛎三钱，牛蒡子三钱。

按吴又可咳嗽胶痰之证，而用苏子、橘红、当归，病因于燥而用燥药，非也，在湿温门中不禁。

【讲解】

本条指出下后里热未解的治法。

“下后无汗，脉不浮而数”，说明里热尚存，津液已伤，但又无再下之证和连下之理，所以本条提出用清燥法清热润燥。清燥汤内含有增液汤以增液润燥通便，以人中黄清热解毒。人中黄是将甘草末装入竹筒封好，冬月浸粪缸中，春天取出，阴干后破竹取草，晒干用。《本草纲目》谓能解时行大热，解诸毒。知母可清热泄火，亦能滋阴润燥。对下后余邪未解宜服缓剂清燥，是吴又可在《温疫论》中提出的，吴鞠通师其法而未用其方。

十五、下后数日，热不退，或退不尽，口燥咽干，舌苔干黑，或金黄色，脉沉而有力者，护胃承气汤微和之；脉沉而弱者，增液汤主之。

温病下后，邪气已净，必然脉静身凉，邪气不净，有延至数日邪气复聚于胃，须再通其里者，甚至屡下而后净者，诚有如吴又可所云。但正气日虚一日，阴津日耗一日，须加意防护其阴，不可稍有鲁莽，是在任其责者临时斟酌尽善耳。吴又可于邪气复聚之证，但主以小承气，本论于此处分别立法。

护胃承气汤方（苦甘法）

生大黄三钱　元参三钱　细生地三钱　丹皮二钱　知母二钱　麦冬（连心）三钱

水五杯，煮取二杯，先服一杯，得结粪，止后服，不便，再服。

增液汤（方见前）

【讲解】

本条说明下后下证未解或用下法以后邪气复聚的证治。

阳明热结使用攻下剂之后，一般应热退身凉，脉象转为和缓。如果热未退或未全退或热结再现，如条文中所述出现口燥咽干，舌苔干黑或金黄色等一派燥热现象时，说明邪气盛实。但由于苦寒攻下必然伤气耗阴，因此，一般不主张连续攻下，当视正气强弱予以分别处理：如果“脉沉而有力”，说明热结盛实而正气未虚，所以提出用护胃承气汤缓下热结，兼护胃阴。护胃承气汤中含有增液汤，可护胃阴以润便，大黄通下热结，知母清热润燥，牡丹皮清血分伏热，防其热入阴分。护胃承气汤是滋阴以涤邪的通下缓剂。如果“脉沉而弱”，说明正气已虚，不耐攻下，所以这时只能用增液汤滋阴润便。

十六、阳明温病，下后二三日，下证复现，脉不甚沉，或沉而无力，止可与增液，不可与承气。

此恐犯数下之禁也。

【讲解】

本条述下后下证复现脉沉无力的证治。

本条是在上条的基础上重申下后下证复现脉沉无力者，属邪实而正虚，禁用承气攻下，只能用增液润便。

十七、阳明温病，下之不通，其证有五：应下失下，正虚不能运药，不运药者死，新加黄龙汤主之[(1)]。喘促不宁，痰涎壅滞，右寸实大，肺气不降者，宣白承气汤主之[(2)]。左尺牢坚，小便赤痛，时烦渴甚，导赤承气汤主之[(3)]。邪闭心包，神昏舌短，内窍不通，饮不解渴者，牛黄承气汤主之[(4)]。津液不足，无水舟停者，间服增液，再不下者，增液承气汤主之[(5)]。

经谓下不通者死，盖下而至于不通，其为危险可知，不忍因其危险难治而遂弃之。兹按温病中下之不通者共有五因：其因正虚不运药者，正气既虚，邪气复实，勉拟黄龙法，以人参补正，以大黄逐邪，以冬、地增液，邪退正存一线，即可以大队补阴而生，此邪正合治法也。其因肺气不降，而里证又实者，必喘促寸实，则以杏仁、石膏宣肺气之痹，以大黄逐肠胃之结，此脏腑合治法也。其因火腑不通，左尺必现牢坚之脉（左尺，小肠脉也，俗候于左寸者非，细考《内经》自知），小肠热盛，下注膀胱，小便必涓滴赤且痛也，则以导赤去淡通之阳药，加连、柏之苦通火腑，大黄、芒硝承胃气而通大肠，此二肠同治法也。其因邪闭心包，内窍不通者，前第五条已有先与牛黄丸，再与承气之法，此条系已下而不通，舌短神昏，闭已甚矣，饮不解渴，消亦甚矣，较前条仅仅谵语，则更急而又急，立刻有闭脱之虞，阳明大实不通，有消亡肾液之虞，其势不可少缓须臾，则以牛黄丸开手少阴之闭，以承气急泻阳明，救足少阴之消，此两少阴合治法也。再此条亦系三焦俱急，当与前第九条用承气、陷胸合法者参看。其因阳明太热，津液枯燥，水不足以行舟，而结粪不下者，非增液不可。服增液两剂，法当自下，其或脏躁太甚之人，竟有不下者，则以增液合调胃承气汤，缓缓与服，约二时服半杯沃之，此一腑中气血合治法也。

新加黄龙汤（苦甘咸法）

细生地五钱　生甘草二钱　人参一钱五分（另煎）　生大黄三钱　芒硝一钱　元参五钱　麦冬（连心）五钱　当归一钱五分　海参（洗）二条　姜汁六匙

水八杯，煮取三杯。先用一杯，冲参汁五分、姜汁二匙，顿服之，如腹中有响声，或转矢气者，为欲便也；候一二时不便，再如前法服一杯；候二十四刻，不便，再服第三杯；如服一杯，即得便，止后服，酌服益胃汤一剂（益胃汤方见前），余参或可加入。

【方论】 此处方于无可处之地，勉尽人力，不肯稍有遗憾之法也。旧方用大承气加参、地、当归，须知正气久耗，而大便不下者，阴阳俱备，尤重阴液消亡，不得再用枳、朴伤气而耗液，故改用调胃承气，取甘草之缓急，合人参补正，微点姜汁，宣通胃气，代枳、朴之用，合人参最宣胃气，加麦、地、元参，保津液之难保，而又去血结之积聚，姜汁为宣气分之用，当归为宣血中气分之用，再加海参者，海参咸能化坚，甘能补正，按海参之液，数倍于其身，其能补液可知，且蠕动之物，能走络中血分，病久者必入络，故以之为使也。

宣白承气汤方（苦辛淡法）

生石膏五钱　生大黄三钱　杏仁粉二钱　栝蒌皮一钱五分

水五杯，煮取二杯，先服一杯，不知再服。

导赤承气汤

赤芍三钱　细生地五钱　生大黄三钱　黄连二钱　黄柏二钱　芒硝一钱

水五杯，煮取二杯，先服一杯，不下再服。

牛黄承气汤

即用前安宫牛黄丸二丸，化开，调生大黄末三钱，先服一半，不知再服。

增液承气汤

即于增液汤内，加大黄三钱，芒硝一钱五分。

水八杯，煮取三杯，先服一杯，不知再服。

【讲解】

本条论述阳明热结，下之不通的五种变证的治法。

（1）阳明温病 ……新加黄龙汤主之 阳明温病热结成实者，当用承气汤攻下热结以祛邪，但是如果服承气汤后，大便不通，热结未下，里热不除，其临床表现和病机大致分为五种情况。

第一种情况：见有阳明里实证而未能乘正气未衰及时攻下，以致热邪壅闭，气阴两伤。临床表现为邪热独盛，正气衰弱，服攻下药物大便不下，正虚致极，已无力运化药物，这种情况是十分危急的。若正气不支，一味攻邪反而会加速元气竭脱；单纯扶正，又会助热固邪。补泻均不可单独施用，命在顷刻之间。吴氏提出用新加黄龙汤补泻兼施，寄于一线希望。新加黄龙汤，用调胃承气汤攻逐热结，用人参益气扶正，用增液汤、当归、海参增液养阴，兑入生姜汁宣通胃气并防呕吐。为使人参充分发挥药效，应单煎兑入。在服法上，应将药一次连连服下，即所谓“顿服”。服后出现腹鸣，说明药物已产生作用。得便，止后服；不便，再服。吴氏称此方为“邪正合治法”。此方源于明代医家陶华的《伤寒六书》中的黄龙汤，由大承气汤加人参、当归、地黄而成。吴鞠通根据温病易伤阴，不宜苦寒、辛燥的特点，将其中的大承气汤改为调胃承气汤，并合入了增液汤等养阴药物，成为攻补兼施、气阴两顾之方，切合临床实际应用。

（2）喘促不宁 ……宣白承气汤主之 第二种情况：患者除具有阳明热结外，还合并出现呼吸气喘、坐卧不安、痰壅热盛的表现，“以右寸实大”，说明肺经热盛，为痰热壅肺，肺气不降所致。由于肺与大肠相表里，肺气不降，可加重腑气不通，腑气不通，又会影响肺气下降。因此，对主证与合并症应兼顾合治，方用宣白承气汤。方中以大黄通腑泄热，用生石膏、杏仁、瓜蒌皮清肺降气化痰。肺与大肠相表里，一脏一腑，故吴氏称此法为“脏腑合治法”。

（3）左尺牢坚　……导赤承气汤主之　第三种情况：“左尺”，指左手尺脉。两手寸口脉的脏腑分配，各家所主不尽相同。如李时珍脉法以左尺候肾与小肠。“牢脉”为沉按实大弦长的脉象，说明内有实积。左尺牢坚不移，提示小肠热盛，火腑（指小肠）不通。其临床表现为尿色黄赤，尿道涩痛。“烦渴”，亦属火热表现。其病机既有大肠热结，又合并小肠火盛。所以在治疗上既要泄下大肠热结，又要清利小肠火热，吴氏称之为“二肠同治法”，用导赤承气汤。方中以大黄、芒硝清下大肠热结，用黄连、黄柏清利小肠火热。加生地、赤芍可养阴清热，并可纠正连、柏苦寒伤阴之弊。

（4）邪闭心包　……牛黄承气汤主之　第四种情况：除具有阳明腑实证外，还出现了神志昏迷、舌短难伸等热闭心包症状。在治疗上，既要清泄腑实，又要芳香开窍，方用牛黄承气汤。以安宫牛黄丸开心窍，加冲大黄末下热结。由于热结不下，必耗少阴肾液，心包代心用事，心属手少阴，所以吴氏称此法为“两少阴合治法”。

（5）津液不足　……增液承气汤主之　第五种情况：属于阳明热盛耗伤津液致使燥结不下者，要用增液汤增水以行舟。再不大便时，增液汤加大黄、芒硝增液攻下，即增液承气汤。增液汤可养阴补血，硝、黄清气通下，所以吴氏称此为“气血合治法”。

上述五种情况，大致可归为两类：

①攻邪与扶正并施：腑实兼见气阴两伤者，用新加黄龙汤；腑实兼见阴虚者，用增液汤或增液承气汤。

②主证与兼证两顾：腑实合并肺气不降者，用宣白承气汤；腑实合并小肠热盛者，用导赤承气汤；腑实合并邪

闭心包者，用牛黄承气汤。综前所述，中焦篇关于下法的运用条文中，吴鞠通在继承运用张仲景三承气汤的基础上，对下法的运用及下后诸证的变证处理作了许多重要的补充和发展，特别是对正虚邪实和合并症的处理，有不少独具匠心的发挥和创造。

为了便于学习，今将《温病条辨》中诸承气汤表（见表6）：

表6　《温病条辨》诸承气汤一览表

序号	方　名	药物组成	适应证	方　源
1	大承气汤	大黄　芒硝　厚朴　枳实	阴明腑实重证	《伤寒论》方，见中焦第六条
2	小承气汤	大黄　厚朴　枳实	阳明腑实轻证 阳明腑实谵语	《伤寒论》方，见中焦第三条
3	调胃承气汤	大黄　芒硝　甘草	阳明腑实热结旁流证斑疹内壅甚，外出不快者	《伤寒论》方，见中焦第七条、第二十四条
4	增液承气汤	大黄　芒硝　元参　麦冬　生地	阳明腑实，素体阴虚者 津液不足，无水舟停者	《温病条辨》方，见中焦第十七条
5	新加黄龙汤	大黄　芒硝　甘草　元参　麦冬　生地　人参　当归　海参　姜汁	阳明腑实，正虚不能运药者	《温病条辨》方，见中焦第十七条
6	宣白承气汤	大黄　生石膏　杏仁粉　瓜蒌皮	阳明腑实，痰热壅肺者	《温病条辨》方，见中焦第十七条
7	导赤承气汤	大黄　赤芍　生地　黄连　黄柏　芒硝	阳明腑实，小肠热盛者	《温病条辨》方，见中焦第七条

续表

序号	方名	药物组成	适应证	方源
8	牛黄承气汤	大黄末　安宫牛黄丸	阳明腑实，邪闭心包者	《温病条辨》，见中焦第十七条
9	护胃承气汤	大黄　元参　麦冬　生地　知母　丹皮	下后热未除，或未尽除，脉实者	《温病条辨》方，见中焦第十五条
10	承气合小陷胸汤	大黄　厚朴　枳实　半夏　栝蒌　黄连	三焦俱急，痰涎壅甚者	《温病条辨》方，见中焦第十条
11	桃仁承气汤	大黄　芒硝　桃仁　当归　芍药　丹皮	少腹坚满、下焦蓄血者	《温疫论》方，见下焦第二十一条
12	加减桃仁承气汤	大黄　桃仁　生地　丹皮　泽兰　人中白	热入血室，神气忽清忽乱者	《温病条辨》方，见下焦第三十条

【临证意义】

本条所列五方，虽为阳明温病下之不通而设，但临床运用时，凡俱阳明腑实而有正虚或合并症者，均可根据条文精神运用上述方药，不必拘于“下之不通”，死于句下。

临床运用举例：

案 16. 宣白承气汤治疗流行性出血热案

患者，张某某，男，54 岁，住院号 5352。

因形寒发热，头痛腰痛，眼眶痛，第五病日入院。入院时体温 39.5℃，球结膜充血，水肿Ⅱ°，上颚及两胸肋见有散在性出血点，肾区叩击痛（＋＋＋），实验室检查：白细胞 15600，中性 84%、淋巴 13%，异淋 3%。小便常规：蛋白＋＋，红细胞＋，颗粒管型少许。诊断：温疫（流行性出血热，发热期）。经用西药纠酸、扩容、中药清气泄热剂，至第七日起，患者咳嗽气喘，咯痰不多，色黄而黏，恶心呕吐，胸闷腹胀，大便三日未解，口渴而饮，烦躁不宁，舌红苔黄燥，脉滑数。（查：左肺底部可闻及水泡音，右肺中下呼吸音粗）乃邪热熏蒸，阳明腑实，疫热蕴阻肺系，肺失肃降所致，拟宣白承气汤加味。药用：生石膏 60g（先煎）、杏仁 12g、瓜蒌皮 12g、生军 15g（后下），枳实 10g、贝母 10g、鱼腥草 30g、黄芩 10g、桑白皮 10g、芦根 30g、玄明粉 30g（另冲）、生知母 12g。日服 2 剂。

两天服 4 剂后，喘平咳轻，大便已解五次，恶心呕吐已减，胸闷腹胀已罢，唯小便不多，舌质红绛，乃淤热未净，阴液大伤，下焦气化不利。治从泄下通淤，养阴生津，气化州都，2 剂后小便正常，继之调养其阴善后。

（符为民等．应用吴鞠通“承气辈”治疗流行性出血热，《中医急症通讯》，1988，2～3）

案 17. 导赤承气汤治疗流行性出血热案

患者，陈某某，男性，52 岁，干部，住院号 378。

因发热，腰痛 6 天，少尿 1 天入院。入院时检查：体温 36.8℃，血压 138/86mmHg，神萎，神志清，球结膜充血，眼睑浮肿，呈胶冻状，咽部充血，软腭可见较密集之针尖样出血，两前胸及胁下散在性出血点，肾区叩击痛＋＋，血象：白细胞 58000，中性 46％，淋巴 4％，异淋 36％，小便常规：蛋白＋＋＋，红细胞少，颗粒管型＋，肾功能：尿素氮 75mg％，肌酐 5.6mg％。诊断：温疫（流行性出血热，少尿期）。

经用西药速尿 240mg，6 小时 1 次，静注 20％甘露醇 125ml，硫酸镁 30g，12 小时 1 次口服。2 天后小便仍少（24 小时 300ml）。症见：心胸烦热，口中燥渴，小溲短赤，涩滞热痛，目赤口苦，腹部胀痛，三日不更衣，舌红绛，苔黄燥，脉细弦数。乃温疫热毒淤阻肠腑，水热互结，膀胱气化不利，拟导赤承气汤加味。药用：鲜生地 60g、赤芍 12g、桃仁 12g、木通 6g、生大黄 20g 后下、黄连 4g、黄柏 12g、淡竹叶 30g、玄明粉 30g 另冲、猪苓 15g、茅根 30g。

服药两剂后，大便已解，日行 7 次，小溲量增（24 小时 1600ml），继服两剂，尿量正常，诸症得解，移行多尿期，以养阴清热，固肾法善后。

（符为民等．应用吴鞠通“承气辈”治疗流行性出血热，《中医急症通讯》，1988，2～3）

案 18. 牛黄承气汤治疗流行性出血热案

徐某某，男性，46 岁，农民，住院号 379。

患者因发热头痛、腰痛 4 天，入院时体温 39.8℃，血压 120/75mmHg，咽喉充血，上颚出血点密集，球结膜充血，水肿，两胁下可见散在性针尖样出血点，肾区叩击痛（＋＋），血象：白细胞 13000，中性 68%，淋巴 26%，异淋 3%，红细胞少。诊断：温疫（流行性出血热，发热期）。入院后用西药纠酸，扩容，维持内环境平衡等。中药用清气泄热剂。第六病日起，突然神志不清，胡言乱语，五日未更衣，腹部胀满，发热无汗（体温 39.3℃），舌红绛，苔黄燥，脉弦细，乃温邪热伤阳明，内伤心营，当予牛黄承气汤加味。先用安宫牛黄丸 1 粒，化开，调生大黄末 6g，玄明粉 10g，日服 2 次。广角粉 5g，水调服，日服 3 次。汤剂用生地 60g、牡丹皮 15g、赤芍 15g、银花 10g、连翘 15g、生石膏 60g 先煎、生知母 15g、玄参 30g、连心麦冬 15g、茅根 30g，上下午各 1 剂。经投开闭通窍，泻下阳明腑实，并以凉营透热转气法，1 小时内得大便 1 次，12 小时大便 6 次，腹胀得轻。第八病日继服上药，日 2 剂，发热退（体温 37.5℃），神志清。唯热病之后，阴液大伤，当养阴增液，增液汤加味以善其后。

（符为民等．应用吴鞠通“承气辈”治疗流行性出血热．《中医急症通讯》，1988，2～3）

案19. 增液承气汤治疗钩端螺旋体病案

伏暑卫分兼见阳明腑实轻症例（钩端螺旋体病流感伤寒型）：

患者麻某，男性，18岁，工人，住院号9070。

初诊：突然寒战高烧，头痛，全身痛，小腿痛，微汗，口干，渴不欲饮，大便秘，小便短赤，苔薄白，舌质红，脉象浮滑而数，体温39.7℃，面潮红，结合膜充血，腓肠肌压痛。血清暗视野显微镜检查，查到钩端螺旋体11条/滴，血培养钩端螺旋体阳性。

治则：辛凉解表兼清气热，服银翘散加生石膏八钱、知母四钱、鲜白茅根二两，1剂。

二诊：服药后热退，头及身痛大见减轻，但在10余小时后体温又上升至38.9℃，尿短赤，大便一次便干，脉滑数，苔薄白，宜清热解毒增液通下，服银翘增液汤1剂。

三诊：热退身凉，口仍干渴，大便未解，脉细数，舌尖红，继服银翘增液汤加生大黄三钱，芒硝四钱，1剂。

四诊：服上方解稀便二次，口干渴消失，仅腿困乏力，服竹叶石膏汤善后调理。经观察三天后，痊愈出院。第三周来复查，患者无任何不适。

（米伯让：中医对钩端螺旋体病的认识和防治，见：《温病汇讲》）

案20. 新加黄龙汤治疗急性肺炎案

贾姓，男性，58岁，如皋人。

急性肺炎15天，高热虽退，但低热未尽，咳嗽气短，口干不思饮，精神萎弱，虚烦少寐，不时咳声呓语，腹微拘急，大便18日未解，时欲便不能，脉象细数，舌质红绛，舌苔焦黑干燥。病在阳明应下失下，气阴两亏，津液干竭，正虚邪实，治极棘手，勉拟吴氏新加黄龙汤加减，若得气阴来复，津液复生，大便通畅，方有生机。药用：

西洋参 1g（另煎） 海参 15g（浓煎和服） 生地 20g 元参 20g 麦冬 20g 甘草 6g 大黄 12g（后下） 芒硝 12g（冲服）

服药 1 剂，大便下燥屎 10 多枚。腑气已通，气阴来复，诸症消退，病由危转安。后用原方去大黄、芒硝，加麻仁 6g，鸡子黄一枚（冲服）、龟甲 15g（先煎），重在益阴，再服两剂，气阴渐次恢复，病即慢慢痊愈。

（张谷才：《从〈温病条辨〉来谈滋阴法》）

导赤承气汤运用举例：

皇甫姓，男性，34 岁，江宁人。

流行性出血热，病进入少尿期，体温 38℃，发热不高，口渴不饮，不时鼻衄，心烦，呃逆频作，大便三日未行，小便十二时未行，舌苔焦黄，脉象沉数。病因热入血分，阴液亏损，热结膀胱，治宜清热凉血，滋阴利尿，仿冬地三黄汤意。药用：

麦冬 20g 鲜生地 30g 黄柏 10g 黄芩 10g 黄连 4g 竹叶 15g 甘草 5g 茅根 30g 芦根 30g

案 21. 新加黄龙汤治疗老年便结案

孙某某，女，80 岁，1989 年 8 月 20 日诊。

主诉：大便闭结 1 周，腹满胀痛。

现病史：平素大便正常，日一行，成形便。3 日大便未解后，即予饮食调理，多食疏菜、香蕉、蜂蜜等未效。两天前服用润肠丸、通便灵、开塞露等，仍不效。至今已 1 周未便，纳呆食减。现证：1 天来脘腹胀满痛，欲便不能，肛门胀痛，用力排便时可渗出少许稀粪水，自觉排便无力，用力时，肛周摸不到硬块。虚作努责，痛苦难忍，汗出，身冷，喜热饮和温覆。

舌质稍淡苔淡黄而干，脉沉实稍弦有力。

既往有高血压史、类风湿病史。

辨证：便结肠腑，气阴两虚，传导无力。

治则：急下燥结，气阴两顾。

处方：新加黄龙汤减味方

生地 30g　玄参 15g　麦冬 10g　生大黄 10g（后下）　芒硝 20g（冲）　甘草 3g　生晒参 6g（单煎兑入）　生姜汁一大匙（兑入）　1 剂，顿服。

中午 11 时顿服药后，约下午 2 时先下燥屎，后下稀便及稀臭粪水、未消化食物约 2500g，诸症顿失。数小时后，再下稀水样便。极度疲乏无力，身酸楚，关节痛。考虑老年脾胃虚弱，不耐攻下，予调理脾胃。

处方：六君子汤加味。

党参 15g　白术 10g　茯苓 15g　甘草 3g　青陈皮各 10g　法半夏 12g　枳实 10g　鸡内金 10g　生薏仁 20g　仙灵脾 10g　2 剂

两天后，诸症续减，食纳恢复，并排出正常大便。

案 22. 增液承气汤治疗老年便结案

方某某，男，70 岁。1991 年 10 月 19 日住院。

主诉：一周来发热，尿路不畅。

现病史：半月来，因旅途劳顿出现低热、尿路不畅。1991 年 10 月 19 日出现发热寒战，T38.1℃，排尿困难入院。近年来，因尿不畅、不尽，诊断“前列腺增生”。入院后静脉点滴先锋Ⅳ号，每日 6g。10 月 21 日，因尿闭，予导尿。10 月 26 日自行排尿，仍有低热，并大便不行，予通便灵，只能解出一二枚燥屎。现症：低热，口干欲饮，腹胀，后背可见衣服压迹，阴囊水肿，下肢明显浮肿，尿量 1800ml/24 小时。尿黄浑，下肢屈伸不利，上床困难，舌质深红，干，无苔，脉沉滑数有力。

既往糖尿病史数年。

诊断：前列腺增生继发感染；肝肾阴虚，湿热下注，热结肠腑。

治则：急下存阴，增水引舟。

处方：增液承气汤

生地 30g 玄参 30g 麦冬 30g 生大黄 15g 芒硝 30g（冲） 甘草 3g 生姜三片

首煎 20 分钟，得便，余勿服。不便，作再服。

首煎于当日下午 3 点 30 分顿服，两小时排便，先坚后稀，当日排便四至五次。便通后，下肢活动障碍基本消失，诸症亦减，继服三甲复脉汤，热退便调，舌深红逐渐转为正常。

11 月 2 日以来，大便已 5 日未解，服通便灵胶囊麻仁滋脾丸只下几枚结粪。舌质正红苔薄白，脉沉。再予增液承气汤加生晒参，合新加黄龙汤意，处方如下：

玄参 30g 生地 30g 麦冬 10g 生大黄 8g 芒硝 15g（冲） 甘草 3g 生姜二片 生晒参 3g（单煎兑入）

服药 3 小时后，大便两次，头干后稀，止后服。

十八、下后虚烦不眠，心中懊侬，甚至反复颠倒，栀子豉汤主之；若少气者，加甘草；若呕者，加姜汁。

邪气半至阳明，半犹在膈，下法能除阳明之邪，不能除膈间之邪，故证现懊侬虚烦，栀子豉汤，涌越其在上之邪也。少气加甘草者，误下固能伤阴，此则以误下而伤胸中阳气，甘能益气，故加之。呕加姜汁者，胃中未至甚热燥结，误下伤胃中阳气，木来乘之，故呕，加姜汁，和肝而降胃气也，胃气降，则不呕矣。

栀子豉汤方（见上焦篇）

栀子豉加甘草汤

即于栀子豉汤内，加甘草二钱，煎法如前。

栀子豉加姜汁方

即于栀子豉汤内，加姜汁五匙。

【讲解】

本条述下后膈间热邪未除的证治。

“虚烦不眠”指心烦不能安睡，其与高热烦躁不能入睡的实烦有别。“心中懊侬”指心中烦闷、懊恼。“反复颠倒”，指坐卧不安，不知所措。上述症状为胸膈热邪未除的表现。用承气虽能通下胃肠热结，但里气已虚未能清除上焦胸膈间热，因此，还需要用栀子豉汤清宣胸膈以除烦热。若出现气短，加甘草益气和中，若呕恶，兑入姜汁以和胃降逆止呕。胸中膈上为心肺所居，所以在上焦篇中亦有论述，请与“上焦篇”第十三条相互参看。

本条方证论述，来源于《伤寒论》第七十八条，请相互参看。

从第十二条至第十八条，主要讨论了阳明腑实证下后诸症的辨证论治。

十九、阳明温病，干呕口苦而渴，尚未可下者，黄连黄芩汤主之。不渴而舌滑者属湿温。

温热，燥病也，其呕由于邪热夹秽，扰乱中宫而然，故以黄连、黄芩彻其热，以芳香蒸变化其浊也。

黄连黄芩汤方（苦寒微辛法）

黄连二钱　黄芩二钱　郁金一钱五分　香豆豉二钱

水五杯，煮取二杯，分2次服。

【讲解】

本条述阳明温病干呕口苦而渴的证治。

阳明温病，宜用甘寒以清热保津，但是如果见有干呕口苦而渴，提示并非单纯热邪，而是热兼秽浊阻于中焦，扰动胃气上逆，故干呕口苦，治疗宜芳香化浊，苦寒清热，方用黄连黄芩汤。该方用香豉、郁金芳香化浊，以芩、连苦寒清热。如果口不渴而舌滑，说明湿邪偏重，应归入湿温一类病证，重在化湿。吴氏根据是否挟湿把温病分为两大类：温病之不挟湿者，重在清热养阴保津，宜辛凉甘寒咸寒，一般忌用苦寒，以免化燥伤阴；温病之挟湿者，清热兼以化湿，化湿不惟不避苦寒，如湿重而热不重者，有时还常用苦温、辛燥药物以化湿燥湿。本条热而挟秽，所以可用苦寒合芳香以宣化秽浊，清热燥湿。

二十、阳明温病，舌黄燥，肉色绛，不渴者，邪在血分，清营汤主之(1)。若滑者，不可与也，当于湿温中求之(2)。

温病传里，理当渴甚，今反不渴者，以邪气深入血分，格阴于外，上潮于口，故反不渴也。曾过气分，故苔黄而燥。邪居血分，故舌之肉色绛也。若舌苔白滑、灰滑、淡黄而滑、不渴者，乃湿气蒸腾之象，不得用清营柔以济柔也。

【讲解】

本条指出热入营血的辨证和治疗。

（1）阳明温病，……清营汤主之　阳明温病，由于里热熏蒸，消灼津液，故舌苔黄而干燥。如果正邪交争，正不胜邪，热邪就会由气分深入营分及血分。“肉色绛”指舌质红绛，即深红色；若口不渴，即口干不欲饮者，是热入营血的指征。至于“舌黄燥”，说明气分热邪仍未尽除。热邪入营血之后，由耗伤肺胃津液进而发展为耗伤营阴，扰动心神，可出现夜热甚、口不渴饮、心烦、谵语、舌红绛、脉细数、斑疹隐隐等一系列营分证候。治疗上用清营汤，清营透热，滋养营阴。如果热邪进一步深入，舌质深绛，可以有出血见症或斑疹密布，说明热邪深入血分，治疗上用犀角地黄汤类清热、凉血、散瘀。

严格说来，本条所列证候，应辨证为“邪在营分”为宜。

关于热入营分的辨证及清营汤的方法论述，请与上焦第十五条、三十条、三十三条、三十四条相互参看。

（2）若滑者……当于湿温中求之　舌苔滑腻，说明湿邪为患。湿温“口不渴”，乃湿气上蒸，湿重热少，所以口亦不渴。治应化湿利湿，用药喜刚忌柔，因此不宜选用清热养阴的清营汤，用之反而湿不易化，所以说“不可与也”。在“上焦篇”第三十条有关清营汤条文中，也提出了“舌白滑者，不可与也”，所以在温病辨证中，辨别舌苔十分重要。舌苔由黄变淡、变灰、变白而滑说明热轻湿重，故清热养阴的清营汤不宜应用。

【临证意义】

辨别热入营分和使用清营汤的主要依据应该是舌质红绛、身热夜甚、心烦谵语。至于条文中所述“不渴”一症，还应具体分析。温病之挟湿者，由于湿邪困脾，脾不运化，津液不能敷布，也可以出现口干不欲饮；瘀血证，“但欲漱水不欲咽”，也可以出现口干不渴饮。因此“不渴”一症不能作为诊断热入营分和使用清营汤的主要指征。在上述诊断依据中，尤以舌质红绛最为关键。热入营分之后，如果经过清营养阴治疗，营分热邪仍可透出气分而解，叶天士称之为“透热转气”。表现为舌质由绛转红、神志转清等。如果病情恶化，舌质呈深绛，出现出血症状或斑疹密布，说明邪热由营入血，应按血分证治疗。

二一、阳明斑者，化斑汤主之。

方义并见上焦篇。

【讲解】

本条述阳明温病发斑的治疗。

斑疹为温病常见的证候之一。阳明温病由于里热炽盛，内迫营血，从肌肉外发为斑。阳明主肌肉，所以定位在阳明，证属阳明热毒。温病外发斑疹，即标志着热邪已由气而入营血。在治疗上，既要清阳明气热，又要解营血热毒，方用化斑汤。发斑的证治，已见述于“上焦篇”第十六条，可相互参看。虽然上焦温病误汗发斑疹与阳明热盛发斑在病机上有所不同，但一旦形成斑疹，治以清气凉营，化斑解毒则是相同的。

二二、阳明温病，下后疹续出者，银翘散去豆豉，加细生地大青叶元参丹皮汤主之。

方义并见上焦篇。

【讲解】

本条述阳明温病出疹的治疗。

阳明温病，气热郁肺，内窜营血，从肌肤外发而为疹，肺主皮毛，所以定位在肺，证属太阴风热。在治疗上，既要清宣肺经气分热邪，又要凉营透疹解毒。下后疹陆续透发，这是由于里气得通，营热从肌肤得以透达。治疗仍以宣肺泄热、凉营透疹为法，方用银翘散加减，此与上焦篇第十六条误汗发疹相同。

二三、斑疹，用升提，则衄，或厥，或呛咳，或昏痉，用壅补则瞀乱。

此治斑疹之禁也。斑疹之邪在血络，只喜轻宣凉解。若用柴胡、升麻辛温之品，直升少阳，使热血上循清道则衄，过升则下竭，下竭者必上厥；肺为华盖，受热毒之熏蒸则呛咳；心位正阳，受升提之摧迫则昏痉。至若壅补，使邪无出路，络道比经道最细，诸疮痛痒，皆属于心，既不得外出，其势必返而归之于心，不瞀乱得乎？

【讲解】

本条提出斑疹治禁——禁升提，禁壅补，并指出误治的变证。

禁升提。①认为升、柴等具有升散发表作用，升提少阳之气，血随气升，造成出血；②因有些属于辛温香窜之品，助热伤阴，阴气竭于下而出现热厥，热毒熏肺，会出现呛咳，邪热入心，会出现昏迷抽搐。

禁壅补。即指禁用健脾补气类药物，其性多甘温易壅中。温病外发斑疹，为热邪入营血所致，以清法祛邪为主，疹宜清透，斑宜清化。甘温药物反助热添邪，壅补则使邪无出路，内陷心包，导致神志不清、闷乱无知。

【临证意义】

温病发斑疹，禁升散、禁壅补的提法是有道理的，以防止辛温、甘温药物助热化燥固邪致使热邪内攻耗阴伤血而出现上述变证。但这只是言其常。临证时，如果患者因气候寒冷或过用寒凉药物而凉遏冰伏，致使热不退疹不出者，就不避辛温，反而需要酌加辛温药物以解表透疹。如果患者体弱气虚，疹出不快、不畅，疹色淡白，出现所谓“虚寒白疹”，参芪亦为可用之品，但这只是言其变。备此一格，以知常达变。至于升、柴、葛根等并非辛温药物，且有良好的透疹解毒作用，不宜视为禁忌，参见“上焦篇”第十六条讲解。

二四、斑疹阳明证悉具，外出不快，内壅特甚者，调胃承气汤微和之，得通则已，不可令大泄，大泄则内陷。

此斑疹下法，微有不同也。斑疹虽宜宣泄，但不可太过，令其内陷。斑疹虽忌升提，亦畏内陷。方用调胃承气者，避枳、朴之温燥，取芒硝之入阴，甘草败毒缓中也。

调胃承气汤（方见前）

【讲解】

本条述斑疹内壅透发不快者可缓缓通下。

“阳明证悉俱”，指里实热证的表现都具备。温病有斑疹透达于外，说明邪气向外，里热达表，邪有出路，谓之顺；如果“内壅特甚”，表里不通，疹不透发，邪热内攻，邪无出路，谓之逆。这时可以用调胃承气汤缓缓通下，里气一通，热邪可顺利达表，有利于斑疹透发，故有“疹不忌泻”之说。吴氏提出只可缓通，不能峻下，否则有可能使疹出而复没，即所谓“内陷”。这些都是治疗斑疹的宝贵经验，切不可忽视。

【临证意义】

以上四条均述温病发斑疹的证治。关于斑疹的病机，前人有谓：疹属太阴风热，斑属阳明热毒。斑宜清化，疹宜透发。这是总的治疗原则。忌辛温、忌升提、忌壅补、忌大泄，这是一般禁忌。临证时，一定要具体问题具体分析，不可视为绝对禁忌。

二五、阳明温毒发痘者，如斑疹法，随其所在而攻之。

温毒发痘，如小儿痘疮，或多或少，紫黑色，皆秽浊太甚，疗治失宜而然也。虽不多见，间亦有之。随其所在而攻，谓脉浮则用银翘散加生地、元参，渴加花粉，毒重加金汁、人中黄，小便短加芩、连之类；脉沉内壅者，酌轻重下之。

【讲解】

本条说明温毒发痘，治同斑疹法。

“痘”，指痘疮，即天花。因其热毒深重，皮肤损害，所以将其归入“温毒”一类。在治疗上，防其内陷，随邪之所在而攻邪，重在清热解毒等，均同斑疹，所以说“如斑疹法”。

【临证意义】

天花，属烈性传染病。中医对天花的预防和治疗，具有十分丰富的经验并有多种专著，我国早在宋代就发明了人痘接种术。比英国人琴纳的牛痘接种术早了近800年。吴鞠通在《解儿难》中有七篇痘证专论，《吴鞠通医案》中有多例治疗险痘的记载，具有丰富的治痘经验。1980年，世界卫生组织宣布天花已在世界被消灭。但其辨证论治的精神和经验仍有可借鉴之处。

二六、阳明温毒，杨梅疮者，以上法随其所偏而调之，重加败毒，兼与利湿。

此条当人湿温，因上条温痘连累而及，故编于此，可以互证也。杨梅疮者，形似杨梅，轻则红紫，重则紫黑，多现于背部、面部，亦因感受秽浊而然。如上法者，如上条治温痘之法。毒甚故重加败毒，此证毒附湿而为灾，故兼与利湿，如萆薢、土茯苓之类。

【讲解】

本条述温毒杨梅疮的治则。

“杨梅疮”，指梅毒斑疹。因其热深毒重，并出现皮肤损害，所以也归入“温毒”一类。因属温毒挟湿，所以在治疗上强调“重加败毒”，兼以利湿。

以上第二十一条至二十六条，为阳明温毒证见斑疹痘毒的证治。

二七、阳明温病，不甚渴，腹不满，无汗，小便不利，心中懊侬者，必发黄(1)，黄者栀子柏皮汤主之(2)。

受邪太重，邪热与胃阳相搏，不得发越，无汗不能自通，热必发黄矣。

栀子柏皮汤方

栀子五钱　生甘草二钱　黄柏五钱

水五杯，煮取二杯，分二次服。

【方论】 此湿淫于内，以苦燥之，热淫于内，佐以甘苦法也。栀子清肌表，解五黄，又治内烦。黄柏泻膀胱，疗肌肤间热。甘草协利内外。三者其色皆黄，以黄退黄，同气相求也。按又可但有茵陈大黄汤，而无栀子柏皮汤，温热发黄，岂皆可下者哉！

【讲解】

本条阐述阳明温病温热发黄的证治。

(1) 阳明温病　……必发黄　“阳明温病”，说明里热已盛。“无汗，小便不利”，说明发黄的原因，阳明热盛，无汗则表不通，里热不能通过汗出而外越；小便不利，则里热也不能通过小便而下泄，里热不得宣泄，故郁而发黄，即出现黄疸。“不甚渴，腹不满”，说明未成里实，所以不能攻下。“心中懊憹”是因为热郁于里扰动心神所致。

(2) 黄者栀子柏皮汤主之　栀子柏皮汤，《伤寒论》方。上述温热发黄者，要用清泄里热，使郁热从小便排出的方法来治疗。方用栀子柏皮汤。方中以苦寒的栀子清三焦郁热而利小便。柏皮，即黄柏树皮，用柏皮之苦寒清泄下焦湿热，配甘草，甘苦可以合化阴气。

二八、阳明温病，无汗，或但头汗出，身无汗，渴欲饮水，腹满舌燥黄，小便不利者，必发黄(1)，茵陈蒿汤主之(2)。

此与上条异者，在口渴腹满耳。上条口不甚渴，腹不满，胃不甚实，故不可下；此则胃家已实而黄不得退，热不得越，无出表之理，故从事于下趋大小便也。

茵陈蒿汤

茵陈蒿六钱　栀子三钱　生大黄三钱

水八杯，先煮茵陈减水之半，再入二味，煮成三杯，分三次服，以小便利为度。

【方论】此纯苦急趋之方也。发黄外闭也，腹满内闭也，内外皆闭，其势不可缓，苦性最急，故以纯苦急趋下焦也。黄因热结，泻热者必泻小肠，小肠丙火，非苦不通。胜火者莫如水，茵陈得水之精；开郁莫如发陈，茵陈生发最速，高出众草，主治热结黄疸，故以之为君。栀子通水源而利三焦，大黄除实热而减腹满，故以之为佐也。

【讲解】

本条阐述阳明温病温热发黄兼见里实的证治。

（1）阳明温病　……必发黄　本条与上条均为阳明温病温热发黄。或无汗，或“但头汗出，身无汗”，郁热上蒸可见头汗，但身无汗，仍说明表闭不通，湿热不能通过肌表出汗而排出体外。由于“小便不利”，也不能通过小便使热下泄，因此热湿郁蒸，外溢肌肤而发黄。本条不同之处在于“渴欲饮水，腹满舌燥黄”，说明还有里热成实，腑气不通，表里俱闭，里热全无出路，因此本条与上条比较，更为急重。

（2）茵陈蒿汤主之　茵陈蒿汤《伤寒论》方，是治疗黄疸的代表方剂。其中茵陈性苦微寒，入肝、胆、脾、胃经，具有清热利湿、利胆退黄的功效，是治疗黄疸的要药。栀子清利湿热自小便出，大黄清下里热而通腑。因此，本方可使郁热从二便泄出而使黄疸消退。

本条方证源于《伤寒论》（261条），请参看。

【临证意义】

黄疸的成因，当有湿邪为患。《金匮要略》有“黄家所得，从湿得之"的说法。其中湿热发黄者，黄疸颜色鲜明，舌黄腻，有明显热象，称为"阳黄"。寒湿发黄者，黄疸颜色晦暗，舌苔厚腻，无明显热象，而有湿困脾胃症状，称为"阴黄"。阴黄的证治在后文寒湿中讨论。栀子柏皮汤和茵陈蒿汤都是治疗湿热黄疸的方剂。两方都具有清热燥湿通利小便的作用，但后者还具泻热通腑的作用。方中大黄用量不大又不后下，故攻下作用不强，主要还是取其清泻里热从小便而出的作用。凡属阳黄而里热较重，大便偏干者用之最宜。如果湿热均重，舌苔黄腻者，均可以应用茵陈蒿汤。

此两方都以苦寒药为主，苦寒药虽然可以清热燥湿，但是过用苦寒，又可以化燥伤阴。因此，两方均不宜过用久用，如黄疸迟迟不退而出现湿重困脾者，就需要合用健脾燥湿方药。

本书关于黄疸的证治，分述于中焦温热、湿热、寒湿三处。本条从舌黄燥、渴饮、里实来看，并无明显湿象，而以里热不得宣泄为主，因此，吴氏称为"温热发黄"，故置此温热部分加以论述。

二九、阳明温病，无汗，实证未剧，不可下，小便不利者，甘苦合化，冬地三黄汤主之。

大凡小便不通，有责之膀胱不开者，有责之上游结热者，有责之肺气不化者。温热之小便不通，无膀胱不开证，皆上游（指小肠而言）热结，与肺气不化而然也。小肠火腑，故以三黄苦药通之；热结则液干，故以甘寒润之；金受火刑，化气维艰，故倍用麦冬以化之。

冬地三黄汤方（甘苦合化阴气法）

麦冬八钱　黄连一钱　苇根汁半酒杯（冲）　元参四钱　黄柏一钱　银花露半酒杯（冲）　细生地四钱　黄芩一钱　生甘草三钱

水八杯，煮取三杯，分三次服，以小便得利为度。

【讲解】

本条指出阳明温病小便不利的治法。

阳明温病，如果热结甚，除了脉沉实、舌黄燥、腹满痛等症状外，一般应有潮热汗出、小便通利。如果无汗而小便不利，说明“实证未剧”，故“不可下”。出现小便不利，主要原因有二：一是小肠热盛，火腑不通，所以要苦寒清热；一是热伤阴液，所以要用甘寒养阴。“甘苦合化”，即是指苦寒药和甘寒药合用，既能泄热，又可益阴。冬地三黄汤用黄芩、黄连、黄柏苦寒药物清泄小肠热邪，用元参、麦冬、生地即增液汤加苇根汁、银花露甘凉濡润以清热养阴。其中银花露是用鲜银花蒸化为露而成，气味芬芳，既能清热解毒，又可开胃宽中。方中苦寒药得甘则不刚燥，甘寒药得苦则不呆腻。

关于甘苦合化阴气而利小便一法，吴氏谓：“在温热门中，诚为利小便之上等法。盖热伤阴液，小便无由而生，故以甘润益水之源。小肠火腑，非苦不通，为邪热所助，故以苦药泻小肠而逐邪热。甘得苦则不呆腻，苦得甘则不刚燥，合而成功也。”(《吴鞠通医案·暑温》)

【临证意义】

临床运用举例：

案 23. 冬地三黄汤治温病小便闭案

普姓，44 岁，5 月 29 日。

温热月余不解，初用壅补中焦，致邪无出路，继用暑湿门中刚燥。致津液大亏，湿热之邪仍未能化。现在干呕脉数，大小便闭，烦躁不安，热仍未除，证非浅鲜，议甘寒甘苦合化阴气，令小便自通。若强责小便，不畏泉源告竭乎。

生石膏一两　元参一两　细生地六钱　知母四两　连翘八钱　丹皮五钱　麦冬八钱　银花三钱　生甘草二钱　炒黄芩二钱　黄连二钱

煮成三碗，今日分三次服完，明早再煮一碗服。

三十日

昨用玉女煎银翘散合法，再加苦寒，为甘苦合化阴气，又为苦辛润法。今日已见大效，汗也，便也，表里俱通。但脉仍沉数有力，是仍有宿粪，与久羁之邪相搏结，议增水行舟，复入阴搜邪法。

麦冬一两　丹皮六钱　生甘草三钱　黄芩炭二钱（存性）　大生地六钱　北沙参五钱　生鳖甲八钱　生牡蛎六钱　柏子霜三钱　黄连钱半

（《吴鞠通医案·温疫》）

三十、温病小便不利者，淡渗不可与也，忌五苓、八正辈。

此用淡渗之禁也。热病有余于火，不足于水，惟以滋水泻火为急务，岂可再以淡渗动阳而燥津乎？奈何吴又可于小便条下，特立猪苓汤，乃去仲景原方之阿胶，反加木通、车前，渗而又渗乎！其治小便血分之桃仁汤中，仍用滑石，不识何解！

【讲解】

本条指出温病出现小便不利，禁用淡渗之机理。

前条述温病小便不利之治，本条述温病小便不利之禁。《素问·至真要大论》谓："淡味渗泄为阳。"淡味药具有通阳利小便的作用。用淡味药物的渗泄作用，来达到通利小便的方法，称为淡渗法。是临床常用的利尿方法。温病小便不利不能用淡渗利尿的方法，因为温病小便不利，属于热盛耗阴而致，其治疗当滋阴以益其水源，泻火以清其邪热。如反用淡渗之法，强利其尿、势必更耗竭其阴，伤其化源。五苓散、八正散之类的方剂，均系淡渗利尿之剂，故不可用。必须用上条甘苦合化阴气法。吴氏指出温病出现小便不利，而误用利尿之戒。

【临证意义】

温病以是否挟湿分为两大类：湿热类和温热类。淡渗之禁适用于温病之不挟湿者。温病之挟湿者，如湿温，淡渗不惟不禁，反而是利湿的常用方法。因此，对任何治疗禁忌，都必须了解其禁忌证，不可一概而论。

三一、温病燥热，欲解燥者，先滋其干，不可纯用苦寒也，服之反燥甚。

此用苦寒之禁也。温病有余于火，不用淡渗犹易明，并苦寒亦设禁条，则未易明也。举世皆以苦能降火，寒能泻热，坦然用之而无疑，不知苦先入心，其化以燥，服之不应，愈化愈燥。宋人以目为火户，设立三黄汤，久服竟至于瞎，非化燥之明征乎？吾见温病而恣用苦寒，津液干涸不救者甚多，盖化气比本气更烈。故前条冬地三黄汤，甘寒十之八九，苦寒仅十之一二耳。至茵陈蒿汤之纯苦，止有一用，或者再用，亦无屡用之理。吴又可屡诋用黄连之非，而又恣用大黄，惜乎其未通甘寒一法也。

【讲解】

本条述温病不能纯用苦寒药物之理。

温病主要病理特点就是热盛伤阴，临床表现为一系列燥热现象，如发热而口干渴饮、舌黄燥、大便干等，从治病求本来说，清热就可以救阴。《内经》谓“热则寒之”，因此运用寒凉药物清下热邪也就成为温病的主要治疗方法之一。但是在寒凉药物中，又有苦寒、甘寒、咸寒之分。苦寒药物如黄芩、黄连、黄柏、大黄之类。甘寒药物如石膏、银花、麦冬、生地之类。咸寒药物如犀角、元参、鳖甲之类。苦寒药物具有良好的清热作用，但是有化燥伤阴之弊。温病本易伤阴，用药不宜再重伤其阴，因此，温病学家都主张选用甘寒药物来清解热邪。

甘寒药物既能清热，又可养阴保津。甘寒清热是温病最常用的清热方法。但是，许多苦寒药物，清热解毒力强，有时非用不可时，可以与甘寒药物同用，以防化燥伤阴，所以本条提出“不可纯用苦寒”。前面讲述的冬地三黄汤就是苦寒与甘寒合用的方子。由于咸可入肾，咸可以软坚、泻下、增液，有时又把苦寒与咸寒药物合用，以润下增液，如增液承气汤就是苦寒与咸寒合用的方子。

【临证意义】

温病苦寒之禁，也是适用于温病之不挟湿者。如温病之挟湿者，用苦寒药物既能清热，又可燥湿，不惟不忌苦寒，反而宜用苦寒。相反，甘寒药物过于阴柔，易助湿滞邪，反而要慎重使用。

三二、阳明温病，下后热退，不可即食，食者必复；周十二时后，缓缓与食，先取清者，勿令饱，饱则必复，复必重也。

此下后暴食之禁也。下后虽然热退，余焰尚存，盖无形质之邪，每借有形质者以为依附，必须坚壁清野，勿令即食。一日后，稍可食清而又清之物，若稍重浊，犹必复也。勿者，禁止之词；必者，断然之词也。

【讲解】

本条述温病下后暴食之禁。

阳明温病，里热盛于胃肠，下后大热虽去，但余热未尽，胃肠功能没有完全恢复，这时如立即进食，往往会出现发热反复或余热不退，称之谓“食复”。《素问·热论》谓：“病热少愈，食肉则复，多食则遗，此其禁也。”《温病条辨》继承了这一精神，把下后热退不可即食作为治温之禁，还十分具体地提出了禁食 24 小时之后，再进少量清淡饮食。假若暴食，必引起“食复”，使病情更加严重。

【临证意义】

暴食之禁虽为“下后热退”而设，但在实际运用时，并不局限于“下后热退”。凡高热病人不论是否服用攻下剂，在发热期或热初退后，一般都应禁暴食、禁食油腻，但应给患者饮水或进食五汁饮、雪梨浆类新鲜果汁，可以生津止渴，可以补充随汗泄丢失的一些营养物质。

三三、阳明温病，下后脉静，身不热，舌上津回，十数日不大便，可与益胃、增液辈，断不可再与承气也(1)。下后舌苔未尽退，口微渴，面微赤，脉微数，身微热，日浅者亦与增液辈，日深舌微干者，属下焦复脉法也(2)（方见下焦）。勿轻与承气，轻与者肺燥而咳，脾滑而泄，热反不除，渴反甚也，百日死(3)。

此数下亡阴之大戒也。下后不大便十数日，甚至二十日，乃肠胃津液受伤之故，不可强责其便，但与复阴，自能便也。此条脉静身凉，人犹易解，至脉虽不躁而未静，身虽不壮热而未凉，俗医必谓邪气不尽，必当再下，在又可法中亦必再下。不知大毒治病，十衰其六，但与存阴退热，断不误事（下后邪气复聚，大热大渴，面正赤，脉躁甚，不在此例）。若轻与苦燥，频伤胃阴，肺之母气受伤，阳明化燥，肺无秉气，反为燥逼，焉得不咳。燥咳久者，必身热而渴也。若脾气为快利所伤，必致滑泄，滑泄则阴伤而热渴愈加矣，迁延三月，天道小变之期，其势不能再延，故曰百日死也。

【讲解】

本条述温病数下伤阴之禁。

（1）阳明温病，……断不可再与承气也　“下后脉静”，指下后脉象由沉实有力转为和缓。“舌上津回”，指舌苔由黄燥苔转为薄白而润的正常舌苔。上证说明下后阳明里实证已解。如果十几天不大便，说明胃肠津液尚未恢复，而非里实复现。因此，只需用益胃汤、增液汤之类帮助恢复胃肠津液即可使大便自通，不可再用承气攻下徒伤津液。

（2）下后舌苔未尽退……属下焦复脉法也　这是下后不大便的另一种情况。“舌苔未尽退，口微渴，面微赤，脉微数，身微热”，均说明大热已去，余热尚存，应予养阴退热，不主张连续攻下。“日浅者亦与增液辈”，指下后时间不长，热邪轻浅，只损伤肺胃津液者，可以用增液汤养阴生津润便。“日深舌微干者”，指下后时间较长，仍有口舌干燥之证，是肝肾之阴液受损。由于肝肾属下焦，所以说“属下焦”。“复脉法”，指填补肝肾阴液的方法，因其代表方剂为加减复脉汤，所以又称“复脉法”，详见下焦篇。

（3）勿轻与承气……百日死　这里谆谆告诫轻用承气迭下之弊。承气汤是攻下热结的逐邪方剂，下证悉备，确有药到病除之效。但是对下后液伤便干或余热未清者，再用承气苦寒下夺，势必进一步损伤人体阴液。如伤及肺阴，就会出现肺燥而咳，如伤及脾阳，就会出现泄泻不止。“百日死”，是指疾病预后不好。如遇气候变化、季节交替，就会进一步恶化死亡。因为一年当中，根据气候的温、热、凉、寒，可分为四个季节，每个季节 3 个月，近 100 天。上述患者因误用连下而严重损伤正气，再遇上季节交替、气候突变，就会促使病情恶化而死亡。

【临证意义】

中医治疗学的指导思想就是立足于保存和恢复人体正气。因此，对治疗方法、药物的选择和使用，都惓惓以正气为怀。在《内经》中一再强调“大毒治病，十去其六”，“大积大聚，其可犯也，衰其大半而止”等等。在《伤寒论》中，对汗、下等法的使用，十分慎重。强调“得汗，余勿服”，“一服利，止后服”。吴氏继承了这一思想，结合他丰富的临床经验，强调只有在邪气盛实时，才考虑攻下夺邪，而且一定要中病则止。对下后伤阴不大便、余热未清、下后复聚等，均不主张连续攻下，而主张存阴退热，增液润便，并且把禁数下提到温病治疗大戒的高度，反复加以申明。这是中医治疗学的特色和精华所在，应认真学习和继承。

在中焦篇中，吴氏共提出了五条治疗禁忌，即：淡渗之禁（第二十九、第三十条），苦寒之禁（第三十一条），数下之禁（第十六、第三十三条），斑疹治禁（第二十三、第二十四条），暴食之禁（第三十二条）。这些治疗禁忌具有一定的禁忌证范围，而且是针对一般情况而言。因此在学习、临证时，注意一切从临床实际出发，不可将其绝对化。

三四、阳明温病，渴甚者，雪梨浆沃之。

雪梨浆（方法见前）

【讲解】

本条述阳明温病渴甚者，予雪梨浆。

参见上焦篇第十二条。

三五、阳明温病，下后微热，舌苔不退者，薄荷末拭之。

以新布蘸新汲凉水，再蘸薄荷细末，频擦舌上。

【讲解】

本条述拭药化苔法。

“下后微热”，说明余热轻微。如果在用下法之前，阳明热结甚，多出现黄厚燥苔；而在用下法后，脉静身凉，但舌苔一时难以退掉或脱落，可用干净纱布或棉签浸水再蘸薄荷末擦苔，一日二三次。薄荷辛凉芳香，有宣散芳化作用，故可退苔。此属外治法。

三六、阳明温病，斑疹温痘，温疮，温毒，发黄，神昏谵语者，安宫牛黄丸主之。

心居膈上，胃居膈下，虽有膜隔，其浊气太甚，则亦可上干包络，且病自上焦而来，故必以芳香逐秽开窍为要也。

安宫牛黄丸（方见上焦篇）

【讲解】

本条述阳明诸温，出现神昏谵语的治疗。

阳明温病中的斑、疹、痘、毒、疮痒、发黄等，都可以由于热盛挟秽浊而上犯心包出现神昏谵语，因此也都可以用芳香开窍、清热解毒的安宫牛黄丸予以治疗。

【临证意义】

临床运用举例：

案 24. 安宫牛黄丸治疗肝性昏迷案

安宫牛黄丸治疗肝性昏迷案：

患者潘某，女，22 岁，农民。

面目遍身发黄，神昏狂乱，身热 37.7℃，纳呆呕恶，大小便失禁，舌苔黄燥，脉象滑数。肝功：麝浊 10 单位，谷-丙转氨酶 500 单位，血象：白细胞 8200/mm^3，中性 76%，淋巴 23%，嗜酸 1%。湿热炽盛，热蒙心包，肝胆郁结，胃失降和。拟茵陈蒿汤加减。

生锦纹 9g　黄柏 12g　茵陈 30g　黑山栀 12g　枳壳 9g　过路黄 30g　荷包草 30g　白茅根 30g　安宫牛黄丸二颗

经过：服前方 2 剂后，神识较清，即去大黄、安宫牛黄丸，改用万氏牛黄清心丸，黄疸逐渐消退，调治月余而出院。

此外，对乙型脑炎神志昏迷、呼吸喘促、痰涎壅盛者，以安宫牛黄丸加入菖蒲、竹沥等，用之亦有较好的疗效。

（潘澄濂：《紫雪丹、至宝丹、安宫牛黄丸三方临床应用的体会》载《温病汇讲》）

三七、风温、温热、温疫、温毒、冬温之在中焦，阳明病居多；湿温之在中焦，太阴病居多；暑温则各半也。

此诸温不同之大关键也。温热等皆因于火，以火从火，阳明阳土，以阳从阳，故阳明病居多。湿温则以湿从湿，太阴阴土，以阴从阴，则太阴病居多。暑兼湿热，故各半也。

【讲解】

本条指出中焦诸温的辨证要点。

《温病条辨》把温病从性质上是否挟湿分为两大类：温病之不挟湿者，包括风温、温热、温疫、温毒、冬温等，其温邪属阳，以阳从阳，病在中焦，临床表现多为里热证或里实证。从脏腑经络定位上看，可定位在足阳明胃或手阳明大肠，所以说"阳明病居多"；湿温、暑温等为温病之挟湿者，湿邪属阴，以阴从阴，病在中焦，临床表现多为里湿热证，湿阻困脾。从脏腑经络定位来看，可定位在足太阴脾，所以说"太阴病居多"；暑温属于热重挟湿，温热之邪与湿温之邪兼有，热扰阳明，湿困太阴，所以说"暑温则各半也"。也就是说，暑温在中焦时，阳明、太阴的症状均可出现。本条从病邪性质上简明扼要地揭示了其辨证要点。

以上一至三十七条，论述了中焦温病不挟湿者的辨证论治。

暑温　伏暑

【讲解】

暑温和伏暑，在性质上均为暑兼湿热，区别在于发病季节不同。其发病在夏季者谓之暑温，过夏而发者谓之伏暑。吴鞠通谓："按暑温伏暑，名虽异而病实同"。所以中下焦不再分列，合在一起讨论。

三八、脉洪滑[1]，面赤身热头晕，不恶寒，但恶热[2]，舌上黄滑苔[3]，渴欲凉饮，饮不解渴，得水则呕，按之胸下痛，小便短，大便闭者，阳明暑温，水结在胸也[4]，小陷胸汤加枳实主之[5]。

脉洪面赤，不恶寒，病已不在上焦矣。暑兼湿热，热甚则渴，引水求救。湿郁中焦，水不下行，反来上逆，则呕。胃气不降，则大便闭。故以黄连、栝蒌清在里之热痰，半夏除水痰而强胃，加枳实者，取其苦辛通降，开幽门而引水下行也。

小陷胸加枳实汤方（苦辛寒法）

黄连二钱　栝蒌三钱　枳实二钱　半夏五钱

急流水五杯，煮取二杯，分二次服。

【讲解】

本条述阳明温病水结在胸的证治。

（1）脉洪滑　脉洪，说明里热已盛，温病进入阳明阶段。脉洪而滑，说明热盛而兼有痰饮湿邪。

（2）面赤身热头晕　……但恶热　面赤，头晕，说明热邪上攻头面。身热，不恶寒，但恶热，说明由表入里，热入阳明。

（3）舌上黄滑苔　黄苔说明里热。滑腻苔主湿主痰。黄滑苔说明湿热内蕴。

（4）渴欲凉饮　……水结在胸也　由于阳明热盛耗伤胃中津液，所以口渴而喜饮，以引水自调。"得水则呕"，是因为水湿停聚中焦，故得水则上逆呕出。湿困脾土，气化不行，故小便短，大便闭。

阳明暑温，即暑温进入阳明阶段。阳明暑温，标示着热邪与湿邪兼而有之，临床多见有面赤、但热不寒、口渴欲饮、得水则呕水、苔黄不燥或滑、脉洪滑等症。除此而外，本证还见“按之胸下痛”，是因为“水结在胸也”，出现了水与热结于胸，故出现按之胸下痛的结胸证。

综上所述，本条为阳明暑温兼结胸证。

（5）小陷胸汤加枳实主之　小陷胸汤，出自《伤寒论》，为治疗痰热结于心下的小结胸证。方中用辛燥的半夏配合苦寒的黄连，辛苦通降，开胸中痰热。再加甘寒的瓜蒌清化痰热。吴氏在原方基础上加一味枳实，意在行气开郁，导水湿下行。煎药用水取“急流水”，取其性急速而能下达之意。

小陷胸加枳实汤，从药物性味分析，属于苦辛寒合用，即辛温药和苦寒药合用，如半夏配黄连、干姜配黄连、黄连配厚朴等等。辛温药可宣气化湿，苦寒药可以清热燥湿，辛可开，苦可降。凡湿热阻于中焦，如暑温、湿温等，吴氏均大量使用了苦辛寒法。

【临证意义】

小陷胸加枳实汤虽为阳明暑温而设，但是临床运用此方并不限于暑温，只要符合舌黄滑、脉洪滑、身热、按之胸下痛，辨证水结在胸或湿热停聚者，都可运用此方。

三九、阳明暑温，脉滑数，不食不饥不便，浊痰凝聚，心下痞者[1]，半夏泻心汤去人参、干姜、大枣、甘草加枳实、杏仁主之[2]。

不饥不便，而有浊痰，心下痞满，湿热互结而阻中焦气分。故以半夏、枳实开气分之湿结；黄连、黄芩开气分之热结；杏仁开肺与大肠之气痹；暑中热甚，故去干姜；非伤寒误下之虚痞，故去人参、甘草、大枣且畏其助湿作满也。

半夏泻心汤去干姜甘草加枳实杏仁方（苦辛寒法）

半夏一两　黄连二钱　黄芩三钱　枳实二钱　杏仁三钱

水八杯，煮取三杯，分三次服。虚者复纳人参二钱，大枣三枚。

【讲解】

本条述阳明暑温痰湿中阻心下痞的证治。

（1）阳明暑温……心下痞者　“阳明暑湿”，说明里热盛于中焦而挟湿。“脉滑数”，为热盛挟痰。“心下痞”，指心窝部胀满而不痛，心下胀满而又无饥饿感、不欲食、不大便，说明湿热痰浊停聚中焦而气化不行。

（2）半夏泻心汤去人参、干姜、大枣、甘草加枳实杏仁主之　半夏泻心汤为《伤寒论》方，由半夏、黄芩、黄连、人参、干姜、大枣、甘草组成。该方寒热平调、清补兼施、辛开苦降甘补，是治疗误下所致心下痞的方剂。阳明暑温属热盛挟湿，又无误下伤脾之虑，所以去了健脾和胃的参、姜、枣、草一类甘温药，加用枳实、杏仁以行气开痞、宣肺降气。方中重用半夏一两以开痰结，故本方具有清暑热、化暑湿、苦辛通降、开结除痞的功效。

【临证意义】

本条与上条同属阳明暑温痰热互结中焦。辨证时，如结在胸下，按之痛，则用小陷胸加枳实汤；如结在心下，按之不痛而胀满，则用半夏泻心汤去人参、干姜、大枣、甘草加枳实、杏仁汤。

四十、阳明暑温，湿气已化，热结独存，口燥咽干，渴欲饮水，面目俱赤，舌燥黄，脉沉实者，小承气汤各等分下之。

暑兼湿热，其有体瘦质燥之人感受热重湿轻之证，湿先从热化尽，只余热结中焦，具诸下证，方可下之。

小承气汤（方义并见前。此处不必以大黄为君，三物各等分可也）

【讲解】

本条述阳明暑温湿化热结的证治。

阳明暑温本为热重挟湿之证，如果湿邪已化，里热成实结于大肠，出现脉沉实、舌黄而燥阳明里实证表现时，就要从温热论治，用承气汤通下热结。但此系由暑温变化而来，热结不甚，攻下宜轻，可选用小承气汤通下，并减大黄分量，改为大黄、枳实、厚朴各等分。

【临证意义】

暑温以暑热兼湿、热重湿轻为特点，性质上介于温热与湿温之间。或由于体质因素，或由于治疗因素，往往会出现从热化和从湿化的转化问题。如果湿去热存，谓之热化，治疗上应从温热治疗，如本条所述；如果热去湿存，谓之湿化，治疗上应从湿温治疗，要清化湿热。临床上如何鉴别从热化、从湿化？一定要重视舌、脉的诊察。从热化看，舌苔由黄而滑腻转化为黄而干燥，脉由洪滑转为洪数或沉实。从湿化者，舌苔由滑转厚腻，脉由洪滑转为濡缓。对现代医学的某种急性传染病，中医辨证为挟湿者时，也要注意湿热的转化问题，不要简单地、一成不变地对号入座。1954 年，河北石家庄地区出现乙脑流行，因热象偏重，中医按暑温诊治，以白虎、白虎加人参汤为主治疗，取得了100％的治愈率。1957 年北京地区乙脑流行，重复运用石家庄经验，结果疗效不高。后来，蒲辅周老中医根据当年气候雨湿胜、患者湿象偏重的特点，改从湿温治疗，重用通阳利湿，取得了满意的疗效。临证时，不但要辨析疾病的性质、部位，而且要从天时气候变化中注意把握疾病的本质。

四一、暑温蔓延三焦，舌滑微黄，邪在气分者，三石汤主之[1]；邪气久留，舌绛苔少，热搏血分者，加味清宫汤主之[2]；神识不清，热闭内窍者，先与紫雪丹，再与清宫汤[3]。

蔓延三焦，则邪不在一经一脏矣，故以急清三焦为主。然虽云三焦，以手太阴一经为要领。盖肺主一身之气，气化则暑湿俱化，且肺脏受生于阳明，肺之脏象属金色白，阳明之气运亦属金色白，故肺经之药多兼走阳明，阳明之药多兼走肺也。再肺经通调水道，下达膀胱，肺痹开则膀胱亦开，是虽以肺为要领，而胃与膀胱皆在治中，则三焦俱备矣，是邪在气分而主以三石汤之奥义也。若邪气久羁，必归血络，心主血脉，故以加味清宫汤主之。内窍欲闭，则热邪盛矣，紫雪丹开内窍而清热最速者也。

三石汤方

飞滑石三钱　生石膏五钱　寒水石三钱　杏仁三钱　竹茹（炒）二钱　银花三钱（花露更炒）　金汁一酒杯（冲）　白通草二钱

水五杯，煮成二杯，分2次温服。

【方论】 此微苦辛寒兼芳香法也。盖肺病治法，微苦则降，过苦反过病所，辛凉所以清热，芳香所以败毒而化浊也。按三石，紫雪丹中之君药，取其得庚金之气，清热退暑利窍，兼走肺胃者也；杏仁、通草为宣气分之用，且通草直达膀胱，杏仁直达大肠；竹茹以竹之脉络，而通人之脉络；金汁、银花，败暑中之热毒。

加味清宫汤方

即于前清宫汤内加知母三钱、银花二钱，竹沥五茶匙冲入。

【方论】 此苦辛寒法也。清宫汤前已论之矣，加此三味者：知母泻阳明独胜之热，而保肺清金；银花败毒而清络；竹沥除胸中大热，止烦闷消渴；合清宫汤为暑延三焦血分之治也。

【讲解】

本条述暑温弥漫三焦热重于湿的证治。

(1) 暑温蔓延三焦……三石汤主之　“暑温蔓延三焦”，指既有暑热在上焦肺或心包的证候，又有中焦脾胃证候，还见有下焦肝、肾、膀胱证候。在辨证方面，应注意辨析在气还是在血。若舌质无改变，而见舌苔滑微黄，是为三焦气分热湿，治以清三焦暑热，兼利暑湿。对湿热的治疗，吴鞠通提出“气化则暑湿俱化”的重要原则。湿为有形阴邪，最易阻塞三焦气机。肺主一身之气，具有通调水道、下输膀胱的功能。因此，宣通三焦气机，首先要清宣肺气，肺气得清，一身之气就能够宣通，虽然暑热之邪弥漫三焦，也随之而宣通，方用三石汤。该方以滑石、生石膏、寒水石三石为君，大清气热；以杏仁、通草宣通肺气，竹茹清肺胃痰热，银花解毒清热。金汁，即粪清，又称金汁露、黄龙汤、还原水，是取人粪或过滤粪汁入缸封好，埋于土中，一至三年后取出，取汁冲服。金汁性味苦寒无毒，据历代本草书所载，认为有很强的清热解毒作用。三石汤是一首大清暑热蔓延三焦气分的代表方剂。

(2) 邪气久留……加味清宫汤主之　暑热不清，暑热由气分而深入营血，最易耗伤心阴。阴液被耗，舌质绛而苔少。如气分热邪未退，还可以出现黄苔。热入营血，要急清心包，用加味清宫汤，即清宫汤（见上焦篇第十六条）加知母、银花、竹沥水。

(3) 神识不清……再与清宫汤　暑热易犯心包，如果出现神识障碍，如神昏、谵语等，是热邪闭塞心窍。先用紫雪丹芳香清热开窍，再用清宫汤清包络之热。这里首选紫雪丹是因为紫雪丹不但可以芳香开窍，而且具有通利大小便而导热下泄的功效，可使暑热暑湿从二便排出体外。

【临证意义】

三石汤对热盛挟湿的一些病证均可采用。笔者曾用三石汤减味合疏肝药物治疗急性肝炎里热盛而挟湿者，疗效满意。辨证时要掌握舌苔黄腻方可应用，如舌转黄燥则按温热处理，如舌苔厚腻而灰、白属湿多热少者，则按湿温处理，均不宜应用三石汤。

四二、暑温伏暑，三焦均受，舌灰白，胸痞闷，潮热呕恶，烦渴自利，汗出溺短者，杏仁滑石汤主之。

舌白胸痞，自利呕恶，湿为之也。潮热烦渴，汗出溺短，热为之也。热处湿中，湿蕴生热，湿热交混，非偏寒偏热可治，故以杏仁、滑石、通草，先宣肺气，由肺而达膀胱以利湿，厚朴苦温而泻湿满，芩、连清里而止湿热之利，郁金芳香走窍而开闭结，橘、半强胃而宣湿化痰以止呕恶，俾三焦混处之邪，各得分解矣。

杏仁滑石汤方（苦辛寒法）

杏仁三钱　滑石三钱　黄芩二钱　橘红一钱五分　黄连一钱　郁金二钱　通草一钱　厚朴二钱　半夏三钱

水八杯，煮取三杯，分三次服。

【讲解】

本条述暑温伏暑三焦俱受，湿热并重的证治。

“三焦均受”，指三焦证均见，上焦证如潮热、汗出、烦渴等，中焦证如痞闷、呕恶等，下焦证如自利、溺短等。本条与上条比较均属湿热合邪、三焦俱受。但上条热重湿轻，本条湿热并重。在证候方面，湿重则舌不黄而灰白滑腻，湿重则困脾，阻塞中焦气机，如痞闷、呕恶等。在治疗上，上条热重而伤阴，所以用甘寒的三石清热为主。本条暑湿困脾，所以用杏仁滑石汤化湿清热。方中以苦寒的芩、连清热燥湿，以杏仁、郁金宣畅气机，以半夏、厚朴、橘红等除湿消痞、行气散满，加滑石、通草清利湿热而利小便。

【临证意义】

杏仁滑石汤是分消上下、湿热两清的代表方剂。凡三焦俱受、湿热并重者，均可应用。由于湿邪阻塞气机，所以祛湿邪必须疏通气机。在上焦，宜宣通肺气以宣散湿邪，多用辛散、芳香类药物，如杏仁、藿香等；在中焦宜辛开苦泄以运脾化湿除满，多选用苦温、苦寒类药物同用，如厚朴、半夏、枳实与黄连、黄芩、栀子等；在下焦，宜淡渗通阳以利湿，多选用淡渗药物，如滑石、通草、茯苓、猪苓等。这是祛除湿邪最常用的三种方法。值得注意的是为什么湿热为患，患者常有身热、舌黄等证反而还要应用温燥药物如上述厚朴、半夏之类呢？这是因为湿为阴邪，非温不化。早在《内经》中对湿邪的治疗就指出："湿淫于内，治以苦温"。所以湿邪越盛，越不避温燥。如果湿中挟热，或湿热并重，常常采取苦温与苦寒合用的方法，既可清热，又能燥湿。至于湿热的多少进退，已如前条所述，常根据舌苔结合全身情况进行辨证，分别选用苦辛温、苦辛寒、苦辛淡法来选方用药。三石汤、杏仁滑石汤即属于苦辛寒法的代表方剂；上焦四十三条三仁汤，即属于苦辛淡法的代表方剂；苦辛温法多用于寒湿证的治疗，见寒湿部分。

临床运用举例：

案 25. 杏仁滑石汤治疗脾切除术后发热案

杨某某，男，44 岁，高级工程师。

初诊时间：2000 年 8 月 7 日

主诉：术后持续发热伴头痛 6 周

现病史：患者于 1993 年诊断"乙型肝炎"，持续"大三阳"，肝功能异常，时肝区疼痛。2000 年 5 月 24 日出现柏油样便，入北医某院住院治疗。钡餐及胃镜检查示：食管静脉曲张。B 超示：肝硬化、脾大、门静脉高压。血常规及生化检查示：血小板减少，白蛋白降低，A/G 倒置。体温正常。诊断肝硬化、脾功能亢进。于 2000 年 6 月 23 日行脾切除手术。术后第二天出现发热 39℃以上，予抗生素、消炎痛、百服宁加物理降温等药物可暂时退热，停药则体温回升，已持续用药 3 周余。血象正常。医院劝其出院，倘体温在 38.5℃以上，可服百服宁退热。2000 年 7 月 16 日出院，出院当天药后体温 37.9℃。

现症：发热。1 日内体温波动为：晨起 37℃～37.5℃，午后 2 时至 4 时为高峰，波动在 38.5℃～39.3℃。晚上 9 时体温退至 37℃～37.2℃。高热时，头痛，颈发硬，无恶寒，口不渴或不甚渴饮，口黏口苦，手足心热。每口服百服宁后汗出热降，继而复热。脘痞，腹胀，发热高时，便偏稀。肝区时有疼痛，呈刺痛。

检查：面色暗黄如垢，精神差。舌质黯红、瘀，苔淡黄厚腻满布、中心有剥脱，脉沉濡（左关因腱鞘囊肿，未能满意触及）。

实验室检查：血 WBC 3.49×10^9/L，ALT 72U，AST 129U。

西医诊断：（1）慢性乙型肝炎；

（2）肝炎后肝硬化，脾大，门静脉高压，食管静脉曲张；

（3）脾切除术后发热待查。

中医辨证：肺、肝、脾湿热蕴阻挟瘀，湿温类证。

治法：清热化湿，佐以行气健脾。

处方：蒿芩清胆汤合竹叶石膏汤加减。

青蒿 15g　黄芩 10g　青陈皮各 10g　法半夏 12g　茯苓 15g　甘草 6g　滑石 20g　青黛 3g（冲）　生黄芪 30g　竹叶 10g　生石膏 30g　枳实 6g　竹茹 10g　银柴胡 10g

水煎服，日 1 剂，共 3 剂。

医嘱：①每日于8、12、4、8时测体温4次，作记录。
②忌辛辣油腻饮食。

2000年8月11日，二诊：

上方3剂。体温高峰退至7～9时，高峰时T38℃，8月9日高峰T39.3℃；服退热药1次。仍有口苦、黏，纳呆，脘闷，便头干后黏。

舌质红黯、苔淡黄厚腻较上次已减，脉濡滑。

处方：杏仁滑石汤合三仁汤加味。

杏仁10g　薏苡仁30g　白蔻仁10g　滑石30g　通草6g　厚朴10g　法半夏12g　竹叶10g　橘红10g　郁金10g　黄连6g　黄芩10g　青蒿15g　生石膏30g（先煎）

水煎服，日1剂，共7剂。

2000年8月18日，三诊：

上方服后，8月11日复诊当天体温最高为38℃，后体温下降至37.2℃，高峰至午后4时，颈硬消失，足心热消失，仍有口黏苦，不欲饮，大便已转调，8月9日后未服退热药。

舌质黯红、苔薄淡黄，根部厚腻，脉沉濡。

处方：8月11日方橘红改青陈皮各10g，加豆卷10g，6剂。

1周来，体温最高值波动37.1℃～37.6℃之间，后恢复正常。血象正常。后以六君子汤合黄连温胆汤收功。患者详细体温记录至2001年1月4日，均正常范围，疗效巩固。转养肝健脾治疗，半年后恢复全日工作。

寒　湿

四三、湿之入中焦，有寒湿，有热湿[(1)]，有自表传来，有水谷内蕴，有内外相合[(2)]。其中伤也，有伤脾阳，有伤脾阴，有伤胃阳，有伤胃阴，有两伤脾胃。

伤脾胃之阳者十常八九，伤脾胃之阴者十居一二。彼此混淆，治不中窾，遗患无穷，临证细推，不可泛论(3)。

此统言中焦湿证之总纲也。寒湿者，湿与寒水之气相搏也，盖湿水同类，其在天之阳时为雨露，阴时为霜雪，在江河为水，在土中为湿，体本一源，易于相合，最损人之阳气。热湿者，在天时长夏之际，盛热蒸动湿气流行也，在人身，湿郁本身阳气久而生热也，兼损人之阴液。自表传来，一由经络而脏腑，一由肺而脾胃。水谷内蕴，肺虚不能化气，脾虚不能散津，或形寒饮冷，或酒客中虚。内外相合，客邪既从表入，而伏邪又从内发也。伤脾阳，在中则不运痞满，传下则洞泄腹痛。伤胃阳，则呕逆不食，膈胀胸痛。两伤脾胃，既有脾证又有胃证也。其伤脾胃之阴若何？湿久生热，热必伤阴，古称湿火者是也。伤胃阴，则口渴不饥。伤脾阴，则舌先灰滑，后反黄燥，大便坚结。湿为阴邪，其伤人之阳也，得理之正，故多而常见。其伤人之阴也，乃势之变，故罕而少见。治湿者必须审在何经何脏，兼寒兼热，气分血分，而出辛凉、辛温、甘温、苦温、淡渗、苦渗之治，庶所投必效。若脾病治胃，胃病治脾，兼下焦者，单治中焦，或笼统混治，脾胃不分，阴阳寒热不辨，将见肿胀、黄疸、洞泄、衄血、便血，诸症蜂起矣。惟在临证者细心推求、下手有准的耳。盖土为杂气，兼证甚多，最难分析，岂可泛论湿气而已哉！

【讲解】

本条提出中焦湿证的辨证纲领。

（1）湿之入中焦……有热湿　“湿之入中焦”，指湿邪侵犯中焦脾胃。湿与寒水之气相合则为寒湿，湿与暑热之气熏蒸则为热湿。寒湿一证，一般不列属温病范畴，但是在《温病条辨》中，上中下三焦均附列了寒湿，条文达25条之多。其用意在于：第一，与湿温作对照，以资鉴别；第二，热湿与寒湿并非一成不变，它们之间可以相互转化。湿温病，或由于体质因素，或由于治疗不当，致使湿遏不化，就有可能向寒湿转化，反之亦是，故论湿温，必及寒湿；第三，自然界中的风、火、暑、湿、燥、寒六气严重失常，均可使人致病，吴鞠通所论九种温病，实际上已包括了风（风温、冬温）、热（温热）、暑（暑温、伏暑）、湿（湿温）、燥（先论温燥，后补凉燥）五气致病，再附列寒湿，就把四时六气所致时令病全部加以论述。

吴氏以寒热为纲，把湿证从性质上分为寒湿和热湿两大类。三焦湿证，总以脾胃为中心，上焦证最少，故上焦篇寒湿只有第四十九条一条，与湿温合在一起讨论。中焦篇、下焦篇则寒湿单列。吴氏在此提出了一个湿证的辨证大纲，集中见述于本条和下焦篇的第四十二条。读者应前后互参，始得其全。

（2）有自表传来 ……有内外相合 中焦湿证，从邪入途径分析，有三种：其一，外湿：从表传来，即外感湿邪，由表入里，如长夏炎热多雨季节，热蒸湿动，感受湿热之邪气致病，自上焦而传至中焦；再如寒湿邪气侵犯人体经络，由经络而脏腑，也属由表传里。其二，内湿：水谷内蕴不化，即湿从内生，或由脾肺气虚，饮食水谷不能运化而湿聚中焦，或由于过食生冷，阻遏脾阳不能化湿，或由饮酒过度湿盛于中。总之，湿从内生，又称“伏湿”。其三，内外相合，既有外湿，又有内湿。内有水湿，外感客邪。

（3）其中伤也……不可泛论 中焦湿证，从病理损伤分析，总的来说，定位在脾胃，即损伤人体脾胃，但是脾与胃，一为脏，属阴，一为腑，属阳，其生理功能与病理损伤有很大区别，不能笼统而论。吴鞠通在继承李东垣脾胃学说和叶天士脾胃分论、重养胃阴学术思想的基础上，结合湿伤脾胃的病理，对脾胃学说作了重要发挥：①他明确提出脾和胃都要再进一步划分阴阳：脾分脾阴、脾阳；胃分胃阴、胃阳。②他根据脾胃不同的功能特点，提出了湿伤脾胃阴阳的证候特点：伤脾阳，在中表现为痞满，不运化，传下表现为洞泄、腹痛；伤胃阳，则呕逆不食，膈胀胸痛；伤脾阴，舌先灰滑，后变黄燥、大便坚结；伤胃阴，口渴不饥。③指出了湿伤脾胃的不同病理特点，即湿邪主要损伤脾胃的阳气，所谓“伤脾胃之阳者十之八九”；湿热合邪者，湿损脾胃阳气，热伤脾胃阴液；湿郁化热者，伤脾胃之阳，兼损脾胃阴液。在温热部分，则重点论述了热伤脾胃阴液的病理特点。

“彼此混淆，治不中窾，遗患无穷，临证细推，不可泛论”治不中窾（kuǎn 音款），窾，指空处。此处是说在治疗时，辨证不可混淆阴阳、气血、虚实、寒热，必须脾胃分论、细分阴阳、详审湿热的孰轻孰重，及在气在血的不同，否则治疗目的不明确，贻误病情。所以在临证治疗中，必须详细辨证，不可笼统地论治。

四四、足太阴寒湿，痞结胸满，不饥不食，半苓汤主之。

此书以温病名，并列寒湿者，以湿温紧与寒湿相对，言寒湿而湿温更易明析。

痞结胸满，仲景列于太阴篇中，乃湿郁脾阳，足太阴之气，不为鼓动运行。脏病而累及腑，痞结于中，故亦不能食也。故以半夏、茯苓培阳土以吸阴土之湿，厚朴苦温以泻湿满，黄连苦以渗湿，重用通草以利水道，使邪有出路也。

半苓汤方（此苦辛淡渗法也）

半夏五钱　茯苓块五钱　川连一钱　厚朴三钱　通草八钱（煎汤煮前药）

水十二杯，煮通草成八杯，再入余药煮成三杯，分三次服。

【讲解】

本条述寒湿郁困脾阳的证治，并述本书列寒湿的目的。

脾为足太阴经脉所系，“足太阴寒湿”，即寒湿犯脾。从本条起至四十八条条文均冠以“足太阴寒湿”，亦均属此意。脾主运化，胃主受纳，脾胃为寒湿所困，中阳遇阻，脾失运化，胃纳无权，饮食停滞不化，所以出现胸腹满闷，纳呆不知饥。治用半苓汤。半苓汤以半夏、厚朴与黄连同用，辛开苦降，以除痞结消胸满，以茯苓健脾利湿，重用通草，淡渗以利湿，使湿从小便而出。由于通草质轻体膨，大量应用时宜先煎取汤煎药。本方是用苦辛通降与淡渗利湿合用，所以称“苦辛淡渗法”。

四五、足太阴寒湿，腹胀，小便不利，大便溏而不爽，若欲滞下者，四苓加厚朴秦皮汤主之，五苓散亦主之。

经谓太阴所至，发为䐜胀，又谓厥阴气至为䐜胀，盖木克土也。太阴之气不运，以致膀胱之气不化，故小便不利。四苓辛淡渗湿，使膀胱开而出邪，以厚朴泻胀，以秦皮洗肝也。其或肝气不热，则不用秦皮，仍用五苓中之桂枝以和肝，通利三焦而行太阳之阳气，故五苓散亦主之。

四苓加厚朴秦皮汤方（苦温淡法）

茅术三钱　厚朴三钱　茯苓块五钱　猪苓四钱　秦皮二钱　泽泻四钱

水八杯，煮成八分三杯，分三次服。

五苓散（甘温淡法）

猪苓一两　赤术一两　茯苓一两　泽泻一两六钱　桂枝五钱

共为细末，百沸汤和服三钱，日三服。

【讲解】

本条述寒湿困脾的又一证治。

寒湿郁困脾阳，在中可表现为脘腹胀闷，在下可表现为大便溏泄，气化不行还可影响膀胱的气化功能，使小便不利。“大便溏而不爽，若欲滞下者”，指软便不成形而溏薄还有便不尽之感。“滞下”指痢疾。以里急后重、便利脓血等为主症。如果有腹胀，小便不利，大便溏薄不爽、里急后重感时，此为寒湿困脾。治以温阳利水兼清泻肝热，方用四苓加厚朴秦皮汤。以四苓健脾利湿，厚朴燥湿除满，加秦皮一味意在清肝泻热以制肝胜乘脾，如无肝热表现，就用五苓散健脾温阳利小便。五苓散为《伤寒论》方。原方用“白饮”即米汤合服，此处改用“百沸汤和服”，即用滚开的水调散送服，认为百沸汤具有助阳气、行经络的作用，以助脾阳、利小便。

四六、足太阴寒湿，四肢乍冷，自利，目黄，舌白滑，甚则灰，神倦不语，邪阻脾窍，舌謇语重，四苓加木瓜草果厚朴汤主之。

脾主四肢，脾阳郁故四肢乍冷。湿渍脾而脾气下溜，故自利。目白精属肺，足太阴寒则手太阴不能独治，两太阴同气也，且脾主地气，肺主天气，地气上蒸，天气不化，故目睛黄也。白滑与灰，寒湿苔也。湿困中焦，则中气虚寒，中焦虚寒，则阳光不治，主正阳者心也，心藏神，故神昏。心主言，心阳虚故不语。脾窍在舌，湿邪阻窍，则舌謇而语声迟重。湿以下行为顺，故以四苓散驱湿下行，加木瓜以平木，治其所不胜也。厚朴以温中行滞，草果温太阴独胜之寒，芳香而达窍，补火以生土，驱浊以生清也。

四苓加木瓜厚朴草果汤方（苦热兼酸淡法）

生于白术三钱　猪苓三钱五分　泽泻一钱五分　赤苓块五钱

木瓜一钱　厚朴一钱　草果八分　半夏三钱

水八杯，煮取八分三杯，分三次服。阳素虚者，加附子二钱。

【讲解】

本条述寒湿困脾出现黄疸的证治。

脾主四肢，脾阳被寒湿所困，不能达于四末则四肢发凉，下陷则腹泄。阳主动，阳气郁而不伸，则精神倦怠懒动懒言。脾开窍于口，足太阴脾经的经脉“连舌本，散舌下”，经脉被寒湿所困，可以出现舌体转动不灵、语声迟重。“舌白滑”，是由于胃中寒湿上蒸所致。白滑苔是辨证寒湿的重要依据。寒湿重者，还可以出现灰滑，甚至黑滑腻苔。本条除具有寒湿伤脾的证候以外，还出现了黄疸。黄疸一证，《素问·平人气象论》谓：“溺黄赤安卧者，黄疸。目黄者曰黄疸”。黄疸的成因为湿郁，不能通过汗出和小便得以宣泄，熏蒸肝胆迫胆汁外渍皮肤和上溢白睛而成。本条所述黄疸，系属寒湿阻遏脾阳所致。其黄色晦暗，临床称作“阴黄”。在治疗上应温运脾阳，温化寒湿为法。方选四苓加木瓜草果厚朴汤，属苦辛温法。方中以四苓健脾利湿，加厚朴、草果、半夏三味辛温药物温阳散湿除痞。木瓜一味，性酸温，入肝、脾经，具有泄肝醒脾的作用。为什么要泄肝呢？这是因为五脏一体，既相互资生，也相互制约。在临床中常常运用五脏的相生相克以调整脏腑之间的关系。中焦寒湿，定位在脾。五脏中，对脾来说，肝为其“所不胜”之脏。由于湿困脾虚，肝可以来乘脾（木横克土），所以在健脾祛湿的同时，还要辅以平肝。根据《内经》五脏补泻用药的理论，肝以酸为泻，以辛为补。本方选用酸味的木瓜，就在于泻肝平肝，以减轻肝对脾的乘克，从而有助于脾运化功能的恢复。这也就是吴氏在注文中所说“加木瓜以平木，治其所不胜也”之意。

四七、足太阴寒湿，舌灰滑，中焦滞痞，草果茵陈汤主之；面目俱黄，四肢常厥者，茵陈四逆汤主之。

湿滞痞结，非温通而兼开窍不可，故以草果为君。茵陈因陈生新，生发阳气之机最速，故以之为佐。广皮、大腹、厚朴，共成泻痞之功。猪苓、泽泻，以导湿外出也。若再加面黄肢逆，则非前汤所能济，故以四逆回厥，茵陈宣湿退黄也。

草果茵陈汤方（苦辛温法）

草果一钱　茵陈三钱　茯苓皮三钱　厚朴二钱　广皮一钱五分　猪苓二钱　大腹皮二钱　泽泻一钱五分

水五杯，煮取二杯，分二次服。

茵陈四逆汤方（苦辛甘热复微寒法）

附子三钱（炮）　干姜五钱　炙甘草二钱　茵陈六钱

水五杯，煮取二杯。温服一杯，厥回止后服；仍厥，再服；尽剂，厥不回，再作服。

【讲解】

本条阐述寒湿发黄合并肢厥的证治。

本条较上条寒湿程度要重。前条“舌白滑”；本条“舌灰滑”，前条“目黄”，本条“面目俱黄”；前条“四肢乍冷”，本条“四肢常厥”。“中焦滞痞”，即寒湿停滞结于中焦。出现了一派寒湿滞结、脾阳不振的证候。在治疗上，一般健脾利湿药物已难以奏效，必须以温运脾阳，开结除痞为治，用草果茵陈汤。如果黄疸合并四肢厥逆，就要以辛热通阳，回阳救逆，方用茵陈四逆汤。茵陈四逆汤是元代医家罗谦甫的方子，即在仲景四逆汤的基础上加茵陈而成，是治疗阴黄的一张代表方剂。

【临证意义】

第四十六、四十七两条均阐述寒湿发黄的证治。

黄疸由寒湿所致者，称为“阴黄”，如本条所述；黄疸由热湿所致者，称为“阳黄”，如中焦第二十七、二十八条所述。二者在病机和证治方面有很大不同，在临床上如何加以鉴别？“阳黄”和“阴黄”，都具有目黄、面黄、身黄、尿黄等共同症征，但是阳黄者，黄疸颜色鲜明而较深，如橘黄色，舌苔黄滑腻，脉象滑数，常伴有发热、口渴、纳呆、腹胀、恶心、尿深黄或短赤，或大便干结等湿热表现。阴黄者，黄疸颜色晦暗而较淡，甚至青黄如烟薰，舌苔白滑腻或灰白滑腻，脉象濡缓沉迟，常伴有形寒肢冷、倦动懒言、口不渴、纳呆、脘腹胀满、身困如裹、尿短少、大便溏等寒湿表现。阳黄起病较急，病程较短；阴黄起病较缓，病程缠绵。因此，从细察黄疸颜色、舌苔、脉象及全身表现并寻问病史，二者不难鉴别。在治疗方面，阳黄以清热利湿为主，使湿热从二便排出体外，可选用茵陈蒿汤为主治疗。阴黄以温化寒湿为主，辅以健脾和胃，使寒湿从小便出。可选用茵陈四逆汤、茵陈术附汤（即茵陈四逆汤加白术）为主进行治疗。如证见黄疸迅速加深，全身情况恶化，出现昏迷、腹水、腹痛、出血等兼变证者，均属病情危重，预后不良。由于多种疾病均可出现黄疸，预后也有很大不同，可以参考现代医学诊断。但按中医理论，总不外阳黄、阴黄两大类别。

四八、足太阴寒湿，舌白滑，甚则灰，脉迟，不食，不寐，大便窒塞，浊阴凝聚，阳伤腹痛，痛甚则肢逆，椒附白通汤主之。

此足太阴寒湿，兼足少阴，厥阴证也。白滑灰滑，皆寒湿苔也。脉迟者，阳为寒湿所困，来去俱迟也。不食，胃阳痹也。不寐，中焦湿聚，阻遏阳气不得下交于阴也。大便窒塞，脾与大肠之阳，不能下达也。阳为湿困，返逊位于浊阴，故浊阴得以蟠踞中焦而为痛也；凡痛皆邪正相争之象，虽曰阳困，究竟阳未绝灭，两不相下，故相争而痛也（后凡言痛者仿此。）椒附白通汤，齐通三焦之阳，而急驱浊阴也。

椒附白通汤方

生附子（炒黑）三钱　川椒（炒黑）二钱　淡干姜二钱　葱白三茎　猪胆汁半烧酒杯（去渣后调入）

水五杯，煮成二杯，分二次凉服。

【方论】 此苦辛热法复方也。苦与辛合，能降能通，非热不足以胜重寒而回阳。附子益太阳之标阳，补命门之真火，助少阳之火热。盖人之命火，与太阳之阳少阳之阳旺，行水自速。三焦通利，湿不得停，焉能聚而为痛，故用附子以为君，火旺则土强。干姜温中逐湿痹，太阴经之本药，川椒燥湿除胀消食，治心腹冷痛，故以二物为臣。葱白由内而达外，中空通阳最速，亦主腹痛，故以为之使。浊阴凝聚不散，有格阳之势，故反佐以猪胆汁，猪水畜，属肾，以阴求阴也；胆乃甲木，从少阳，少阳主开泄，生发之机最速。此用仲景白通汤，与许学士椒附汤，合而裁制者也。

【讲解】

本条述寒湿凝聚、阻遏三焦阳气的证治。

舌白滑或灰滑，说明证属寒湿无疑。由于脾阳不振，寒湿凝聚中焦，就会出现不食、大便不通，甚则腹痛等表现。中焦浊阴蟠踞，还会影响全身上中下三焦阳气不伸，气血运行不利。《素问·调经论》谓：“血气者，喜温而恶寒，寒则泣不能流，温则消而去之。”由于寒阻心阳，血脉运行缓慢，就会出现“脉迟”。心阳不能下交于足少阴肾，就会影响睡眠，出现“不寐”。由于浊阴凝聚，阳气郁而不通，还会出现明显的腹痛，出现四肢厥逆。可以看出，本条所述虽以寒湿凝聚中焦为主，但是已影响三焦阳气。所以应急温全身阳气以化寒湿。方用椒附白通汤，即《伤寒论》白通汤加猪胆汁方去人尿加川椒而成。椒附汤，指宋代医家许叔微《普济本事方》中之椒附散方。该方以大辛大热的附子配干姜、葱白温阳通经以消浊阴，以川椒燥湿散满以除腹中冷痛。猪胆汁性味苦寒，加入辛热方中作为反佐。对阴盛格阳之证，可以防止拒辛热药入胃之虞，并有清肠通便的作用。

【临证意义】

寒湿困脾一证，临床并不少见。由于脾阳被寒湿所困，常会出现腹胀、腹痛、肢冷等，影响心阳，则会出现血液运行迟缓，临床常用温运通阳法，以散寒湿之邪，所以要用桂、附以温振阳气，奏效也较快。但应注意适可而止，一旦痞痛消，厥逆回，就要减桂、附用量，或停用，加入健脾益气利湿等药物，不可过用、久用，或单用这类大辛大热的方药耗散阴液，要注意有是证而用是药，适可而止。前条之茵陈四逆汤，本条之椒附白通汤均属此类。

四九、阳明寒湿，舌白腐，肛坠痛，便不爽，不喜食，附子理中汤去甘草加广皮厚朴汤主之。

九窍不和，皆属胃病。胃受寒湿所伤，故肛门坠痛而便不爽；阳明失阖，故不喜食。理中之人参补阳明之正。苍术补太阴而渗湿，姜、附运坤阳以劫寒，盖脾阳转而后湿行，湿行而后胃阳复。去甘草，畏其满中也。加厚朴、广皮，取其行气。合而言之，辛甘为阳，辛苦能通之义也。

附子理中汤去甘草加厚朴广皮汤方（辛甘兼苦法）

生茅术三钱　人参一钱五分　炮干姜一钱五分　厚朴二钱　广皮一钱五分　生附子一钱五分（炮黑）

水五杯，煮取八分二杯，分二次服。

【讲解】

本条述寒湿伤及胃阳的证治。

“阳明寒湿”，指寒湿伤胃和大肠，胃属足阳明，大肠属手阳明。“舌白腐”，腐苔，指舌苔颗粒粗大质地松浮，主食积和痰浊。胃阳被寒湿所困，不欲进食或进食不化，多出现白腐苔。寒湿伤胃肠阳气，在上则不欲纳食，在下则肛门重坠、疼痛，大便不爽，用附子理中汤去甘草加广皮厚朴汤治疗。附子理中汤出自《伤寒论》为温中健脾的代表方剂。脾胃寒湿，多见中满症状，故去甘草。加厚朴、陈皮者，用以行气散满。理中汤原方系用白术，此处改苍术者，苍术味辛性燥，燥湿作用较白术为强而不易壅中。

五十、寒湿伤脾胃两阳，寒热，不饥，吞酸，形寒，或脘中痞闷，或酒客湿聚，苓姜术桂汤主之。

此兼运脾胃，宣通阳气之轻剂也。

苓姜术桂汤方（苦辛温法）

茯苓块五钱　生姜三钱　炒白术三钱　桂枝三钱

水五杯，煮取八分二杯，分温再服。

【讲解】

本条述寒湿伤脾胃两阳的证治。

寒湿伤人阳气，应畏寒怕冷不出现热象。这里所说的“寒热”，系指外感时令寒湿，即前四十三条所述，寒湿“有自表传来者”，此属表里同病，脾胃两伤。伤脾阳，脾阳不运则“脘中痞闷”，脾阳不达则“形寒”。伤胃阳，则不饥不食。“吞酸”，多属湿热，但亦有寒湿伤阳之证。“酒客湿聚”，指经常饮酒的人，多见胃中湿盛。治以苓姜术桂汤，用苓、术健脾利湿，以桂枝、生姜既可温运脾阳，又能宣散在表之寒湿，全方共奏宣散温化表里寒湿之功效。

五一、湿伤脾胃两阳，既吐且利，寒热身痛，或不寒热，但腹中痛，名曰霍乱[1]。寒多不欲饮水者，理中汤主之。热多欲饮水者，五苓散主之[(2)]。吐利汗出，发热恶寒，四肢拘急，手足厥逆，四逆汤主之[(3)]。吐利止而身痛不休者，宜桂枝汤小和之[(4)]。

按：霍乱一证，长夏最多，本于阳虚寒湿凝聚，关系非轻，伤人于顷刻之间。奈时医不读《金匮》，不识病源，不问轻重，一概主以霍香正气散，轻者原有可愈之理，重者死不旋踵；更可笑者，正气散中加黄连、麦冬，大用西瓜治渴欲饮水之霍乱，病者岂堪命乎！塘见之屡矣，故将采《金匮》原文，备录于此。胃阳不伤不吐，脾阳不伤不泻，邪正不争不痛，营卫不乖不寒热。以不饮水之故，知其为寒多；主以理中汤（原文系理中丸，方后自注云：然丸不及汤，盖丸缓而汤速也；且恐丸药不精，故直改从汤），温中散寒。人参、甘草，胃之守药；白术、甘草，脾之守药；干姜能通能守，上下两泄者，故脾胃两守之；且守中有通，通中有守，以守药作通用，以通药作守用。若热欲饮水之证，饮不解渴，而吐泄不止，则主以五苓，邪热须从小便去，膀胱为小肠之下游，小肠，火腑也，五苓通前阴，所以守后阴也。太阳不开，则阳明不阖，开太阳正所以守阳明也。此二汤皆有一举两得之妙。吐利则脾胃之阳虚，汗出则太阳之阳亦虚；发热者，浮阳在外也；恶寒者，实寒在中也；四肢拘急，脾阳不荣四末；手足厥冷，中土湿而厥阴肝木来乘病者，四逆汤善救逆，故名四逆汤。人参、甘草守中阳，干姜、附子通中阳，人参、附子护外阳，干姜、甘草护中阳。中外之阳复回，则群阴退避，而厥回矣。吐利止而身痛不休者，中阳复而表阳不和也，故以桂枝汤温经络而微和之。

理中汤方（甘热微苦法，此方分量以及后加减法，悉照《金匮》原文，用者临时斟酌）

人参　甘草　白术　干姜各三两

水八杯，煮取三杯，温服一杯，日三服。

【加减法】若脐上筑者，肾气动也，去术加桂四两。吐多者，去术加生姜三两。下多者还用术。悸者加茯苓二两。渴欲饮水者，加术足前成四两半。腹中痛者，加人参足前成四两半。寒者，加干姜足前成四两半。腹满者，去术加附子一枚。服汤后，如食顷，饮热粥一升许，微自汗，勿发揭衣服。

五苓散方（见前）

【加减法】 腹满者，加厚朴、广皮、各一两。渴甚面赤，脉大紧而急，搧扇不知凉，饮冰不知冷，腹痛甚，时时烦躁者，格阳也，加干姜一两五钱（此条非仲景原文，余治验也）

百沸汤和，每服五钱，日三服。

四逆汤方（辛甘热法，分量临时斟酌）

炙甘草二两　干姜一两半　生附子一枚（去皮）　加人参一两

水五茶碗，煮取二碗，分二次服。

按：原方无人参，此独加人参者，前条寒多不饮水，较厥逆尚轻，仲景已用人参；此条诸阳欲脱，中虚更急，不用人参，何以固内。柯韵伯伤寒注云：仲景凡治虚证，以里为重，协热下利，脉微弱者，便用人参；汗后身痛，脉沉迟者，便加人参。此脉迟而利清谷，且不烦不咳，中气大虚，元气已脱，但温不补，何以救逆乎！观茯苓四逆之烦躁，且以人参；况通脉四逆，岂得无参。是必有脱落耳，备录于此存参。

【讲解】

本条阐述霍乱的诊断和治疗。

（1）湿伤脾胃两阳……名曰霍乱　这里是阐述霍乱的证候和病机。霍乱，病名，挥霍撩乱之意。《灵枢·五乱》谓："清浊相干……乱于肠胃，则为霍乱。"在《伤寒论》中，对霍乱病的脉、证、治有较详细的论述。本条所述证治，即本于《伤寒论》。霍乱的主证是"既吐且利"，即急性吐泻交作。吐泻同时，有发热、身疼、恶寒者，属表里同病。有的只表现为腹痛、吐泻等里证。对呕吐、泄泻之证，定位在脾胃，定性为湿。因此，吴氏指出，霍乱的病机为"湿伤脾胃两阳"，湿伤胃阳则吐，伤脾阳则泻。在注文中还指出本病多发于长夏，病情急重。

（2）寒多……五苓散主之　霍乱有寒热两种类型。如寒多，不欲饮水者，同时可见腹痛、肢冷、上吐下泻等证。是由于脾胃阳伤、阴寒独盛。治用理中汤以温中散寒。这是属寒的一种。如热多、欲饮水者，同时可见寒热身痛，上吐下泻等证，是由于湿热在里，气机不宣、阻滞膀胱气化不行、治用五苓散以通利膀胱气化，使热从小便而泄。这是属热的一种。

（3）吐利汗出……四逆汤主之　“吐利汗出，发热恶寒”，说明表里同病而表阳已虚。“四肢拘急，手足厥逆”，说明脾阳已虚不能达于四末。脾虚则肝木来乘，所以四肢拘急。此属表里同病、表里俱虚的急危重证，因此要用四逆汤回阳救逆。本方加人参，即四逆加人参汤，以四逆汤回阳救逆，用人参大补元气以救厥脱。

（4）吐利止而身痛不休者，宜桂枝汤小和之　“吐利止”，说明主证已除，病已向愈。“身痛不休”，说明营卫不和，所以用桂枝汤解肌表、温经络、和营卫以除余邪。

【临证意义】

霍乱一病，是以急性吐泻为主证的一类疾病。多发于夏秋季节，可迅速使人死亡。这些认识与现代医学由霍乱弧菌引起的烈性传染病霍乱及急性胃肠炎在认识上基本一致。但在所属范畴、病因、病机等方面有很大不同，因此不可混同。现在真性霍乱虽已不见，但各种原因引起的急性吐泻并不少见，均可归属中医“霍乱”范围，按霍乱进行辨证论治；寒多者，用理中汤健脾温阳；湿热重者、挟表者，用五苓散温阳利湿解表；表里俱衰的厥逆重证，用四逆汤加参回阳救逆；余邪未解表不和者，用桂枝汤解表、调和营卫。

五二、霍乱兼转筋者，五苓散加防己、桂枝、薏仁主之；寒甚脉紧者，再加附子。

肝藏血，主筋，筋为寒湿搏急而转，故于五苓和霍乱之中，加桂枝温筋，防己急驱下焦血分之寒湿，薏仁主湿痹脚气，扶土抑木，治筋急拘挛。甚寒脉紧，则非纯阳之附子不可。

五苓散加防己桂枝薏仁方

即于前五苓散内，加防己一两，桂枝一两半，足前成二两，薏仁二两。寒甚者，加附子大者一枚。杵为细末，每服五钱，百沸汤和，日三，剧者日三夜一，得卧则勿令服。

【讲解】

本条述霍乱转筋的证治。

“霍乱兼转筋者”，指吐泄交作而出现两小腿肌肉拘急痉挛，又名“转筋霍乱”。由于肝主筋，寒湿伤脾及肝，所以在治霍乱吐泄的五苓散方中，加重桂枝以温肝脾，通经脉，散寒湿，加防己、苡仁以利湿健脾。健脾扶土，就可以抑制肝木来乘。如寒象重，脉紧者，加附子温阳通经并防止厥脱。霍乱转筋，病情急重，所以在服药方法上不可拘于常规。吴氏提出日服三次或日服三次、夜服一次的服药方法。

五三、卒中寒湿，内挟秽浊[1]，眩冒欲绝，腹中绞痛，脉沉紧而迟，甚则伏，欲吐不得吐，欲利不得利，甚则转筋，四肢欲厥，俗名发痧，又名干霍乱，转筋者，俗名转筋火，古方书不载[2]（不载者，不载上三杀之俗名耳；若是证，当于《金匮》腹满、腹痛、心痛、寒疝、诸条参看自得），蜀椒救中汤主之，九痛丸亦可服；语乱者，先服至宝丹，再与汤药[3]。

按：此证夏日湿蒸之时最多，故因霍乱而类记于此。中阳本虚，内停寒湿，又为蒸腾秽浊之气所干，由口鼻而直行中道，以致腹中阳气受逼，所以相争而为绞痛；胃阳不转，虽欲吐而不得；脾阳困闭，虽欲利而不能；其或经络亦受寒湿，则筋如转索，而后者向前矣；中阳虚而肝木来乘，则厥。俗名发痧者何？盖以此证病来迅速，或不及延医，或医亦不识，相传以钱，或用磁碗口，蘸姜汤或麻油，刮其关节，刮则其血皆分，住则复合，数数分合，动则生阳，关节通而气得转，往往有随手而愈者，刮处必现血点，红紫如沙，故名痧也。但刮后须十二时不饮水，方不再发。不然则留邪在络，稍受寒发怒，则举发矣。以其欲吐不吐，欲利不利而腹痛，故又名干霍乱。其转筋名转筋火者，以常发于夏月，夏月火令，又病迅速如火也，其实乃伏阴与湿相搏之故。以大建中之蜀椒，急驱阴浊下行，干姜温中，去人参、胶饴者，畏其满而守也，加厚朴以泻湿中浊气，槟榔以散结气，直达下焦，广皮通行十二经之气，改名救中汤，急驱浊阴，所以救中焦之真阳也。九痛丸一面扶正，一面驱邪，其驱邪之功最迅，故亦可服。再按前吐泻之霍乱，有阴阳二证，干霍乱则纯有阴而无阳，所谓天地不通，闭塞而成冬，有若否卦之义。若语言乱者，邪干心包，故先以至宝丹，驱包络之邪也。

救中汤方（苦辛通法）

蜀椒（炒出汗）三钱　淡干姜四钱　厚朴三钱　槟榔二钱　广皮二钱

水五杯，煮取二杯，分二次服。兼转筋者，加桂枝三钱，防己五钱，薏仁三钱。厥者加附子二钱。

九痛丸方（治九种心痛，苦辛甘热法）

附子三两　生狼牙一两　人参一两　干姜一两　吴茱萸一两　巴豆（去皮心熬碾如膏）一两

蜜丸梧子大，酒下，强人初服三丸，日三服，弱者二丸。

兼治卒中恶，腹胀痛，口不能言；又治连年积冷，流注心胸痛，并冷冲上气，落马、坠车、血病等证皆主之。忌口如常法。

【方论】《内经》有五脏胃腑心痛，并痰虫食积，即为九痛也。心痛之因，非风即寒，故以干姜、附子驱寒壮阳，吴茱萸能降肝脏浊阴下行，生狼牙善驱浮风，以巴豆驱逐痰浊陈滞之积，人参养正驱邪，因其药品气血皆入，补泻攻伐皆备，故治中恶腹胀痛等证。

附录《外台》走马汤，治中恶、心痛、腹胀、大便不通，苦辛热法。沈目南注云：中恶之证，俗谓绞肠乌痧，即秽臭恶毒之气，直从口鼻，入于心胸肠胃脏腑，壅塞正气不行，故心痛腹胀，大便不通，是为实证。非似六淫侵入而有表里清浊之分。故用巴豆极热大毒峻猛之剂，急攻其邪，佐杏仁以利肺与大肠之气，使邪从后阴，一扫尽除，则病得愈。若缓须臾，正气不通，营卫阴阳机息则死，是取通则不痛之意也。

巴豆（去心皮熬）二枚　杏仁二枚

上二味，以绵缠槌令碎，热汤二合，捻取白汁饮之，当下。老小强弱量之。通治飞尸鬼击病。

按：《医方集解》中，治霍乱用阴阳水一法，有协和阴阳，使不相争之义。又治干霍乱用盐汤探吐一法，盖闭塞至极之证，除针灸之外，莫如吐法通阳最速。夫呕，厥阴气也，寒痛，太阳寒水气也，否，冬象也，冬令太阳寒水，得厥阴气至，风能上升，则一阳开泄，万象皆有生机矣。至针法，治病最速，取祸亦不缓，当于《甲乙经》中求之，非善针者，不可令针也。

【讲解】

本条阐述干霍乱的证治。

（1）卒中寒湿，内挟秽浊　“卒中寒湿”，说明外感寒湿邪气，突然发病。“内挟秽浊”，指寒湿兼挟秽浊。吴氏认为，凡起病急骤、病者急重者，在病因方面，除口鼻感受六淫邪气之外，还挟有秽浊之气，如温疫、温毒等，均属温病兼秽浊，在治疗方面，强调要辟秽解毒。吴氏认为干霍乱的病因，属寒湿而挟秽浊。

（2）眩冒欲绝……古方书不载　这是说明干霍乱的脉证及其病名由来。“眩冒欲绝”，即严重的眩晕和昏昧不清。“腹中绞痛”为寒湿挟秽浊之气，阻遏脾胃阳气，正邪交争的表现。“脉沉紧而迟甚则伏”，说明寒湿阻塞血脉中阳气。以上均属寒湿阻阳的临床表现。“欲吐不得吐，欲利不得利”，急性吐泻本为霍乱的主证，如果想吐而吐不出，想排便又排不出，并具有上述临床表现者，即属“干霍乱”，以与有吐泻见证的霍乱相区别。邪气内侵有出路者，病虽重而预后仍较好，如通过汗出可使寒热解，表湿散；通过呕吐、大小便使湿邪、热邪及秽浊之气排出体外等等。干霍乱属寒湿干犯脾胃，但寒湿没有出路，所以多认为干霍乱较湿霍乱病情危重。干霍乱如出现小腿或其他部位肌肉痉挛，四肢厥逆，认为属脾虚肝乘的寒厥症状。上述病证，民间称为“发痧”。痧证，病名，系指一些发疹性的急性热病和一部分急腹症，干霍乱由于有急性腹痛等，所以也称为“发痧”。对痧证，民间流传有多种治疗方法。有一种“刮痧”的方法，即用铜钱或光滑瓷碗口蘸麻油，反复刮患者胸、背及四肢关节部皮肤，使之出现皮下点片状出血，刮后症状可以缓解。因此尽管原来没有皮疹表现，刮后出现出血点如痧，也称“痧证”。这里指的“古方书不载”，是指“发痧”等俗名未见记载。实际上在《伤寒论》中早有霍乱的专门论述，在《金匮要略》的“腹满寒疝宿食病篇”、“呕吐哕下利病篇”等篇章中也有这类病证的论述。明清以来，还出现了记述霍乱和痧证的专著，如清·郭志邃的《痧胀玉衡》。

（3）蜀椒救中汤主之……再与汤药　干霍乱系由寒湿阻塞脾胃乃至全身阳气所致，因此治疗宜用蜀椒救中汤急救脾胃阳气。方中以蜀椒、干姜温中散寒，用厚朴、槟榔、陈皮、苦辛通降以泄浊阴、散湿满。本方由《金匮要略》大建中汤化裁而来，大建中汤是治疗寒性腹痛的一张方子。本方去温补脾胃的人参、胶饴，加行气除满的槟榔、厚朴、陈皮而成。大建中汤偏于温中补虚，本方则以温中通降为主。九痛丸出自宋代《和剂局方》，是一张温中散寒、治疗年久积冷引起的心胸脘腹疼痛的方剂。方中狼牙、巴豆虽有散结、破积、攻下的功效，但毒性较大，所以现在一般已不备成药。对出现胡言乱语、神志障碍者，先用至宝丹芳香开窍应急，再服汤剂。“温病三宝”，主治略同，各有所长。其中至宝丹内含寒凉药物最少，长于辟秽开窍，所以寒湿挟秽的干霍乱，宜首选至宝丹。

【临证意义】

上述三条，阐述了霍乱的证治。在临床运用时，请注意以下三点：

（1）干霍乱与霍乱的区别。干霍乱主症是不吐不泻，昏迷不知人事，腹中绞肠剧痛，四肢凉，下肢转筋，十指心瘪螺等，系感阴寒秽浊之气所致。霍乱主症是上吐下泻，吐泻交作，或有寒热，或有恶寒，身痛腹痛，四肢拘急，手足厥冷等，系寒湿伤及脾胃之阳所致。干霍乱较霍乱病急危重。

（2）霍乱，中医是指以急性吐泄为主症的一类病证，多发于夏秋季节，其中也包括现代医学所讲的真性霍乱。该病具有强烈的传染性，传染迅速，蔓延极广，有的朝发夕死。解放前，在我国时有流行。在我国由多种原因引起的一些急性吐泻病证，如急性胃肠炎、食物中毒等并不少见。可按中医对霍乱的辨证论治进行治疗。

（3）中医对霍乱的辨治，虽然在《内经》和仲景书中都有记述，但是在后世有很大发展。特别是1820年前后，真性霍乱传入我国，多次暴发流行，死亡无数，这也促进了中医对霍乱病的诊治研究。至王孟英所著《霍乱论》问世，对霍乱的治疗提出了燃照汤（滑石、香豉、焦栀、黄芩、省头草、川朴、半夏、白蔻仁）、蚕矢汤（晚蚕砂、木瓜、薏苡仁、大豆卷、川连、半夏、黄芩、通草、吴萸、山栀）等有效方剂。对吐泻不止的治疗，出现了如玉枢丹（又名紫金锭）、疫痧回春丹、卫生防疫丹等多种中成药可供选用。《温病条辨》只是由湿温而论及寒湿兼及霍乱，因此，对霍乱的治疗，还需结合仲景书及后世著作学习，始得其全。

湿 温

（疟、痢、疸、痹附）

【讲解】

“疟”，指疟疾。“痢”，指痢疾。“疸”，指黄疸。“痹”，指痹证。早在《内经》中，疟、痢、疸、痹已作为独立的病名而加以论述，有的已设专篇，详加论述。在《温病条辨》中，除温疟外，也没有把疟、痢、疸、痹列入九种温病范围以内。但是，这些病证，从发病季节及病因来看，与湿温相同，多在炎热多雨的夏秋季节发病，说明与季节气候有关；从性质上来看，多与湿热有关；同时，在湿温过程中，也常常合并疟、痢、疸、痹。因此，吴鞠通在论述湿温的同时，兼论了疟、痢、疸、痹，在中、下焦篇中共计条文达55条之多，其中提出了不少新的见解和治疗经验，使中医对这些病证的诊治有了新的发展。正如吴氏在《凡例》中所说：“是书原为温病而设，如疟、痢、疸、痹，多因暑温、湿温而成，不得不附见数条，以粗立规模……是书所详论者，论前人之未备者也。”

五四、湿热上焦未清，里虚内陷，神识如蒙，舌滑脉缓，人参泻心汤加白芍主之。

湿在上焦，若中阳不虚者，必始终在上焦，断不内陷；或因中阳本虚，或因误伤于药，其势必致内陷。湿之中人也，首如裹，目如蒙，热能令人昏，故神识如蒙，此与热邪直入包络谵语神昏有间。里虚故用人参以护里阳，白芍以护真阴；湿陷于里，故用干姜、枳实之辛通；湿中兼热，故用黄芩、黄连之苦降。此邪已内陷，其势不能还表，法用通降，从里治也。

人参泻心汤方（苦辛寒兼甘法）

人参二钱　干姜二钱　黄连一钱五分　黄芩一钱五分　枳实一钱　生白芍二钱

水五杯，煮取二杯，分二次服，渣再煮一杯服。

【讲解】

本条述湿热内陷的证治。

“湿热上焦未清”，指湿热在上焦没有得到及时清化。湿热在上焦，常表现为发热恶寒、头身疼重等湿热在表之证，可参看上焦篇第四十三条。如果湿热在上焦不治而陷入中焦脾胃，即“里虚内陷”。“神识如蒙”，指精神蒙胧，似清非清。此系湿热郁蒸。苔滑脉缓为湿温常见的舌苔和脉象。对由脾虚内陷、湿热郁蒸所致的神识障碍，应以补脾化湿治疗，方用人参泻心汤。该方以人参补脾、苦降之芩、连清热燥湿，辛通之干姜、枳实燥湿泄湿，加白芍以顾阴。

【临证意义】

临床运用举例：

案 26. 人参泻心汤治疗流行性乙型脑炎神识如蒙案

朱某，男，29 岁，住某医院已 6 日，诊断为流行性乙型脑炎。

住院检查摘要（略）

病程与治疗：会诊前曾连服 6 剂辛凉苦寒药及犀羚、牛黄、至宝之品，但高热不退，四肢微厥，神识如蒙，时清时昏，目能动，口不能言，胸腹濡满，下利稀溏，随矢气流出，量不多，尿不利，头汗出，漱水不欲咽，口唇燥，板齿干，舌质淡红，苔白，脉象寸尺弱，关弦缓。经会诊，分析脉证虚实互见，邪陷中焦之象，与邪入心包不同，引用吴氏《温病条辨》所谓“湿热上焦未清，里虚内陷”的治法，主以人参泻心、去枳实易半夏，辛通苦降法。处方：

人参三钱　干姜二钱　黄连一钱五分　黄芩一钱五分　法半夏三钱　白芍四钱

服后尿多利止，腹满减，全身汗出，热退。但此时邪热虽去，元气大伤，而见筋惕肉瞤，肢厥汗出，脉微欲绝，有阳脱之危，急以生脉加附子、龙、牡回阳固阴。处方：

台党参一两　麦冬五钱　五味子二钱　熟川附子三钱　生龙骨（打）八钱　生牡蛎（打）六钱

浓煎徐服，不拘时，渐能安眠，肢厥渐回，战栗渐止，神识略清，汗出减，舌齿转润，阴回阳生，脉搏徐复，后以养阴益胃，兼清余热，用三才汤加枣仁、阿胶、石斛数剂，一切正常。停药观察，唯以饮食休息之，观察数日痊愈出院。

（《蒲辅周医案》）

五五、湿热受自口鼻，由募原直走中道，不饥不食，机窍不灵，三香汤主之。

此邪从上焦来，还使上焦去法也。

三香汤方（微苦微辛微寒兼芳香法）

栝蒌皮三钱　桔梗三钱　黑山栀二钱　枳壳二钱　郁金二钱　香豉二钱　降香末三钱

水五杯，煮取二杯，分二次温服。

【方论】　按此证由上焦而来，其机尚浅，故用蒌皮、桔梗、枳壳微苦微辛开上，山栀轻浮微苦清热，香豉、郁金、降香化中上之秽浊而开郁。上条以下焦为邪之出路，故用重；此条以上焦为邪之出路，故用轻；以下三焦均受者，则用分消。彼此互参，可以知叶氏之因证制方，心灵手巧处矣！惜散见于案中而人多不察，兹特为拈出，以概其余。

【讲解】

本条述中焦湿温机窍不灵从上清化的证治。

“湿热受自口鼻”，指湿热之气自上焦口鼻吸入，非内生湿热。“募原”，多指胸膜与膈肌之间的部位。在《内经》的“疟论”、“举痛论”、“百病始生篇”等论中，多次提及“募原”，认为外邪侵入人体的途径一般是由络传入经，再由经络传入腑入脏。募原就是在经络和腑脏之间。吴又可在《温疫论》中提出，经络为表，胃腑为里，经胃之间，即募原，谓之半表半里。温疫病原自口鼻吸受而入之后，即客于募原。吴鞠通接受了吴又可的观点，认为温热邪气受自口鼻之后，经募原进入“中道”，即中焦，这里主要指胃腑，表现为胃纳不佳、不思饮食。“机窍不灵”，指上焦头目口鼻等清窍为湿热浊气郁蒸而蒙蔽于上，表现为清窍壅塞，浊邪蒙清表现为，不清爽不灵活。由于湿热自上焦口鼻而入，初入中焦，病邪尚浅，所以要用清热开郁芳香透窍的方法，使湿热之气从上焦得以宣散，方用三香汤，微辛微苦以清热，芳香以化湿浊。

五六、吸受秽湿，三焦分布，热蒸头胀，身痛呕逆，小便不通，神识昏迷，舌白，渴不多饮，先宜芳香通神利窍，安宫牛黄丸；继用淡渗分消浊湿，茯苓皮汤。

按：此证表里经络脏腑三焦，俱为湿热所困，最畏内闭外脱，故急以牛黄丸宣窍清热而护神明；但牛黄丸不能利湿分消，故继以茯苓皮汤。

安宫牛黄丸（方法见前）

茯苓皮汤（淡渗兼微辛微凉法）

茯苓皮五钱　生薏仁五份　猪苓三钱　大腹皮三钱　白通草三钱　淡竹叶二钱

水八杯，煮取三杯，分三次服。

【讲解】

本条阐述湿热郁困三焦神识昏迷的证治。

“吸受秽湿”指外感湿热挟秽浊之气。秽浊之气最易阻闭心包出现神识障碍。“三焦分布”，指湿热弥漫三焦，在上焦，表现为热蒸头胀、身痛，并出现湿热蒙蔽心包，神识昏迷；在中焦，呕逆、渴不多饮；在下焦，小便不通。本条虽属三焦俱受，但以内闭心窍最为急重。所以应先用安宫牛黄丸芳香开窍醒神。继而再用茯苓皮汤清利湿热以治其本。茯苓皮汤以甘淡的茯苓、猪苓、薏苡仁、通草以健脾利湿，甘淡、微寒的淡竹叶清心利尿，辛微温的大腹皮既能行气，又能利湿。本方重用淡渗药物以利湿，合辛凉以散热，所以吴氏谓之“淡渗兼微辛微凉法”。

【临证意义】

温病出现神志障碍，均属重证表现。中焦温病出现神志昏迷主要有四种情况：第一种是阳明里实证，症见谵语、腹坚满、不大便、舌黄燥、脉沉实有力等，可用承气汤攻下。第二种为热闭心包证，表现为神昏谵语或昏睡不语，呼之不应，舌红绛而干或见有黄燥苔，或舌短难伸，脉象细数，治以清心开窍，用三宝、清宫汤治疗。第三种即热闭心包兼有大便不通，用牛黄承气汤，开窍通下并用。第四种情况即本条所述，属湿热弥漫三焦，蒙蔽心包，临床常表现为神识呆钝，时昏时昧或昏迷，舌或白或黄而滑腻，脉濡缓或濡数。在治疗上，除可用安宫牛黄丸开窍，茯苓皮汤利湿以外，紫雪丹、至宝丹也都可使用。因为紫雪丹可通利二便，使湿热从二便排出，至宝丹化痰开窍作用较强，都可选用。此外，菖蒲郁金汤也是临床常用的清热利湿化痰开窍之剂，录此以供参考：

鲜石菖蒲三钱　广郁金钱半　炒山栀二钱　连翘三钱　卷心竹叶五钱（冲）　牛蒡子钱半（研）　竹沥五钱（冲）　飞滑石三钱

菊花三钱　银花三钱　丹皮钱半　紫金片三分（冲）　灯心五分　生姜汁二滴

（时逸人《中国传染病学》）

热闭心包和湿热蒙蔽心包的证治需予鉴别，如表7。

表7　热闭心包和湿热蒙蔽心包的证治鉴别表

辨　证	病因	病机	神志表现	舌象	脉象	治法	方　剂
热闭心包	温热	热伤心阴 灼津成痰 热闭心包	烦躁不宁、谵语、神昏昏睡不语	舌质红绛而干，或苔黄燥	细数	清心凉营 芳香开窍	清宫汤送三宝
湿热蒙蔽心包	湿热	湿热郁蒸 酿成湿痰 湿热蒙蔽心包	表情淡漠 神识呆钝 时昏时清 昏则谵语 清则呆钝 昏迷	舌苔滑腻色或白或黄	濡缓或濡数	化湿清热 芳香开窍	三宝加茯苓皮汤或菖蒲郁金汤

五七、阳明湿温，气壅为哕者，新制橘皮竹茹汤主之。

按《金匮》橘皮竹茹汤，乃胃虚受邪之治，今治湿热壅遏胃气致哕，不宜用参甘峻补，故改用柿蒂。按：柿成于秋，得阳明燥金之主气，且其形多方，他果未之有也，故治肺胃之病有独胜（肺之脏象属金，胃之气运属金）。柿蒂乃柿之归束处，凡花皆散，凡子皆降，凡降先收，从生而散而收而降，皆一蒂为之也，治逆呃之能事毕矣（再按：草木一身，芦与蒂为升降之门户，载生气上升者芦也，受阴精归藏者蒂也，格物者不可不于此会心焉）。

新制橘皮竹茹汤（苦辛通降法）

橘皮三钱　竹茹三钱　柿蒂七枚　姜汁三茶匙（冲）

水五杯，煮取二杯，分二次温服；不知，再作服。有痰火者，加竹沥、栝蒌霜。有瘀血者，加桃仁。

【讲解】

本条述阳明湿热壅遏胃气的治疗。

湿热壅阻中焦，胃气不得通降而上逆为哕，所以要用清化湿热、通降胃气的方法来治疗。橘皮竹茹汤为《金匮要略》方。《金匮要略·呕吐哕下利病脉证治》谓："哕逆者，橘皮竹茹汤主之。"原方由橘皮、竹茹、生姜、人参、甘草、大枣六味药组成，适宜于由脾虚胃弱挟有虚热而气上逆所致的哕。本条所述的哕为湿热壅遏胃气所致的实哕，因此原方去参、草、枣。加柿蒂者，柿蒂，苦涩微温，入胃经，善降胃气，为止呃要药，与橘皮、生姜同用，辛苦通降，再加竹茹以清胃热。

湿热壅遏胃气所致的哕，应有舌苔滑腻及其他湿热壅气的见证，并注意与上焦湿热壅肺气所致的哕（《温病条辨·上焦篇》第四十六条），与中焦阳明腑实所致的哕（《温病条辨·中焦篇》第八条）加以区别。

五八、三焦湿郁，升降失司，脘连腹胀，大便不爽，一加减正气散主之。

再按：此条与上第五十六条同为三焦受邪，彼以分消开窍为急务，此以升降中焦为定法，各因见证之不同也。

一加减正气散方

藿香梗二钱　厚朴二钱　杏仁二钱　茯苓皮二钱　广皮一钱　神曲一钱五分　麦芽一钱五分　绵茵陈二钱　大腹皮一钱

水五杯，煮二杯，再服。

【方论】　正气散本苦辛温兼甘法，今加减之，乃苦辛微寒法也。去原方之紫苏、白芷，无须发表也。去甘桔，此证以中焦为扼要，不必提上焦也。只以藿香化浊，厚朴、广皮、茯苓、大腹泻湿满，加杏仁利肺与大肠之气，神曲、麦芽升降脾胃之气，茵陈宣湿郁而动生发之气，藿香但用梗，取其走中不走外也。茯苓但用皮，以诸皮皆凉，泻湿热独胜也。

【讲解】

本条述湿郁三焦升降失司的证治。

“三焦湿郁”，指湿邪郁于全身。湿性重浊腻滞，其伤人特点是阻塞气机，特别是最易郁遏脾气，影响脾胃气机的升降。“升降失司”，指脾胃升降功能失调，脾不升不运，胃不降不和，临床常表现为脘痞、腹胀、呕恶、呃逆、大便不爽或溏泄等。虽谓“三焦湿郁”，但重点在中焦。这也就是吴氏前述“湿温之在中焦，太阴病居多”，“伤脾胃之阳者十常八、九”。从本条起至六十二条都是阐述湿郁气阻而以脾胃为中心的诸证治。在治疗方法上，仍以辛开苦降、宣畅脾胃气机为主要的治疗方法，方用加减藿香正气散。

藿香正气散源出于宋代《太平惠民和剂局方》（简称《局方》），是治疗感受四时不正之气、辟秽化浊的方剂。原方由藿香、陈皮、茯苓、厚朴、大腹皮、紫苏、白芷、桔梗、甘草、白术、半夏曲组成，属苦辛甘温之剂。吴鞠通将原方加以化裁，取原方的藿香、陈皮、茯苓、厚朴四味药为主，根据湿热轻重及兼证不同，加味成为一至五加减正气散，作为治疗湿温病升降中焦的系列方剂。方中藿香芳香化湿并可行气止呕，藿香用叶则解表化湿力强，用梗则长于行气和中。陈皮、厚朴行气以散湿满。茯苓甘淡，用以健脾利湿，重在利湿行水时则用苓皮。脾胃气滞则食停，所以根据不同情况选用了一些消导药，如谷芽、麦芽、神曲、楂肉等。

本条主要表现为脘腹胀满、大便不爽，用一加减正气散。本方在原方藿梗、陈皮、厚朴、苓皮、大腹皮的基础上，加杏仁以宣通肺气，加茵陈宣散湿热，加神曲、麦芽消食和胃。全方成为一首宣清湿热、行气除满、利湿和胃、苦辛微寒的方剂。

五九、湿郁三焦，脘闷，便溏，身痛，舌白，脉象模糊，二加减正气散主之。

上条中焦病重，故以升降中焦为要。此条脘闷便溏，中焦证也，身痛舌白，脉象模糊，则经络证矣，故加防己急走经络中湿郁；以便溏不比大便不爽，故加通草、薏仁，利小便所以实大便也；大豆黄卷从湿热蒸变而成，能化蕴酿之湿热，而蒸变脾胃之气也。

二加减正气散（苦辛淡法）

藿香梗三钱　广皮二钱　厚朴二钱　茯苓皮三钱　木防己三钱　大豆黄卷二钱　川通草一钱五分　薏苡仁三钱

水八杯，煮三杯，三次服。

【讲解】

本条述三焦湿郁、湿滞经络的证治。

本条与上条均属三焦湿郁、脾胃升降失常，如脘腹胀闷、便溏等，不同之处在于本条湿郁经脉，故“脉象模糊”、“身痛”、舌白、便溏说明湿郁较重无明显热象。治用二加减正气散。该方在藿梗、陈皮、厚朴、苓皮四味药通降中焦利湿的基础上，加木防己、苡仁、通草，淡渗以利经络中湿，加大豆黄卷以化蕴酿之湿热。本条因湿邪偏重，用淡渗药物较多，所以属于“苦辛淡法”。

六十、秽湿着里，舌黄脘闷，气机不宣，久则酿热，三加减正气散主之。

前两法，一以升降为主，一以急宣经隧为主；此则以舌黄之故，预知其内已伏热，久必化热，而身亦热矣，故加杏仁利肺气，气化则湿热俱化，滑石辛淡而凉，清湿中之热，合藿香所以宣气机之不宣也。

三加减正气散方（苦辛寒法）

藿香（连梗叶）三钱　茯苓皮三钱　厚朴二钱　广皮一钱五分　杏仁三钱　滑石五钱

水五杯，煮二杯，再服。

【讲解】

本条述湿郁化热的证治。

“秽湿着里”，说明湿浊之气不在表而留着在里，郁久化热，所以“舌黄”，湿阻气机，所以“脘闷”，用三加减正气散治疗。该方在取原方藿香、陈皮、厚朴、茯苓皮四味药的基础上，加杏仁以配藿香宣气化浊，以滑石清利湿热从小便出。本方重用甘寒的滑石清利湿热并与苦辛通降合用，故称“苦辛寒法”。

六一、秽湿着里，邪阻气分，舌白滑，脉右缓，四加减正气主散之。

以右脉见缓之故，知气分之湿阻，故加草果、楂肉、神曲，急运坤阳，使足太阴之地气不上蒸手太阴之天气也。

四加减正气散方（苦辛温法）

藿香梗三钱　厚朴二钱　茯苓三钱　广皮一钱五分　草果一钱　楂肉（炒）五钱　神曲二钱

水五杯，煮二杯，渣再煮一杯，三次服。

【讲解】

本条述湿困脾阳的证治。

本证湿邪为重困扰脾阳阻滞于气分而无热象。故见舌白而滑。“脉右缓”，缓脉为怠缓之脉，说明湿阻气机，脉道受阻，亦示湿重。湿为阴邪，非温不化，所以本证应予温振脾阳，方用四加减正气散。该方仍在原方藿梗、厚朴、茯苓、陈皮苦辛通降的基础上加上辛温燥烈的草果以温阳燥湿，加楂肉、神曲以消食导滞。该方是在苦辛药的基础上加用了辛温药，所以属于“苦辛温法”。

六二、秽湿着里，脘闷便泄，五加减正气散主之。

秽湿而致脘闷，故用正气散之香开；便泄而知脾胃俱伤，故加大腹运脾气，谷芽升胃气也。以上二条，应入前寒湿类中，以同为加减正气散法，欲观者知化裁古方之妙，故列于此。

五加减正气散（苦辛温法）

藿香梗二钱　广皮一钱五分　茯苓块三钱　厚朴二钱　大腹皮一钱五分　谷芽一钱　苍术二钱

水五杯，煮二杯，日再服。

按：今人以藿香正气散，统治四时感冒，试问四时止一气行令乎？抑各司一气，且有兼气乎？况受病之身躯脏腑，又各有不等乎？历观前五法，均用正气散，而加法各有不同，亦可知用药非丝丝入扣，不能中病，彼泛论四时不正之气，与统治一切诸病之方，皆未望见轩岐之堂室者也，乌可云医乎！

【讲解】

本条述湿伤脾胃的证治。

本条与前两条均属湿浊留着于里而不去。湿阻胃气，则“脘闷”，湿伤脾阳则“便泄”。用五加减正气散治疗。本方仍在藿梗、陈皮、厚朴、茯苓四味药的基础上，以大腹皮行气燥湿除满，加苍术燥湿健脾以止泄，加谷芽消导和胃。

【临证意义】

以上五条，均阐述了湿郁三焦气分而以阻塞脾胃升降气机为主的证候和治疗方法。其中四、五加减正气散两条，有湿无热，严格说来，应列属寒湿已不属于湿温。但是从中恰恰可以看出，不但“伏暑、暑温、湿温，证本一源”，就是湿温和寒湿之间，也存在着相互转化的问题。湿从寒化，即为寒湿；湿从热化，即为热湿。

治湿之法，总不离宣通气机。气化则湿化。祛湿的方法，还要注意因势利导，就近逐邪。在上焦，宜芳香宣化；在中焦，宜辛开苦降；在下焦，宜淡渗利湿。三焦俱受，则予分消。中焦湿证，多以苦辛通降为主，湿从寒化者，则用苦辛温法；湿从热化者，则用苦辛寒法。吴氏制一至五加减正气散在辛苦通降的基础上视寒热进退，兼证变化予以灵活化裁以示规矩。今录蒲辅周老中医运用一、二、三加减正气散、黄芩滑石汤治疗伏暑挟湿、热郁三焦案，以观其临床运用之妙。

临床运用举例：

案 27. 加减正气散、黄芩滑石汤治疗伏暑挟湿、热郁三焦案

罗某，男，62 岁，干部，1960 年 9 月 1 日初诊。

素体中虚脾弱，长夏宿营于海滨，至秋后白露前数日，稍感精神不佳，体重减轻，脉搏稍快，微有低温，服用抗生素数日，高热转增达 40℃，随后出现呕吐，胸腹胀满，大便溏泄，每日六七次，手足凉，额复热，微汗出，小便频数，便时茎痛，四肢关节酸痛。脉两寸微浮数，右关沉数，左关弦数，两尺沉濡，舌质红，苔白腻。证为伏暑挟湿，热郁三焦。治以清暑利湿、苦辛淡渗法。处方：

藿香二钱　杏仁一钱五分　香薷一钱　连皮茯苓三钱　黄芩一钱五分　滑石三钱　薏苡仁五钱　防己一钱五分　猪苓一钱五分　竹叶一钱五分　通草一钱五分　荷叶二钱

服二剂。

复诊：热减吐止，解小便时茎痛消失，关节酸痛见轻，大便每日减至四五次。身倦乏力，食纳尚差，脉寸沉细，关沉滑，尺沉迟。病势虽减，但湿热未尽，胃气未复，宜和胃气并清湿热。处方：

山茵陈二钱　藿香梗二钱　新会皮一钱五分　连皮茯苓三钱　川厚朴一钱　豆卷三钱　白蔻仁八分　滑石块三钱　扁豆皮三钱　猪苓一钱五分　薏苡仁四钱　炒稻芽二钱　通草一钱　荷叶三钱

服二剂。

再诊：热再退，周身漐漐汗出，小便正常，大便一日两次，食纳仍差，食后腹微胀，昨日一度出冷汗，六脉沉细微数，舌转正红苔退。湿热已尽，胃气尚差，宜益胃养阴为治。处方：

玉竹二钱　麦冬二钱　茯神三钱　石斛四钱　桑寄生三钱　炒稻芽二钱　新会皮二钱　莲子肉四钱　扁豆皮三钱　荷叶三钱

连服三剂，诸症悉平，饮食、二便俱正常，停药以饮食调养月余而康复。

（《蒲辅周医案》）

六三、脉缓身痛，舌淡黄而滑，渴不多饮，或竟不渴，汗出热解，继而复热[1]，内不能运水谷之湿，外复感时令之湿，发表攻里，两不可施，误认伤寒，必转坏证，徒清热则湿不退，徒祛湿则热愈炽[2]，黄芩滑石汤主之[3]。

脉缓身痛，有似中风，但不浮，舌滑不渴饮，则非中风矣。若系中风，汗出则身痛解而热不作矣；今继而复热者，乃湿热相蒸之汗，湿属阴邪，其气留连，不能因汗而退，故继而复热。内不能运水谷之湿，脾胃困于湿也；外复受时令之湿，经络亦困于湿矣。倘以伤寒发表攻里之法施之，发表则诛伐无过之表，阳伤而成痉；攻里则脾胃之阳伤，而成洞泄寒中，故必转坏证也。湿热两伤，不可偏治，故以黄芩、滑石、茯苓皮清湿中之热，蔻仁、猪苓宣湿邪之正，再加腹皮、通草，共成宣气利小便之功，气化则湿化，小便利则火腑通而热自清矣。

黄芩滑石汤方（苦辛寒法）

黄芩三钱　滑石三钱　茯苓皮三钱　大腹皮二钱　白蔻仁一钱　通草一钱　猪苓三钱

水六杯，煮取二杯，渣再煮一杯，分温三服。

【讲解】

本条阐述中焦湿温、湿热表里同病发热的证治。

（1）脉缓身痛　……继而复热　缓脉主湿，身痛为湿热邪气干犯经络所致。舌淡黄而滑主湿热。湿邪困脾，津液不能上承，故口渴。里湿停聚中焦，故渴不多饮或不欲饮。由于湿热表里两停，随汗出可使在表之湿热得到部分宣泄而热暂解，但是体内湿热留连，所以又会“继而复热”。

（2）内不能运水谷之湿　……徒祛湿则热愈炽　这是分析上述证候的病因病机和治法。“内不能运水谷之湿”，说明湿热在里，湿困脾胃”“外复感时令之湿”，为湿热在表，阻于经络。综上所述，本证属湿温内外合邪，表里俱病。在治疗方面分析了四种治法：如果认为太阳中风而误用辛温解表，“汗之则神昏”，汗出过多伤阳耗津，还会转为痉病；如认为是里实证误用寒凉攻下，进一步损伤脾胃阳气就会发生“下之则洞泄”的坏病；这两种情况均为辨证失误。如果见热只清热，过用寒凉，反而会使湿邪冰伏不解；如果见湿只利湿，过用温燥，反而会助热化燥伤阴，这两种情况属于辨证不全面。此外，如果认为渴欲引水而误用柔润之药，必致湿邪黏滞不化而久延不解。对湿热合邪，要详细辨证，不可偏治，在临证时对湿温表里俱病、湿热两停的治疗必须既清热又宣气利小便以化湿。

（3）黄芩滑石汤主之　黄芩滑石汤以苦寒的黄芩清热燥湿，以辛温的白蔻、大腹皮宣气、行气化湿，用甘寒甘淡的滑石、通草、茯苓、猪苓渗湿利小便并健脾。黄芩滑石汤适用于中焦湿热两停热象偏重的证候。如辨证准确，用之退热甚捷。

六四、阳明湿温，呕而不渴者，小半夏加茯苓汤主之；呕甚而痞者，半夏泻心汤去人参、干姜、大枣、甘草加枳实、生姜主之。

呕而不渴者，饮多热少也，故主以小半夏加茯苓，逐其饮而呕自止。呕其兼痞，热邪内陷，与饮相搏，有固结不通之患，故以半夏泻心，去参、姜、甘、枣之补中，加枳实、生姜之宣胃也。

小半夏加茯苓汤

半夏六钱　茯苓六钱　生姜四钱

水五杯，煮取二杯，分二次服。

半夏泻心汤去人参干姜甘草大枣，加枳实生姜方

半夏六钱　黄连二钱　黄芩三钱　枳实三钱　生姜三钱

水八杯，煮取三杯，分三次服，虚者复纳人参、大枣。

【讲解】

本条述阳明湿温停饮的证治。

阳明湿温，出现“呕而不渴”，说明胃中水饮上逆而无明显热象，用小半夏加茯苓汤和胃降逆、宣散水饮则呕自止。小半夏加茯苓汤为《金匮要略》方。如果呕重而心下痞满，为胃中水饮停聚与热互结所致，所以要用泻心汤之类以泻痞满、清湿热。本证属湿热互结，水饮上泛，未见脾胃气虚证候，所以用半夏泻心汤减去参、枣、姜、草而加枳实、生姜，通降胃气、宣散水饮。

六五、湿聚热蒸，蕴于经络，寒战热炽，骨骱烦疼，舌色灰滞，面目痿黄，病名湿痹，宣痹汤主之。

经谓：风寒湿三者合而为痹，《金匮》谓：经热则痹，盖《金匮》诚补《内经》之不足。痹之因于寒者固多，痹之兼乎热者，亦复不少，合参二经原文，细验于临证之时，自有权衡。本论因载湿温而类及热痹，见湿温门中，原有痹证，不及备载痹证之全，学者欲求全豹，当于《内经》、《金匮》、喻氏、叶氏以及宋元诸名家，合而参之自得。大抵不越寒热两条，虚实异治。寒痹势重而治反易，热痹势缓而治反难，实者单病躯壳易治，虚者兼病脏腑夹痰饮腹满等证，则难治矣，犹之伤寒两感也。此条以舌灰目黄，知其为湿中生热；寒战热炽，知其在经络；骨骱疼痛，知其为痹证。若泛用治湿之药，而不知循经入络，则罔效矣。故以防己急走经络之湿，杏仁开肺气之先，连翘清气分之湿热，赤豆清血分之湿热，滑石利窍而清热中之湿，山栀肃肺而泻湿中之热，薏苡淡渗而主挛痹，半夏辛平而主寒热，蚕沙化浊道中清气，痛甚加片子姜黄、海桐皮者，所以宣络而止痛也。

宣痹汤方（苦辛通法）

防己五钱　杏仁五钱　滑石五钱　连翘三钱　山栀三钱　薏苡五钱　半夏（醋炒）三钱　晚蚕沙三钱　赤小豆皮三钱（赤小豆乃五谷中之赤小豆。味酸肉赤，凉水浸取皮用。非药肆中之赤小豆，药肆中之赤豆乃广中野豆，赤皮蒂黑肉黄，不入药者也）

水八杯，煮取三杯，分温三服。痛甚加片子姜黄二钱，海桐皮三钱。

【讲解】

本条阐述湿热痹的证候和治疗。

湿热痹为湿、热合邪，病位在经络，故曰“湿聚热蒸，蕴于经络”。“寒战热炽”，指热盛而又恶寒发抖。“骨骱（jiā 家，指骨节与骨节衔接的地方）烦疼”，为痹证的主证，即关节疼痛使人心烦不安。“舌色灰滞”，为舌苔色灰而质滞腻，说明湿亦盛。湿热内蕴，脾不运化，则面目颜色淡黄而暗，故曰“面目痿黄”。其治疗用宣痹汤。宣痹汤以杏仁宣开肺气以化湿；防己、薏苡仁善清经络中湿热，除痹痛；晚蚕沙可祛风湿，化湿浊，对外感时邪挟湿而发热身疼者，每有良效。滑石清热、利小便。半夏辛温通降以行水湿。栀子、连翘可清气热，赤豆皮可清血分湿热。全方具有宣通清利经络中之湿热的良好功效。

【临证意义】

痹，即闭阻不通的意思。痹证，从广义来讲，泛指因气血阻闭肢体、经络、脏腑引起的多种疾病；狭义来讲，是指风寒湿气杂至阻闭经络而导致关节肿痛、麻木，屈伸不利的病证。在《素问·痹论》中已详加论述并也提及了热痹，但《内经》及古代医家论痹，仍多从风寒湿论其证治。吴鞠通在继承前人经验的基础上，有系统地论述了有关热痹的辨证论治。他指出："寒痹势重而治反易，热痹势缓而治反难"；他提出对痹证辨证论治，以寒热为纲，从虚实论治，确有执简驭繁、简明实用的优点。他制订的宣痹汤至今仍是治疗湿热痹的代表方剂。吴氏对湿热痹的辨证论治较前人有了重要的补充和发展。

临床运用举例：

案 28. 以宣痹汤为主治疗壮热、发斑、痹痛案

病历摘要：

徐某，女，22 岁，工人，住院号：84993。入院日期：1984 年 9 月 7 日。

主症：壮热 6 天，伴脸部、四肢红斑及关节疼痛。患者 6 天前开始发热，体温 38℃以上，时感怯寒，得衣则减。并感头晕、心悸、少量脱发，经常鼻衄，二便自调。查体发现脸部蝶形红斑以及两上肢、颈部、前上胸、手足掌指（趾）部均可见到散在性的小如赤豆，大如蚕虫的结节，阳光暴露部位尤为明显，两小指指端关节呈水肿样红斑，无溃疡。口无气味，语声低微，全身皮肤干燥、灼热、无汗，体温逐日上升，高达 39.6℃。关节疼痛日见加重，尤以两肘关节、膝关节、小指关节为重，活动受限。其他未见异常。舌苔黄腻，舌尖红，脉细滑数。

理化检验：从略。

中医诊断：①发斑（阳证）；②痹证（热痹）。

西医诊断：系统性红斑狼疮。

治疗经过：

根据患者入院时症状，考虑为热痹湿阻，湿热内蕴，热重于湿。身发红斑主要是脸部、颈及两上肢，并见皮下结节，为湿热蕴结于肌肤。由于痹证多由风寒湿三气合而成之，虽已化热，但寒湿未必尽除，故采用清热除痹，祛风解表，通络散寒的治疗方案。方选白虎汤、宣痹汤合麻杏苡甘汤加减。处方：

生石膏 30g　肥知母 9g　甘草 9g　青防风 9g　光杏仁 9g　生苡仁 30g　焦山栀 9g　块滑石 30g　赤小豆 30g　晚蚕沙 9g（包煎）　连翘壳 9g　制半夏 15g　川羌活 9g　川独活 9g　净麻黄 9g　木防己 9g　川桂枝 9g

每日 1 剂，水煎服。服药 3 剂，体温下降到 37.4℃，再以原方增损进 3 剂，热退到正常，全身红斑色素逐渐变浅，鼻衄好转。原方去白虎汤及麻黄、桂枝，继加入益气补血之品合清热祛风以资调理。但 1 周后关节疼痛又加剧，低温逐起，缠绵不退，持续时间达 1 月余。复于方中加麻黄、桂枝以助祛风通络散寒。全方以清为主，寒热并用。服药 2 剂，低温即除，药已中病，故继以原方调治近 1 月，低温未发，红斑未起，诸症皆安。患者虽大病已去，然尚遗有腰酸，下肢软，偶有眩晕等症，虑其肾气已衰，正气未复，故又于方中加入补肾益气凉血之品。处方：

生薏苡仁 30g　青防风 9g　木防己 9g　光杏仁 9g　焦山栀 9g　块滑石 15g　连翘壳 9g　制半夏 10g　晚蚕沙 9g（包煎）　锁阳 30g　白花蛇舌草 30g　虎杖根 9g　红藤 15g　生黄芪 30g　花生衣 9g

每日 1 剂，水煎服。药进 6 剂，症无加重，病情日趋稳定。

在中医治疗过程中未用任何西药，但为了明确现代医学对本病的诊断，曾先后3次请外院皮科专家会诊，皆诊断为系统性红斑狼疮（SLE）。理化检查，除血沉复查尚有反复，其余各项检查均有不同程度的好转。纳谷增进，体重由入院时46公斤增加到59公斤，精神转佳，于1984年12月29日好转出院。

患者出院4月余随访，高热红斑未发，无自觉不适症状，舌苔正常，脉缓和。实验室检查指标均较前明显好转。

（王华明：《壮热、发斑、痹痛案》，《中医杂志》，1986，(27) 5：23～25）

六六、湿郁经脉，身热身痛，汗多自利，胸腹白疹，内外合邪，纯辛走表，纯苦清热，皆在所忌，辛凉淡法，薏苡竹叶散主之。

上条但痹在经脉，此则脏腑亦有邪矣，故又立一法。汗多则表阳开，身痛则表邪郁，表阳开而不解表邪，其为风湿无疑，盖汗之解者寒邪也，风为阳邪，尚不能以汗解，况湿为重浊之阴邪，故虽有汗不解也。学者丁有汗不解之证，当识其非风则湿，或为风湿相搏也。自利者小便必短，白疹者，风湿郁于孙络毛窍。此湿停热郁之证，故主以辛凉解肌表之热，辛淡渗在里之湿，俾表邪从气化而散，里邪从小便而驱，双解表里之妙法也，与下条互斟自明。

薏苡竹叶散方（辛凉淡法，亦轻以去实法）

薏苡五钱　竹叶三钱　飞滑石五钱　白蔻仁一钱五分　连翘三钱　茯苓块五钱　白通草一钱五分

共为细末，每服五钱，日三服。

【讲解】

本条述湿热痹表里同病的证治。

由于湿热郁阻经脉，故“身热身痛”。一般说来，汗出而热不能随汗而解，常为热兼湿邪为患。《金匮要略》论湿病时曾指出：“风湿相搏，一身尽疼痛……汗大出者，但风气去，湿气在，是故不愈也”。所以说不可用“纯辛走表”，意即不能用辛温发汗的方法治疗。“自利”，说明湿热不但伤及在表之经络，而且伤及在里之脾阳，所以说是“内外合邪”。不可用“纯苦清热”，是说不能再用苦寒药清热，重伤脾胃并有碍化湿。“胸腹白疹”，指胸腹部出现白色疹子。在热性病过程中，有时在颈项、胸腹部位会出现白色晶莹透亮的小疱疹，称为“白痦”。白痦的出现，提示性质属湿热病，由湿热郁蒸肌肤，随汗出而成批多次透发于外。由于湿热可以随汗出和白疹得以透发，所以往往疹出而胸闷等证减轻。如白疹空壳无浆，称为“枯痦”，说明津液已耗，气阴两竭，预后多不良。对白疹的治疗宜透热化湿；对枯痦的治疗，要急顾气阴。对上证的治疗，需表里兼治，湿热两解。在表宜辛凉透疹，不宜辛温发汗；在里宜甘淡化湿利湿，不宜苦寒凉遏，方用薏苡竹叶散。该方以竹叶、连翘辛凉透热出表，以白蔻、薏苡仁、茯苓、滑石，通草化湿利湿。药物似乎平淡，但用于内外合邪湿停热郁之证，常获良效。

【临证意义】

临床运用举例：

案 29. 薏苡竹叶散治疗乙型脑炎重症案

李某，女，12 岁，住某传染病院已 40 余日，确诊重型乙型脑炎。

初秋发病，始即高热、神识如蒙，时有手足抽动。经中西医救治，抽搐虽止，但体温初则持续在 39℃～40℃之间，继而在 38℃～39℃。午后热甚，神识仍如蒙，能出声音而不能言，右肢若废，头汗自出，身汗不彻，二便犹通利，白痦出现已 10 余日，舌苔白、秽而腻、质不红，脉濡而数，住院长阅四旬，日进犀羚、白虎、安宫、至宝和西药抗生素，以及猴枣、狗宝等珍贵药品，寒凉清热，病邪不解，渐趋沉困，分析脉证，乃湿温流连气分，久羁不解，内闭阻于三焦，外郁滞于经脉，正如吴氏所云："内外合邪，纯辛走表，纯苦清热，皆在所忌，辛凉淡法，薏苡竹叶散主之。"原方加味：

薏苡仁　竹叶　滑石块　茯苓皮　白通草　连翘　茵陈　大豆卷　蚕沙　防己　荷叶

嘱进3剂，并停其他药物，归告蒲老，曰："湿热为病，黏滞羁留，通阳淡渗，正治之法也。"3日后，其父电话云：今晨已能言矣。午后复诊：周身微汗，白痦续出，表情呈笑意。问欲食否？即以低声回答。体温略降，神识渐清，脉濡不数，舌苔仍灰腻而厚，乃湿渐开，热得越之象。原方去豆卷、蚕沙加丝瓜络、木瓜再进2剂。三诊：体温续降，白痦已透。由于病程较长，正气已伤，余邪未尽，宜益胃扶正，清其余邪，缓缓调治而日见平复，无后遗证。

（高辉远："运用《温病条辨》的理法方药治疗流行性乙型脑炎的粗浅体会"的讲稿）

六七、风暑寒湿，杂感混淆，气不主宣，咳嗽头胀，不饥舌白，肢体若废，杏仁薏苡汤主之。

杂感混淆，病非一端，乃以气不主宣四字为扼要。故以宣气之药为君。既兼雨湿中寒邪，自当变辛凉为辛温。此条应入寒湿类中，列于此者，以其为上条之对待也。

杏仁薏苡汤（苦辛温法）

杏仁三钱　薏苡三钱　桂枝五分　生姜七分　厚朴一钱　半夏一钱五分　防己一钱五分　白蒺藜二钱

水五杯，煮三杯，渣再煮一杯，分温三服。

【讲解】

本条述湿痹气不主宣、肢体若废的证治。

“风暑寒湿，杂感混淆，气不主宣”，系外感风暑寒湿错杂之气，但以湿邪为主。湿阻气机不得宣畅，在上则“咳嗽、头胀”；在中则“不饥舌白”；在经络则“肢体若废”，即肢体无力，活动不便。由于湿邪偏重，又无热象，所以应用苦辛温以宣化温通表里之寒湿，方用杏仁薏苡汤。方中以杏仁、桂枝、白蒺藜辛宣疏散在表之风暑寒湿，以生姜、半夏、厚朴之苦辛温化寒湿，薏苡仁、防己利湿除痹。严格说来，本条应归入寒湿类中，属湿痹之兼寒者。

六八、暑湿痹者，加减木防己汤主之。

此治痹之祖方也。风胜则引，引者（吊痛掣痛之类，或上或下，四肢游走作痛，经谓行痹是也）加桂枝、桑叶。湿胜则肿，肿者（土曰敦阜）加滑石、萆薢、苍术。寒胜则痛，痛者加防己、桂枝、姜黄、海桐皮。面赤口涎自出者（《灵枢》谓：胃热则廉泉开），重加石膏、知母。绝无汗者，加羌活、苍术，汗多者加黄芪、炙甘草。兼痰饮者加半夏、厚朴、广皮。因不能备载全文，故以祖方加减如此、聊示门径而已。

加减木防己汤（辛温辛凉复法）

防己六钱　桂枝三钱　石膏六钱　杏仁四钱　滑石四钱　白通草二钱　薏仁三钱

水八杯，煮取三杯，分温三服。见小效不即退者，加重服，日三夜一。

【讲解】

本条列暑湿痹通治之方。

“暑湿痹”，即湿热痹。本条提出以加减木防己汤作为湿热痹的通治之方，详列风胜、湿胜、寒胜、热胜及兼证之加减法。木防己汤，出自《金匮要略》方，原为治疗膈间支饮的一张方子，由木防己、石膏、桂枝、人参组成。本方去人参，加杏仁、薏苡仁、滑石、通草共奏宣气、利湿、清热、通经、除痹之功效。其加减法如下：

风胜者，《素问・痹论》称为“行痹”，证见疼痛走窜，游走不定，恶风，重用桂枝，以加大温通之力，加用桑叶以疏风。

湿胜者，《素问・痹论》称为“着痹”，证见肢体困重，局部肿大胀痛，加滑石，萆薢、苍术以燥湿、利湿。

寒胜者，《素问・痹论》称为“痛痹”，证见疼痛肢寒，喜温恶寒，得热痛减，重加防己、桂枝温经、胜湿，加用姜黄、海桐皮以温经通络止痛。

挟热者，加生石膏、知母以清阳明之热。

表实无汗者，加羌活、苍术以解表化湿。

表虚多汗者，加用黄芪、甘草以益气固表。

兼痰饮者，加用半夏、厚朴、陈皮以化痰。

以上第六十五条至六十八条，阐述了湿热痹的证治，并以寒湿痹作对照。痹证一向为独立病名，证治经验及论述颇多。本书虽在湿热痹方面提出了诊治经验，但毕竟是论湿温兼及痹论，故不可求全。

【临证意义】

加减木防己汤、宣痹汤等都是治疗湿热痹的有效方剂。临床运用，常能获得满意的疗效。

临床运用举例：

案 30. 加减木防己汤合宣痹汤加减治疗湿热痹案

陈某，男，56 岁，锅炉工。初诊时间：1984 年 4 月 20 日。

主诉：两膝关节、左手指关节肿大疼痛半月余。

目前情况：无汗、无发热恶寒，两膝及两手指关节明显肿大疼痛，活动下蹲受限，纳差，不思饮食，全身困重乏力。舌质稍红，苔淡黄滑腻，脉滑稍大。查抗“O” 1∶600，血沉

9mm/小时。

辨证：湿热痹，证属湿热蕴阻经络。

治法：宣气化湿、清热通络。

方药：木防己汤合宣痹汤加减。

杏仁 10g　木防己 15g　桂枝 12g　生石膏 20g　薏苡仁 30g　晚蚕沙 10g　连翘 15g　滑石 30g　茯苓 30g　怀牛膝 15g　忍冬藤 30g

水煎服，每日 1 剂。

二诊：1984 年 5 月 7 日。

上方服 2 剂后，微汗续出。自第 3 剂开始，关节肿胀开始消退。共服 8 剂后，关节肿大明显减轻，但纳差乏力。舌淡黄稍滑腻，脉象濡缓。于上方内加入黄芪 30g、苍术 10g、白蔻仁 10g，以益气、健脾、化湿。

三诊：1984 年 5 月 14 日。

上方服 4 剂后，膝、指关节肿大消失，下蹲自如，纳食转佳，全身有力，但下蹲及手指活动多时，仍有疼痛。舌苔微黄稍腻，脉沉缓。仍宗上法加减治之：

杏仁 10g　木防己 15g　桂枝 10g　生石膏 15g　晚蚕沙 10g　薏苡仁 15g　片姜黄 10g　海桐皮 10g　苍术 10g　白蔻仁 10g　忍冬藤 1g　鸡血藤 30g

水煎服，每日 1 剂。

四诊：1984 年 5 月 19 日。

诸症消失，活动自如，纳佳便调，全身有力。脉稍沉缓，苔滑微黄，嘱上方继服 4 剂，停药观察。

六九、湿热不解，久酿成疸，古有成法，不及备载，聊列数则，以备规矩（下疟、痢等证仿此）。

本论之作，原补前人之未备，已有成法可循者，安能尽录。因横列四时杂感，不能不列湿温，连类而及，又不能不列黄疸、疟、痢，不过略标法则而已。按湿温门中，其证最多，其方最火；盖土居中位，秽浊所归，四方皆至，悉可兼证，故错综参伍，无穷极也。即以黄疸一证而言，《金匮》有辨证三十五条，出治一十二方，先审黄之必发不发，在于小便之利与不利；疸之易治难治，在于口之渴与不渴；再察瘀热入胃之因，或因外并，或因内发，或因食谷，或因酣酒，或因劳色，有随经蓄血，或入水黄汗；上盛者一身尽热，下郁者小便为难；又有表虚里虚，热除作哕，火劫致黄。知病有不一之因，故治有不紊之法：于是脉弦胁痛，少阳未罢，仍主以和；渴饮水浆，阳明化燥，急当泻热；湿在上，以辛散，以风胜，湿在下，以苦泄，以淡渗；如狂蓄血，势以必攻；汗后溺白，自宜投补；酒客多蕴热，先用清中，加之分利，后必顾其脾阳；女劳有秽浊，始以解毒，继以滑窍，终当峻补真阴；表虚者实卫，里虚者建中；入水火劫，以及治逆变证，各立方论，以为后学津梁。至寒湿在里之治，阳明篇中，惟见一则，不出方论，指人以寒湿中求之。盖脾本畏木而喜风燥，制水而恶寒湿。今阴黄一证，寒湿相搏，譬如卑监之土，须暴风日之阳，纯阴之病，疗以辛热无疑，方虽不出，法已显然。奈丹溪云：不必分五疸，总是如盦酱相似。以为得治黄之扼要，殊不知以之治阳黄，犹嫌其混，以之治阴黄，恶乎可哉！喻嘉言于阴黄一证，竟谓仲景方论亡失，恍若无所循从。惟罗谦甫具有卓识，力辨阴阳，遵仲景寒湿之旨，出茵陈四逆汤之治。瑭于阴黄一证，究心有年，悉用罗氏法而化裁之，无不应手取效，间有始即寒湿，从太阳寒水之化，继因其人阳气尚未十分衰败，得燥热药数帖，阳明转燥金之化而为阳证者，即从阳黄例治之。

【讲解】

本条阐述黄疸的病因病机，并详述寒湿发黄。

“疸”，病名。以目、面、身、尿、爪甲发黄为其症征，而以目黄为主，因此称“黄疸”。《素问·平人气象论》谓：“目黄者曰黄疸”。本条指出，黄疸的病机是由于湿热之邪，蕴结日久，发为黄疸。早在《内经》中就提出了黄疸的病名和证候。从《伤寒论》、《金匮要略》到后世医家对黄疸的证治均有详细论述，代有发挥，所以吴氏谓“古有成法，不及备载”。在本条注文中，吴氏以仲景论疸为主，兼及后世有代表性者加以综述，并结合自己的认识，提出了诊断治疗法则，所以说是“聊列数则，以备规矩”。注文“《金匮要略》有辨证三十五条……方虽不出，法亦显然”一段，系录自《临证指南医案·卷四·疸》蒋式玉按。

在注文中，吴氏总结了《金匮要略》关于黄疸的证治。此处所言《金匮要略》，是指《金匮玉函经》，即张仲景《伤寒卒病论》的又一种版本，包括今之《伤寒论》和《金匮要略》两部书。所言“辨证三十五条，出治一十二方”，见于《金匮要略·黄疸病脉证并治》、《金匮要略·痓湿暍病脉证治》及《伤寒论》太阳、阳明、太阴诸篇中，可以参看。注文中综述黄疸证治的主要内容有以下几点：

①黄疸者，必有小便不利。小便不利，则湿热无出路，湿热蕴结，故发黄。治疗黄疸必当利其小便。

②黄疸口渴者难治，不渴者易治。黄疸多属湿热内蕴，口渴者热盛，饮水则益增其湿，邪无出路，故难治；反之则邪轻易治，这是从口渴欲饮与否，以辨黄疸的预后。

③黄疸的病机总属湿郁为患，但是造成湿郁体内的原因并不相同，所以在治疗上应当审因论治，辨病位，察虚实，不可拘于一法一方，例如：

从表传来者，湿在表在上者，治以辛散，疏风以胜湿；在下者，苦泄淡渗以利湿；阳明热盛者，泻热通腑；证属少阳者，治以和解。

蓄血如狂者，治以攻下。

嗜酒者，胃中湿热必盛，要先清利胃中湿热，注意顾护其脾阳。

色欲不节者，肾虚兼秽浊，应先解毒利湿，后应填补肾阴。

表虚者固卫，里虚者健运脾胃，汗后小便清者，宜温补脾肾。

火薰发汗误治者，用攻下。

汗出入浴者，宜固卫和营。

④黄疸的辨证虽然复杂，但是可以寒热为纲，分为两大类：湿热者，属“阳黄”，治以清利湿热；寒湿者，属阴黄，治以温化寒湿。关于阳黄、阴黄之辨，请参看“中焦篇”第二十八条讲解。需要指出的是，吴氏根据他的经验提出：湿热和寒湿、阳黄和阴黄，并非一成不变，二者可以相互转化。阴黄患者，阳衰不重，如用燥热之品太过，可以转化为阳黄，从阳黄论治；同样，阳黄患者，阳热不盛，过用寒凉，脾阳受困，也可以转化为阴黄，从阴黄论治。阳黄治法，人多熟知。阴黄治法，人多忽视，所以吴氏特别推崇罗谦甫以茵陈四逆汤为主治阴黄的经验，并补充了从动态变化中，细察阴阳寒热相互转化的辨证经验，值得我们认真学习和继承。

七十、夏秋疸病，湿热气蒸，外干时令，内蕴水谷，必以宣通气分为要，失治则为肿胀。由黄疸而肿胀者，苦辛淡法，二金汤主之。

此揭疸病之由，与治疸之法，失治之变，又因变制方之法也。

二金汤方（苦辛淡法）

鸡内金五钱　海金沙五钱　厚朴三钱　大腹皮三钱　猪苓三钱

白通草二钱

水八杯，煮取三杯，分三次温服。

【讲解】

本条阐述黄疸病失治后的变证治疗。

本条指出，黄疸的发生与季节气候密切相关。人与天地相应。夏秋季节，炎热多雨，天暑下迫，地湿蒸腾。人居于这样的气候环境之中，外感时令之湿热邪气，内有饮食水谷不能及时运化，湿热蕴结于里则可发为黄疸。湿热之邪，最易阻塞气机，所以治疗湿热黄疸，吴氏强调宣通气机。对湿温一病的治疗，吴氏一再强调宣气化湿，在这里又一次重申此意。同时，吴氏还进一步指出，黄疸失治，可以发展为肿胀，仍用苦辛通降、淡渗利湿的方法治疗，方用二金汤。方中海金沙可清热利湿通淋，鸡内金可消食化积以助水谷之运化，厚朴、大腹皮苦辛通降、宣通气机以化湿，猪苓、通草淡渗利湿。

【临证意义】

治疗湿热为病，一定要注意宣气化湿这一原则。从前面治疗湿热证的一些方剂来看，三仁汤之用杏仁、厚朴；加减正气散之用藿香梗、陈皮、厚朴、大腹皮；杏仁滑石汤之用杏仁、厚朴、大腹皮；黄芩滑石汤之用大腹皮；二金汤之用厚朴、大腹皮等无不贯穿宣气化湿之意。这一点可谓治湿热病证之要旨所在。

临床所见，重症肝炎出现腹水，辨证为湿热者，用二金汤治疗后具有较好的消退腹水的作用。不仅如此，对泌尿系结石辨证为湿热者，用本方加减也收到了较好的疗效。

临床运用举例：

案 31. 二金汤治疗泌尿系结石案

高某，女，44 岁，教师。1986 年 10 月 31 日初诊。

主诉：发作性右腹痛、尿血 1 个月。

患者 10 月 1 日突然出现右侧腰部及右少腹部剧痛并见肉

眼血尿。在某医院超声提示：右肾轻度积水，左肾未见异常。尿常规：蛋白（+），红细胞（++++），白细胞 0～2，诊为右肾结石，服用呋喃呾啶、石淋通等治疗未效。

目前情况：右侧腰部、少腹部疼痛时轻时重，尿黄浊，稍频，口干黏不欲饮水，纳食一般，睡眠、大便尚调。

脉濡滑，舌体稍淡苔淡黄滑腻。

辨证：病在脾肾，证属湿热蕴结下焦，脾肾气虚。

治法：清热利湿行气，佐以健脾温肾。

方药：二金汤合五苓散加减。

海金沙 15g　厚朴 10g　猪苓 10g　通草 3g　茯苓 30g　泽泻 12g　白术 10g　肉桂 6g　金钱草 30g　萆薢 15g　乌药 10g　川、怀牛膝各 10g

水煎服，每日 1 剂。每晚加服核桃 4 枚。

二诊：1986 年 11 月 7 日。

上方服 6 剂后，未再发作腹部剧痛，尿频减，尿量增多。舌脉同上。

患者有气虚之象，故在宣气之中，宜加补气以助温化，上方加黄芪 30 克、滑石 30 克，继服 4 剂。

三诊：1986 年 11 月 14 日。

上药服两剂后，出现腹痛，并于 11 月 8 日排出肾形结石一块（0.5cm×0.3cm），色灰白，质坚硬，表面不光滑。目前仍有轻微腰痛，尿中浑浊，舌苔薄白，脉稍沉。

超声提示：双肾大小、形态、内部回声均未见异常。尿常规：（—）。

予健脾补肾佐以清热利湿方 4 剂，以收全功。

七一、诸黄疸小便短者，茵陈五苓散主之。

沈氏目南云：此黄疸气分实证，通治之方也。胃为水谷之海，营卫之源，风入胃家气分，风湿相蒸，是为阳黄：湿热流于膀胱，气郁不化，则小便不利，当用五苓散宣通表里之邪，茵陈开郁而清湿热。

茵陈五苓散（五苓散方见前。五苓散采苦辛温法，今茵陈倍五苓，乃苦辛微寒法）

茵陈末十分　五苓散五分

共为细末，和匀，每服三钱，日三服。

《金匮要略》方不及备载，当于本书研究，独采此方者，以其为实证通治之方，备外风内湿一则也。

【讲解】

本条述黄疸利小便之治。

前已述及，湿热内蕴，小便不利者，才发黄。因此，治黄疸当利小便，使湿热从小便而出。茵陈五苓散为《金匮要略》方。五苓散既能解肌达表，又可开膀胱之气而利小便，为表里双解之剂，但其性偏温，所以倍用芳香苦微寒的茵陈以清宣湿热而消黄疸。吴氏指出，本方为黄疸尿少属实证的通治之方。

七二、黄疸脉沉，中痞恶心，便结溺赤，病属三焦里证，杏仁石膏汤主之。

前条两解表里，此条统治三焦，有一纵一横之义。杏仁、石膏开上焦，姜、半开中焦，枳实则由中驱下矣，山栀通行三焦，黄柏直清下焦。凡通宣三焦之方，皆扼重上焦，以上焦为病之始入，且为气化之先，虽统宣三焦之方，而汤则名杏仁石膏也。

杏仁石膏汤方（苦辛寒法）

杏仁五钱　石膏八钱　半夏五钱　山栀三钱　黄柏三钱　枳实汁每次三茶匙（冲）　姜汁每次三茶匙（冲）

水八杯，煮取三杯，分三次服。

【讲解】

本条述黄疸湿热蕴结三焦的证治。

“黄疸脉沉”，说明湿热郁滞于里，全身气机为湿热所阻。在上则肺气不宣，在中则脾气不运，胃气不降而为痞满恶心，在下则大肠气结，大便不下，小便黄赤。本证无恶寒发热脉浮等表证，而有湿热郁滞全身，所以说“病属三焦里证”，治以宣通三焦，清化湿热，方用杏仁石膏汤。以杏仁、石膏开上清上，以半夏、姜汁、枳实辛开苦降，开中焦达下焦以除痞满，以黄柏清下，栀子清三焦热郁，导热下行，从小便而出。气机宣畅、湿化热清则黄疸自退。

七三、素积劳倦，再感湿温，误用发表，身面俱黄，不饥溺赤，连翘赤豆饮煎送保和丸。

前第七十条，由黄而变他病，此则由他病而变黄，亦遥相对待。证系两感，故方用连翘赤豆饮以解其外，保和丸以和其中，俾湿温、劳倦、治逆，一齐解散矣。保和丸苦温而运脾阳，行在里之湿；陈皮、连翘由中达外，其行湿固然矣。兼治劳倦者何？经云：劳者温之。盖人身之动作云为，皆赖阳气为之主张，积劳伤阳。劳倦者，因劳而倦也，倦者，四肢倦怠也，脾主四肢，脾阳伤，则四肢倦而无力也。再肺属金而主气，气者阳也；脾属土而生金，阳气虽分内外，其实特一气之转输耳。劳虽自外而来，外阳既伤，则中阳不能独运、中阳不运，是人之赖食湿以生者，反为食湿所困，脾即困于食湿，安能不失牝马之贞，而上承乾健乎！古人善治劳者，前则有仲景，后则有东垣，均从此处得手。奈之何后世医者，但云劳病，辄用补阴，非惑于丹溪一家之说哉！本论原为外感而设，并不及内伤，兹特因两感而略言之。

连翘赤豆饮方（苦辛微寒法）

连翘二钱　山栀一钱　通草一钱　赤豆二钱　花粉一钱　香豆豉一钱

煎送保和丸三钱。

保和丸方（苦辛温平法）

山楂　神曲　茯苓　陈皮　蔔子　连翘　半夏

【讲解】

本条述表里同病、误治发黄的证治。

“素积劳倦”，过用则劳，因劳而倦，称为“劳倦”。过度劳累，损伤正气，降低人体的适应调节能力，从而发生疾病。劳则气伤，积劳伤阳，素积劳倦，损伤人体之阳气，若脾阳受损，再外感湿温而伤于表，则表里同病。“误用发表”，指误用辛温发汗，则湿热蕴蒸肌肤而发为黄疸，下注膀胱则尿黄赤，劳倦伤脾阳则不饥不食。用连翘赤小豆饮以轻清宣化表里之湿热，用保和丸健脾以消内湿。

【临证意义】

以上五条论述了湿热发黄的病因、病机和证治。《温病条辨》关于黄疸的论述，散见于中焦温热、寒湿、湿温三部分，为便于临床运用，小结如下：

（1）阳黄：病机为湿热蕴结，黄疸颜色鲜明，舌苔黄滑腻。

瘀热发黄，指热郁于里，不得宣泄所致，重在清热燥湿，用栀子柏皮汤治疗（第二十七条）；兼里实者，泄热通腑，用茵陈蒿汤治疗（第二十八条）。

湿热发黄，指湿热蕴结而发黄，重在宣通气机、清热利湿。三焦俱受者，宣通三焦，用杏仁石膏汤治疗（第七十二条）；表里同病者，用连翘赤豆饮送保和丸（第七十三条）；小便不利者，用茵陈五苓散（第七十一条）。

（2）阴黄：病机为寒湿困脾，黄疸颜色晦暗，舌苔白滑腻或灰滑腻。重在温运脾阳，用四苓加木瓜草果厚朴汤（第四十六条），草果茵陈汤（第四十七条）；四肢厥逆者，用茵陈四逆汤（第四十七条）。

（3）吴鞠通在继承前人经验的基础上，对黄疸的证治，补充了新的经验。

①黄疸失治，发展为肿胀者，用二金汤治疗（第七十条）。

②阳黄和阴黄可以互相转化，病机不同，治疗也要相应变化（第三十九条）。

③黄疸为湿热蕴蒸所致，可蒙闭心窍，从而出现神昏谵语，可用安宫牛黄丸醒神开窍（第三十六条）。

④黄疸深重者，可以阻塞诸窍，使人气血郁闭而死，故谓“脾郁发黄，黄极则诸窍为闭，秽浊塞窍者死。”（上焦篇第十一条）。

上述认识和经验，至今在临床仍有指导意义。

七四、湿甚为热，疟邪痞结心下，舌白口渴，烦躁自利，初身痛，继则心下亦痛，泻心汤主之。

此疟邪结心下气分之方也。

泻心汤（方法见前）

【讲解】

本条述疟邪心下痞结而痛的证治。

疟，病名，指寒热往来、休作有时为主证的一类病证。其病因为外感疟邪引起。疟邪进入人体后，邪气与正气交争，正邪交争互有进退，故寒热交替，因此，临床可见往来寒热、休作有时的证候。《素问·生气通天论》有“夏伤于暑，秋必痎疟”之论，认为本病多发生于秋季，与夏季感受暑热有关。所以，吴氏在湿温中附列了疟疾。

“湿甚为热”，是指湿郁化热而言。湿热阻困脾胃，气机壅塞则心下痞满，湿热下注则自利；舌白主湿；口渴、烦躁属热；以上均为湿热之邪所致。“初身痛，继则心下亦痛”，为疟邪由经络深入胃腑。在治疗方面，选用辛开苦降，故泻痞满、清湿热、补脾胃的泻心汤最为合适。

七五、疮家湿疟，忌用发散，苍术白虎汤加草果主之。

《金匮要略》谓疮家忌汗，发汗则病痉。盖以疮者血脉间病，心主血脉，血脉必虚而热，然后成疮；既成疮以后，疮脓又系血液所化，汗为心液，由血脉而达毛窍，再发汗以伤其心液，不痉何待！故以白虎辛凉重剂，清阳明之热湿，由肺卫而出；加苍术、草果，温散脾中重滞之寒湿，亦由肺卫而出。阳明阳土，清以石膏、知母之辛凉；太阴阴土，温以苍术、草果之苦温；适合其脏腑之宜，矫其一偏之性而已。

苍术白虎汤加草果方（辛凉复苦温法）

即前白虎汤内加苍术、草果。

【讲解】

本条述疮家湿疟的治疗与治禁。

“疮家”，指疮疡患者，包括疮疡久不愈者。“湿疟”，指发病与感受湿热有关，所以，有头身困重，胸闷呕逆、小便不利等症。疮疡为病，从气血来讲，病在血脉；从脏腑来讲，心主血脉，所谓“诸痛痒疮，皆属于心”，故定位在心，疮疡患者，病在血脉，耗伤阴血。因此，禁用发汗，辛温发汗则助热并耗伤阴血，所以，既使邪在表，也不可发汗。《伤寒论》早有“疮家，虽身疼痛，不可发汗，发汗则痉”之明训，吴氏在这里再次重申。疮家湿疟，用苍术白虎汤加草果治疗。白虎汤为辛凉重剂，可以清里热而达表，加苍术草果以温脾燥湿，草果还有抗疟的作用。本方用于疟疾湿重化热者最为合适。本条的辨证精神告诉我们，治疗疟疾，不能简单地就疟治疟，而要考虑患者的体质因素，感邪的原因，宿疾和新病的关系，应因人制宜。

七六、背寒，胸中痞结，疟来日晏，邪渐入阴，草果知母汤主之。

此素积烦劳，未病先虚，故伏邪不肯解散，正阳馁弱，邪热固结。是以草果温太阴独胜之寒，知母泻阳明独胜之热，厚朴佐草果泻中焦之湿蕴，合姜、半而开痞结，花粉佐知母而生津退热；脾胃兼病，最畏木克，乌梅、黄芩清热而和肝；疟来日晏，邪欲入阴，其所以升之使出者，全赖草果。

草果知母汤方（苦辛寒兼酸法）

草果一钱五分　知母二钱　半夏三钱　厚朴二钱　黄芩一钱五分　乌梅一钱五分　花粉一钱五分　姜汁五匙（冲）

水五杯，煮取二杯，分二次温服。

按：此方即吴又可之达原饮去槟榔，加半夏、乌梅、姜汁。治中焦热结阳陷之证，最为合拍；吴氏乃以治不兼湿邪之温疫初起，其谬甚矣。

再按：前贤制方，与集书者选方，不过示学者知法度，为学者立模范而已，未能预测后来之病证，其变幻若何？其兼证若何？其年岁又若何？所谓大匠诲人，能与人规矩，不能使人巧；至于奇巧绝伦之处，不能传，亦不可传，可遇而不可求，可暂而不可常者也。学者当心领神会，先务识其所以然之故，而后增减古方之药品分量，宜重宜轻，宜多宜寡，自有准的，所谓神而明之，存乎其人！

【讲解】

本条述疟邪渐入阴分的证治。

“背寒，胸中痞结”，为阳气不振，不能托邪外出，邪热固结于里。疟疾的寒热交作，是正邪交争的表现。病邪浅，邪行则快，与卫气交争间隔的时间也就短。这说明邪气不盛，正气不衰，可以驱邪外出。如果疟邪深入，邪行则慢，与卫气交争间隔的时间也就长。这说明邪气盛，正气衰，故曰“疟来日晏”。由于邪热深入，阳气渐衰，疟邪由阳渐入阴分。从发作时间来看，午前发作者，病在阳分，示病轻邪浅；午后或晚间发作者，病在阴分，示病重邪深。在治疗上，既要温振脾阳，又要清热开结，寒热并用，正邪兼顾，方用草果知母汤。该方以辛温香燥的草果温振中阳、去寒湿，合厚朴、半夏、姜汁、黄芩苦辛通降以除痞结。知母、花粉可清热生津。加用味酸的乌梅，意在泻肝。本方是在吴又可《温疫论》达原饮的基础上化裁而成。

【临证意义】

五脏是一个统一的整体。五脏之间，既相互资生，又相互制约。以中医五行生克的关系，来说明这一道理。如当脾胃受邪时，不但要辨析脾胃本身的寒热虚实，进行温清补泻，而且必须考虑相关脏腑对它的影响。其中，尤其要注意所不胜之脏，即肝的制约作用，所谓“脾虚肝乘”。尽管病在脾胃，未见肝病见证，但在治已病脾胃的同时，还要考虑治未病的肝，泻肝以扶脾。从五味来讲，肝以酸为泄，以辛为补。所以，吴氏在这里用乌梅来泻肝，用黄芩来清肝，以防止肝旺乘脾。这就是五行生克及治未病理论在临床中的具体运用。这一理论在《内经》、《难经》中均有论述。在《金匮要略》首篇中又作了具体阐发，不少著名医家尽得运用之妙，望注意学习和运用。

七七、疟伤胃阳，气逆不降，热劫胃液，不饥不饱，不食不便，渴不欲饮，味变酸浊，加减人参泻心汤主之。

此虽阳气受伤，阴汁被劫，恰偏于阳伤为多。故救阳立胃基之药四，存阴泻邪热之药二，喻氏所谓变胃而不受胃变之法也。

加减人参泻心汤（苦辛温复咸寒法）

人参二钱　黄连一钱五分　枳实一钱　干姜一钱五分　生姜二钱　牡蛎二钱

水五杯，煮取二杯，分二次温服。

按：大辛大温，与大苦大寒合方，乃厥阴经之定例。盖别脏之与腑，皆分而为二，或上下，或左右，不过经络贯通，臆膜相连耳；惟肝之与胆，合而为一，胆即居于肝之内，肝动则胆亦动，胆动而肝即随。肝宜温，胆宜凉，仲景乌梅圆、泻心汤，立万世法程矣；于小柴胡，先露其端。此证疟邪扰胃，致令胃气上逆，而亦用此辛温寒苦合法者何？盖胃之为腑，体阳而用阴，本系下降，无上升之理；其呕吐哕痞，有时上逆，升者胃气，所以使胃气上升者，非胃气也，肝与胆也，故古人以呕为肝病，今人则以为胃病已耳。

【讲解】

本条述疟伤胃阳、兼伤胃阴的证治。

病疟伤胃，湿伤胃阳，热耗胃阴。伤胃阳主要表现为胃气不降，甚则上逆出现呕吐、哕、胀、满、不欲食、不便等证。耗胃阴则主要表现为口渴、不饥等，吴氏曾详论于前第四十三条注文中。“味变酸浊”，即口中发酸而不清爽，属脾胃被肝所乘的表现。在治疗上，可以强健脾胃，以反制其所乘之肝，这种实土以制木的方法，清代医家喻嘉言曾称为“变胃而不受胃变”。方选加减人参泻心汤。方中以人参、枳实、干姜、生姜健脾温胃以复胃阳，黄连和牡蛎清热存阴，以护胃阴。本条与上条均属疟伤脾胃，二者都考虑了脾虚肝乘的问题，但前条泻肝以扶脾，本条补脾以反制肝。

七八、疟伤胃阴，不饥不饱，不便，潮热，得食则烦热愈加，津液不复者，麦冬麻仁汤主之。

暑湿伤气，疟邪伤阴，故见证如是。此条与上条不饥不饱不便相同。上条以气逆味酸不食辨阳伤，此条以潮热得食则烦热愈加定阴伤也。阴伤既定，复胃阴者莫若甘寒，复酸味者，酸甘化阴也。两条胃病，皆有不便者何？九窍不和，皆属胃病也。

麦冬麻仁汤方（酸甘化阴法）

麦冬（连心）五钱　火麻仁四钱　生白芍四钱　何首乌三钱　乌梅肉二钱　知母二钱

水八杯，煮取三杯，分三次温服。

【讲解】

本条述疟伤胃阴的证治。

疟伤胃阴，症见食欲不振，无饥饿感，勉强进食后，发热、烦躁加重，阵阵发热如潮水之涌，不大便等，说明疟伤胃阴、津液未复。疟疾每次发作，一般都是先见寒战，继而高热，然后大汗出热退，因此，必然伤阴。用麦冬麻仁汤酸甘合化阴气，以复胃阴。从药物性味来讲，辛甘发散为阳，酸苦涌泄为阴。把甘味药和酸味药合用，可以化生阴气，所以，本方以麦冬、麻仁、何首乌等甘味药与乌梅、白芍等酸味药合用以复胃阴。

七九、太阴脾疟，寒起四末，不渴多呕，热聚心胸，黄连白芍汤主之；烦躁甚者，可另服牛黄丸一丸。

脾主四肢，寒起四末而不渴，故知其为脾疟也。热聚心胸而多呕，中土病而肝木来乘，故方以两和肝胃为主。此偏于热甚，故清热之品重，而以芍药收脾阴也。

黄连白芍汤方（苦辛寒法）

黄连二钱　黄芩二钱　半夏三钱　枳实一钱五分　白芍三钱　姜汁五匙（冲）

水八杯，煮取三杯，分三次，温服。

【讲解】

本条述太阴脾疟热聚心胸的证治。

“太阴脾疟，寒起四末”，因脾主四肢，若疟疾伴有伤脾的见证时，疟疾发作从四肢发凉开始。“不渴”，是说明当脾阳受损、脾湿不化时，则口不渴。本证又称为“脾疟”。“呕”，属热聚心胸，胃气上逆，肝乘脾胃。黄连白芍汤以芩、连之苦清胃清肝，以半夏、枳实、生姜之辛宣气化湿、和胃止呕，白芍敛肝脾之阴。本方寒温苦辛合用而偏于寒凉，所以属苦辛寒法，如出现明显烦躁，是热扰心神所致，可加用安宫牛黄丸，清心以防闭阻心包。

八十、太阴脾疟，脉濡寒热，疟来日迟，腹微满，四肢不暖，露姜饮主之。

此偏于太阴虚寒，故以甘温补正。其退邪之妙，全在用露，清肃能清邪热，甘润不伤止阴，又得气化之妙谛。

露姜饮方（甘温复甘凉法）

人参一钱　生姜一钱

水两杯半，煮成一杯，露一宿，重汤温服。

【讲解】

本条述太阴脾疟虚寒轻证的证治。

“寒热”，为疟疾的主证，“脉濡”，主湿。“疟来日迟”，同“疟来日晏”，均说明疟邪深入，正虚不能抵邪。“腹微满，四肢不暖”，说明脾气已虚，在中不能运化故腹满；在外不能达于四肢故四肢不温，本证属寒湿伤脾。用露姜饮治疗，甘温补正以祛邪。方中用人参补脾益气，甘温扶正以助正气驱邪，生姜辛温散寒、宣气和胃。其煎服法值得注意：药煎成后，放在室外露一宿，是取夜间露水入于药中。露水为地面水蒸发，得秋凉肃杀之气而降于下，既可清热，又可滋润。本证属脾虚轻证，所以用轻剂露姜饮。

八一、太阴脾疟，脉弦而缓，寒战，甚则呕吐噫气，腹鸣溏泄，苦辛寒法，不中与也；苦辛温法，加味露姜饮主之。

上条纯是太阴虚寒，此条邪气更甚，脉兼弦则土中有木矣，故加温燥泄木退邪。

加味露姜饮方（苦辛温法）

人参一钱　半夏二钱　草果一钱　生姜二钱　广皮一钱　青皮（醋炒）一钱

水二杯半，煮成一杯，滴荷叶露三匙，温服，渣再煮一杯服。

【讲解】

本条述太阴脾疟，脾虚寒盛、肝木乘之的证治。

本条与前条比较，但见脾胃虚寒，全无热象，证见寒战、便溏便泄等。“脉弦而缓”，弦为肝之本脉，脾虚脉缓，但反见肝脉，并伴有呕吐、噫气等证，说明脾虚而肝乘。因此，在治疗上，既要补虚补脾，又要疏肝泄肝，肝脾两调，选方加味露姜饮。该方在露姜饮的基础上加草果、半夏温通脾阳，降逆止呕，加青皮、陈皮以疏肝理气。

八二、中焦疟，寒热久不止，气虚留邪，补中益气汤主之。

留邪以气虚之故，自以升阳益气立法。

补中益气汤方

炙黄芪一钱五分　人参一钱　炙甘草一钱　白术（炒）一钱　广皮五分　当归五分　升麻（炙）三分　柴胡（炙）三分　生姜三片　大枣（去核）二枚

水五杯，煮取二杯，渣再煮一杯，分温三服。

【讲解】

本条述久疟气虚的证治。

"中焦疟"，指疟疾伴有明显的脾胃见证者。疟疾寒热往来之症，为正邪交争的表现。正胜邪却，则寒热止，病向愈；如正气不足以驱邪，则邪气留连体内与正气交争，故曰"寒热久不止，气虚留邪"。其治疗当扶正以祛邪，用李东垣的补中益气汤以健运脾胃、益气升阳。

【临证意义】

疾病是一个正邪交争的过程，外感急性热病更不例外。辨证论治，不但要辨邪气的性质、部位、盛衰，而且要辨析正气的消长进退。邪盛时，祛邪为主，邪去正安；正虚时，扶正以祛邪，正复则邪去。本条在于提示我们，对久疟的治疗不要只考虑抗疟、截疟，必须以扶正为主。

八三、脉左弦，暮热早凉，汗解渴饮，少阳疟偏于热重者，青蒿鳖甲汤主之。

少阳切近三阴，立法以一面领邪外出，一面防邪内入为要领。小柴胡汤以柴胡领邪，以人参、大枣、甘草护正；以柴胡清表热，以黄芩、甘草苦甘清里热；半夏、生姜两和肝胃，蠲内饮，宣胃阳，降胃阴，疏肝；用生姜大枣调和营卫。使表者不争，里者内安，清者清，补者补，升者升，降者降，平者平，故曰和也。青蒿鳖甲汤，用小柴胡法而小变之，却不用小柴胡之药者。小柴胡原为伤寒立方，疟缘于暑湿，其受邪之源，本自不同，故必变通其药味，以同在少阳一经，故不能离其法。青蒿鳖甲汤以青蒿领邪，青蒿较柴胡力软，且芳香逐秽，开络之功，则较柴胡有独胜。寒邪伤阳，柴胡汤中之人参、甘草、生姜，皆护阳者也；暑热伤阴，故改用鳖甲护阴，鳖甲乃蠕动之物，且能入阴络搜邪。柴胡汤以胁痛、干呕为饮邪所致，故以姜、半通阳降阴而清饮邪；青蒿鳖甲汤以邪热伤阴，则用知母、花粉以清热邪而止渴，丹皮清少阳血分，桑叶清少阳络中气分。宗古法而变古方者，以邪之偏寒偏热不同也，此叶氏之读古书，善用古方，岂他人之死于句下者，所可同日语哉！

【讲解】

本条述少阳疟热重伤阴的证治。

“暮热早凉，汗解渴饮”，指发热时间从下午或傍晚开始，第二天早上汗出热退身凉，口渴欲饮水。关于疟疾发热时间，在前面七十六条讲解中已述，下午或夜间发热，提示热邪深入阴分。本证发热、渴饮、无明显恶寒，所以说是“热重”。“脉左弦”，弦为肝之主脉，也是疟疾的主脉。“暮热早凉”，热邪由阳入阴。对疟疾的辨证，从《伤寒论》六经辨证来讲，少阳病的证候特点为“往来寒热，休作有时，嘿嘿不欲饮食，”，“口苦咽干目弦”，“胸胁苦满”，“心烦喜呕”等。疟疾的证候特点为寒热往来、休作有时等与之相符，因此就把疟疾归属为少阳病范畴，故称“少阳疟”，用小柴胡汤（详见下条）主治。但对热象偏重伤阴者，《温病条辨》另立青蒿鳖甲汤方。青蒿性味苦寒而芳香，入肝、胆经，可清泄肝胆之热，并能使入阴分之伏热疏达外透。桑叶、丹皮分别清在气、在血之热邪。热盛必伤阴，所以在清热的同时，用咸寒的鳖甲护阴潜阳，搜阴分之邪。用知母、花粉清热养阴、生津止渴。

【临证意义】

青蒿鳖甲汤是治疗疟疾热盛伤阴的有效方剂，而且对热性病夜热早凉，热伏阴分者，也十分有效。近年来，我国医务工作者根据青蒿具有良好的抗疟退热作用，用冷提取的方法，研制成抗疟中药青蒿素。其对间日疟的疗效，在退热时间和血内疟原虫杀灭时间方面，均明显优于氯喹，特别是对脑性疟疾的疗效，居世界先进水平。同时，还用青蒿素试验性治疗各种原因引起的高热，也具有较明显的退热效果。但是，单味青蒿素抗疟退热，亦有易复发的不足之处。从对疟疾的治疗经验来看，初疟与久疟证治不同；邪盛时袪邪，正虚时必须扶正。青蒿鳖甲汤不但具有抗疟解热的袪邪作用，而且具有滋阴潜阳的扶正作用。因此，青蒿鳖甲汤是一张治疗疟疾证见阴虚热盛的一个较好的方剂。

八四、少阳疟如伤寒证者，小柴胡汤主之。渴甚者去半夏，加栝蒌根；脉弦迟者，小柴胡加干姜陈皮汤主之。

少阳疟如伤寒少阳证，乃偏于寒重而热轻，故仍从小柴胡法。若内躁渴甚，则去半夏之燥，加栝蒌根生津止渴。脉弦迟则寒更重矣，金匮谓脉弦迟者，当温之，故于小柴胡汤内，加丁姜、陈皮温中，且能由中达外，使中阳得伸，逐邪外出也。

青蒿鳖甲汤方（苦辛咸寒法）

青蒿三钱　知母二钱　桑叶二钱　鳖甲五钱　丹皮二钱　花粉二钱

水五杯，煮取二杯。疟来前，分二次温服。

小柴胡汤方（苦辛甘温法）

柴胡三钱　黄芩一钱五分　半夏二钱　人参一钱　炙甘草一钱五分　生姜三片　大枣（去核）二枚

水五杯，煮取二杯，分二次，温服。加减如伤寒论中法。渴甚者去半夏，加栝蒌根三钱。

小柴胡加干姜陈皮汤方（苦辛温法）

即于小柴胡汤内，加干姜二钱，陈皮二钱。

水八杯，煮取三杯，分三次，温服。

【讲解】

本条述少阳疟寒重热轻的治疗。

“少阳疟如伤寒证者”，指疟疾证候与《伤寒论》少阳病证候相似，辨证属少阳。因此，治疗少阳病的小柴胡汤也就成为治疗疟疾的代表方剂，所以，少阳疟的治疗用小柴胡汤。寒热往来是疟疾的主证。吴氏把寒热往来进一步区分为寒重热轻和热重寒轻。前者仍用小柴胡汤治疗，后者另立青蒿鳖甲汤。小柴胡汤用微辛、微苦、微寒的柴胡与苦寒的黄芩以和解表里、清泄少阳，用参、草、姜、枣甘温药健脾益气、重在护阳，半夏、生姜调和肝胃。青蒿鳖甲汤仍遵循了小柴胡汤的制方原则，但又根据热象偏重、热入阴分的特点，师其意而变其方，用青蒿清透热邪，以鳖甲、花粉甘寒、咸寒之品养阴生津，重在护阴，桑叶、丹皮两清气血。前者偏于甘温扶阳，后者重在甘寒益阴。但是两方在表里两解、正邪兼顾、和解少阳的制方原则上是一致的。津伤则“渴甚”，故去掉温燥的半夏，加瓜蒌根，即花粉，滋阴止渴。寒滞中阳则“脉弦迟”，故加干姜、陈皮以温中行滞。

【临证意义】

临床运用举例：

案32. 小柴胡汤治疗疟疾案

伊氏，22岁，正月初七日。

妊娠七月，每日午后，先寒后热，热至戌时，微汗而解，已近十日，此上年伏暑成疟，由初春升发之气而发，病在少阳，与小柴胡法。

柴胡五钱　黄芩三钱炒　炙甘草二钱　半夏四钱　人参二钱　生姜三钱　大枣二枚

一帖，寒热减。二帖，减大半。第三日用前方三分之一，痊愈。

（《吴鞠通医案·卷五·疟》）

八五、舌白脘闷，寒起四末，渴喜热饮，湿蕴之故，名曰湿疟，厚朴草果汤主之。

此热少湿多之证。舌白脘闷，皆湿为之也；寒起四末，湿郁脾阳，脾主四肢，故寒起于此；渴，热也，当喜凉饮，而反喜热饮者，湿为阴邪，弥漫于中，喜热以开之也。故方法以苦辛通降，纯用温开，而不必苦寒也。

厚朴草果汤方（苦辛温法）

厚朴一钱五分　杏仁一钱五分　草果一钱　半夏二钱　茯苓块三钱　广皮一钱

水五杯，煮取二杯，分二次，温服。

按：中焦之疟，脾胃正当其冲。偏于热者胃受之，法则偏于救胃；偏于湿者脾受之，法则偏于救脾。胃，阳腑也，救胃必用甘寒苦寒；脾，阴脏也，救脾必用甘温苦辛。两平者，两救之。本论列疟证，寥寥数则，略备大纲，不能偏载。然于此数条反复对勘，彼此互印，再从上焦篇究来路，下焦篇阅归路，其规矩准绳，亦可知其大略矣。

【讲解】

本条述湿疟的证治。

“舌白脘闷”，说明湿邪阻遏中阳。脾阳被阻不能达于四肢，故见“寒起四末”。湿盛则阳微，所以喜热饮以温散湿邪。人体本身有很强的自我调节能力，并且常常通过饮食的选择和好恶来进行这种自调，如热盛伤津则口渴饮水以“引水自救”；当寒盛、湿盛、伤阳、阻阳则喜热饮以温散寒湿，故曰“渴喜热饮”。本条即属湿盛阻阳，所以称“湿疟”。用厚朴草果汤苦辛通降、健脾利湿、温阳化湿。

【临证意义】

《温病条辨》在继承前人认识的基础上，总结了叶天士治疗疟疾案和吴鞠通自己的诊治经验，在疟疾的辨证论治方面，作了补充和发挥：

（1）在辨证方面，强调了脏腑辨证，重视从脾胃调治。吴氏按五脏辨证，对疟疾证候进行了归类整理，如在“上焦篇”温疟部分提出心疟、肺疟的证治；在“中焦篇”提出了太阴脾疟的证治；在“下焦篇”提出了少阴疟、厥阴疟的证治。由于疟疾的发病季节在夏秋，与湿热气候有关，湿邪多损伤脾胃。所以，详细论述了疟伤脾阳、脾阴、胃阳、胃阴以及脾虚肝乘的论治。

（2）在治疗方面，提出了治疗少阳疟热盛阴伤的有效方剂——青蒿鳖甲汤。对久疟正虚者，提出益气扶正为主，用补中益气汤。

建国以来，由于我国医药卫生事业的发展，疟疾的发病率已大大降低，但是，在我国南方地区，疟疾尚未消灭，特别是对恶性疟疾的治疗、疟疾的抗复发问题、抗疟药物的毒副作用问题，还有待进一步研究解决。中医在治疗疟疾方面的特点和优点在于辨证论治，对体虚患者、久疟患者，中医整体治疗的指导思想和扶正祛邪的治疗原则及丰富的治疗经验，是有其优越性的。

本书论疟，是在湿温当中加以附列的，以补前人之未备，难以求全。就本书论疟而言，也要把上焦篇论疟（第五十条至五十三条），中焦篇论疟（第七十四条至八十五条）和下焦篇论疟（第五十八条至六十二条）共二十一条合看，其来龙去脉始可了然于胸中。

八六、湿温内蕴，夹杂饮食停滞，气不得运，血不得行，遂成滞下，俗名痢疾，古称重证，以其深入脏腑也[1]。初起腹痛胀者易治；日久不痛并不胀者难治[2]。脉小弱者易治；脉实大数者难治[3]。老年久衰，实大小弱并难治；脉调和者易治[4]。日数十行者易治；一、二行或有或无者难治[5]。面色、便色鲜明者易治；秽暗者难治[6]。噤口痢属实者尚可治；属虚者难治[7]。先滞（俗所谓痢疾）后利（俗谓之泄泻）者易治；先利后滞者难治[8]。先滞后疟者易治；先疟后滞者难治[9]。本年新受者易治；上年伏暑，酒客积热，老年阳虚积湿者难治[10]。季胁少腹无动气疝瘕者易治；有者难治[11]。

此痢疾之大纲。虽罗列难治易治十数条，总不出邪机向外者易治，深入脏络者难治也。谚云：饿不死的伤寒，䐜不死的痢邪。时人解云：凡病伤寒者，当禁其食，令病者饿，则不至与外邪相搏而死也。痢疾日下数十行，下者既多，肠胃空虚，必令病者多食，则不至肠胃尽空而死也。不知此二语，乃古之贤医金针度人处，后人不审病情，不识句读，以致妄解耳。按《内经》热病禁食，在少愈之际，不在受病之初。仲景《伤寒论》中，现有食粥却病之条，但不可食重浊肥腻耳。痢疾暑湿夹饮食内伤，邪非一端，肠胃均受其殃；古人每云淡薄滋味，如何可以恣食，与邪气团成一片，病久不解耶！吾见痢疾不戒口腹而死者，不可胜数。盖此二语，饿字䐜字，皆自为一句。谓患伤寒之人，尚知饿而思食，是不死之证；其死者，医杀之也。盖伤寒暴发之病，自外而来，若伤卫而未及于营，病人知饿，病机尚浅，医者助胃气，捍外侮，则愈，故云不死，若不饿则重矣。仲景谓“风病能食，寒病不能食”是也。痢疾久伏之邪，由内下注，若脏气有余，不肯容留邪气，彼此互争则䐜，邪机向外，医者顺水推舟则愈，故云不死。若脏气已虚，纯逊邪气，则不䐜而寇深矣。

【讲解】

本条论述痢疾的病机和辨证。

（1）湿温内蕴 ……以其深入脏腑也 这是阐述痢疾的病机，是由于湿热蕴结在里，夹杂饮食停滞于胃肠，气血运行受阻，下注大肠而成痢疾，古病名称作“滞下”。系病邪深入脏腑，涉及气血运行障碍可以造成死亡，故属于重证。

（2）初起腹痛胀者易治；日久不痛并不胀者难治 是从痢疾的证候来阐述痢疾的辨证。痢疾初起，正气不衰，正气抗邪有力，腹痛、腹胀为正邪交争、正气驱邪的表现，尚属实证，所以说“初期腹痛胀者易治”。久病正虚，抗邪无力，已属虚证，所以不痛不胀反而难治。

（3）脉小弱者易治，脉实大数者难治 从脉象看邪气的盛衰来辨证，脉实大数，属邪盛，属热盛，所以病重难治。脉小弱说明邪气不盛，所以病轻易治。

（4）老年久衰 ……脉调和者易治 结合年龄来判断疾病的预后。老年患者，正气已虚，治疗比较困难，但也要具体分析对待。如属体虚已久，脉象实大主邪盛，脉象小弱示正虚，因此均为难治。如脉调和，说明脏腑尚调正气未伤，抗邪有力，所以尽管年老，尚属易治。

（5）日数十行者易治；一二行或有或无者难治 从邪有无出路来辨证。痢疾为湿热夹杂饮食停滞下注大肠，如大便次数多，湿热秽浊通过便利脓血排出体外，所以病势重而预后反好，如大便次数很少，泄出物也很少甚至不排便，证见里急后重，而下不爽利，邪无出路，邪毒内攻，所以病势似轻而实重，预后反差，这一点十分重要。特别是小儿患者，有时还没有明显的脓血便就出现肢厥、脉微等危证，一定要提高警惕。

（6）面色、便色鲜明者易治；秽暗者难治 从望面色和大便颜色来辨证。面色鲜明为阳气未衰，托邪有力；便色鲜明为邪机尚浅，属实，故易治；面色秽垢为阳气不足，托邪无力，便色秽暗为邪毒深入，故难治。

（7）噤口痢属实者尚可治；属虚者难治“噤口痢”，指痢疾患者不能进食或呕不能食。噤口痢有虚有实，有虚实夹杂。属实者为湿热上冲，胃气下降，治疗以祛邪为主。属虚者为脾胃衰败，胃气上逆，所以说难治。鉴别虚实，应结合舌、脉、便及全身情况全面分析。

（8）先滞后利者易治；先利后滞者难治　从滞与利先后来辨证。“滞”，指痢疾，属重证；下利，指泄泻，较痢疾为轻。先滞后利，病由重转轻，所以易治；先利后滞，病由轻转重，所以说难治。

（9）先滞后疟者易治；先疟后滞者难治　这是结合并发证，即痢疾合并疟疾来辨证。痢疾，病邪在里；疟疾属少阳，为半表半里证。因此，先滞后疟，为病邪从里达表，所以易治；先疟后滞，为病邪内攻，由表及里，所以难治。

（10）本年新受者易治……老年阳虚积湿者难治　从发病时间及体质因素来辨证。“本年新受”，指当年发病，感受新邪，邪浅正不衰，所以易治：“上年伏暑”，指前一年感受湿热之气，湿热内伏，第二年再感湿热，新感引动伏邪，所以发病必重。从患者体质分析，嗜酒的人，内蕴湿热，老年人阳气本虚，痢疾本身属湿热下注，如患者体质或湿热本重，或阳虚无力化湿，病情自然较正常人难治。

（11）季胁少腹无动气疝瘕者易治；有者难治　结合患者宿疾来辨证，“季胁”，指两胁肋部。少腹，指脐下或两侧部位。“动气”，指少腹部有气筑筑而动。“疝”，指疝气；“瘕”，此指腹部包块。“动气疝瘕”多为气滞血瘀而成。已有旧病，再感痢疾，治疗上自然更加困难。反之，易治。

本条从发病时间、年龄、体质、临床表现方面阐述了痢疾的辨证，但不外乎邪正两端：凡病邪轻浅、邪机向外，由里出表、邪有出路者治疗较易，预后转好；凡正气已虚、抗邪无力、如年老体衰、素体湿热、素有痼疾或出现合并症者则病重难治，预后较差。

八七、自利不爽，欲作滞下，腹中拘急，小便短者，四苓合芩芍汤主之。

既自利（俗谓泄泻）矣，理当快利，而又不爽者何？盖湿中藏热，气为湿热郁伤，而不得畅遂其本性，故滞。脏腑之中，全赖此一气之转输，气既滞矣，焉有不欲作滞下之理乎！曰欲作，作而未遂也；拘急，不爽之象，积滞之情状也；小便短者，湿注大肠，阑门（小肠之末，大肠之始）不分水，膀胱不渗湿也。故以四苓散分阑门，通膀胱，开支河，使邪不直注大肠；合芩芍法宣气分，清积滞，预夺其滞下之路也。此乃初起之方，久痢阴伤，不可分利，故方后云：久利不在用之。

按：浙人倪涵初，作疟痢三方，于痢疾条下，先立禁汗、禁分利、禁大下、禁温补之法，是诚见世之妄医者，误汗、误下、误分利、误温补，以致沉疴不起，痛心疾首而有是作也。然一概禁之，未免因噎废食；且其三方，亦何能包括痢门诸证，是安于小成，而不深究大体也。瑭勤求古训，静与心谋，以为可汗则汗，可下则下，可清则清，可补则补，一视其证之所现，而不可先有成见也。至于误之一字，医者时刻留心，犹恐思虑不及，学术不到，岂可谬于见闻而不加察哉！

四苓合芩芍汤方（苦辛寒法）

苍术二钱　猪苓二钱　茯苓二钱　泽泻二钱　白芍二钱　黄芩二钱　广皮一钱五分　厚朴二钱　木香二钱

水五杯，煮取二杯，分二次温服，久痢不在用之。

【讲解】

本条述泄泻欲转痢疾的证治。

“自利”。指腹泻，泄泻为湿邪下注。如果泄泻患者出现腹中不适，排稀便但不通畅，小便少，为湿中有热，湿邪郁阻于大肠，气机不利，气滞不行，可能为痢疾将作，用四苓合芩芍汤治疗。四苓散即五苓散去桂枝，健脾利湿、通利小便而止泻，为泄泻常用方药。芩芍汤清热燥湿、理气导滞以和脾。凡湿邪下注而泄泻者，常用利小便而实大便的方法，称为分利法，多用于水泄患者。但是，利小便又会损耗人体阴液，所以痢疾患者尤其是久痢患者不宜用分利法。清代医家倪涵初在《笔花医镜》提出痢疾四大治忌：忌温补、忌大下、忌发汗、忌分利。但吴氏认为不要绝对化，主张具体问题具体分析。分利法的适应证仅为泄泻而小便不利欲转痢疾者，“久痢不在用之”。

八八、暑湿风寒杂感，寒热迭作，表证正盛，里证复急，腹不和而滞下者，活人败毒散主之。

此证乃内伤水谷之酿湿，外受时令之风湿，中气本自不足之人，又气为湿伤，内外俱急。立方之法，以人参为君，坐镇中州，为督战之帅；以二活、二胡合芎䓖从半表半里之际，领邪出外，喻氏所谓逆流挽舟者此也；以枳壳宣中焦之气，茯苓渗中焦之湿，以桔梗开肺与大肠之痹，甘草和合诸药，乃陷者举之之法，不治痢而治致痢之源，痢之初起，憎寒壮热者，非此不可也。若云统治伤寒温疫瘴气则不可，凡病各有所因，岂一方之所得而统之也哉！此方在风湿门中，用处甚多，若湿不兼风而兼热者，即不合拍，奚况温热门乎！世医用此方治温病，已非一日，吾只见其害，未见其利也。

活人败毒散（辛甘温法）

羌活　独活　茯苓　川芎　枳壳　柴胡　人参　前胡　桔梗以上各一两　甘草五钱

共为细末，每服二钱，水一杯，生姜三片，煎至七分，顿服之。热毒冲胃禁口者，本方加陈仓米各等分，名仓廪散，服法如前，加一倍，噤口属虚者勿用之。

【讲解】

本条述痢疾初起，表里俱急的证治。

痢疾多发于夏秋季节。夏秋易感受暑湿之气，如贪凉露宿，又易感风寒之气，所以说“暑湿风寒杂感”，即出现恶寒发热的表证，又出现下利脓血、腹痛、里急后重等里证。此属表里同病，表里俱急。在治疗上应表里同治。方用活人败毒散。本方以羌活、独活、柴胡、前胡合川芎以解表邪，用人参健脾益气以扶正，茯苓健脾渗湿，桔梗、枳壳宣通气滞，甘草和中。

【临证意义】

活人败毒散可用于痢疾初起表里同病而表现为恶寒发热无汗而下利脓血者。无恶寒而热象偏重者不宜使用。本方还可用于痢疾表里同病但未治表致使邪陷于里而不愈者，喻嘉言称之为“逆流挽舟之法”，即对表邪内陷又有中虚者，借人参之力引邪由里出表，常收未治痢而痢自愈之功。

临床运用案例：

案 33. 活人败毒散治疗痢疾案

王某，男 46 岁，住苴镇。

患者因暑夜露宿，并食生冷，致罹下痢，初起即寒热体痛，自服磺胺胍药片 20 余片未效，痢下次数增多，里急后重亦剧，前医用白头翁、芩、连等苦寒之剂，病逾一周，证情趋重，肛门下脱，呻吟床褥。延余诊治，诊脉弦紧，苔白厚腻，患者仍有畏风憎寒之意，因思《金匮》有“下利脉反弦，发热身汗出者自愈”之说，病虽内陷，还可出表。即宗喻氏“逆流挽舟”法，经用人参败毒散原方，每服四钱，研末煎服，一剂而汗出畅适，下痢减轻，三服即痢止痛除，其痛如失。

（陈朗清：人参败毒散治疗痢疾之我见《江苏中医》1962，

(8)：24)

八九、滞下已成，腹胀痛，加减芩芍汤主之。

此滞下初成之实证，一以疏利肠间湿热为主。

加减芩芍汤方（苦辛寒法）

白芍三钱　黄芩二钱　黄连一钱五分　厚朴二钱　木香（煨）一钱　广皮二钱

水八杯，煮取三杯，分三次温服。忌油腻生冷。

【加减法】 肛坠者，加槟榔二钱。腹痛甚欲便，便后痛减，再痛再便者，白滞加附子一钱五分，酒炒大黄三钱；红滞加肉桂一钱五分，酒炒大黄三钱，通爽后即止，不可频下。如积未净，当减其制，红积加归尾一钱五分，红花一钱，桃仁二钱。舌浊脉实有食积者，加楂肉一钱五分，神曲二钱，枳壳一钱五分。湿重者，目黄舌白不渴，加茵陈三钱，白通草一钱，滑石一钱。

【讲解】

本条述初痢实证的治疗。

“滞下已成”，指已经出现下利脓血的痢疾证候。“腹胀痛”，为湿热郁阻、气滞血瘀所致，用加减芩芍汤治疗。方中以芩、连清热燥湿，以厚朴、木香、陈皮行气导滞。白芍一味，苦酸微寒，入肝、脾二经，具有缓肝柔肝止痛之功，为治疗肝脾不和，泻痢，腹中挛急作痛之要药。本方还对痢疾的常见症状提出了方药加减。“肛坠者”，属气滞。临床上常与腹痛并见，腹痛欲便，便则下利不多而下坠，称为“里急后重”。加槟榔行气导滞即所谓“调气则后重自除”。“白滞”，指大便中脓多血少，色白、黏液多，湿重为患。多加用化湿利湿药物。红滞，指大便中血多而脓液少，为热重血瘀所致，多加活血祛瘀药。痛欲便，便则痛减属瘀滞未尽，宜加大黄通下瘀滞。兼食积者，常加消导药物。“白滞”、“红滞”，是指赤白痢而言。

【临证意义】

痢疾是以腹痛、里急后重、下利脓血为主证的病证，又称赤白痢。病机为湿热挟食积蕴结，气滞血瘀，下注大肠而致。初痢属实，一般均采用清热燥湿，行气导滞的方法治疗。其代表方为芍药汤，方药组成：芍药、黄芩、黄连、木香、槟榔、大黄，当归、肉桂、甘草。加减芍药汤即从此方化裁而来。两方均适用于痢疾初期属实而无表邪者。如持续脓血便不愈，或时发时愈，或出现其他合并症者，即不宜再用本方。

九十、滞下湿热内蕴，中焦痞结，神识昏乱，泻心汤主之。

滞下由于湿热内蕴，以致中痞，但以泻心治痞结之所由来，而滞自止矣。

泻心汤（方法并见前）

【讲解】

本条述痢疾兼见中痞、神昏的证治。

痢疾为湿热下注大肠所致，若郁阻其他部位，则会产生兼证，如湿邪郁阻于中焦脾胃，则脘闷痞结；湿热郁蒸蒙敝心包则出现神识不清。治疗就要用泻心汤开痞结、清湿热、健脾胃。

【临证意义】

凡湿热内蕴、脾胃被困，经常会出现心下痞这一证候。仅以中焦暑温、湿温而言，如暑湿痰浊凝聚伴心下痞（《中焦篇》第三十九条）；湿温水饮停聚也伴心下痞（《中焦篇》第六十四条）；疟疾，湿热结于心下，也伴心下痞（《中焦篇》第七十四条）；痢疾，湿热郁于中焦，也伴有心下痞（本条）。由于其病机相同，因此，都采用了泻心汤加减来治疗。但如果亦为湿热郁蒸，临床表现都为神昏不清（《中焦篇》第五十四条、本条），或表现为胃气不降、不饥不食（《中焦篇》第七十七条），或表现为噤口痢（《下焦篇》第七十五条），尽管没有心下痞这一证候，由于病机相同，也仍然可以用泻心汤加减来治疗。由于泻心汤的应用广泛，湿热困扰脾胃的兼证也很多，因此应前后互参，按照《内经》"谨守病机，各司其属"，在临床上就能够举一反三，灵活运用了。

九一、滞下红白，舌色灰黄，渴不多饮，小溲不利，滑石藿香汤主之。

此暑湿内伏，三焦气机阻室，故不肯见积治积，乃以辛淡渗湿宣气，芳香利窍，治所以致积之因，庶积滞不期愈而自愈矣。

滑石藿香汤方（辛淡合芳香法）

飞滑石三钱　白通草一钱　猪苓二钱　茯苓皮三钱　藿香梗二钱　厚朴二钱　白蔻仁一钱　广皮一钱

水五杯，煮取二杯，分二次服。

【讲解】

本条述痢疾三焦气阻的证治。

暑湿郁遏于里，薰蒸于上则舌色灰黄；热邪伤津则渴，湿阻中焦脾不运化，津不上承，故口渴欲饮，而又不能多饮；湿热阻于三焦，气机阻滞，膀胱气化失司，故小溲不利，本证为湿热蕴阻三焦气机，应以宣通三焦为治，方用滑石藿香汤，方中以藿香芳香宣气开上，以厚朴、蔻仁、陈皮宣通中焦，以茯苓、猪苓、滑石、通草健脾利湿，淡渗通阳利小便以通下焦。本方仍属藿香正气散的加减方。

九二、湿温下利，脱肛，五苓散加寒水石主之。

此急开支河，俾湿去而利自止。

五苓散加寒水石方（辛温淡复寒法）

即于五苓散内加寒水石三钱，如服五苓散法，久痢不在用之。

【讲解】

本条述湿温下利脱肛的治疗。

湿温下利并见脱肛，乃为湿热壅盛，下迫大肠所致，虽下利但因湿热过盛仍不能泻尽其邪，因此需要从小便加以分利，用五苓散加寒水石治疗。五苓散（见《中焦篇》第四十五条）健脾温阳而利小便，其药物偏温，所以加寒水石以清热。本条脱肛为湿热壅盛，属实，如属久痢气虚脱肛，则不能用此方。本条与上条比较，上条小便不利故利小便，本条无小便不利而利小便者，吴注云“急开支河”，予以分利，使湿热有出路也。

九三、久痢阳明不阖，人参石脂汤主之。

九窍不和，皆属胃病，久痢胃虚，虚则寒，胃气下溜，故以堵截阳明为法。

人参石脂汤方（辛甘温合涩法，即桃花汤之变法也）

人参三钱　赤石脂（细末）三钱　炮姜二钱　白粳米（炒）一合

水五杯，先煮人参、白米、炮姜令浓，得二杯，后调石脂细末和匀，分二次服。

【讲解】

本条述久痢不止属胃气虚寒的治疗。

“久痢”，指痢疾发病时间较长，或缠绵不愈，或时愈时作反复不已的慢性痢疾。阳明不阖，指下利脓血久不止而言，证属胃气虚寒，下窍只开不合所致。所谓“九窍不和，皆属胃病”，“九窍”，指目、耳、鼻孔、口、前后二阴。九窍内连五脏，是五脏在体表的孔窍。五脏之中以脾胃为生化之源，以养五脏。脾胃虚，五脏失养，则九窍不和，所以要从脾胃入手来治疗。在《内经》中多次提到九窍与脾胃的关系，李东垣更有“脾胃虚则九窍不通”之论，均在于强调脾胃为生化之源，后天之本。久痢不止，下窍不合，为脾胃虚寒所致，治疗一方面用人参、炮姜、粳米温补脾胃；另一方面用甘温酸涩的赤石脂涩肠止泻，补虚兼以固涩。此方是在《伤寒论》桃花汤的基础上加人参而成。

【临证意义】

人参石脂汤补涩兼用，适用于久痢邪少虚多的治疗。对痢疾的辨证，从发病时间长短分为初痢和久痢，二者在证治上有很大区别。初痢由于病机为湿热、食滞、气血失调，所以以清利湿热、消食导滞、调气行血为主要治疗法则，意在祛邪，忌温补，又忌固涩，认为如用补、涩，反使邪固不解。久痢脾胃阳气受损，治疗重在温补脾胃，泻下不止，正气难复，因此在补虚的同时常常辅以固涩，标本同治，这是治疗久痢的常用方法。当然在临证运用时，还要结合患者体质的强弱、正气的盛衰，区别对待。如属脾虚体质，初痢亦要在祛邪之中兼以补虚；久痢邪盛正不虚者，仍可以祛邪为主。

九四、自利腹满，小便清长，脉濡而小，病在太阴，法当温脏，勿事通腑，加减附子理中汤主之。

此偏于湿，合脏阴无热之证，故以附子理中汤，去甘守之人参、甘草，加通运之茯苓、厚朴。

加减附子理中汤方（苦辛温法）

白术三钱　附子二钱　干姜二钱　茯苓三钱　厚朴二钱

水五杯，煮取二杯，分二次服。

【讲解】

本条述自利属太阴寒湿的证治。

自利而腹满不减，为太阴脾虚证，如腑实证，下利后当腹满消失。无里热则“脉濡而小”，主湿。所以说，病位在足太阴脾，性质为寒湿。其治疗原则为温脾以散寒湿，不可误认为实证以通里攻下，故曰：“法当温脏，勿事通腑”。方用加减附子理中汤。本方即附子理中汤去人参、甘草，加茯苓、厚朴而成。去人参、甘草者，虑其甘守助满；加茯苓、厚朴者，意在健脾行气化湿。

九五、自利不渴者属太阴，甚则哕（俗名呃忒），冲气逆，急救土败，附子粳米汤主之。

此条较上条更危，上条阴湿与脏阴相合，而脏之真阳未败，此则脏阳结而邪阴与脏阴毫无忌惮，故上条犹系通补，此则纯用守补矣。扶阳抑阴之大法如此。

附子粳米汤方（苦辛热法）

人参三钱　附子二钱　炙甘草二钱　粳米一合　干姜二钱

水五杯，煮取二杯，渣再煮一杯，分三次温服。

【讲解】

本条述自利属脾阳衰败的证治。

“自利不渴属太阴”，引自《伤寒论》太阴病篇，说明此证属寒湿在脾。如阴气太盛，脾阳衰败，脾胃升降失常，胃气上冲，气逆为呃。治疗应急救脾阳，用附子粳米汤。本条与上条比较，同为寒湿盛，脾阳衰，但上条较轻，所以温脾与化湿同用，有补有通。本条则脾阳衰败，气机逆乱，因此更为危重，所以急救脾阳以抑阴。

【临证意义】

本书中，特别是在中焦篇中，曾多次述及哕的辨治。哕，属胃气上逆的表现，但引起胃气上逆的病机不同，在治疗方法上也有很大不同、临证时应四诊合参，辨证论治。

哕属实者，可由于实热，也可由于湿热。由里热结实者，哕声响亮，有力，连续，用通下法，里气通则哕自止。由湿热阻气，壅塞于肺者，当轻宣肺痹，用宣痹汤。壅塞胃者，当苦辛通降，用新制橘皮竹茹汤。

哕属虚者，可由于阳虚，也可由于阴虚。哕声断续无力，时缓时甚。属阳虚脾败者，急温脾阳，用附子粳米汤。属肝肾阴虚哕、厥并见者，滋阴潜阳，用小定风珠。

今将《温病条辨》上、中、下三焦有关哕的辨治列表如下（表8）：

表8　哕的辨治

病机		治法	方剂	条文出处
温热	湿热、寒湿			
	湿热壅闭肺气	轻宣肺痹	宣痹汤	上焦篇第四十六条
阳明里实		通里攻下	承气汤	中焦篇第八条
	湿热壅遏胃气	苦辛通降	新制橘皮竹茹汤	上焦篇第五十七条
	寒湿困脾脾阳衰败	温补脾阳	附子粳米汤	中焦篇第九十五条
肝肾阴虚		滋阴潜阳	小定风珠	下焦篇第十五条

九六、疟邪热气，内陷变痢，久延时日，脾胃气衰，而浮腹膨，里急肛坠，中虚伏邪，加减小柴胡汤主之。

疟邪在经者多，较之痢邪在脏腑者浅，痢则深于疟矣。内陷云者，由浅入深也。治之之法，不出喻氏逆流挽舟之议，盖陷而入者，仍提而使之出也。故以柴胡由下而上，入深出浅，合黄芩两和阴阳之邪，以人参合谷芽宣补胃阳，丹皮、归、芍内护三阴，谷芽推气分之滞，山楂推血分之滞。谷芽升气分故推谷滞，山楂降血分故推肉滞也。

加减小柴胡汤（苦辛温法）

柴胡三钱　黄芩二钱　人参一钱　丹皮一钱　白芍（炒）二钱　当归（土炒）一钱五分　谷芽一钱五分　山楂（炒）一钱五分

水八杯，煮取三杯，分三次温服。

【讲解】

本条述由疟转痢的证治。

疟邪先犯经络，痢疾直犯胃肠。由疟转痢，认为是由经络而深入腑脏，病邪由浅入深，因此称为“内陷”。“中焦篇”八十六条曾谓“先滞后疟者易治，先疟后滞者难治”，即属此意。“久延时日”，指病程迁延日久不愈。“面浮腹膨”，属脾胃气虚不能化湿。“里急肛坠”，是湿热壅滞大肠，病机为“脾胃气衰”，“中虚邪伏”。在治疗上既要补虚，又要清邪，用加减小柴胡汤。方中以柴胡、黄芩和解表里两清疟痢之邪，以人参补中虚、益胃阳，白芍、当归护阴和血，黄芩、丹皮两清气血，加谷芽、山楂消导积滞。全方是正邪兼顾，消补并施、表里双解、气血两调的和解之方。

九七、春温内陷下痢，最易厥脱，加减黄连阿胶汤主之。

春温内陷，其为热多湿少明矣。热必伤阴，故立法以救阴为主。救阴之法，岂能出育阴坚阴两法外哉！此黄连之坚阴，阿胶之育阴，所以合而名汤也。从黄连者黄芩，从阿胶者生地、白芍也，炙草则统甘苦而并和之。此下三条，应列下焦，以与诸内陷并观，故列于此。

加减黄连阿胶汤（甘寒苦寒合化阴气法）

黄连三钱　阿胶三钱　黄芩二钱　炒生地四钱　生白芍五钱　炙甘草一钱五分

水八杯，煮取三杯，分三次温服。

【讲解】

本条述春温伤阴内陷下痢的证治。

“春温”，指春季发病，起病急，传变快，初起即见里热盛和伤阴证候的一种温病，属温病之不挟湿者。春温病情自重，如合并痢疾，阴竭于下，气脱于上，极易出现四肢逆冷，脉微或散大，汗出，气促等厥脱危证。对春温内陷下痢，急当救阴并清泄里热以防厥脱，方用加减黄连阿胶汤。该方是在《伤寒论》黄连阿胶汤的基础上化裁而成。方中以黄连、黄芩清泄里热，以阿胶、生地、白芍育阴，加甘草和中，甘苦并用可合化阴气。

【临证意义】

本条所述对临床的指导意义有二：

（1）指出春温合并痢疾，极易出现厥脱。春温属温病的一种重证类型，本身热重伤阴，传变迅速，就容易出现厥脱变证，痢疾热毒内攻也容易出现厥脱。春温合并痢疾，“极易厥脱”，吴氏这一告诫，完全符合临床实际，不容忽视。

（2）提出下痢用育阴清热一法。痢疾属虚者，从伤脾胃阳气考虑者多，但是从春温发病，本已伤阴，下利脓血也会伤阴，因此提出育阴清热一法，很有意义。加减黄连阿胶汤，虽为春温内陷下利而设，但如痢疾或其他热性病热盛阴伤者，也可运用此方治疗。需要注意的是，一旦出现厥脱，黄连阿胶汤很难应急。应急从厥脱论治，立即选用有效方法救治。

九八、气虚下陷，门户不藏，加减补中益气汤主之。

此邪少虚多，偏于气分之证，故以升补为主。

加减补中益气汤（甘温法）

人参二钱　黄芪二钱　广皮一钱　炙甘草一钱　归身二钱　炒白芍三钱　防风五分　升麻三分

水八杯，煮取三杯，分三次温服。

【讲解】

本条述气虚下陷的治疗。

“门户不藏”，指痢疾脓血便不止。气不能固摄而下陷，下焦门户失于闭藏，故见便泻或下利脓血不止，当伴有小便清长，脉沉等，此属邪少虚多，用加减补中益气汤补中益气升发脾阳。

【临证意义】

临床运用案例：

案 34. 加味补中益气汤治疗久痢案

曹某，女，76 岁，于 1962 年 9 月 22 日初诊。3 个月前下利脓血及黏液样便，每日 20 次左右，腹痛有里急后重感，住某医院诊为细菌性痢疾，经用抗生素治疗 10 余日，症状消失出院，3 天后又复下利脓血黏液样便，症状基本同前，住另一医院，又用抗生素治疗一星期，症状再次消失出院，几天后，又复发下利，呈黏液涕状便，仍有里急后重感，请某中医诊治，服汤药 5 剂，痢止，最近每日晚上咳嗽，有白黏痰，下午自觉发热，有时体温稍高，大便每天 1～3 次，不爽而稍夹脓血及黏液，尚有里急后重感，不思饮食，只能食稀粥，腹胀，五心烦热，小便尚佳，脉寸尺弱，两关弦，左细右大，舌质暗，苔白腻少津，属中气下陷，脾失健运，治益调脾胃，益中气，用补中益气汤加味。处方：

生黄芪一钱五分　党参一钱　生白术一钱　当归一钱　陈皮一钱　升麻七分　柴胡七分　炙甘草五分　粉葛根一钱　生姜二片　大枣三枚　服三剂。

于9月29日复诊：服药后大便成条而微干燥，无脓血黏液，无里急后重，尚稍咳嗽，有少量痰，食纳转佳，脉滑微数，舌正红苔减，继续调和肺胃，温化痰湿。原方去黄芪、粉葛根，加半夏曲一钱五分，前胡一钱，茯苓二钱，3剂。至次年因其他病来门诊，云服上药后下痢后重未再复发，说明痢疾已完全治愈。

（《蒲辅周医案》）

九九、内虚下陷，热利下重，腹痛，脉左小右大，加味白头翁汤主之。

此内虚湿热下陷，将成滞下之方。仲景“厥阴篇”谓热利下重者，白头翁汤主之。按热注下焦，设不差，必圊脓血；脉右大者，邪从上中而来；左小者，下焦受邪，坚结不散之象。故以白头翁无风而摇者，禀甲乙之气，透发下陷之邪，使之上出；又能有风而静，禀庚辛之气，清能除热，燥能除湿，湿热之积滞去而腹痛自止。秦皮得水木相生之气，色碧而气味苦寒，所以能清肝热。黄连得少阴水精，能清肠澼之热。黄柏得水土之精，渗湿而清热。加黄芩、白芍者，内陷之证，由上而中而下，且右手脉大，上中尚有余邪，故以黄芩清肠胃之热，兼清肌表之热；黄连、黄柏但走中下，黄芩则走中上，盖黄芩手足阳明、手太阴药也；白芍去恶血，生新血，且能调血中之气也。按仲景太阳篇，有表证未罢，误下而成协热下利之证，心下痞硬之寒证，则用桂枝人参汤；脉促之热证，则用葛根黄连黄芩汤，与此不同。

加味白头翁汤（苦寒法）

白头翁三钱　秦皮二钱　黄连二钱　黄柏二钱　白芍二钱

水八杯，煮取三杯，分三次服。

【讲解】

本条述热利下重的证治。

如果泄泻出现腹痛、“里急后重”的痢疾证候，为湿热下注伤及气血，将转为痢疾。从脉象看，右主气，右寸关以候肺脾，“右大”者，说明上中焦气分热邪未解。左寸脉以候心、肝、肾，“左小”者，说明下焦有邪结而不散。上中焦热邪不解而入下焦，故曰“内虚下陷”，治疗当用加味白头翁汤。白头翁汤为《伤寒论》治疗热利下重的代表方剂，本方在原方基础上加黄芩、白芍。加黄芩者，以清上中焦之热，加白芍者，以柔肝缓急止痛。

【临证意义】

从第八十六条至九十九条均论痢疾的证治，多采用叶案。痢疾为夏秋季常见的一种肠道传染病。吴鞠通论痢，既阐述前人经验，也补充了新的内容：

（1）在病因病机方面，指出由湿热内蕴，挟杂食积，气血阻滞，下注大肠而成痢。

（2）在辨证及预后判断方面，指出：

①凡初痢、正不虚、邪轻浅、邪有出路、邪机向外、无合并症、无宿疾，非湿热体质者易治，预后良好；反之，则难治，预后也差。

②痢疾常继发于疟疾、春温、下利之后。

③痢疾重证常可出现闭（神昏）、厥、脱等危重证。

（3）在治疗方面，挟表者，用活人败毒散。初痢者，用加减芩芍汤。久痢者，应考虑补虚、益气、温阳、固涩，根据不同证候，分别提出人参石脂汤、加减附子理中汤、附子粳米汤、加减补中益气汤等。对危重证和合并症的处理方面，中痞神昏者用泻心汤；春温合并痢疾谨防厥脱，用加减黄连阿胶汤；合并疟疾者，用加减小柴胡汤；下利将转痢疾者，用四苓合芩芍汤、加味白头翁汤。对痢疾的证治，应与下焦篇第六十三条至第七十七条合看，以得其全。

上述有关痢疾的辨证论治经验，至今仍有其临床指导意义。

秋燥

一百、燥伤胃阴，五汁饮主之，玉竹麦冬汤亦主之。

五汁饮（方法并见前）

玉竹麦门冬汤（甘寒法）

玉竹三钱　麦冬三钱　沙参二钱　生甘草一钱

水五杯，煮取二杯，分二次服。土虚者，加生扁豆。气虚者，加人参。

【讲解】

本条述燥伤胃阴的治疗。

"秋燥"，已如上焦篇所述，为感受秋季清凉干燥之气而发生的外感病，以伤津液为其主要病理损伤。凉燥为燥之胜气，其证治已见述于上焦篇后之《补秋燥胜气论》，温燥为燥之复气，其证治仍按上中下焦分述。中焦秋燥，即述温燥之在中焦的证治。

燥伤胃阴后，宜甘寒濡养胃阴，用五汁饮、玉竹麦门冬汤。此两方均为甘寒养肺胃之阴的方剂，因此，上、中焦均可应用。由于人体阴精和阳气是互根互用的，阴伤则气无由生，所以阴虚还常合并气虚，可在养阴药中辅以益气，伤脾气者，可加白扁豆。脾、肺之气俱虚者，可加人参。

一百一、胃液干燥，外感已净者，牛乳饮主之。

此以津血填津血法也。

牛乳饮（甘寒方）

牛乳一杯

重汤燉熟，顿服之，甚者日再服。

【讲解】

本条述外感已净，燥伤胃液的治疗。

牛乳，性甘、微寒，有补虚止渴之功效。为甘寒育阴法。以方测证，此为温燥伤人，致使胃燥。虽外感初解，但阴液未复，故用牛乳血肉有情之品，以“津血填津血”，达到滋阴补虚的目的。此法为温病恢复期常用的饮食调养法。

一百二、燥证气血两燔者，玉女煎主之。

玉女煎方（见上焦篇）

【讲解】

本条论述气血两燔的治疗。

燥证，既有高热，又有出血见症，称为“气血两燔”。由于燥证重在伤阴，所以在治疗方面，在清热凉血散瘀的同时，必加养阴，方用玉女煎，即指上焦篇第十条玉女煎去牛膝熟地加细生地元参方。

【临证意义】

燥证之在中焦，燥邪热盛，易伤津液，但以伤胃阴为主。在养胃方面，除上述五汁饮，玉竹麦门冬汤、牛乳饮等之外，如益胃汤、沙参麦冬汤也是常用之品。如热象偏重，治以清热为主，养阴生津为佐，阴充则燥热亦减。用加减玉女煎，即清热凉血，养阴生津之法。

小　结

一、本篇论述了中焦温病的病机，指出中焦温病从病程来看，属于温病的极期，多由上焦温病传变而来，所谓“上焦病不治，则传中焦，胃与脾也”。中焦温病的病位在胃与脾。病性其不挟湿者，以里热证和里实证为主；挟湿者，以里湿热证为主。温病入中焦，邪热盛实，正气不衰，正邪交争激烈。

二、本篇论述了中焦温病的辨证论治。从病因上可分为挟湿和不挟湿两大类。其不挟湿者，阳明病居多。其病理特点一是阳热盛，一是伤阴。所以在治疗上要以清法和下法祛邪，以养阴生津扶正。在祛邪方面，燥热未结者，用清法清除热邪。热邪在气者，用白虎汤；入营者，用清营汤；闭心包者，仍用三宝；气血两燔者，用玉女煎去牛膝熟地加细生地元参方；燥热结实者，用下法攻逐热结。轻者用小承气汤；重者用大承气汤；热结旁流者，用谓胃承气汤。兼见正虚者，攻下与扶正合用，用增液承气汤、新加黄龙汤。有合并症者，可同时处理合并症。文中并以导赤、宣白、牛黄承气汤、承气合小陷胸汤为例，说明兼顾合并症的处理方法。对下后的处理，主要有三点：正虚邪少者，当急复胃阴；下证复聚者，宜增液不宜承气；下后忌暴食，以免食复。在扶正方面，宜用甘寒养胃阴，或合用咸寒增液，如益胃汤、玉竹麦门冬汤、增液汤等。由于热邪既伤阴，又伤气，因此在清热的同时常辅以益气，如白虎加人参汤。为了顾护津液，文中还提出“得利，止后服”，禁纯用苦寒，禁淡渗利小便，禁连下等治疗禁忌以保存津液。中焦温病之挟湿者，太阴病居多。其病理特点，一为热盛，一为湿盛。热盛则伤阴，湿盛则困脾，阻塞气机。在治疗上，既要清热，又要祛湿。清热的方法有四：一是苦寒清热，如黄芩滑石汤之类；二是甘寒清热，如三石汤之类；三是清营凉血，如加味清宫汤等；四是清心开窍，如先与紫雪丹，再与清宫汤。祛湿的方法主要有六：其一是疏风散湿，如活人败毒散等；其二是芳香宣化，如加减正气散等；其三是辛苦通降，如杏仁滑石汤、泻心汤等；其四是淡渗利湿，如茯苓皮汤、薏苡竹叶散等；其五是益气化湿，如人参泻心汤；其六是温阳化湿，如厚朴草果汤等。由于湿邪易阻塞全身气机的升降，因此祛湿必须注意宣畅气机，气化则湿化。出现三焦俱受者，当用分消。

三、本篇指出，由于湿热可以互相转化，湿热的多少经常处于变化之中，因此对湿热类病证要注意湿热的多少进退，随证施治。湿去热存者，治从温热；湿盛阳微寒化者，治从寒湿。

四、本篇所论痹疸疟痢，虽附列本篇，但吴氏在继承前人认识的基础上作了不少补充和发展。由于痹疸疟痢均为中医独立疾病，本篇所论，重在“论前人之未备者”，因此，还要参阅这方面的系统论述，始得其全。

卷三　下焦篇[1]

（法七十八条，方六十四首，图一首，
共二百三十八法，一百九十八方）

风温　温热　温疫　温毒　冬温[2]

【讲解】

（1）下焦篇　“下焦”，从温病传变来看，“始于上焦”，“终于下焦”，因此下焦温病是指温病的后期或晚期；从温病部位来看，上焦心肺，中焦脾胃，下焦肝肾，因此下焦温病，病在肝肾。本篇是专论温病后期，肝肾病变的临床表现及辨证论治，所以，下焦篇列于上焦篇，中焦篇之后。从温病性质来看，邪热仍存，正气已虚，故多虚实挟杂证。

（2）风温、温热、温疫、温毒、冬温　前文讲解中，已曾述及，温病基本上分为兼湿与不兼湿两大类，风温，温热，温疫，温毒，冬温，属于温病之不兼湿一类，亦即统属于温热范围，所以合并加以讨论。

一、风温、温热、温疫、温毒、冬温，邪在阳明久羁，或已下，或未下，身热面赤，口干舌燥，甚则齿黑唇裂，脉沉实者，仍可下之[1]；脉虚大，手足心热甚于手足背者，加减复脉汤主之[2]。

温邪久羁中焦，阳明阳土，未有不克少阴癸水者，或已下而阴伤，或未下而阴竭。若实证居多，正气未甚溃败，脉来沉实有力，尚可假手于一下，即《伤寒论》中急下以存津液之谓。若中无结粪，邪热少而虚热多，其人脉必虚，手足心主里，其热必甚于手足背之主表也。若再下其热，是竭其津而速之死也。故以复脉汤复其津液，阴复则阳留，庶可不至于死也。去参、桂、姜、枣之补阳，加白芍收三阴之阴，故云加减复脉汤。在仲景当日，治伤于寒者之结代，自有取于参、桂、姜、枣，复脉中之阳，今治伤于温者之阳亢阴竭，不得再补其阳也。用古法而不拘用古方，医者之化裁也。

【讲解】

本条阐述下焦温病的脉、证及治法。

（1）邪在阳明久羁……仍可下之　“邪在阳明久羁，或已下，或未下”，是指温病的病机，意即中焦温病不解，热盛必然伤阴。“已下”固然伤阴更速，“未下”，由于热邪久羁，同样亦可伤阴。“肝藏血”，“肾藏精”，为人体阴精的根本所在，因此，中焦温病久而不解，必然传入下焦，伤及肝肾之阴，所以原注谓：“温邪久羁中焦，阳明阳土，未有不克少阴癸水者”。“身热面赤，口干舌燥”，为阴虚内热之象，齿黑唇裂为阴虚已甚。温病后期出现上述症状与体征，说明温病已至下焦。温病至下焦，一般说来，阴精已伤，必须救阴扶正，不宜再用下法。但如见脉沉实，亦即脉见沉大有力，说明热邪炽盛，病虽然已至下焦，但正气尚未至溃败，仍可用下法攻邪，邪去则正气自然来复。原文谓“脉沉实者，仍可下之”，原注谓“若实证居多，正气尚未致溃败，脉来沉实有力，尚可假手于一下，即《伤寒论》中急下以存津液之谓”，即属此意。

（2）脉虚大，……加减复脉汤主之　上条是言脉沉实者，仍可下之，此条是言脉如出现虚大，即脉大而无力或脉大而芤者，脉大而芤示正气虚极，则不可用下法；“手足心热甚于手足背者”，手心为手厥阴心包络经的循行部位，足心为足少阴肾经部位，手足心热甚于手足背，示心肾阴虚，亦不能用下法。下焦温病出现这种情况均属于正气溃败之象，必须扶正救阴，所以用加减复脉汤。原注谓："若中无结粪，邪热少而虚热多，其人脉必虚，手足心主里，其热必甚于手足背之主表也。若再下其热，是竭其津而速之死也。"其义甚明。

加减复脉汤，即《伤寒论》中复脉汤，亦即炙甘草汤减味，加白芍。方剂组成及方论，见本篇第八条。

二、温病误表，津液被劫，心中震震，舌强神昏，宜复脉法复其津液，舌上津回则生；汗自出，中无所主者，救逆汤主之。

误表动阳，心气伤则心震，心液伤则舌謇，故宜复脉复其津液也。若伤之太甚，阴阳有脱离之象，复脉亦不胜任，则非救逆不可。

【讲解】

本条指出温病误表伤津的证治。

"温病误表"，即下焦温病出现上条典型症征，误用辛温发表。"心中震震"，指心跳急剧增快。"舌强"，指舌头运转不灵，语言不利。"神昏"，指神识昏迷。"汗自出"，即多汗或冷汗。"中无所主"，指心慌烦乱。这些症状，均属"温病误表，津液被劫"的严重后果，所以必须用复脉汤以复其津液。其津液恢复与否，以舌上津液情况为观察重点，用复脉汤一类方剂后，舌质仍绛红干燥无津液，齿黑唇裂者，示津液未复，预后不良；舌红变浅，苔黄变浅、变润、有津液者，示津液已复，预后尚好。

救逆汤，属于复脉汤一类方剂，即加减复脉汤去麻仁，加生龙骨、牡蛎及人参，方见本篇第八条。

三、温病耳聋，病系少阴，与柴胡汤者必死。六七日以后，宜复脉辈复其精。

温病无三阳经证，却有阳明腑证（中焦篇已申明腑证之由矣）。三阴脏证。盖脏者藏也，藏精者也。温病最善伤精，三阴实当其冲。如阳明结则脾阴伤而不行，脾胃脏腑切近相连，夫累及妻，理固然也，有急下以存津液一法。土实则水虚，浸假而累及少阴矣，耳聋不卧等症是也。水虚则木强，浸假而累及厥阴矣，目闭痉厥等症是也。此由上及下，由阳入阴之道路，学者不可不知。按温病耳聋《灵》、《素》称其必死，岂少阳耳聋，竟至于死耶？《经》谓肾开窍于耳，脱精者耳聋，盖初则阳火上闭，阴精不得上承，清窍不通，继则阳亢阴竭，若再以小柴胡汤直升少阳，其势必至下竭上厥，不死何待！何时医悉以陶氏六书，统治四时一切疾病，而不究心于《灵》、《素》、《难经》也哉！瑭于温病六七日以外，壮火少减，阴火内炽耳聋者，悉以复阴得效。曰宜复脉辈者，不过立法如此，临时对证，加减尽善，是所望于当其任者。

【讲解】

本条提示温病后期肾虚耳聋的治疗。

本条是承前两条而言。“温病”，此指下焦温病，下焦肝肾，其经脉循行与耳密切相关。因此，下焦温病常合并耳聋。一般性耳聋，如属于肝气郁闭，疏泄失职所致，当用小柴胡汤舒肝降逆。但温病耳聋，多系热盛伤阴，所以不能用升散之剂耗其阴津，以避免出现下竭上厥的危候。此与前条“温病误表”性质相似，因此原文谓“温病耳聋”病系少阴，与柴胡汤者必死。温病发病六七日以后，已属温病后期，此时出现耳聋，多属肝肾虚竭表现，所以须用复脉，吴氏谓“复阴得效”。

四、劳倦内伤，复感温病，六七日以外不解者，宜复脉法。

此两感治法也。甘能益气，凡甘皆补，故宜复脉。服二三贴后，身不热而倦甚，仍加人参。

【讲解】

本条指出劳倦伤气复感温邪的治法。

“劳倦内伤”，指素体虚弱的患者。“复感温病”，指同时又外感温病。“劳倦内伤”患者，多属久病，多为肝肾不足。“复感温病，六七日以外不解”，亦属温病后期，肝肾受病，故须用复脉法。

五、温病已汗而不得汗，已下而热不退，六七日以外，脉尚躁盛者，重与复脉汤。

已与发汗而不得汗，已与通里而热不除，其为汗下不当可知。脉尚躁盛，邪固不为药衰，正气亦尚能与邪气分争，故须重与复脉，扶正以敌邪，正胜则生矣。

【讲解】

本条指出温病汁、下无效的治法。

上焦温病可以发汗，中焦温病可以攻下，但汗、下后病应解，如病至六七日不解，脉见躁动不静，说明病已入下焦，损伤肝肾之精，应按下焦温病论治，所以仍应予以复脉。

六、温病误用升散，脉结代，甚则脉两至者，重与复脉。虽有他证，后治之。

此留人治病法也。即仲景里急，急当救里之义。

【讲解】

本条指出温病误治后出现结代脉的证治。

“脉结代”，即出现脉律不齐。“脉两至”，即二联脉，均属严重心律紊乱，尤以出现二联脉，通常是严重心功受损，病情危重的临床表现。下焦温病误用升散出现“脉结代”、“脉两至”，属病情危重，应予急救。所以要重与复脉以纠正脉律，至于其他症状，待脉律纠正以后再作处理。此条与《伤寒论》“伤寒，脉结代，心动悸，炙甘草汤主之”条文文义相近，但本条明确指出了“脉两至”，说明吴氏对急性热病出现心律紊乱的观察更周密，这是对《伤寒论》炙甘草汤证的补充和发展。

七、汗下后，口燥咽干，神倦欲眠，舌赤苔老，与复脉汤。

在中焦下后与益胃汤，复胃中津液，以邪气未曾深入下焦。若口燥咽干，乃少阴之液无以上供，神昏欲眠，有少阴但欲寐之象，故与复脉。

【讲解】

本条指出因汗、下伤阴的治法。

“汗下后”，指用发汗、攻下法治疗后，病仍不解，必然伤阴。“口燥咽干”，“神倦欲眠”，是伤阴的表现，因为阳生于阴，气生于精，阴伤则气失化源，所以神倦欲眠。“舌赤”，指舌质红赤。“苔老”，指舌苔粗糙干裂，是津液受伤严重的现象，所以仍应予复脉汤以复其阴液。切不可一见“神倦欲眠”而断为气虚，并予以益气升散之剂而速其危。

八、热邪深入，或在少阴，或在厥阴，均宜复脉。

此言复脉为热邪劫阴之总司也。盖少阴藏精，厥阴必待少阴精足而后能生，二经均可主以复脉者，乙癸同源也。

加减复脉汤方（甘润存津法）

炙甘草六钱　干地黄六钱（按地黄三种用法：生地者，鲜地黄未晒干者也，可入药煮用，可取汁用，其性甘凉，上中焦用以退热存津；干地黄者，乃生地晒干，已为丙火炼过，去其寒凉之性，本草称其甘平；熟地制以酒与砂仁，九蒸九晒而成，是又以丙火，丁火合炼之也，故其性甘温。奈何今人悉以干地黄为生地，北人并不知世有生地，众谓干地黄为生地，而曰寒凉，指鹿为马，不可不辨）　生白芍六钱　麦冬（不去心）五钱　阿胶三钱　麻仁三钱（按柯韵伯谓；旧传麻仁者误，当采枣仁。彼从心悸动三字中看出传写之误，不为无见，今治温热，有取于麻仁甘益气，润去燥，故仍从麻仁）

水八杯，煮取八分三杯，分三次服。剧者加甘草至一两，地黄、白芍八钱，麦冬七钱，日三，夜一服。

救逆汤方（镇摄法）

即于加减复脉汤内去麻仁，加生龙骨四钱，生牡蛎八钱，煎如复脉法。脉虚大欲散者，加人参二钱。

【讲解】

本条是讲述加减复脉汤的适应证。

以上八条均述加减复脉汤的临床运用。本条是加减复脉汤证的总结。意即凡属温病晚期，热邪深入，只要是下焦温热伤阴见证，不论其病在肾，或病在肝，或肝肾同病，均可予以复脉汤。由于肝肾同属下焦，同司相火，滋肾之剂可以养肝，养肝之剂也可以滋肾，这就是原注所谓“盖少阴藏精，厥阴必待少阴精足而能生，二者均可主以复脉法，乙癸同源也”。注中的“乙”，是指肝，“癸”是指肾。肝藏血，肾藏精，肝肾同居下焦，同司相火，所以叫做“乙癸同源”。

【临证意义】

加减复脉汤，源出《伤寒论》复脉汤，亦即炙甘草汤，本方去原方中参、姜、桂、枣，加白芍，即加减复脉汤。吴氏在运用本方中，常加人参、大枣，因此加减复脉汤实际上只是炙甘草汤去姜、桂二味。下焦温病，热邪深入，阴精枯竭，一般情况下，故不宜再用姜、桂辛温之品以重耗其阴精。但是又必须注意到，“阴为阳之基”，“气生于阴”，阴竭阳必然随之而亡，所以在阴竭阳脱的时候，又不能完全回避温化之剂。昔年我的老师著名中医陈逊斋先生在治疗下焦温病中，常选用炙甘草汤复脉，但在处方用药上推敲极细。热邪深入伤阴，未及阳脱者，以炙甘草汤去姜桂或重减其量，如有亡阳现象，如肢厥、汗出者，则必用姜桂或加大其量，甚至再加附子，疗效十分显著。吴氏在上述条文注文中谓：“用古法而不拘用古方，医者之化裁也”，“曰宜复脉辈者，不过立法如此，临时对症，加减尽善，是所望于当其任者”，陈老的经验和吴氏所述临证意义重大，值得我们深思。

九、下后大便溏甚，周十二时三四行，脉仍数者，未可与复脉汤，一甲煎主之；服一二日，大便不溏者，可与一甲复脉汤。

下后法当数日不大便，今反溏而频数，非其人真阳素虚，即下之不得其道，有亡阴之虑。若以复脉滑润，是以存阴之品，反为泻阴之用。故以牡蛎一味，单用则力大，即能存阴，又涩大便，且清在里之余热，一物而三用之。

一甲煎（咸寒兼涩法）

生牡蛎二两（碾细）

水八杯，煮取三杯，分温三服。

一甲复脉汤方

即于加减复脉汤内，去麻仁，加牡蛎一两。

十、下焦温病，但大便溏者，即与一甲复脉汤。

温病深入下焦劫阴，必以救阴为急务。然救阴之药多滑润，但见大便溏，不必待日三四行，即以一甲复脉法，复阴之中，预防泄阴之弊。

【讲解】

此两条是讲一甲复脉汤的适应证。下焦温病，证属阴虚，一般情况下，大便偏干，今反便溏，是一种特殊情况。一是平素阳虚，加之下之不得其道，更伤其阳，所以便溏；二是加减复脉汤，药性甘柔滑润，便溏是服药过程中的一种服药反应。所以原文在此提出了两种处理方法。一是：便溏由于患者素阳虚或误下伤阳所致者，虽属下焦温病，不能予复脉汤，可予一甲煎，即单用牡蛎一味重用，以固涩之，以防阳脱，腹泻停止后，再根据患者体质情况辨证论治；二是：患者平素并不阳虚，只是在服加减复脉汤时大便转溏，仍可用复脉汤，但应加入固涩之品以防便溏，方用一甲复脉汤即可，这就是原文所谓的“救阴之药多滑润，但见大便溏，不必待日三四行，即以一甲复脉法，复阴之中，预防泄阴之弊。”

此两条指出下焦温病便溏伤阴的治法。

十一、少阴温病，真阴欲竭，壮火复炽，心中烦，不得卧者，黄连阿胶汤主之。

按：前复脉法为邪少虚多之治。其有阴既亏而实邪正盛，甘草即不合拍。心中烦，阳邪挟心阳独亢于上，心体之阴，无容留之地，故烦杂无奈；不得卧，阳亢不入于阴，阴虚不受阳纳，虽欲卧得乎！此证阴阳各自为道，不相交互，去死不远，故以黄芩从黄连，外泻壮火而内坚真阴；以芍药从阿胶，内护真阴而外捍亢阳。名黄连阿胶汤者，取一刚以御外侮，一柔以护内主之义也。其交关变化神明不测之妙，全在一鸡子黄，前人训鸡子黄，佥谓鸡为巽木，得心之母气，色赤入心，虚则补母而已，理虽至当，殆未尽其妙。盖鸡子黄有地球之象，为血肉有情，生生不已，乃奠定中焦之圣品，有甘草之功能，而灵于甘草；其正中有孔，故能上通心气，下达肾气，居中以达两头，有莲子之妙用；其性和平，能使亢者不争，弱者得振；其气焦臭，故上补心；其味甘咸，故下补肾；再释家有地水风火之喻，此证大风一起，荡然无余，鸡子黄镇定中焦，通彻上下，合阿胶能预息内风之震动也。然不知人身阴阳相抱之义，必未能识仲景用鸡子黄之妙，谨将人身阴阳生死寤寐图形，开列于后图，以便学者入道有阶也。

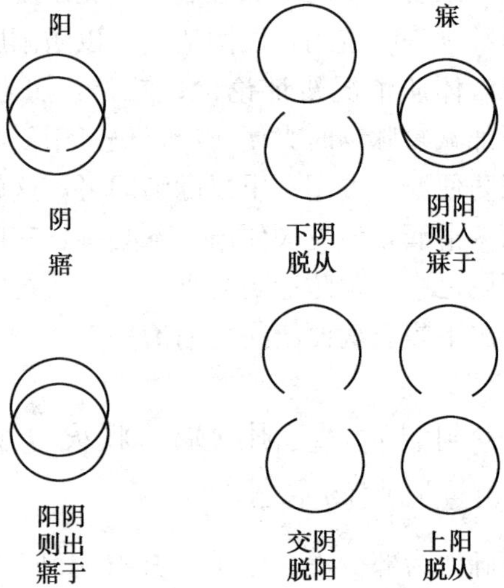

图1 人身阴阳生死寤寐图

黄连阿胶汤方（苦甘咸寒法）

黄连四钱　黄芩一钱　阿胶三钱　白芍一钱　鸡子黄二枚

水八杯，先煮三物，取三杯，去滓，内胶烊尽，再内鸡子黄，搅令相得，日三服。

【讲解】

本条讨论了少阴温病阴虚邪盛的证治。

"少阴温病"，即下焦温病，"少阴"，指足少阴肾。下焦温病，病位在肝肾。由于肝肾同源，所以统称"少阴温病"。

下焦温病，温邪久羁，热盛伤阴，肝肾之阴，消耗殆尽，故曰“真阴欲竭”。“壮火”，即邪火，亦即温热之邪。“壮火复炽”，即邪热炽盛。温病晚期，正气已虚，正不胜邪，邪热就更加猖獗，愈使真阴更加枯竭，正气加速崩溃。此时治疗单纯救阴，则缓不济急，单纯清邪，反又伤正，所以原注谓“此证阴阳各自为道，不相交互，去死不远”。

本条根据《伤寒论》少阴病热化证治疗经验，提出用黄连阿胶汤治疗。《伤寒论·辨少阴病脉证并治》云：“少阴病得之二三日以上，心中烦，不得卧，黄连阿胶汤主之。”从方药组成看，方中白芍、阿胶、鸡子黄养阴，黄连、黄芩清热，因此，本方是具有补阴清热、扶正祛邪作用的方剂。所以吴注谓：“外泻壮火而内坚真阴……内护真阴而外捍亢阳，名黄连阿胶汤者，取一刚以御外侮，一柔以护内主之义也”。

【临证意义】

黄连阿胶汤从方药组成来看，黄连为君，用量最重，黄连的主要作用是清火泻热，辅以黄芩，清火泻热作用更强。白芍、阿胶、鸡子黄，虽有养阴作用，但药性平缓，恐难以迅速产生救阴作用。因此我们认为黄连阿胶汤的主要作用仍是以攻邪为主，养阴为辅，正如后文所说：“邪少虚多者，不得用黄连阿胶汤。”其所以在“真阴欲竭，壮火复炽”时用此能产生救阴作用者，还是属邪去正复之理。吴氏十分强调方中鸡子黄一味，二枚鸡子黄能否有如此之妙用，我们持怀疑态度，对原注此部分不作讲解。

十二、夜热早凉，热退无汗，热自阴来者，青蒿鳖甲汤主之。

夜行阴分而热，日行阳分而凉，邪气深伏阴分可知；热退无汗，邪不出表而仍归阴分，更可知矣，故曰热自阴分而来，非上中焦之阳热也。邪气深伏阴分，混处气血之中，不能纯用养阴，又非壮火，更不得任用苦燥。故以鳖甲蠕动之物，入肝经至阴之分，既能养阴，又能入络搜邪；以青蒿芳香透络，从少阳领邪外出；细生地清阴络之热；丹皮泻血中之伏火；知母者，知病之母也，佐鳖甲、青蒿而成搜剔之功焉。再此方有先入后出之妙，青蒿不能直入阴分，有鳖甲领之入也；鳖甲不能独出阳分，有青蒿领之出也。

青蒿鳖甲汤方（辛凉合甘寒法）

青蒿二钱　鳖甲五钱　细生地四钱　知母二钱　丹皮三钱

水五杯，煮取二杯，日再服。

【讲解】

本条指出邪伏阴分的病机和治法。

“夜热早凉”，即夜晚发热，白天不发热，体温正常。夜晚发热，一般情况下多属阴虚。“热退无汗”，即热退时并无汗出现象。“热退无汗”，一般情况下多是单纯里热，亦属阴虚者多，所以原文谓“热自阴来”。青蒿鳖甲汤属于养阴退热剂。方中以青蒿清透热邪，鳖甲、生地养阴，知母、牡丹皮清热，属阴虚内热患者，本方具有良好的退热作用。

本书中焦篇第八十四条，亦有一青蒿鳖甲汤方，用于治疗少阳疟之偏热多者。方中有桑叶、花粉以清透气分热邪，生津止渴。此方则用生地以清热，滋肝肾之阴。可互相参看。

十三、热邪深入下焦，脉沉数，舌干齿黑，手指但觉蠕动，急防痉厥，二甲复脉汤主之。

此示人痉厥之渐也。温病七八日以后，热深不解，口中津液干涸，但觉手指掣动，即当防其痉厥，不必俟其已厥而后治也。故以复脉育阴，加入介属潜阳，使阴阳交纽，庶厥不可作也。

二甲复脉汤方（咸寒甘润法）

即于加减复脉汤内，加生牡蛎五钱，生鳖甲八钱。

【讲解】

本条指出热深防痉厥的证治。

下焦温病，“舌干齿黑”，常为阴虚至极、阴精欲竭的临床表现。阴虚至极，常出现风象而在临床上表现为惊痫抽搐，亦即原文中所谓的“痉厥”。“手指但觉蠕动”就是痉厥行将发作的前兆，这也就是原注所说的“此示人痉厥之渐也”。阴虚欲痉或已作痉，其总的治疗原则是：“育阴潜阳”。“育阴”，即培补真阴，“潜阳”，即平肝息风。二甲复脉汤即加减复脉汤加生牡蛎、生鳖甲，方中复脉汤可以育阴，牡蛎、鳖甲可以潜阳，所以阴虚欲痉或已出现痉厥，均可使用本方，阴虚至极有可能出现痉厥，作为早期治疗，防微杜渐，亦可使用本方。

十四、下焦温病，热深厥甚，脉细促，心中憺憺大动，甚则心中痛者，三甲复脉汤主之。

前二甲复脉，防痉厥之渐；即痉厥已作，亦可以二甲复脉止厥。兹又加龟板名三甲者，以心中大动，甚则痛而然也。心中动者，火以木为体，肝风鸱张，立刻有吸尽西江之势，肾水本虚，不能济肝而后发痉，既痉而水难猝补，心之本体欲失，故憺憺然而大动也。甚则痛者，“阴维为病主心痛”，此证热久伤阴，八脉丽于肝肾，肝肾虚而累及阴维故心痛，非如寒气客于心胸之心痛，可用温通。故以镇肾气补任脉通阴维之龟板止心痛，合入肝搜邪之二甲，相济成功也。

三甲复脉汤方（同二甲汤法）

即于二甲复脉汤内，加生龟板一两。

【讲解】

本条指出热深厥甚的证治。

前条是言“阴虚欲痉，”此条是言痉厥已经发作。前已述及，阴虚欲痉及已出现痉厥，均可使用二甲复脉，所以本条原注谓“前二甲复脉，防痉厥之渐，即痉厥已作，亦可以二甲复脉止厥。”本条情况更重，不但痉厥发作，而且合并了心动过速，即原文所谓“心中憺憺大动”，而且有心律紊乱，即原文所谓“脉细促”，“促”者，数中一止也，同时还有心前区疼痛，情况十分严重，单用二甲复脉汤，在潜阳方面，犹恐力弱，所以再加龟甲，龟甲具育阴潜阳双重作用，加龟甲后，即成三甲复脉汤，治疗作用较前增强。

十五、既厥且哕（俗名呃忒），脉细而劲，小定风珠主之。

温邪久踞下焦，烁肝液为厥，扰冲脉为哕，脉阴阳俱减，则细，肝木横强则劲，故以鸡子黄实土而定内风；龟板补任（谓任脉）而镇冲脉；阿胶沉降，补液而息肝风；淡菜生于咸水之中而能淡，外偶内奇，有坎卦之象，能补阴中之真阳，其形翕阖，故又能潜真阳之上动；童便以浊液仍归浊道，用以为使也。名定风珠者，以鸡子黄宛如珠形，得异木之精，而能息肝风，肝为巽木，巽为风也。龟亦有珠，具真武之德而镇震木。震为雷，在人为胆，雷动未有无风者，雷静而风亦静矣。亢阳直上巅顶，龙上于天也，制龙者，龟也。古者豢龙御龙之法，失传已久，其大要不出乎此。

小定风珠方（甘寒咸法）

鸡子黄（生用）一枚　真阿胶二钱　生龟板六钱　童便一钱　淡菜三钱

水五杯，先煮龟板、淡菜得二杯，去滓，入阿胶，上火烊化，内鸡子黄，搅令相得，再冲童便，顿服之。

【讲解】

本条述痉厥兼呃逆的证治。

“既厥且哕，”“厥”，即前述之“痉厥”，“哕”，此指呃逆，全句意即痉厥中同时出现呃逆者，可用小定风珠方治疗。小定风珠方中鸡子黄、阿胶、龟甲、淡菜等，均属补阴剂，龟甲且有潜阳作用，“童便”，即人尿，一般以 12 岁以下儿童小便为童便，本品有滋阴、降火、止血作用。关于“哕”的辨治，宜本条与中焦篇九十五条相互参看。

十六、热邪久羁，吸烁真阴，或因误表，或因妄攻，神倦瘈疭，脉气虚弱，舌绛苔少，时时欲脱者，大定风珠主之。

此邪气已去八九，真阴仅存一二之治也。观脉虚苔少可知，故以大队浓浊填阴塞隙，介属潜阳镇定。以鸡子黄一味，从足太阴，下安足三阴，上济手三阴，使上下交合，阴得安其位，斯阳可立根基，俾阴阳有眷属一家之义，庶可不致绝脱欤！

大定风珠方（酸甘咸法）

生白芍六钱　阿胶三钱　生龟板四钱　干地黄六钱　麻仁二钱　五味子二钱　生牡蛎四钱　麦冬（连心）六钱　炙甘草四钱　鸡子黄（生）二枚　鳖甲（生）四钱

水八杯，煮取三杯，去滓，再入鸡子黄，搅令相得，分三次服。喘加人参，自汗者加龙骨、人参、小麦，悸者加茯神、人参、小麦。

【讲解】

本条述阴竭欲脱的救治。

“热邪久羁，吸灼真阴”，是指温病深入下焦，病久伤阴；“或因误表，或因妄攻”，是指有的病人虽然病程不久，但由于误用辛温发表，或苦寒攻下，由于汗、下均可伤阴，所以也可以短期内即出现真阴枯竭情况。“神倦”，指精神极度疲惫。“瘈疭”，指肢体拘急抽搐。“时时欲脱”，指阴竭虚脱，病属急重危证，必须急予育阴潜阳固脱之剂以急救。

“大定风珠”即三甲复脉汤合生脉散。三甲复脉汤为育阴潜阳重剂，生脉散可以固脱，所以温病“热邪久羁，吸烁真阴，阴虚欲痉或作痉，时时欲脱”者，须用本方，本方有滋补真阴、潜阳固脱之功，属于加减复脉汤一类方剂中之重剂。

【临证意义】

临床运用举例：

案35. 大定风珠治疗温病后期阴虚液涸案

张某，女，1岁，因发热咳嗽已5日，于1959年1月24日住某医院。

住院检查摘要：体温38℃，皮肤枯燥，消瘦，色素沉着，夹有紫癜，口四周青紫，肺叩浊，水泡音密聚，心音弱，肝大3公分。血化验：白细胞总数4200/mm^3，中性61%，淋巴39%，体重4.16公斤。诊断：①重症迁延性肺炎；②三度营养不良；③贫血。

病程与治疗：入院表现精神萎靡，有时烦躁，咳嗽微喘，发热，四肢清凉，并见拘紧现象，病势危重，治疗1个半月，虽保全了性命但褥疮形成，肺大片实化不消失，体重日减，使用各种抗生素已1月之久，并多次输血，而病儿日沉困，白细胞总数高达38400/mm^3，转为迁延性肺炎，当时在治疗上非常困难。于3月11日请蒲老会诊，症见肌肉消瘦，形槁神呆，咽间有痰，久热不退，脉短涩，舌无苔，属气液枯竭，不能荣五脏，濡筋骨，利关节，温肌肤，以致元气虚怯，营血消烁，宜甘温咸润生津，并益气增液。处方：

干生地四钱　清阿胶三钱（另烊）　麦门冬二钱　炙甘草三钱　白芍药三钱　生龙骨三钱　生牡蛎四钱　制龟甲八钱　炙鳖甲四钱　台党参三钱　远志肉一钱五分

浓煎300ml，鸡子黄（一枚，另化服），童便一杯，先服，分2日服。

连服3周后，大便次数较多，去干生地、童便，加大枣三枚（劈），浮小麦三钱，再服2周痰尚多，再加胆星一钱，天竺黄二钱。

自服中药后，病情逐渐好转和恢复：①不规则发热于2周后，体温逐渐恢复正常；②肺大片实化逐渐消失；③用药1周后，褥疮消失，皮肤滋润，色素沉着渐退，1个半月后，皮下脂肪渐丰满；④体重显著增加；⑤咳嗽痰壅消失；⑥食欲由减退到很好；⑦由精神萎靡，转为能笑、能坐、能玩。于同年5月8日痊愈出院。

（《蒲辅周医案》）

十七、壮火尚盛者，不得用定风珠、复脉。邪少虚多者，不得用黄连阿胶汤。阴虚欲痉者，不得用青蒿鳖甲汤。

此诸方之禁也。前数方虽皆为存阴退热而设，其中有以补阴之品，为退热之用者；有一面补阴，一面搜邪者；有一面填阴，一面护阳者；各宜心领神会，不可混也。

十八、痉厥神昏，舌短，烦躁，手少阴证未罢者，先与牛黄紫雪辈，开窍搜邪；再与复脉汤存阴，三甲潜阳，临证细参，勿致倒乱。

痉厥神昏，舌謇烦躁，统而言之为厥阴证。然有手经足经之分：在上焦以清邪为主，清邪之后，必继以存阴；在下焦以存阴为主，存阴之先，若邪尚有余，必先以搜邪。手少阴证未罢，如寸脉大，口气重，颧赤，白睛赤，热壮之类。

十九、邪气久羁，肌肤甲错，或因下后邪欲溃，或因存阴得液蒸汗，正气已虚，不能即出，阴阳互争而战者，欲作战汗也，复脉汤热饮之。虚盛者加人参；肌肉尚盛者，但令静，勿妄动也。

按：伤寒汗解必在下前，温病多在下后，缚解而后得汗，诚有如吴又可所云者。凡欲汗者，必当先烦，乃有汗而解。若正虚邪重，或邪已深入下焦，得下后里通；或因津液枯燥，服存阴药，液增欲汗，邪正努力纷争，则作战汗，战之得汗则生，汗不得出则死。此系生死关头，在顷刻之间。战者，阳极而似阴也，肌肤业已甲错，其津液之枯燥，固不待言。故以复脉加人参助其一臂之力，送汗出表。若其人肌肤尚厚，未至火虚者，无取复脉之助正，但当听其自然，勿事骚扰可耳，次日再议补阴未迟。

【讲解】

本条述下焦温病战汗的病机与治疗。

以上共十九条，论述下焦温病其属于温热类的辨证论治。从第一条至第十六条是讲加减复脉汤的一般适应证及其用法。第十七条至第十九条是讲加减复脉汤的具体适应证以及在运用本方时，如何根据正邪之间的消长进退掌握分寸问题。

第十七条是讲下焦温病，虽然可以通用育阴潜阳法以复其阴，但必须根据邪正之间的关系，区分标本缓急而定用药先后。如邪火尚盛者，就必须先清邪火。此时就需用黄连阿胶汤一类方剂以治其标，不得急于用育阴潜阳之剂。因为邪火不去，阴液难复，正气亦必不能复。这就是原文所谓的“壮火尚盛者，不得用定风珠、复脉”。反之，如邪火不盛，重在阴液欲竭，必须重在救阴，不得再用攻邪之剂，当用复脉、定风珠之类。这就是原文所谓的“邪少虚多者，不得用黄连阿胶汤”。下焦温病特别是在阴虚欲痉或作痉时，属下焦温病中的急重危证，此时用药必须及时和准确，否则就会贻误治疗，导致不救。原文所谓“阴虚欲痉者，不得用青蒿鳖甲汤”，是因为青蒿鳖甲汤属清热养阴之剂，对阴虚欲痉者来说，必须急用育阴潜阳，方宜选用二甲、三甲复脉汤一类方剂，此时如用本方，反会贻误治疗。

第十八条原意与第十七条基本相同，即虽属下焦温病，治应育阴潜阳，但如邪火仍盛，即原文所谓“手少阴证未罢者”，“手少阴”，指手少阴心，亦即心经火邪仍盛，临床表现有“寸脉大，口气重，颧赤，白睛赤，热壮，之类，亦应先清火邪，先与牛黄、紫雪之类，清心开窍，俟邪火基本消除以后，再用三甲复脉汤之类以育阴潜阳，此先治其标，再治其本之意。

第十九条是谈下焦温病过程中欲作“战汗”的问题。所谓“战汗”，即下焦温病过程中，患者突然出现心烦，然后全身出汗，有的患者心烦汗出后症状减轻；有的患者心烦汗出后症状加重，甚至汗出气脱身死。这种情况常是温病晚期，正邪最后搏斗的一种临床表现。正气最后战胜邪气，则汗出而解，正气不胜邪气，则汗出而亡。所以叫“战汗”是由于战汗的发生是正邪最后一战，因此在治疗上必须以支持正气为主，所以原文提出“以复脉汤热饮之”，“虚甚者加人参”。从临床经验看，用独参汤代茶饮最好。即单用人参一味，浓煎代茶频服。此时应绝对保持患者安静，这也就是原文所谓的“但令静，勿妄动”。保持安静，对欲作战汗的患者，十分重要。服药者，保持安静，更有利于患者向好的方面转归，用药不及，未服药者，保持安静，有时也常常收到自然好转的效果。

二十、时欲漱口不欲咽，大便黑而易者，有瘀血也，犀角地黄汤主之。

邪在血分，不欲饮水，热邪燥液口干，又欲求救于水，故但欲漱口，不欲咽也。瘀血溢于肠间，血色久瘀则黑，血性柔润，故大便黑而易也。犀角味咸，入下焦血分以清热，地黄去积聚而补阴，白芍去恶血，生新血，丹皮泻血中伏火，此蓄血自得下行，故用此轻剂以调之也。

犀角地黄汤方（甘咸微苦法）

干地黄一两　生白芍三钱　丹皮三钱　犀角三钱

水五杯，煮取二杯，分二次服，渣再煮一杯服。

二十一、少腹坚满，小便自利，夜热昼凉，大便闭，脉沉实者，蓄血也。桃仁承气汤主之，甚则抵当汤。

少腹坚满，法当小便不利，今反自利，则非膀胱气闭可知。夜热者，阴热也；昼凉者，邪气隐伏阴分也。大便闭者，血分结也。故以桃仁承气通血分之闭结也。若闭结太甚，桃仁承气不得行，则非抵当不可，然不可轻用，不得不备一法耳。

桃仁承气汤方（苦辛咸寒法）

大黄五钱　芒硝二钱　桃仁三钱　当归三钱　芍药三钱　丹皮三钱

水八杯，煮取三杯，先服一杯，得下止后服，不知再服。

抵当汤方（飞走攻络苦咸法）

大黄五钱　虻虫（炙干为末）二十枚　桃仁五钱　水蛭（炙干为末）五分

水八杯，煮取三杯，先服一杯，得下止后服，不知再服。

【讲解】

以上两条是谈下焦温病合并出血及瘀血的诊断和治疗。

第二十条是谈出血，出血除肉眼可见的出血，如便血、尿血、咳血、衄血等以外，临床表现上还有两点提示有出血或瘀血，其一是：口干欲饮水，但又不能饮，以含漱为快，这就是原文中所谓的“时欲漱口不欲咽”。其二是：大便稀溏，色黑，这就是原文中所谓的“大便黑而易者”。临床上凡见出血，或虽无肉眼可见出血，但有大便黑而稀溏光亮者，均应考虑出血，进行紧急处理。出血的原因很多，下焦温病，证属阴虚，因此下焦温病合并出血，多属阴虚内热，热入血分，迫血妄行，治宜养阴、凉血、止血。犀角地黄汤为养阴凉血方，所以下焦温病合并出血时，常选用本方。

第二十一条是谈蓄血证的治法。瘀血的主要临床表现为“少腹坚满，或腹部可以摸到肿物。“少腹坚满”，可以是膀胱蓄水，也可以是蓄血。蓄水与蓄血的鉴别，关键在小便情况，少腹坚满，小便不利者，多为蓄水；少腹坚满，小便通利者，多属蓄血。蓄血证在治疗上必须攻瘀，桃仁承气汤及抵当汤是攻瘀常用方。所以下焦温病合并瘀血者，亦可选用本方。不过应该提出者，下焦温病，真阴欲渴，救阴常是下焦温病的主要治疗方法。攻下之剂，多有伤阴之弊，非万不得已之时，不可使用。例如由于血瘀而致之大出血者，瘀不去则血不止，不得不用攻瘀以求止血。或大便闭结，多日不行，不得不勉强攻下以通闭结，其他一般情况，不得轻用。原注谓“不可轻用，不得不备一法”，即属此意。

【临证意义】

临床运用举例：

案 36. 犀角地黄汤、黄连阿胶汤、青蒿鳖甲汤治疗肠伤寒便血、夜热早凉案

赵某，男，36 岁，1959 年 9 月 2 日入院。

病史：发病 5 天，起病较缓，发烧，头痛头晕，疲倦乏力，关节疼痛，恶心呕吐，口干不思饮，腹胀泄泻日三四次。

检查：表情淡漠、倦睡，面黄，消瘦，口唇疱疹，舌苔白薄，脉象沉缓有力，体温 40℃，脉搏 78 次/分，白细胞 5500/mm^3，中性 75%，淋巴 25%，嗜酸性细胞 22 个，肥达氏反应

(O) 1∶80，(H) 1∶1280，血培养（一），大便培养（十）。

治疗：给予合霉素口服，症状未能控制，10 天后发生药疹，改为氯霉素，青、链霉素肌注，口服金霉素，静脉滴注葡萄糖、氢考等。至 9 月 16 日病情恶化，患者体温弛张，晨起 37℃左右，午后 40℃左右，大便泄泻日行四五次，午后呕出瘀血块约 15ml，肠蠕动亢进，肠鸣如雷之后，便出瘀血约 500ml，血压 94/44mmHg，患者昏迷，采取输血输液等急救措施，停用抗生素，服用中药。处方：犀角地黄汤合黄连阿胶汤加味：

广犀角四钱　生地一两　白芍炭六钱　粉丹皮八钱　川连四钱　炒黄芩六钱　侧柏炭六钱　藕节六钱　炒槐花六钱　小蓟炭五钱　白茅根一两　黑栀子四钱　阿胶一两五钱，烊化

加水 1500ml，煎成 400ml，每服 200ml，每日 1 剂，服前加生鸡子黄一枚搅匀温服。3 剂。

9 月 19 日病情好转，精神清晰，微能进食，大便如黑泥状，每日约排 200g，舌质淡红，无苔，脉象芤数，体温晨 36℃左右，午后 38.5℃左右。改服犀角地黄汤加味：

广犀角四钱　生地一两　丹皮六钱　黑栀五钱　藕节六钱　川连三钱　侧柏五钱　双花炭一两五钱　白茅根一两　青蒿八钱　知母三钱　甘草三钱

加水 1500ml，煎取 300ml，分 3 次温服，每日 1 剂。3 剂。

9 月 22 日，食欲正常，大便每日 1 次，大便潜血化验（一），唯余夜热早凉症状，体温早 36℃左右，午晚 38℃以上。处方：青蒿鳖甲汤合益胃汤加味：

生熟地各六钱　沙参四钱　知母三钱　牡丹皮三钱　青蒿四钱　生鳖甲五钱　炙龟甲五钱　玉竹一两　麦冬四钱　荷叶四钱　黄柏一钱五分　生炙草各一钱五分

加水 1500ml，煎取 400ml，分 4 次温服，每日 1 剂，共服

10剂，体温保持在36℃左右，诸症消失，痊癒出院。

（许家松：《张哲臣老大夫治疗肠伤寒250例的经验》，山东中医学院：《中医学术交流选编》，1977）

二十二、温病脉，法当数，今反不数而濡小者，热撤里虚也。里虚下利稀水，或便脓血者，桃花汤主之。

温病之脉本数，因用清热药撤其热，热撤里虚，脉见濡小，下焦空虚则寒，即不下利，亦当温补，况又下利稀水脓血乎！故用少阴自利，关闸不藏，堵截阳明法。

桃花汤方（甘温兼涩法）

赤石脂一两（半整用煎，半为细末调）　炮姜五钱　白粳米二合

水八杯，煮取三杯，去渣，入石脂末一钱五分，分三次服。若一服愈，余勿服。虚甚者加人参。

二十三、温病七、八日以后，脉虚数，舌绛苔少，下利日数十行，完谷不化，身虽热者，桃花粥主之。

上条以脉不数而濡小，下利稀水，定其为虚寒而用温涩。此条脉虽数而日下数十行，至于完谷不化，其里邪已为泄泻下行殆尽。完谷不化，脾阳下陷，火灭之象；脉虽数而虚，苔化而少，身虽余热未退，亦虚热也，纯系关闸不藏见证，补之稍缓则脱。故改桃花汤为粥，取其逗留中焦之意，此条认定完谷不化四字要紧。

桃花粥方（甘温兼涩法）

人参三钱　炙甘草三钱　赤石脂六钱（细末）　白粳米二合

水十杯，先煮参、草得六杯，去渣，再入粳米煮得三杯，纳石脂末三钱，顿服之。利不止，再服第二杯，如上法；利止停后服。或先因过用寒凉脉不数身不热者，加干姜三钱。

【讲解】

以上两条讲痢疾后期，亦即久痢的治疗方法。

关于痢疾的治疗，《温病条辨·中焦篇》有较详细的论述，《温病条辨·中焦篇》九十三条："久痢阳明不阖，人参石脂汤主之"，文中之人参石脂汤即本条桃花汤、桃花粥复方。其义与本条基本相同，痢疾虽属独立疾病，但由于其系急性传染病，属温病的一种常见疾病，可以纳入温病范围。温病晚期，病属下焦，所以痢疾后期，也属下焦温病之内。由于久痢的治疗，中焦篇中已作讲解，桃花汤、桃花粥均属于固肠止痢之剂，与人参石脂汤之义相同，因此不再作重复讲解。

二十四、温病少阴下利，咽痛胸满心烦者，猪肤汤主之(1)。

此《伤寒论》原文。按温病热入少阴，逼液下走，自利咽痛，亦复不少，故采录于此。柯氏云：少阴下利，下焦虚矣。少阴脉循喉咙，其支者出络心，注胸中，咽痛胸满心烦者，肾火不藏，循经而上走于阳分也；阳并于上，阴并于下，火不下交于肾，水不上承于心，此未济之象。猪为水畜而津液在肤，用其肤以除上浮之虚火，佐白蜜、白粉之甘，泻心润肺而和脾，滋化源，培母气，水升火降，上热自除，而下利自止矣。

猪肤汤方（甘润法）

猪肤一斤（用白皮从内刮去肥，令如纸薄）

上一味，以水一斗，煮取五升，去渣，加白蜜一升，白米粉五合，熬香，和令相得。

二十五、温病少阴咽痛者，可与甘草汤；不差者，与桔梗汤(2)。

柯氏云：但咽痛而无下利胸满心烦等证，但甘以缓之足矣。不差者，配以桔梗，辛以散之也。其热微，故用此轻剂耳。

甘草汤方（甘缓法）

甘草二两

上一味，以水三升，煮取一升半，去渣，分温再服。

桔梗汤方（苦辛甘升提法）

甘草二两　桔梗二两

法同前。

二十六、温病入少阴，呕而咽中伤，生疮不能语，声不出者，苦酒汤主之。

王氏晋三云：苦酒汤治少阴水亏不能上济君火，而咽生疮声不出者。疮者，疳也。半夏辛滑，佐以鸡子清之甘润，有利窍通声之功，无燥津涸液之虑；然半夏之功能，全赖苦酒，摄入阴分、劫涎敛疮，即阴火沸腾，亦可因苦酒而降矣，故以为名。

苦酒汤方（酸甘微辛法）

半夏（制）一钱　鸡子一枚（去黄，内上苦酒鸡子壳中）

上二味，内半夏著苦酒中，以鸡子壳置刀环中，安火上，令三沸，去渣，少少含咽之。不差，更作3剂。

【讲解】

以上三条，是讲下焦温病合并咽痛时的治疗。

这三条原文均见于《伤寒论·辨少阴病脉证并治》。310条："少阴病，下利，咽痛，胸满，心烦，猪肤汤主之。"311条："少阴病二三日，咽痛者，可与甘草汤。不差，与桔梗汤。"312条："少阴病，咽中伤，生疮，不能语言，声不出者，苦酒汤主之。"此三条为少阴病热化证，与下焦温病中温热病相类似。所以吴氏把这三条原文句首加上"温病"二字，其余一字不易的列在下焦温病中。

二十四条是谈咽痛轻症。咽痛轻症在下焦温病出现，可以不必专门处理，从饮食营养调理即可，所以用猪肤汤。猪肤汤中之猪肤，即鲜猪皮。白蜜、白米粉，均属饮食营养，甘润之品，因此，本方实际是饮食治疗。

二十五条是谈咽痛之较重者。咽痛已重，单靠饮食调理已不能缓解症状，必须用药物作治疗，所以本条提出用甘草汤或桔梗汤。甘草有缓中补虚、祛痰止痛作用，所以可以用以治少阴咽痛。加入桔梗则祛痰作用更强，所以原文谓："少阴咽痛者，可与甘草汤，不差者，与桔梗汤。"

二十六条是谈咽痛之最重者。咽中生疮，言语不出，所以必须用较强作用的祛痰、敛疮、清咽、止痛药物，并直接作用咽部才能取得疗效。所以本条提出用苦酒汤含咽。苦酒就是米醋，有敛疮、清咽、止痛的作用。鸡蛋白有保护疮面的作用，半夏有祛痰作用。咽部红肿疼痛、生疮化脓，此方确有一定疗效。

二十七、妇女温病，经水适来，脉数耳聋，干呕烦渴，辛凉退热，兼清血分，甚至十数日不解，邪陷发痉者，竹叶玉女煎主之。

此与两感证同法。辛凉解肌，兼清血分者，所以补上中焦之未备；甚至十数日不解，邪陷发痉，外热未除，里热又急，故以玉女煎加竹叶，两清表里之热。

竹叶玉女煎汤方（辛凉合甘寒微苦法）

生石膏六钱　干地黄四钱　麦冬四钱　知母二钱　牛膝二钱　竹叶三钱

水八杯，先煮石膏、地黄得五杯，再入余四味，煮成二杯，先服一杯，候六时复之，病解停后服，不解再服（上焦用玉女煎去牛膝者，以牛膝为下焦药，不得引邪深入也。兹在下焦，故仍用之）。

二十八、热入血室，医与两清气血，邪去其半，脉数，余邪不解者，护阳和阴汤主之。

此系承上条而言之也。大凡体质素虚之人，驱邪及半，必兼护养元气，仍佐清邪，故以参、甘护元阳，而以白芍、麦冬、生地，和阴清邪也。

护阳和阴汤方（甘凉甘温复法，偏于甘凉，即复脉汤法也）

白芍五钱　炙甘草二钱　人参二钱　麦冬（连心炒）二钱　干地黄（炒）三钱

水五杯，煮取二杯，分二次温服。

二十九、热入血室，邪去八、九，右脉虚数，暮微寒热者，加减复脉汤，仍用参主之。

此热入血室之邪少虚多，亦以复脉为主法。脉右虚数，是邪不独在血分，故仍用参以补气。暮微寒热，不可认作邪实，乃气血俱虚，营卫不和之故。

加减复脉汤仍用参方

即于前复脉汤内，加人参三钱。

三十、热病经水适至，十余日不解，舌萎饮冷，心烦热，神气忽清忽乱，脉右长左沉，瘀热在里也，加减桃仁承气汤主之。

前条十数日不解用玉女煎者，以气分之邪尚多，故用气血两解。此条以脉左沉，不与右之长同，而神气忽乱，定其为蓄血，故以逐血分瘀热为急务也。

加减桃仁承气汤方（苦辛走络法）

大黄（制）三钱　桃仁（炒）三钱　细生地六钱　丹皮四钱　泽兰二钱　人中白二钱

水八杯，煮取三杯，先服一杯，候六时，得下黑血，下后神清渴减，止后服。不知，渐进。

按：邵新甫云：考热入血室，《金匮》有五法：第一条主小柴胡，因寒热而用，虽经水适断，急提少阳之邪，勿令下陷为最。第二条伤寒发热，经水适来，已现昼明夜剧，谵语见鬼，恐人认阳明实证，故有无犯胃气及上二焦之戒。第三条中风寒热，经水适来，七八日脉迟身凉，胸胁满如结胸状，谵语者，显无表证，全露热入血室之候，自当急刺期门，使人知针力比药力尤捷。第四条阳明病下血谵语，但头汗出，亦为热入血室，亦刺期门，汗出而愈。第五条明其一证而有别因为害，如痰潮上脘，昏冒不知，当先化其痰，后除其热。仲景教人当知变通，故不厌推广其义，乃今人一遇是证，不辨热入之轻重，血室之盈亏，遽与小柴胡汤，贻害必多。要之，热甚而血瘀者，与桃仁承气及山甲、归尾之属；血舍空而热者用犀角地黄汤，加丹参、木通之属；表邪未尽而表证仍兼者，不妨借温通为使；血结胸，有桂枝红花汤，参入海蛤、桃仁之治；昏狂甚，进牛黄膏，调入清气化结之煎。再观叶案中有两解气血燔蒸之玉女煎法；热甚阴伤，有育阴养气之复脉法；又有护阴涤热之缓攻法。先圣后贤，其治条分缕析，学者审证定方，慎毋拘乎柴胡一法也。

【讲解】

以上四条，是讲下焦温病，妇女患者月经适来，“热入血室”的诊断和治疗。

“热入血室”是中医学中的一个病理生理术语，首见于《伤寒论》及《金匮要略》。“血室”，多数学者认为是“女子胞”，亦即子宫。因此，“热入血室”为热邪入侵胞宫，类似现代所谓急性盆腔感染一类疾病。急性感染性疾病，总的来说，均可纳入温病范围，妇女急性盆腔感染亦不例外，因此本书将此列入下焦温病之中，专条加以讨论。

热入血室虽然是一个独立性疾病，但仍然是以正邪之间的消长进退为依据来辨证论治。

二十七条是谈“热入血室”的一般治疗。“热入血室”既然表现为正邪分争，所以在治疗原则上应扶正祛邪，和解表里。因此，《伤寒论》、《金匮要略》首先用小柴胡汤来治疗。“热入血室”之属于温病范围者，也仍以扶正祛邪、和解表里为立法原则，本条提出了竹叶玉女煎方。本方即玉女煎加竹叶，方中干地黄、麦冬养阴扶正，竹叶、生石膏清热祛邪，加牛膝引入下焦。热入血室其临床表现属于温病范围者，一般均可使用本方治疗。

二十八、二十九条是谈“热入血室”经治疗后，余邪不解，邪去正虚者的治疗。邪去正虚，重在扶正。所以本条提出用护阳和阴汤方，即加减复脉汤去阿胶、麻仁，加人参，或用加减复脉汤仍用参方，以气血两顾，扶正以祛余邪。下焦温病邪少虚多者，一般情况下均可以复脉为主法，“热入血室”自不例外，所以注文谓“亦以复脉为主法”。

三十条是谈“热入血室”属蓄血证的临床表现及治疗。其“血分瘀热”主要表现为精神情志的反常，这也就是《伤寒论》中所述：“妇人伤寒，发热，昼日明了，夜则谵语，如见鬼状者，此为热入血室。”本条述为“神气忽清忽乱”。由于瘀热在血分，所以必须首先攻瘀，用加减桃仁承气汤。

三十一、温病愈后，嗽稀痰而不咳，彻夜不寐者，半夏汤主之。

此中焦阳气素虚之人，偶感温病，医以辛凉甘寒，或苦寒清温热，不知十衰七、八之戒，用药过剂，以致中焦反停寒饮，令胃不和，故不寐也。《素问》云：胃不和则卧不安，饮以半夏汤，复杯则寐。盖阳气下交于阴则寐，胃居中焦，为阳气下交之道路，中寒饮聚，致令阳气欲下交而无路可循，故不寐也。半夏逐痰饮而和胃，秫米秉燥金之气而成，故能补阳明燥气之不及而渗其饮，饮退则胃和，寐可立至，故曰复杯则寐也。

半夏汤（辛甘淡法）

半夏（制）八钱　秫米二两（即俗所谓高粱是也，古人谓之稷，今或名为芦稷，如南方难得，则以薏仁代之）

水八杯，煮取三杯，分三次温服。

三十二、饮退则寐，舌滑，食不进者，半夏桂枝汤主之。

此以胃腑虽和，营卫不和，阳未卒复，故以前半夏汤合桂枝汤，调其营卫，和其中阳，自能食也。

半夏桂枝汤方（辛温甘淡法）

半夏六钱　秫米一两　白芍六钱　桂枝四钱（虽云桂枝汤，却用小建中汤法。桂枝少于白芍者，表里异治也）　炙甘草一钱　生姜三钱　大枣（去核）二枚

水八杯，煮取三杯，分温三服。

三十三、温病解后一身凉如水，冷汗自出者，桂枝汤主之。

此亦阳气素虚之体质，热邪甫退，即露阳虚，故以桂枝汤复其阳也。

桂枝汤方（见上焦篇。但此处用桂枝，分量与芍药等，不必多于芍药也；亦不必啜粥再令汗出，即仲景以桂枝汤小和之法是也）

三十四、温病愈后，面色萎黄，舌淡，不欲饮水，脉迟而弦，不食者，小建中汤主之。

此亦阳虚之质也，故以小建中，小建其中焦之阳气，中阳复则能食，能食则诸阳皆可复也。

小建中汤方（甘温法）

白芍（酒炒）六钱　桂枝四钱　甘草（炙）三钱　生姜三钱　大枣（去核）二枚　胶饴五钱

水八杯，煮取三杯，去渣，入胶饴，上火烊化，分温三服。

三十五、温病愈后，或一月，至一年，面微赤，脉数，暮热，常思饮不欲食者，五汁饮主之，牛乳饮亦主之。病后肌肤枯燥，小便溺管痛，或微燥咳，或不思食，皆胃阴虚也，与益胃五汁辈。

前复脉等汤，复下焦之阴。此由中焦胃用之阴不降，胃体之阳独亢，故以甘润法救胃用，配胃体，则自然欲食，断不可与俗套开胃健食之辛燥药，致令燥咳成痨也。

五汁饮牛乳饮方（并见前秋燥门）

益胃汤（见中焦篇）

按：吴又可云："病后与其调理不善，莫若静以待动，是不知要领之言也。夫病后调理，较易于治病，岂有能治病，反不能调理之理乎！但病后调理，不轻于治病，若其治病之初，未曾犯逆，处处得法，轻者三五日而解，重者七八日而解，解后无余邪，病者未受大伤，原可不必以药调理，但以饮食调理足矣，经所谓食养尽之是也。若病之始受既重，医者又有误表、误攻、误燥、误凉之弊，遗殃于病者之气血，将见外感变而为内伤矣。全赖医者善补其过（谓未犯他医之逆；或其人阳素虚，阴素亏；或前因邪气太盛，故剂不得不重；或本虚邪不能张，须随清随补之类），而补人之过（谓已犯前医之治逆），退杀气（谓余邪或药伤），迎生气（或养胃阴，或护胃阳，或填肾阴，或兼固肾阳，以迎其先后天之生气），活人于万全，岂得听之而已哉！万一变生不测，推委于病者之家，能不愧于心乎！至调理大要，温病后一以养阴为主。饮食之坚硬浓厚者，不可骤进。间有阳气素虚之体质，热病一退，即露旧亏，又不可固执养阴之说，而灭其阳火。故本论中焦篇列益胃、增液、清燥等汤，下焦篇列复脉、三甲、五汁等复阴之法，乃热病调理之常理也；下焦篇又列建中、半夏、桂枝数法，以为阳气素虚，或误伤凉药之用，乃其变也。《经》所谓："有者求之，无者求之，微者责之，盛者责之，"全赖司其任者，心诚求之也。

【讲解】

以上五条是讲温病愈后的治疗及调理。

第三十一、三十二条是讲温病愈后，由于温病一般多是热邪伤阴之证，在治疗过程中如过用甘寒辛凉清热养阴之药，以致脾阳受损，痰湿内生，出现咳嗽吐稀痰、失眠、饮食减少等症就不可拘于养阴保津之说，不敢使用刚燥之剂，仍应予以补脾、祛痰以纠其偏，方用半夏汤或半夏桂枝汤。半夏汤即古方半夏秫米汤，有祛痰和胃作用。半夏桂枝汤即半夏秫米汤合小建中汤，有温中补脾、祛痰和胃作用。

第三十三条是讲温病愈后，身体虚弱，邪去正未复，营卫不和，表阳已虚，故自汗、身凉、脉迟。治宜调和营卫，用桂枝汤。

第三十四条，也是讲温病愈后，邪虽去而正未复，面黄、清瘦、食欲不振，这也是脾胃虚弱，中焦阳气不足的表现，必须温中补脾，以复中焦之阳气，所以用小建中汤。

以上四条，说明温病愈后，一般多属阴虚，但如患者素体阳虚复感温病，或温病过程中过用寒凉甘柔或苦寒清热之剂，也可由阴虚转为阳虚，出现中焦虚寒，阳气不振等现象。因此，必须照顾脾胃运化功能，保护中阳，使营卫调和。不可拘泥于凡属温病均宜养阴保津之常法，而应因人而异，辨证论治。

第三十五条是讲温病愈后之药物调理及饮食调理。温病热退后，如无合并症，即可停止药物治疗，注意饮食起居即可痊愈。这也就是原注中所谓的“解后无余邪，病者未受大伤，原可不必以药调理，但以饮食调理足矣”。但如有合并症或患者外感温病前原有慢性病，则又必须针对其合并症或原有疾病情况加以处理。本条所列之五汁饮，牛乳饮等，实际上均属于饮食营养调理之品，读者可举一反三。

【临证意义】

以上三十五条，是谈下焦温病温热类的辨证论治及温病愈后的一般调理。从这些条文中所述有关内容来看，下焦温病的病理生理特点是：“真阴欲竭，壮火复炽，”亦即温病晚期，基本上是属于一种正虚邪实的局面。如何处理？本篇提出了“邪多虚少”，“邪少虚多”，因而在治疗上也就据此提出了“邪多虚少者”，治疗重点仍在祛邪，但应兼顾其正。“邪少虚多者”，治疗重点则在扶正，兼祛其邪。这些认识在临证时意义重大。今举一临床实例以为例证。

临床运用举例：

案 37. 三甲复脉汤治疗肾病发热案

谭卫东，男孩，9 岁，北京人。

患儿于 1 岁 9 个月时，突然发热，浮肿，当时诊为急性肾炎，以后曾在我院，海淀医院、儿童医院及北京市中医院住院，诊为慢性肾炎。曾用中西药物治疗，疗效不显。近 3 年来家长失去信心，未予治疗。1976 年 12 月底，患儿发烧、咳嗽，以后出现嗜睡、鼻衄、恶心、呕吐、尿少，于 1977 年 1 月 4 日急诊入院，入院时体检：明显消瘦，皮肤干燥，鼻翼煽动，呼吸困难，心律不齐，实验室检查：CO_2 结合力 12.2 容积%，尿素氮 216mg%，血红蛋白 5.8g，诊断慢性肾炎、尿毒症、酸中毒、继发性贫血。入院后立即采取紧急措施，输液、纠正酸中毒及脱水，予抗生素，同时予中药真武汤、生脉散加味方（附片二钱、炒白芍四钱、炒白术三钱、茯苓三钱、干姜二钱、党参四钱、麦冬三钱、五味子三钱、泽泻三钱、车前子三钱、竹茹三钱、甘草二钱）处理后症状稍有稳定，CO_2结合力上升至56容积%，但全身症状无大改善，仍处于嗜睡衰竭状态，同时有鼻衄、呕吐咖啡样物。

1月6日血红蛋白下降至4.5g，当时曾予输血，1月7日患儿情况转重，不能饮食，恶心呕吐频频发作，服药亦十分困难，大便1日数次，呈柏油样便，且有呕血，呼吸慢而不整，14～18次/分，心率减慢至60～80次/分，当予可拉明、洛贝林、生脉散注射液等交替注射，并向家属交待病情，危在旦夕。1月8日患儿情况继续呈嗜睡衰竭状态，面色晦黯，呼吸减慢，心率减慢至60次/分。大便仍为柏油便，看来情况越来越重，因急请会诊。会诊时患儿呈嗜睡朦胧状态，时有恶心呕吐，呼吸深长而慢，脉沉细微弱无力而迟，舌嫩润齿痕，尖微赤，苔薄白干中心微黄，同意儿科诊断，中医辨证方面当时按余"辨证论治五步"分析，患儿症状主要呈恶心呕吐，进食困难，嗜睡半朦胧状态，呕血便血，按照中医理论这些症状应属于脾胃败绝之象，因此，第一步定位在脾胃。患儿呈嗜睡状，脉沉细无力而迟，舌嫩齿痕尖微赤中心稍黄，按照中医理论这些表现属于气阴两虚，结合患儿全身情况看，应属气阴两竭，因此第二步定性为气阴两竭。定位与定性合参，即可定为脾胃气阴两竭。但分析患儿发病全过程，患儿肾病已久，一直未愈，当前主要症状，系继发于原有肾病基础之上，根据"必先五胜"原则，原发病应在肾，因此第三步应定为病在肾，波及脾，兼及心肺，证属气阴两竭。第四步在治疗上补肾、补脾、补心、补肺均应考虑，但由于其原发病在肾，根据治病求本原则，因此第四步则应重点在补肾，在配伍上补肾应同时治其所胜及所不胜，因此第五步则应在补肾的同时兼治其心脾。基于上述分析，因此以参芪地黄汤加竹茹为治，处方：人参二钱另煎兑入，党参五钱，黄芪五钱、细生地八钱、苍白术各二钱、五味子二钱、丹皮二钱、茯苓五钱、泽泻二钱、淡竹茹三钱，服上方1剂，患儿症状即有好转，心率转为84次/分，以后继续服上方3剂，患儿恶心呕吐基本控制，已有食欲，能进少量饮食。1月12日患儿出现发热，大便溏泻，且有完谷不化现象，又请会诊，考虑此属饮食不节所制，前方加葛根三钱，川连五分，干姜五片，病房同时给黄连素、青霉素、氯霉素、制霉菌素。1月17日会诊时情况稳定，食纳增加，但大便仍为3～4次/日，体温仍在38.0℃。由于患儿情况逐日好转，病房改病危为病重。1月24日请会诊，考虑患儿气虚现象已经基本控制，当前以补肾阴为主，由于肾虚患者同时考虑胃乘心侮的问题，因此改用麦味地黄汤合竹叶石膏汤同进，并建议病房停用所有抗生素，服药5剂后，体温逐渐下降至37.2～37.3℃。2月3日再请会诊，为了加强补肾养肝作用，除仍用麦味地黄汤合竹叶石膏汤外，再加用三甲复脉汤，服药后2天，体温即完全下降至正常范围。2月9日再请会诊，由于体温已经正常，患儿这几天饮食稍差，因去三甲复脉汤，改用麦味地黄汤合竹叶石膏汤，加味枳术丸，以后继续服本方多剂，患儿情况良好，精神饮食、睡眠、大小便基本正常，无明显自觉症状，玩乐如常。病房用中药治疗过程中除因患儿 CO_2 结合力总在低界，常用碳酸氢钠以纠正其酸中毒以外，未作其他特殊处理，由于患儿自觉症状已经消失，因此于3月16日要求出院，出院时实验室检查未恢复正常，CO_2 结合力33～36容积%，尿素氮56.5mg%，尿蛋白$^{+++}$，血红蛋白5.8g。出院后3月31日来我处门诊，仍用参芪麦味地黄汤加竹茹，益母草、白茅根，嘱每日1剂，不用任何其他中西药物。4月21日门诊复诊，血红蛋白上升至9.5g，CO_2 结合力29.12容积%，尿素氮66mg%，仍予前方不变。6月22日再来门诊复查，尿素氮下降为22.8mg%，CO_2 结合力上升至47.04容积%，血红蛋白上升为10g，尿蛋白为$^{++}$，由于患儿无任何症状，玩乐如常，因此以上方改制为蜜丸常服，1978年4月4日再来门诊复查，血红蛋白13g，尿素氮25.8mg%，CO_2 结合力44.8容积%，尿蛋白痕迹。今年9月患儿母亲来告，患儿最近又复查一次，一切完全正常，已经入小学上学，尿蛋白亦转阴性，基本治愈。

此病例从温病角度来看，其病程中出现发热一段，基本上属于素体肝肾虚损不足，复又新感外邪，属于正虚邪实，邪少虚多之候。我们在临床处理上，毅然全部撤去抗生素，速与三甲复脉汤，果然一药热退，正气渐复，并达到了完全治愈的疗效。这是我们遵循上述治疗原则的效果，于此也说明了上述治疗原则在临床中的指导意义。

暑温　伏暑

三十六、暑邪深入少阴消渴者，连梅汤主之；入厥阴麻痹者，连梅汤主之；心热烦躁神迷甚者，先与紫雪丹，再与连梅汤。

肾主五液而恶燥，暑先入心，助心火独亢于上，肾液不供，故消渴也。再心与肾均为少阴，主火，暑为火邪，以火从火，二火相搏，水难为济，不消渴得乎！以黄连泻壮火，使不烁津，以乌梅之酸以生津，合黄连酸苦为阴；以色黑沉降之阿胶救肾水，麦冬、生地合乌梅酸甘化阴，庶消渴可止也。肝主筋而受液于肾，热邪伤阴，筋经无所秉受，故麻痹也。再包络与肝均为厥阴，主风木，暑先入心，包络代受，风火相搏，不麻痹得乎！以黄连泻克水之火，以乌梅得木气之先，补肝之正，阿胶增液而熄肝风，冬、地补水以柔木，庶麻痹可止也。

心热烦躁神迷甚，先与紫雪丹者，开暑邪之出路，俾梅、连有入路也。

连梅汤方（酸甘化阴酸苦泄热法）

云连二钱　乌梅（去核）三钱　麦冬（连心）三钱　生地三钱　阿胶二钱

水五杯，煮取二杯，分二次服。脉虚大而芤者，加人参。

【讲解】

本条述下焦暑温消渴、麻痹、烦躁的治疗。

前已述及，“暑温”，即暑之偏热者。“伏暑”即暑病之过时而发者，外感暑邪，如同其他温病一样，均以三焦叙其传变及按之上中下三焦辨证论治，因此外感暑邪不论是即发还是过时而发，只要发病以后迁延至后期者，均可列入下焦，按下焦温病进行辨证论治。本节共六条，主要论述下焦暑温的诊断与治疗方法。

下焦温病之属于温热类病者，其治疗重点是养阴、救阴，兼以祛邪，下焦暑温，自不例外。因此，前述下焦温病的治疗方法，在治疗下焦暑温时，亦可区别选用。

连梅汤为补阴扶正兼以祛邪方，方用麦冬、生地、阿胶为下焦温热病中常用补阴药物，乌梅为生津止渴药物，黄连为清热燥湿祛邪药物，其组方之义与前述诸方大致相同，所不同者，下焦温病一般重在育阴潜阳，兼以祛邪的药物多属甘寒或咸寒，而本方兼以祛邪的药物则是苦寒清火燥湿的黄连，这是因为“暑必挟湿”。“暑温”虽属暑之偏于热者，但是总是兼有湿邪，所以须合用黄连以清火燥湿。

连梅汤的适应证，本条提出了三种情况，其一是“消渴”；其二是“麻痹”；其三是“烦躁”、“神迷”，即出现精神神志症状。这三种情况均与真阴枯竭，津液不足有关。而真阴枯竭，津液不足发生的原因，在下焦温病中又常系由于“热邪深入”或“热邪久羁”所引起。连梅汤中黄连可以清除深入的热邪，这就是原注所谓的“黄连泻壮火，使不烁津”，乌梅可以生津液，麦冬、阿胶、生地可以救阴。所以可以用于治疗下焦暑温中之消渴、麻痹、烦躁、神迷等症状。不过，前已述及，下焦温病治疗原则，邪多虚少者，仍应首先祛邪，然后补虚。烦躁神迷等症，属于邪甚的急重表现，根据上述原则，仍应首先祛邪，所以原文明确指出：“心热烦躁神迷甚者，先与紫雪丹，再与连梅汤”。此用药原则与前述“少阴温病，真阴欲竭，壮火复炽，心中烦，不得卧者，黄连阿胶汤主之”。“痉厥神昏，舌短、烦躁、手少阴证未罢者，先与牛黄紫雪辈，开窍搜邪，再与复脉汤存阴，三甲潜阳，临证细参，勿致倒乱”等条文之意，基本相同。也是下焦温病治疗原则在下焦温病各类疾病中的具体运用。

三十七、暑邪深入厥阴，舌灰，消渴，心下板实，呕恶吐蛔，寒热，下利血水，甚至声音不出，上下格拒者，椒梅汤主之。

此土败木乘，正虚邪炽，最危之候。故以酸苦泄热，辅正驱邪立法，据理制方，冀其转关耳。

椒梅汤方（酸苦复辛甘法，即仲景乌梅圆法也，方义已见中焦篇）

黄连二钱　黄芩二钱　干姜二钱　白芍（生）三钱　川椒（炒黑）三钱　乌梅（去核）三钱　人参二钱　枳实一钱五分　半夏二钱

水八杯，煮取三杯，分三次服。

【讲解】

前条连梅汤是讲养阴扶正兼以祛邪，本条椒梅汤是讲益气温中，酸苦泄热，辅正驱邪，寒热并用。暑邪深入，可以伤阴，也可以伤阳，伤阴则阴虚内热者用连梅汤已如前述，伤阳则寒热错杂者则可用本方。方中人参、干姜、川椒温阳益气，白芍养阴，黄芩、黄连清热泻火，枳实、半夏宽胸理气，祛痰降逆，辅正驱邪，寒热平调。所以暑邪深入下焦，临床上出现舌灰，消渴，心下板实，呕恶吐蛔者，下利者，可以使用本方。

本方由《伤寒论》中乌梅丸方变化而来，较乌梅丸方少细辛、桂枝、附子、黄柏、当归，加黄芩、白芍、枳实、半夏。所以然者，此系下焦暑温，与伤寒病至厥阴毕竟有所不同，所以本方在温中方面，与乌梅丸相近而偏柔。暑必挟湿，吴氏在下条注中明确指出，不兼湿不得名暑温。因此本方较乌梅丸又多半夏、枳实等，理气、降逆、祛痰、燥湿之品。所以后人谓："此方由乌梅丸化裁，较之连梅，有刚柔之分"。

椒梅汤方后原注谓："酸苦复辛甘法，即仲景乌梅丸法也。方义已见中焦篇"。查本书中焦篇并无本方，亦无乌梅丸方，本书乌梅丸方见下焦篇七十二条，亦无方论，吴氏在方后注中谓："此乌梅丸本方也，独无论者，以前贤名注林立，兹不再赘，分量制法，悉载《伤寒论》中。"可见吴氏在本书中并未讨论本方。前文"方义已见中焦篇"一语，疑系刻误。

【临证意义】

临床运用举例：

案38. 椒梅汤治疗流行性乙型脑炎案

高某，男，7岁，住某医院已3日，诊断为流行性乙型脑炎。

病程与治疗：会诊时，患儿高烧烦躁。腹满下利，呕，苔黄少津，舌质淡红，唇干，予水则拒，爪甲青，面赤，日夜不安睡，不食，狂叫不宁，脉沉数弦急，曾服寒凉大剂及至宝、牛黄、犀、羚而病势不减，乃热邪内陷阴中，太阴寒化，厥阴蛔动之象，予以椒梅汤去黄芩、半夏。处方：

党参二钱　黄连一钱五分　白芍二钱　乌梅二钱　川椒二十粒　炮干姜一钱　炒枳实八分

浓煎温服。1剂热退，睡安躁减，再剂利止，胀消烦除。

并下蛔虫一条，续以温脾和胃调理而愈。

（《蒲辅周医案》）

三十八、暑邪误治，胃口伤残，延及中下，气塞填胸，燥乱口渴，邪结内踞，清浊交混者，来复丹主之。

此正气误伤于药，邪气得以窃据于中，固结而不可解，攻补难施之危证，勉立旋转清浊一法耳。

来复丹方（酸温法）

太阴元精石一两　舶上硫黄一两　硝石一两（同硫黄为末，微火炒结砂子大）　橘红二钱　青皮（去白）二钱　五灵脂二钱（澄去砂，炒令烟尽）

【方论】 晋三王氏云：易言一阳来复于下，在人则为少阳生气所出之脏。病上盛下虚，则阳气去，生气竭，此丹能复阳于下，故曰来复。元精石乃盐卤至阴之精，硫黄乃纯阳石火之精，寒热相配，阴阳互济，有扶危拯逆之功；硝石化硫为水，亦可佐元、硫以降逆；灵脂引经入肝最速，能引石性内走厥阴，外达少阳，以交阴阳之枢纽；使以橘红、青皮者、纳气必先利气，用以为肝胆之向导也。

【讲解】

此条是讲外感暑邪后，因误治遂使邪气固结中、下焦而出现危证的治疗。

外感暑邪，由于误治，病邪深入中、下焦，出现了邪气固结，正气欲脱的险证。此时，温阳则邪热仍在，攻邪则正气欲脱，这就是原注中所谓的："此正气误伤于药，邪气得以窃据于中，固结而不可解，攻补难施之危证"。此种情况只有以温下夺邪一法，峻攻其邪，邪去则正气自然恢复。"来复丹"中主要药物元精石，又名玄精石，系盐卤漏渗入土，年久结石，味咸寒凉；硝石，即消石，味苦性寒，具有攻下作用；硫黄，即石硫黄，其性大热，具有泻下作用。三药合用，共奏峻下攻邪之功。此三味药，力猛性烈，而且有毒，一般情况下不常用，只能用于情况危重而一般苦寒攻下之剂又不能确保通下时，才能使用本方。本条所述各种症状，如所谓："气塞填胸"，是指严重的呼吸困难；"躁乱口渴"，是指严重的精神神经症状；"清浊交混"，是指严重的生理功能紊乱及衰竭均属危急，所以选用本方以求急救。不过，病已至此，预后好坏，尚难预料，所以原注谓："勉力旋转清浊一法耳"。其意盖亦死中求活，勉尽人事之意而已。

三十九、暑邪久热，寝不安，食不甘，神识不清，阴液元气两伤者，三才汤主之。

凡热病久入下焦，消烁真阴，必以复阴为主。其或元气亦伤，又必兼护其阳。三才汤两复阴阳，而偏于复阴为多者也。温热、温疫未传，邪退八、九之际，亦有用处。暑温未传，亦有用复脉、三甲、黄连阿胶等汤之处。彼此互参，勿得偏执。盖暑温不列于诸温之内，而另立一门者，以后夏至为病暑，湿气大动，不兼湿不得名暑温，仍归温热门矣。既兼湿，则受病之初，自不得与诸温同法，若病至未传，湿邪已化，惟余热伤之际，其大略多与诸温同法；其不同者，前后数条，已另立法矣。

三才汤方（甘凉法）

人参三钱　天冬二钱　干地黄五钱

水五杯，浓煎两杯，分二次温服。欲复阴者，加麦冬、五味子。欲复阳者，加茯苓、炙甘草。

【讲解】

本条是讲下焦温病气阴两虚的一般治疗。

温邪深入下焦，必然阴伤液涸，所以下焦温病只要邪热不盛，在治疗上首先就是救阴。但是，由于气生于阴，“壮火食气”的原因，因此下焦温病，除了阴虚以外，还多见气虚，更多的是气阴两虚，因此在治疗上除了养阴、救阴以外，更多的也就是气阴两补。上述各条中，原文恒加人参，本条中又提出了三才汤，气阴两补，即其例证，这就是原文原注中所谓的，“凡热病久入下焦，消烁其阴，必以复阴为主，其或元气亦伤，又必兼护其阳，三才汤两复阴阳，而偏于复阴为多者也”。

“暑温”，是温病中的一种挟有湿邪的病证。所以原文原注谓“另立一门者，以后夏至为病暑，湿气大动，不兼湿不得名暑温”。但是，暑温毕竟是属于温病范围，因此下焦暑温也就仍具有下焦温病的共性，即气阴两伤的共同点，因为暑温传至下焦时，只要其温邪不盛，临床表现上以气阴两伤为主时，自亦仍可按下焦温病的一般处理，予以气阴两复之法。所以原文原注谓：“若病至未传，湿邪已化，惟余热伤之际，其大略多与诸温同法”。“暑温未传，亦有用复脉、三甲、黄连阿胶等汤之处，彼此互参，勿得偏执”。

三才汤中人参益气，天冬，地黄养阴，是治下焦温病益气养阴的常用方剂，所以下焦暑温，临床表现以气阴两伤为主者，亦常用本方。原方加减法中阴虚为主，重在复阴者，加麦冬、五味，即生脉散合用，为治暑之常用方剂。气虚为主，重在复阳者，加茯苓、甘草，即茯苓甘草汤合用。茯苓、甘草为健脾利湿药物，本身并无明显复阳作用，其所以用此以复阳者，因为气虚可以生湿，湿盛必然困脾伤阳，利湿之后，脾不为困，运化作用必然自行恢复。此亦邪去正复之意。

四十、蓄血，热入血室，与温热同法。

四十一、伏暑、湿温胁痛，或咳，或不咳，无寒，但潮热，或竟寒热如疟状，不可误认柴胡证，香附旋覆花汤主之；久不解者，间用控涎丹。

按：伏暑、湿温，积留支饮，悬于胁下，而成胁痛之证甚多，即《金匮》水在肝而用十枣之证。彼因里水久积，非峻攻不可；此因时令之邪，与里水新搏，其根不固，不必用十枣之太峻。只以香附、旋覆，善通肝络而逐胁下之饮，苏子、杏仁，降肺气而化饮，所谓建金以平木；广皮、半夏消痰饮之证，茯苓、薏苡仁、开太阳而合阳明，所谓治水者必实土，中流涨者开支河之法也。用之得当，不过三五日自愈。其或前医不识病因，不合治法，致使水无出路，久居胁下，恐成悬饮内痛之证，为患非轻，虽不必用十枣之峻，然不能出其范围，故改用陈无择之控涎丹，缓攻其饮。

香附旋覆花汤方（苦辛淡合芳香开络法）

生香附三钱　旋覆花（绢包）三钱　苏子霜三钱　广皮二钱　半夏五钱　茯苓块三钱　薏仁五钱

水八杯，煮取三杯，分三次温服。腹满者，加厚朴。痛甚者，加降香末。

控涎丹方（苦寒从治法）

痰饮，阴病也。以苦寒治阴病，所谓求其属以衰之是也。按肾经以脏而言，属水，其味咸，其气寒；以经而言，属少阴，主火，其味苦，其气化燥热。肾主水，故苦寒为水之属，不独咸寒为水之属也，盖真阳藏之于肾，故肾与心并称少阴，而并主火也，知此理则知用苦寒咸寒之法矣。泻火之有余用苦寒，寒能制火，苦从火化，正治之中，亦有从治；泻水之太过，亦用苦寒，寒从水气，苦从火味，从治之中，亦有正治，所谓水火各造其偏之极，皆相似也。苦咸寒治火之有余、水之不足为正治，亦有治水之有余、火之不足者，如介属芒硝并能行水，水行则火复，乃从治也。

甘遂（去心制）　大戟（去皮制）　白芥子

上等分为细末，神曲糊为丸，梧子大，每服九丸，姜汤下，壮者加之，羸者减之，以知为度。

【讲解】

此两条是讲下焦暑温的合并症及其治疗。

四十条是讲合并蓄血，热入血室。关于蓄血及热入血室，本篇二十一条、二十八条、二十九条、三十条均有论述，凡属下焦温病均可按此辨证论治，下焦暑温属于下焦温病范围，因此亦可据此辨证论治。所以原文谓："蓄血、热入血室，与温热同法"。

四十一条是讲合并"蓄水"。所谓"蓄水"，是由于热邪深入，由热生湿而致之水饮潴留，因水饮积停胸胁而在临床表现为胸胁满痛，这就是原文原注所谓"按伏暑、湿温，积留支饮，悬于胁下而成胁痛之证"。水饮积留于胁下而致之胸胁满痛，《金匮要略》谓为"悬饮"，在治疗上主张用攻水的方法，方用十枣汤。原文谓"饮后水流在胁下，咳唾引痛，谓之悬饮"。"病悬饮者，十枣汤主之"。十枣汤由甘遂、大戟、芫花组成，是一个峻攻水邪的著名方剂。本条治疗蓄水，吴氏师其意而不用其方，提出下焦暑温合并"蓄水"时，其轻者，浅者，用香附旋覆花汤；其重者，深者，用控涎丹。此方由甘遂、大戟、白芥子组成，与十枣汤相似。这就是原文原注中所谓的："此因时令之邪，与里水新搏，其根不固，不必用十枣之太峻，只以香附、旋覆……中流涨者，开支河之法"。"久居胁下，恐成痰饮内痛之证，为患非轻，虽不必用十枣之峻，然不能出其范围"。

【临证意义】

自三十六条至四十一条，共六条，是论述下焦暑温的临床表现及治疗。这些论述，其临证意义十分重大。在这些条文中，它一方面提出了暑温是一种独立的疾病，"暑必挟湿"，因而在治疗上首先要考虑其兼湿的问题。但另方面又明确指出了暑温属温病范围之一，与不兼湿之温热有其共性，因此也可以用治温热法来治疗暑温；另方面它又重点论述了暑温误治，暑邪深入下焦而致“蓄热”、“蓄血”，“蓄水”的治疗方法。特别是在治疗蓄水轻浅阶段时，提出：“中流涨者，开支河之法”，选香附、旋覆花汤作治疗，这一点，临证意义更是十分重大。中医书中所谓的“悬饮”，多数属于现代所谓的渗出性胸膜炎或其他疾病合并胸水者，对于这类疾病，过去多用十枣汤一类峻攻剂。十枣汤对于悬饮虽有一定治疗效果，但副作用很大，四十一条所提出的香附旋覆花汤治疗悬饮也有一定治疗效果，但无副作用，十分安全。本方不但可治疗悬饮轻症，对悬饮重症，也有一定的治疗作用。这个方剂在临床上可进一步深入研究和进一步推广应用。

寒湿

（便血、咳嗽、疝瘕附）

四十二、湿之为物也，在天之阳时为雨露，阴时为霜雪，在山为泉，在川为水，包含于土中者为湿。其在人身也，上焦与肺合，中焦与脾合，其流于下焦也，与少阴癸水合。

此统举湿在天地人身之大纲，异出同源，以明土为杂气，水为天一所生，无处不合者也。上焦与肺合者，肺主太阴湿土之气，肺病湿则气不得化，有霿雾之象，向之火制金者，今反水克火矣，故肺病而心亦病也。观《素问》寒水司天之年，则曰阳气不令，湿土司天之年，则曰阳光不治自知，故上焦一以开肺气救心阳为治。中焦与脾合者，脾主湿土之质，为受湿之区，故中焦湿证最多；脾与胃为夫妻，脾病而胃不能独治，再胃之脏象为土，土恶湿也，故开沟渠，运中阳，崇刚土，作堤防之治，悉载中焦。上中不治，其势必流于下焦。《易》曰：

水流湿，《素问》曰：湿伤于下。下焦乃少阴癸水，湿之质即水也，焉得不与肾水相合。吾见湿流下焦，邪水旺一分，正水反亏一分，正愈亏而邪愈旺，不可为矣。夫肾之真水，生于一阳，坎中满也，故治少阴之湿，一以护肾阳，使火能生土为主；肾与膀胱为夫妻，泄膀胱之积水，从下治，亦所以安肾中真阳也。脾为肾之上游，升脾阳，从上治，亦所以使水不没肾中真阳也。其病厥阴也奈何？盖水能生木，水太过，木反不生，木无生气，自失其疏泄之任，经有“风湿交争，风不胜湿”之文，可知湿土太过，则风木亦有不胜之时，故治厥阴之湿，以复其风木之本性，使能疏泄为主也。

本论原以温热为主，而类及于四时杂感。以宋元以来，不明仲景伤寒一书专为伤寒而设，乃以伤寒一书，应四时无穷之变，殊不合拍，遂至人著一书，而悉以伤寒名书。陶氏则以一人而屡著伤寒书，且多立妄诞不经名色，使后世学者，如行昏雾之中，渺不自觉其身之坠于渊也。今胪列四时杂感，春温、夏热、长夏暑湿、秋燥、冬寒，得其要领，效如反掌。夫春温、夏热、秋燥，所伤皆阴液也，学者苟能时时预护，处处堤防，岂复有精竭人亡之虑。伤寒所伤者阳气也，学者诚能保护得法，自无寒化热而伤阴，水负火而难救之虞。即使有受伤处，临证者知何者当护阳，何者当救阴，何者当先护阳，何者当先救阴，因端竟委，可备知终始而超道妙之神。瑭所以三致意者，乃在湿温一证。盖土为杂气，寄旺四时，藏垢纳污，无所不受，其间错综变化，不可枚举。其在上焦也，如伤寒；其在下焦也，如内伤；其在中焦也，或如外感，或如内伤。至人之受病也，亦有外感，亦有内伤，使学者心摇目眩，无从捉摸。其变证也，则有湿痹、水气、咳嗽、痰饮、黄汗、黄瘅、肿胀、疟疾、痢疾、淋症、带症、便血、疝气、痔疮、痈脓等证，较之风火燥寒四门之中，倍而又倍，苟非条分缕析，体贴入微，未有不张冠李戴者。

【讲解】

本条论述“湿”的定义、产生机理，及其在疾病中的临床表现，治疗原则。所以原注谓：“此统举湿在天地人身之大纲，异出源同，以明土为杂气，水为天一所生，无处不合者也”。

“湿”与水同属一类，在正常情况下是水，水是正常生命活动所必需的。从自然界来说，云、雾、雨、露、霜、雪等都是水及其同类物，没有这些，自然界就不能产生正常的生命现象及保持正常的生态平衡。从人体来说，津液、血液、精液，也都是水的同类物，没有这些，人体的生命就不能存在。如果缺少，也不能进行和保持正常的生理活动。水液在人体中与肺、脾、肾三脏密切相关，因为“肺主治节”，对水液有治理调节的作用；“脾主运化”，对水液有化生、运输、敷布的作用：“肾主藏精”，“主水”，司排泄，对水液有储藏、排泄的作用。这就是原文所谓的“湿之为物也，在天之阳时为雨露，阴时为霜雪，在山为泉，在川为水，包含于土中者为湿，其在人身上，上焦与肺合，中焦与脾合，其流于下焦也，与少阴癸水合”。

水有正水、邪水之分。所谓正水，即正常的水，自然界中正常的雨露霜雪，土壤中包含着适当的水分，这些都是正常的水，为正常自然现象及生态平衡所必需。人体中津液、血液、精液储备及活动，均属正常，这些也是正常的水，为人体正常生理活动所必需。反之，自然界中如降雨、降雪过多，潮湿过度，土壤过湿成涝；人体中水饮停留，血瘀妄行，这些都是不正常的水，为自然和人体的正常现象所不需要。在自然界来说，就是灾害；在人体来说，就是疾病。这也就是原文原注中所谓：“邪水旺一分，正水反亏一分，正愈亏而邪愈旺，不可为矣。”

“水”与“湿”，属于同类，所以水也可叫做湿。《内经》中也有“在天为湿”，“湿生土”；本条原文也有“包含于土中者为湿”等提法，一般也把正常的水液分布现象叫做“湿润”。但是从临床的角度来看，水和湿虽属同类，但又有严格的区分，一般把正水叫做“水”，把邪水叫做“湿”，自然界降雨过多、气候潮湿过甚，或居住地周围环境过度潮湿，外感湿淫，即“湿淫于外”，属外湿。人体在致病因素作用后产生的液态病理生理产物为内生湿邪，如浮肿、白带、脓血、黄疸等，称之为“湿淫于内”，属内湿，此种疾病表现，也叫“湿邪内蕴”。就是原文原注中所谓的“其变症也，则有湿痹、水气、咳嗽、痰饮、黄汗、黄瘅、肿胀、疟疾、痢疾、淋症、带症、便血、疝气、痔疮、痈脓等证”。

“水”与“湿”，在性质上都属于“阴”，自然界中的雨、雪，只有在阴天时才能出现，人体的水液运行失常，多数情况下也是在人体肺、脾、肾功能障碍时才产生。所以作为病邪的“湿”，属于“阴邪”。既为“阴邪”，则非温不化，所以《金匮要略》谓：“病痰饮者，当以温药和之。”本书亦据此定出“温病之兼湿者，忌柔喜刚”的治疗原则。

“湿”既属“邪”，则必须要有出路，因为邪不去，则正不能复。一般说来，湿邪的出路有以下四个途径：其一是湿邪在表者，例如：无汗、身重、身痛、浮肿、皮肤瘙痒者，用发汗的方法，使其从表出。其二是湿邪在里在上病情急重者，例如：胃脘胀满、疼痛、呕吐恶心、心烦欲死者，可以用吐法，使其从上出；其三是病在里在下，病情急重者，例如：腹痛、便秘而下利纯清水，或里急后重、大便脓血、高热肢厥者，则可用下法，使其从下出；其四是上述各症，均属缓起，并非特别急重，具有明显小便不利者，均可用利小便的方法，使其从小便排出。

湿邪有了出路，不等于湿病已经治愈，特别是内生的湿只是病的结果，而不是病的原因，病因不去，则湿邪旋去旋生。因此，又必须针对湿邪产生的原因。治病求本，其由寒生湿者，要温中燥湿；其由热生湿者，要清热利湿；其由虚生湿者，要补虚利湿。至于为什么出现寒热虚实，又必须溯本求源，辨证论治，这也就是《素问·至真要大论》中所谓的“有者求之，无者求之，盛者责之，虚者责之”，亦即本条原文原注内容的基本精神。

四十三、湿久不治，伏足少阴，舌白身痛，足跗浮肿，鹿附汤主之。

湿伏少阴，故以鹿茸补督脉之阳。督脉根于少阴，所谓八脉丽于肝肾也；督脉总督诸阳，此阳一升，则诸阳听令。附子补肾中真阳，通行十二经，佐之以菟丝，凭空行气而升发少阴，则身痛可休。独以一味草果，温太阴独胜之寒以醒脾阳，则地气上蒸天气之白苔可除；且草果，子也，凡子皆达下焦。以茯苓淡渗，佐附子开膀胱，小便得利，而跗肿可愈矣。

鹿附汤方（苦辛咸法）

鹿茸五钱　附子三钱　草果一钱　菟丝子三钱　茯苓五钱

水五杯，煮取二杯，日再服，渣再煮一杯服。

【讲解】

本条是指肾阳虚衰、寒湿下注的证治。

下焦寒湿，由于肝肾阳虚，特别是肾阳虚衰，不能将水湿外泄。水为阴邪、得阳则化，因而在治疗上也就必须温补肾肝之阳佐以淡渗利湿之药，则小便自然通利，肿胀全消。鹿附汤为温肾利水剂，方中鹿茸、附子，温补肝肾之阳，菟丝子培补肾阴，佐以茯苓淡渗利湿，所以对下焦寒湿、肾阳虚所致之水肿，效果更好。

鹿附汤方见原文。方中鹿茸一味，为贵重药物，当前价较贵，可减少用量，不必入煎，可以制为粉剂，温酒调服，或用药汤冲服，不但可以节省用药，而且效果更理想。

此案源于《临证指南医案·湿门》，原方录用，未作加减。其谓“苦辛咸法”，疑为“苦辛温法”之误。

四十四、湿久，脾阳消乏，肾阳亦惫者，安肾汤主之。

凡肾阳惫者，必补督脉，故以鹿茸为君，附子、韭子等补肾中真阳；但以苓、术二味，渗湿而补脾阳，釜底增薪法也（其曰安肾者，肾以阳为体，体立而用安矣）。

安肾汤方（辛甘温法）

鹿茸三钱　胡芦巴三钱　补骨脂三钱　韭子一钱　大茴香二钱　附子二钱　茅术二钱　茯苓三钱　菟丝子三钱

水八杯，煮取三杯，分三次服。大便溏者，加赤石脂。久病恶汤者，可用二十分作丸。

【讲解】

本条为湿伤脾肾之阳的治法。

本条与前条之义基本相同。所不同者，前条重点在肾，本条兼及于脾，所以原文明确提出：“湿久，脾阳消乏，肾阳亦惫。”安肾汤方，除具有温肾作用，与鹿附汤相同以外，加入了胡芦巴、补骨脂、韭子等壮阳药物，壮阳药物有补命门之义的作用，补命火可以生脾土，因此有温脾阳的作用，同时还加入了茅术，直接补脾，所以此方有温补脾肾的作用。“湿”的产生虽然与肺脾肾皆密切相关，但是，脾的运化作用不行，又是重点之重点，所以前条原注谓：“脾主湿土之质，为受湿之区，故中焦湿证最多”。安肾汤虽云安肾，实乃脾肾两温，所以为下焦寒湿的常用方。

四十五、湿久伤阳，痿弱不振，肢体麻痹，痔疮下血，术附姜苓汤主之。

按痔疮有寒湿、热湿之分，下血亦有寒湿、热湿之分，本论不及备载，但载寒湿痔疮下血者，以世医但知有热湿痔疮下血，悉以槐花、地榆从事，并不知有寒湿之因，畏姜、附如虎，故因下焦寒湿而类及之，方则两补脾肾两阳也。

术附姜苓汤方（辛温苦淡法）

生白术五钱　附子三钱　干姜三钱　茯苓五钱

水五杯，煮取二杯，日再服。

四十六、先便后血，小肠寒湿，黄土汤主之。

此因上条而类及，以补偏救弊也，义见前条注下。前方纯用刚者，此方则以刚药健脾而渗湿，柔药保肝肾之阴，而补丧失之血，刚柔相济，又立一法，以开学者门径。后世黑地黄丸法，盖仿诸此。

黄土汤方（甘苦合用刚柔互济法）

甘草三两　干地黄三两　白术三两　附子（炮）三两　阿胶三两　黄芩三两　灶中黄土半斤

水八升，煮取二升，分温二服（分量服法，悉录古方，未敢增减，用者自行斟酌可也）。

【讲解】

此两条是讲下焦寒湿合并便血的临床表现及治疗方法。

四十五条是讲下焦寒湿合并痔疮出血，痔疮出血一般都是先血后便。痔疮出血的病因有寒湿和湿热的不同，其属于湿热者，用清热利湿止血的药物治疗，其属于寒湿者，则须用温中利湿的药物治疗。本条所列之术附姜苓汤，即属于温中利湿一类方剂。痔疮出血在临床诊断及治疗上必须严格区分寒热，否则祸不旋踵。本条原注谓："按痔疮有寒湿、热湿之分，本论不及备载，但载寒湿痔疮下血者，以世医但知有热湿痔疮下血，悉以槐花、地榆从事，并不知有寒湿之因，畏姜、附如虎，故因下焦寒湿而类及之"。即属此意。吴氏为温热学派大师，所见如此，令人敬佩。今之温病学者，有不少人只谈温热、湿热，绝口不说姜附，“畏姜、附如虎”，观吴注应该有所启发。

四十六条是讲下焦寒湿合并非痔疮出血。非痔疮出血，一般都是先便后血。非痔疮出血，亦属于“湿”。但一般阴阳俱虚、寒热错杂者不少。本条所附黄土汤、出自《金匮要略》，原文云：“下血，先便后血，此远血也，黄土汤主之。”方中附子、白术温中补脾，地黄、阿胶滋肾养肝，黄芩清热，黄土温摄止血，为治疗疾病晚期出血之著名方剂，因此下焦寒湿合并便血，特别是先便后血者，常用本方。

四十七、秋湿内伏，冬寒外加，脉紧无汗，恶寒身痛，喘咳稀痰，胸满舌白滑，恶水不欲饮，甚则倚息不得卧，腹中微胀，小青龙汤主之；脉数有汗，小青龙去麻、辛主之；大汗出者，倍桂枝，减干姜，加麻黄根。

此条以《经》有“秋伤于湿，冬生咳嗽”之明文，故补三焦饮症数则，略示门径。按经谓秋伤于湿者，以长夏湿土之气，介在夏秋之间，七月大火西流，月建申，申者，阳气毕伸也，湿无阳气不发，阳伸之极，湿发亦重，人感此而至冬日寒水司令，湿水同体相搏而病矣。喻氏擅改经文，谓湿曰燥者，不明六气运行之道。如大寒，冬令也，厥阴气至而纸鸢起矣。四月，夏令也，古谓首夏犹清和，俗谓四月为麦秀寒，均谓时虽夏令，风木之气犹未尽灭也。他令仿此。至于湿土寄旺四时，虽在冬令，朱子谓“将大雨雪，必先微温”，盖微温则阳气通，阳通则湿行，湿行而雪势成矣，况秋日竟无湿气乎！此其间有说焉，《经》所言之秋，指中秋以前而言，秋之前半截也；喻氏所指之秋，指秋分以后而言，秋之后半截也。古脱燥论，盖世远年湮，残缺脱简耳。喻氏补论诚是，但不应擅改经文，竟崇己说，而不体之日月运行，寒暑倚伏之理与气也。喻氏学问诚高，特霸气未消，其温病论亦犯此病。学者遇咳嗽之症，兼合脉色，以详察其何因，为湿，为燥，为风，为火，为阴虚，为阳弱，为前候伏气，为现行时令，为外感而发动内伤，为内伤而招引外感，历历分明。或当用温用凉，用补用泻，或寓补于泻，或寓泻于补，择用先师何法何方，妙手空空，毫无成见，因物付物，自无差忒矣。即如此症，以喘咳痰稀，不欲饮水，胸满腹胀，舌白，定其为伏湿痰饮所致。以脉紧无汗，为遇寒而发，故用仲景先师辛温甘酸之小青龙，外发寒而内蠲饮，龙行而火随，故寒可去；龙动而水行，故饮可蠲。以自汗脉数（此因饮邪上冲肺气之数，不可认为火数），为遇风而发，不可再行误汗伤阳，使饮无畏忌，故去汤中之麻黄、细辛，发太阳、少阴之表者，倍桂枝以安其表，汗甚则以麻黄根收表疏之汗。夫根有归束之义，麻黄能行太阳之表，即以其根归束太阳之气也。大汗出减干姜者，畏其辛而致汗也。有汗去麻、辛不去干姜者，干姜根而中实，色黄而圆（土象也，土性缓），不比麻黄干而中空，色青而直（木象也，木性急，干姜岂性缓药哉！较之麻黄为缓耳。且干姜得丙火煅炼而成，能守中阳；麻黄则纯行卫阳，故其慓急之性，远甚于干姜也），细辛细而辛窜，走络最急也（且少阴经之报使，误发少阴汗者，必伐血）。

小青龙汤方（辛甘复酸法）

麻黄（去节）三钱　甘草（炙）三钱　桂枝（去皮）五钱　芍药三钱　五味二钱　干姜三钱　半夏五钱　细辛二钱

水八碗，先煮麻黄减一碗许，去上沫，内诸药，煮取三碗，去滓，温服一碗。得效，缓后服，不知，再服。

【讲解】

本条是讲外寒引动内饮发为咳喘的证治。

本条从内容上看，应是讲上焦寒湿，但由于本书上焦篇所述寒湿，内容甚简，中焦篇论湿，虽较系统全面，但对于上焦寒湿亦语焉不详，因此在下焦篇中寒湿项下，再作补充。本条即是对上焦寒湿的具体补充。

“秋湿内伏”，指秋季初期感受长夏之湿邪，未即时发病；“冬寒外加”，指初冬再感寒凉，外寒与内湿相搏，因而发生疾病。这里所讲的“秋湿”，后世争议颇多。不少人认为“秋伤于湿”是“秋伤于燥”之误。“秋伤于湿”，原语出自《内经》。《素问·生气通天论》谓：“秋伤于湿，上逆而咳。”《素问·阴阳应象大论》谓：“秋伤于湿，冬生咳嗽”。由于《内经》认为四时气候特点是：“春风”，“夏热”、“长夏湿”、“秋燥”、“冬寒”，所以后世学者有人认为“秋伤于湿”不能解释，《内经》原意应为“秋伤于燥”，因而喻嘉言更直接将《内经》原文“秋伤于湿”改为“秋伤于燥”。

吴氏不同意上述认识，认为经文无误，吴氏认为四时之气是连续的，不可能割断，秋季是继于长夏之后，长夏主湿，初秋必然兼湿，只有到了中秋以后，才明显由湿转燥，经文“秋伤于湿”是指长夏之后，中秋以前这段时间而言，因此说“秋伤于湿”是可以理解的。这就是本条原注中所谓的“经所言之秋，指中秋以前而言，秋之前半截也；喻氏所指之秋，指秋分以后而言，秋之后半截也”。对于季节气候的消长进退，《内经》一贯认为是渐变而不是突变，因此吴氏的认识是正确的，是符合《内经》精神的，也是符合季节气候变化实际情况的。

“秋湿内伏”，是指人体在初秋季节，感受湿邪而致痰饮内伏，由于所伏痰饮不盛，所以在临床上并无明显疾病表现。“冬寒外加”，是指在此基础上复感寒凉，由于寒邪束于肌表，湿邪更无出路，故湿邪加重，因而发生疾病，这也就是一般所谓的“外寒内饮”证，由于此病系外寒引起内湿，所以本书列入了寒湿的范围。由于秋伤湿，秋与肺密切相关，寒凉束表，肺主皮毛，也与肺密切相关，肺属上焦，所以此病初期应属上焦寒湿。因而其临床表现也以肺经症状为主。本条所列症状和体征："脉紧无汗、恶寒身痛、喘咳稀痰，胸满舌白滑，恶水不欲饮，甚则倚息不得卧，腹中微胀"等，均属于寒邪伤肺、外寒内饮的症征，所以本条在治疗上提出了宣肺、散寒、解表、蠲饮的小青龙汤来作治疗。

小青龙汤为《伤寒论》方。《伤寒论》谓："伤寒表不解，心下有水气，干呕发热而咳，或渴，或利，或噎，或小便不利，少腹满，或喘者，小青龙汤主之。"小青龙汤是治疗外寒内饮，或素体阳虚内寒，再加外感，表现为外寒内饮者的著名经典方剂，有十分明显的治疗效果。

小青龙汤的加减法见原文，不另作讲解。

四十八、喘咳息促，吐稀涎，脉洪数，右大于左，喉哑，是为热饮，麻杏石甘汤主之。

《金匮》谓病痰饮者，当以温药和之。盖饮属阴邪，非温不化，故饮病当温者，十有八九，然当清者，亦有一二。如此证息促，知在上焦；涎稀，知非劳伤之咳，亦非火邪之但咳无痰而喉哑者可比；右大于左，纯然肺病，此乃饮邪隔拒，心火壅遏，肺气不能下达。音出于肺，金实不鸣。故以麻黄中空而达外，杏仁中实而降里，石膏辛淡性寒，质重而气清轻，合麻杏而宣气分之郁热，甘草之甘以缓急，补土以生金也。按此方，即大青龙之去桂枝、姜、枣者也。

麻杏石甘汤方（辛凉甘淡法）

麻黄（去节）三钱　杏仁（去皮尖碾细）三钱　石膏（碾）三钱　甘草（炙）二钱

水八杯，先煮麻黄，减二杯，去沫，内诸药，煮取三杯，先服一杯，以喉亮为度。

【讲解】

本条是讲上焦热湿，热饮之证。

本条本不应属于寒湿，更不是下焦寒湿，所以列此者，是以此作为对照，鉴别诊断之意。

本条所列症状，其喘咳息促与前条同，吐稀痰也与前条同，但在脉象上不同。前条脉紧；本条脉洪数，右大于左；前条无汗，本条原文虽未谈汗，但应有汗；前条无声哑，本条有声哑。脉洪数，提示里热炽盛；右大于左，提示热邪在肺；无汗提示表寒，有汗则提示里热；声音嘶哑，提示肺热；吐稀痰，提示有湿。综合分析，前条之吐稀痰，系属因寒生痰，所以应属寒湿；本条之吐稀痰，系属因热生痰，所以应属热湿，性质不同，所以治疗上也不同。前条用宣肺、散寒、解表、蠲饮之小青龙汤，本条则用宣肺、清里、辛凉解表之麻杏石甘汤。

麻黄杏仁石膏甘草汤，亦出自《伤寒论》，原文云："发汗后，不可更行桂枝汤，汗出而喘，无大热者，可与麻黄杏仁甘草石膏汤"。为治肺热咳喘的一个常用的、有效的方剂。

四十九、支饮不得息，葶苈大枣泻肺汤主之。

支饮上壅胸膈，直阻肺气，不令下降，呼息难通，非用急法不可。故以禀金火之气，破癥瘕积聚，通利水道，性急之葶苈，急泻肺中之壅塞；然其性慓悍，药必入胃过脾，恐伤脾胃中和之气，故以守中缓中之大枣，护脾胃而监制之，使不旁伤他脏，一急一缓，一苦一甘，相须成功也。

葶苈大枣泻肺汤（苦辛甘法）

苦葶苈（炒香碾细）三钱　大枣（去核）五枚

水五杯，煮成二杯，分二次服，得效，减其制，不效，再作服，衰其大半而止。

【讲解】

本条是讲支饮的证治。

由于咳喘系由于痰涎壅塞气道，情况较急，所以重点在急治其痰，方选攻痰作用较强之葶苈大枣泻肺汤。这也就是原文原注中所谓的“支饮上壅胸膈，直阻肺气，不令下降，呼息难通，非用急法不可”。

“支饮”是一个病名，源出《金匮要略·痰饮咳嗽病脉证并治》，原文云：“咳逆倚息，气短、不得卧、其形为肿，谓之支饮”。对于“支饮”的治疗，《金匮要略》基本上以祛痰、行水为主法，视情况轻重缓急而选用木防己汤、木防己去石膏加茯苓芒硝汤，泽泻汤，厚朴大黄汤，葶苈大枣泻肺汤，小半夏汤，十枣汤等方，其中攻水重剂为十枣汤，次重剂为葶苈大枣泻肺汤。本条所列临床表现虽亦系急重证，但未出现肿满及咳唾引痛，尚属于重症中之较轻者，所以选用本方。

以上三条，均属于上焦痰湿。一条是讲上焦寒湿，一条是讲上焦热湿，一条是讲痰湿急证，均属于“痰饮”病范围。读者学习此篇时，可以与《金匮要略·痰饮咳嗽病脉证治》篇互参。吴氏以上有关论述，亦系概括《金匮要略》立论，互参《金匮要略》不但自得其全，而且也可以据此以探索吴氏论温源流，对研究吴氏学术思想和治病经验，大有好处。

五十、饮家反渴，必重用辛，上焦加干姜、桂枝，中焦加枳实、橘皮，下焦加附子、生姜。

《金匮》谓干姜、桂枝为热药也，服之当遂渴，今反不渴者，饮也。是以不渴定其为饮，人所易知也。又云：“水在肺，其人渴”，是饮家亦有渴症，人所不知。今人见渴投凉，轻则用花粉、冬、地，重则用石膏、知母，全然不识病情。盖火咳无痰，劳咳胶痰，饮咳稀痰，兼风寒则难出，不兼风寒则易出，深则难出，浅则易出。其在上焦也，郁遏肺气，不能清肃下降，反挟心火上升烁咽，渴欲饮水，愈饮愈渴，饮后水不得行，则愈饮愈咳，愈咳愈渴，明知其为饮而渴也，用辛何妨，《内经》所谓辛能润是也。以干姜峻散肺中寒水之气，而补肺金之体，使肺气得宣，而渴止咳定矣。其在中焦也，水停心下，郁遏心气不得下降，反来上烁咽喉，又格拒肾中真液，不得上潮于喉，故嗌干而渴也。重用枳实急通幽门，使水得下行而脏气各安其位，各司其事，不渴不咳矣。其在下焦也，水郁膀胱，格拒真水不得外滋上潮，且邪水旺一分，真水反亏一分，藏真水者，肾也，肾恶燥，又肾脉入心，由心入肺，从肺系上循喉咙，平人之不渴者，全赖此脉之通调，开窍于舌下玉英廉泉，今下焦水积而肾脉不得通调，故亦渴也。附子合生姜为真武法，补北方司水之神，使邪水畅流，而真水滋生矣。大抵饮家当恶水，不渴者其病犹轻，渴者其病必重。如温热应渴，渴者犹轻，不渴者甚重，反象也。所谓加者，于应用方中，重加之也。

【讲解】

本条是讲病寒湿合并口渴的治疗方法。

“饮家”，指寒湿患者，一般情况下，兼湿患者多不渴，但在湿邪严重困脾的情况下，脾的运化功能严重衰退，不能将人体摄入水分正常敷布至所需要的器官，因而一方面水饮内停，积存体内，而另一方面局部器官又缺乏津液而出现干渴，因此凡属于水饮内停，湿困脾阳而出现的口渴症状，在治疗上必须用辛温之剂，温扶肺脾肾气，特别是温扶脾阳，使脾的运化作用恢复。脾运恢复，则津液也就自然得到正常敷布，因而口渴也就自然消失，这也就是原文所谓的“饮家反渴，必重用辛”。

“饮家反渴，必重用辛”的道理及临床用药经验，吴氏是根据《伤寒论》、《金匮要略》提出来的。仲景在论述小便不利时，常常提到合并消渴，《伤寒论》七十一条谓：“小便不利，微热消渴者，五苓散主之。”《伤寒论》七十三条谓：“汗出而渴者，五苓散主之，不渴者，茯苓甘草汤主之。”《金匮要略·消渴小便不利淋病脉证并治》谓：“渴欲饮水，水入则吐者，名曰水逆，五苓散主之。”《金匮要略·痰饮咳嗽病脉证并治》中谓：“水在肺，吐涎沫，欲饮水，”“胸中有留饮，其人短气而渴，”“病痰饮者，当以温药加之，”“细辛、干姜为热药，服之当遂渴，而渴反止者，为支饮也。”这些条文都明确指出了小便不利，水饮内停，可以出现口渴，治疗上要用辛温，吴氏在原注中首引《金匮要略》原意，其后又引述了《内经》“辛以润之”的原意，提出了“饮家反渴，必重用辛”的治疗原则，说明吴氏认识完全是在《内经》、《伤寒论》、《金匮要略》的基础上发展而来。

应该指出，吴氏“饮家反渴，必重用辛”的治疗原则，虽然是遵循《伤寒论》、《金匮要略》，但吴氏在《伤寒论》、《金匮要略》基础上又有所发展。吴氏的发展是吴氏在原文中所提出的“上焦加干姜、桂枝；中焦加枳实、橘皮；下焦加附子、生姜”。上焦加干姜、桂枝；下焦加附子、生姜，也是仲景法。水饮在肺，仲景常用干姜、细辛、五味子；水饮在胃、膀胱，仲景常用真武汤。但水饮在中焦脾胃，用枳实、橘皮，则是吴氏的经验。为什么中焦加枳实、橘皮？吴氏在原注中说的很明白：“重用枳实，急通幽门，使水得以下行而脏气各安其位，各司其事，不渴不咳矣。”这是吴氏的重大发现，近人有用枳实治疗由于肺脾气虚而致之内脏下垂，疗效甚好。编者在治疗脾胃气虚者也常以苍白术合枳实同用，效果也比单用补脾药好，说明吴氏这一经验值得我们加以重视。

【临证意义】

吴氏“饮家反渴，必重用辛”这一治疗原则，临证意义十分重大。目前，不少人在临床上一见口渴，便谓阴虚内热，多用养阴生津之剂，有如吴氏原注中所谓：“今人见渴投凉，轻则用花粉、冬、地，重则用石膏、知母，全然不识病情。”用药无效。我们在临床治疗中，只要在辨证上确属因寒生湿，由湿困脾。而在临床上表现为口渴的患者，恒遵吴氏“饮家反渴，必重用辛”的治疗原则，效果甚好。例如我们在西医诊断为“干燥综合征”及糖尿病患者时，有的用丁蔻桂附理中汤，有的用加味理中汤，有的用金匮肾气丸，效果都较好。于此说明了中医理论在临床实践中的指导意义及重大作用。

五十一、饮家阴吹，脉弦而迟，不得固执《金匮》法，当反用之，橘半桂苓枳姜汤主之。

《金匮》谓阴吹正喧，猪膏发煎主之。盖以胃中津液不足，大肠津液枯槁，气不后行，逼走前阴，故重用润法，俾津液充足流行，浊气仍归旧路矣。若饮家之阴吹，则大不然。盖痰饮蟠踞中焦，必有不寐、不食、不饥、不便、恶水等症。脉不数而迟弦，其为非津液之枯槁，乃津液之积聚胃口可知。故用九窍不和，皆属胃病例，峻通胃液下行，使大肠得胃中津液滋润而病如失矣。此证系余治验，故附录于此，以开一条门径。

橘半桂苓枳姜汤（苦辛淡法）

半夏二两　小枳实一两　橘皮六钱　桂枝一两　茯苓块六钱　生姜六钱

甘澜水十碗，煮成四碗，分四次，日三夜一服，以愈为度。愈后以温中补脾，使饮不聚为要。其下焦虚寒者，温下焦。肥人用温燥法，瘦人用温平法。

按：痰饮有四，除久留之伏饮，非因暑湿暴得者不议外；悬饮已见于伏暑例中，暑饮相搏，见上焦篇第二十九条；兹特补支饮、溢饮之由，及暑湿暴得者，望医者及时去病，以免留伏之患。并补《金匮》所未及者二条，以开后学读书之法。《金匮》溢饮条下，谓大青龙汤主之，小青龙汤亦主之。注家俱不甚晰，何以同一溢饮，而用寒用热，两不相伴哉？按大青龙有石膏、杏仁、生姜、大枣，而无干姜、细辛、五味、半夏、白芍，盖大青龙主脉洪数面赤喉哑之热饮，小青龙主脉弦紧不渴之寒饮也。由此类推，“胸中有微饮，苓桂术甘汤主之，肾气丸亦主之，”苓桂术甘，外饮治脾也；肾气丸，内饮治肾也。再胸痹门中，“胸痹心中痞，留气结在胸，胸满，胁下逆抢心，枳实薤白汤主之，人参汤亦主之，”又何以一通一补，而主一胸痹乎？盖胸痹因寒湿痰饮之实证，则宜通阳，补之不惟不愈，人参增气且致喘满；若无风寒痰饮之外因、不内外因，但系胸中清阳之气不足而痹痛者，如苦读书而妄想，好歌曲而无度，重伤胸中阳气者，老人清阳日薄者，若再以薤白、栝蒌、枳实，滑之，泻之，通之，是速之成劳也，断非人参汤不可。学者能从此类推，方不死于句下，方可与言读书也。

【讲解】

本条是讲寒湿合并阴吹的辨证论治。

“阴吹”，即妇女阴道排气。“阴吹”之名，首见《金匮要略·妇人杂病脉证并治》，其谓：“胃气下泄，阴吹而正喧，此谷气之实也，膏发煎导之。”

阴道排气，一种情况是大便不通，大便秘结时，直肠充满硬结大便，压迫阴道，所以发生阴道排气；另一种情况是小便不利，少腹积水，压迫阴道，所以发生阴道排气。前者治疗上应予润肠通便，大便通畅以后，阴道排气自然消失。后者则应利水消胀，小便通利以后，阴道排气自然消失。此两种情况在临床表现上都是阴道排气，但由于其病机不同，所以治疗方法也有不同。《金匮要略》中所说的情况是属于前一种情况，所以谓之“此谷气之实也”。“谷气实”，是指大便秘结。膏发煎，主要药物是猪膏，亦即猪油，口服大量猪油通便，以治疗由于大便秘结而致之阴吹，即原注所谓“盖以胃中津液枯槁，气不后行，逼走前阴，故重用润法，俾津液充足流行，浊气得归旧路”。本条所指的情况属于后一种情况，即水饮内停，压迫阴道而致阴吹。原文谓“饮家”，即指素有积水患者，“脉弦而迟”，属于阳虚，有积水说明属于寒湿，前条已曾述及。吴氏认为饮家水在中焦者，加枳实、橘皮。饮家出现阴吹，多属津液积聚胃口，所以吴氏从中焦论治，以橘半桂苓枳姜汤来作治疗。原文原注谓：“此证是余治验，故附录于此，以开一条门径。”并明确提出：“不得固执金匮法，当反用之。”说明吴氏丰富的治疗经验和遵经而不泥古的治学态度。

此外，吴氏在橘半桂苓枳姜汤方后注中，特别提出了愈后的治疗问题，他一方面提出使用本方以愈为度，亦即“中病即止”，愈后要“温中补脾，使饮不聚”，“其下焦虚寒者，温下焦”，这是“治病必求于本”。“肥人用温燥法，瘦人用温平法”，这是因人而异。在方后吴氏还加了大段按语，从中可以看出，吴氏治学力主因人、因时、因地制宜，反对机械地对待疾病，这是中医学指导思想整体恒动观念在临床中的具体体现。

五十二、暴感寒湿成疝，寒热往来，脉弦反数，舌白滑，或无苔不渴，当脐痛，或胁下痛，椒桂汤主之。

此小邪中里证也。疝，气结如山也。此肝脏本虚，或素有肝郁，或因暴怒，又猝感寒湿，秋月多得之。既有寒热之表证，又有脐痛之里证，表里俱急，不得不用两解。方以川椒、吴萸、小茴香直入肝脏之里，又芳香化浊流气；以柴胡从少阳领邪出表，病在肝治胆也；又以桂枝协济柴胡者，病在少阴，治在太阳也，经所谓病在脏治其腑之义也，况又有寒热之表证乎！佐以青皮、广皮，从中达外，峻伐肝邪也；使以良姜，温下焦之里也，水用急流，驱浊阴使无留滞也。

椒桂汤方（苦辛通法）

川椒（炒黑）六钱　桂枝六钱　良姜三钱　柴胡六钱　小茴香四钱　广皮三钱　吴茱萸（泡淡）四钱　青皮三钱

急流水八碗，煮成三碗，温服一碗，复被令微汗佳；不汗，服第二碗，接饮生姜汤促之；得汗，次早服第三碗，不必复被再令汗。

五十三、寒疝脉弦紧，胁下偏痛发热，大黄附子汤主之。

此邪居厥阴，表里俱急，故用温下法以两解之也。脉弦为肝郁，紧，里寒也；胁下偏痛，肝胆经络为寒湿所搏，郁于血分而为痛也；发热者，胆因肝而郁也。故用附子温里通阳，细辛暖水脏而散寒湿之邪；肝胆无出路，故用大黄，借胃腑以为出路也；大黄之苦，合附子、细辛之辛，苦与辛合，能降能通，通则不痛也。

大黄附子汤方（苦辛温下法）

大黄五钱　熟附子五钱　细辛三钱

水五杯，煮取两杯，分温二服（原方分量甚重，此则从时改轻，临时对证斟酌）。

五十四、寒疝少腹或脐旁，下引睾丸，或掣胁，下掣腰，痛不可忍者，天台乌药散主之。

此寒湿客于肝肾小肠而为病，故方用温通足厥阴手太阳之药也。乌药祛膀胱冷气，能消肿止痛；木香透络定痛；青皮行气伐肝；良姜温脏劫寒；茴香温关元，暖腰肾，又能透络定痛；槟榔至坚，直达肛门散结气，使坚者溃，聚者散，引诸药逐浊气，由肛门而出；川楝导小肠湿热，由小便下行，炒以斩关夺门之巴豆，用气味而不用形质，使巴豆帅气药散无形之寒，随槟榔下出肛门；川楝得巴豆迅烈之气，逐有形之湿，从小便而去，俾有形无形之结邪，一齐解散而病根拔矣。

按疝瘕之证尚多，以其因于寒湿，故因下焦寒湿而类及三条，略示门径，直接中焦篇腹满腹痛等症。古人良法甚伙，而张子和专主于下，本之《金匮》病至其年月日时复发者当下之例，而方则从大黄附子汤悟入，并将淋、带、痔疮、癃闭等症，悉收入疝门，盖皆下焦寒湿湿热居多。而叶氏于妇科久病癥瘕，则以通补奇经，温养肝肾为主，盖本之《内经》“任脉为病，男子七疝，女子带下瘕聚”也。此外良法甚多，学者当于各家求之，兹不备载。

天台乌药散方（苦辛热急通法）

乌药五钱　木香五钱　小茴香（炒黑）五钱　良姜（炒）五钱　青皮五钱　川楝子十枚　巴豆七十二粒　槟榔五钱

先以巴豆微打破，加麸数合，炒川楝子，以巴豆黑透为度，去巴豆麸子不用，但以川楝同前药为极细末，黄酒和服一钱。不能饮者，姜汤代之。重者日再服，痛不可忍者，日三服。

【讲解】

以上三条是讲“疝”病的临床表现及治疗方法。

“疝”，病名，首见《内经》。《素问·长刺节论》谓：“疝在少腹，腹痛不得大小便，病名曰疝，得之寒。”以后张仲景在《金匮要略》中提出了“寒疝”这个病名及“温通止痛”的治疗原则，以及大建中汤、大黄附子汤、赤丸方、大乌头煎、当归生姜羊肉汤、抵当乌头桂枝汤等方剂。

“疝”，素有“七疝”之称。所谓“七疝”，即“寒疝”、“筋疝”、“水疝”、“气疝”、“血疝”、“狐疝”、“癞疝”等七种疝病。这七种疝病临床上各有特点，不尽相同，以上三条所述，仅属寒疝。

根据上述三条的具体内容，吴氏对于“寒疝”的认识是：“寒疝”的病因，其内因是患者素体肝气不足，复加猝感寒凉；或素有肝郁，或因暴怒导致肝气受损，再加猝感寒凉，所以发病。这就是五十二条原注中所谓的“此肝脏本虚，或素有肝郁，或因暴怒，又猝感寒湿，秋月多得之”。

“寒疝”的病机，其病位在足厥阴肝，其病性属于寒湿，由于多属猝感寒凉，所以既有表证，也有里证。疼痛之理，系由寒湿导致气滞血瘀，肝胆经络不通，不通则痛。这也就是本篇五十二条原注中所谓的“秋月多得之”，既有寒热之表证，又有脐痛之里证”。本篇五十三条原注中所谓的“邪居厥阴，表里俱急。”

“寒疝”的临床表现是：少腹或脐部疼痛，或牵引胁下痛，或牵引睾丸痛，或牵引腰痛，疼痛十分剧烈，或合并发热、恶寒、寒热往来；脉弦紧，这就是本篇五十二条原文中所谓的“寒热往来”，本篇五十三条原文中所谓的“寒疝，脉弦紧，胁下偏痛发热”，本篇五十四条原文中所谓的“寒疝少腹或脐旁，下引睾丸，或掣胁，下掣腰，痛不可忍”。

“寒疝”的治疗，其治法是温中、散寒、理气、通下，常用方是：椒桂汤、大黄附子汤、天台乌药散。

【临证意义】

以上自四十二至五十四条，共十三条专论“寒湿”，这在温病临床中十分重要，因为温病基本上可以分为“兼湿”与“不兼湿”两大类，温病兼湿在临床上十分常见。而“湿”又有“寒湿”、“热湿”之分，因寒生湿，即寒湿，不了解寒湿，则不能区别“热湿”，因而也就不能正确处理热湿亦即湿温一类病证。由于如此，所以吴氏在上中下三焦中，均各列寒湿，达二十五条之多。而在下焦寒湿中更是作了比较全面的系统论述。吴氏在本篇四十三条原注中谓：“本论原以温热为主而类及四时杂感……春温、夏热、秋燥，所伤者皆阴液也，学者倘能时时护阴，处处堤防，岂复有精竭人亡之虑。伤寒所伤者，阳气也，学者诚能保护得法，自无寒化热而伤阴，水负火而难救之虞。即使有受伤处，临证者知何者当护阳，何者当救阴，因端竟委，可备知终始而超道妙之神。瑭所以三致意者，乃在湿温一证，盖土为杂气，寄旺四时，藏垢纳污，无所不受，其间错综变化，不可枚举……较之风火燥寒四门之中，倍而又倍，苟非条分缕析，体贴入微，未有不能张冠李戴者。”吴氏在论中明确指出了湿病的复杂性和在温病临床中了解温病变化的必要性。因此，我们要治疗温病，必先了解伤寒；要治疗湿温，必须了解寒湿。吴氏原注，值得我们精读。

湿温

（疟、痢、疸、痹附）

五十五、湿温久羁，三焦弥漫，神昏窍阻，少腹硬满，大便不下，宣清导浊汤主之。

此湿久郁结于下焦气分，闭塞不通之象，故用能升、能降、苦泄滞、淡渗湿之猪苓，合甘少淡多之茯苓，以渗湿利气；寒水石色白性寒，由肺直达肛门，宣湿清热，盖膀胱主气化，肺开气化之源，肺藏魄，肛门曰魄门，肺与大肠相表里之义也；晚蚕砂化浊中清气，大凡肉体未有死而不腐者，蚕则僵而不腐，得清气之纯粹者也，故其粪不臭不变色，得蚕之纯清，虽走浊道而清气独全，既能下走少腹之浊部，又能化浊湿而使之归清，以己之正，正人之不正也，用晚者，本年再生之蚕，取其生化最速也；皂荚辛咸性燥，入肺与大肠，金能退暑，燥能除湿，辛能通上下关窍，子更直达下焦，通大便之虚闭，合之前药，俾郁结之湿邪，由大便而一齐解散矣。二苓、寒石，化无形之气；蚕砂、皂子，逐有形之湿也。

宣清导浊汤（苦辛淡法）

猪苓五钱　茯苓五钱　寒水石六钱　晚蚕沙四钱　皂荚子（去皮）三钱

水五杯，煮成两杯，分二次服，以大便通快为度。

【讲解】

以上四十二条至五十四条是讲下焦寒湿，以下五十五条至七十七条是讲下焦湿温，亦即下焦热湿，重点是讲疟疾、痢疾之深入下焦，迁延不愈者之临床表现及治疗方法。

本条是讲湿温后期，湿邪无有出路，以致影响全身而出现危象的证治。

“神昏”即神识不清，“窍阻”指蒙蔽心窍而神昏。湿温后期临床上出现神志昏迷、大便不通，这是下焦湿温的急重危证。

本证发生的原因，是由于湿热之邪无出路所引起，因此治疗上必须清利湿热，使湿热之邪能有出路排出体外。宣清导浊汤中、猪苓、茯苓，可以利小便，寒水石可以清热利湿，晚蚕砂、皂荚子可以通大便，均能使久羁之湿邪排出体外。所以下焦湿温凡大小便不通者，一般情况下均可使用本方。

五十六、湿凝气阻，三焦俱闭，二便不通，半硫丸主之。

热伤气，湿亦伤气者何？热伤气者，肺主气而属金，火克金则肺所主之气伤矣。湿伤气者，肺主天气，脾主地气，俱属太阴湿土，湿气太过，反伤本脏化气，湿久浊凝，至于下焦，气不惟伤而且阻矣。气为湿阻，故二便不通，今人之通大便，悉用大黄，不知大黄性寒，主热结有形之燥粪；若湿阻无形之气，气既伤而且阻，非温补真阳不可。硫黄热而不燥，能疏利大肠，半夏能入阴，燥胜湿，辛下气，温开郁，三焦通而二便利矣。按上条之便闭，偏于湿重，故以行湿为主；此条之便闭，偏于气虚，故以补气为主。盖肾司二便，肾中真阳为湿所困，久而弥虚，失其本然之职，故助之以硫黄；肝主疏泄，风湿相为胜负，风胜则湿行，湿凝则风息，而失其疏泄之能，故通之以半夏。若湿尽热结，实有燥粪不下，则又不能不用大黄矣。学者详审其证可也。

半硫丸（酸辛温法）

石硫黄（硫黄有三种：土黄，水黄，石黄也。入药必须用产于石者。土黄土纹，水黄直丝，色皆滞暗而臭；惟石硫黄方棱石纹而有宝光不臭，仙家谓之黄矾，其形大势如矾。按硫黄感日之精，聚土之液，相结而成。生于艮土者佳，艮土者，少土也。其色晶莹，其气清而毒小。生于坤土者恶，坤土者，老土也，秽浊之所归也，其色板滞，其气浊而毒重，不堪入药，只可作火药用。石黄产于外洋，来自舶上，所谓倭黄是也，入莱菔内煮六时则毒去）　半夏（制）

上二味，各等分为细末，蒸饼为丸梧子大，每服一、二钱，白开水送下（按半硫丸通虚闭，若久久便溏，服半硫丸亦能成条，皆其补肾燥湿之功也）。

【讲解】

本条是讲寒湿阻闭、二便不通的证治。

前条是讲大便不通系属于热湿者，故用具有清热利湿作用的宣清导浊汤以利尿通便。

本条是讲大小便不通系属于寒湿者，是肾中阳气为湿所困，肾司二便，肾的功能失职，所以二便不通。用温阳化湿法来通便利尿，用硫黄补助肾的阳气。

此两条一热一寒，说明湿证变化多端，必须辨证论治。吴氏原注："按上条之便闭，偏于湿重，故以行湿为主，此条之便闭，偏于气虚，故以补气为主"，即属此意。

"半硫丸"为石硫黄及半夏两味药物组成，方论及制法、服法均见原文，不作讲解。不过需要指出，硫黄性大热，且有毒，非确属寒湿内结，大便不通者，禁用。即使是适应证，也不能常用、久用，以免造成不良后果。

五十七、浊湿久留，下注于肛，气闭肛门坠痛，胃不喜食，舌苔腐白，术附汤主之。

此浊湿久留肠胃，致肾阳亦困，而肛门坠痛也。肛门之脉曰尻，肾虚则痛，气结亦痛。但气结之痛有二：寒湿、热湿也。热湿气实之坠痛，如滞下门中用黄连、槟榔之证是也。此则气虚而为寒湿所闭，故以参、附峻补肾中元阳之气，姜、术补脾中健运之气，朴、橘行浊湿之滞气，俾虚者充，闭者通，浊者行，而坠痛自止，胃开进食矣。按肛痛有得之大恐或房劳者，治以参、鹿之属，证属虚劳，与此对勘，故并及之。再此条应入寒湿门，以与上三条有互相发明之妙，故列于此，以便学者之触悟也。

术附汤方（苦辛温法）

生茅术五钱　人参二钱　厚朴三钱　生附子三钱　炮姜三钱　广皮三钱

水五杯，煮成两杯，先服一杯；约三时，再服一杯，以肛痛愈为度。

【讲解】

本条是讲湿邪久留、肛门坠痛的证治。

肛门坠痛，属湿浊邪气久而不清，湿邪下注，气道闭塞，下注于肛门，而有坠痛之感。但由于湿的产生有寒有热，因此，肛门坠痛亦有热湿、寒湿之不同。其属于热湿者，治疗上应清利湿热。其属于寒湿者，则必须温中燥湿。本条是讲由于寒湿而引起的肛门坠痛，所以选用本方。

【临证意义】

以上三条，均属于湿邪久留，深入下焦之病。湿邪下注的临床表现，一般来说，主要在大小便不利方面。小便方面主要表现为尿少、尿频、尿痛、尿热；大便方面主要表现为大便不通，腹痛腹泻，或里急后重，肛门胀痛，大便脓血。但上述这些临床表现，寒湿、热湿均可引起，因此，必须认真鉴别寒湿。属于寒湿方面的诊断要点是：其一，素体阳虚或病程较长、反复发作；其二，多无尿痛、尿热，大便溏泻，或先干后溏；大便泻出物色淡黄，或下利清谷；其三，有其他寒证的症状与体征，如恶寒，脉细、迟、弱，舌淡，苔薄白或苔淡，苔腐白；其四，服清热利湿之剂无效。属于热湿方面的诊断要点，则与此相反：其一，素体壮实或素体阴虚，发病急，病程短；其二，小便方面，多尿液黄赤或浑浊，或有尿频、尿急、尿痛。大便方面，多便结如球，或大便黏稠如胶；其三，有其他热证症状和体征，如发热不恶寒，脉数而有力，舌红，苔黄干或黄腻；其四，服清热利湿剂有效。

在下焦湿温的治疗方面，鉴别寒湿或热湿十分重要。所以吴氏不仅在本书中专列寒湿，而且在专论湿温条文中也再列寒湿条文，吴氏在本篇五十七条注中谓："此条应入寒湿门，以与上三条有互相发明之妙，故列于此，以便学者之触悟也"。吴氏之语，一方面说明了他在认识上的全面性；另方面也说明湿邪内伏的复杂性和寒湿、热湿在一定程度上的不可分性。其在临证意义方面，十分重大，值得我们深思。

五十八、疟邪久羁，因疟成劳，谓之劳疟；络虚而痛，阳虚而胀，胁有疟母，邪留正伤，加味异功汤主之。

此证气血两伤。《经》云：劳者温之，故以异功温补中焦之气，归、桂合异功温养下焦之血，以姜、枣调和营卫，使气血相生而劳疟自愈。此方补气，人所易见，补血人所不知，《经》谓：中焦受气，取汁变化而赤，是谓血，凡阴阳两伤者，必于气中补血，定例也。

加味异功汤方（辛甘温阳法）

人参三钱　当归一钱五分　肉桂一钱五分　炙甘草二钱　茯苓三钱　于术（炒焦）三钱　生姜三钱　大枣（去核）二枚　广皮二钱

水五杯，煮成两杯，渣再煮一杯，分三次服。

五十九、疟久不解，胁下成块，谓之疟母，鳖甲煎丸主之。

疟邪久扰，正气必虚，清阳失转运之机，浊阴生窃踞之渐，气闭则痰凝血滞，而块势成矣。胁下乃少阳厥阴所过之地，按少阳、厥阴为枢，疟不离乎肝胆，久扰则脏腑皆困，转枢失职，故结成积块，居于所部之分。谓之疟母者，以其由疟而成，且无已时也。按《金匮要略》原文："病疟以月一日发，当以十五日愈；设不瘥，当月尽解；如其不瘥，当云何？此结为癥瘕，名曰疟母，急治之，宜鳖甲煎丸。"盖人身之气血与天地相应，故疟邪之著于人身也，其盈缩进退，亦必与天地相应。如月一日发者，发于黑昼月廓空时，气之虚也，当俟十五日愈。五者，生数之终；十者，成数之极；生成之盈数相会，五日一元，十五日三元一周；一气来复，白昼月廓满之时，天气实而人气复，邪气返而病当愈。设不瘥，必俟天气再转，当于月尽解。如其不瘥，又当云何？然月自亏而满，阴已盈而阳已缩；自满而亏，阳已长而阴已消；天地阴阳之盈缩消长已周，病尚不愈，是本身之气血，不能与天地之化机相为流转，日久根深，牢不可破，故宜急治也。

鳖甲煎丸方

鳖甲（炙）十二分　乌扇（烧）三分　黄芩三分　柴胡六分　鼠妇（熬）三分　干姜三分　大黄三分　芍药五分　桂枝三分　葶苈（熬）一分　石韦（去毛）三分　厚朴三分　牡丹皮五分　瞿麦二分　紫葳三分　半夏一分　人参一分　䗪虫（熬）五分　阿胶（炒）三分　蜂窝（炙）四分　赤硝十二分　蜣螂（熬）六分　桃仁二分

上二十三味，为细末。取煅灶下灰一斗，清酒一斤五斗，浸灰，俟酒尽一半，煮鳖甲于中，煮令泛烂如胶膝，绞取汁，纳诸药煎为丸，如梧子大。空心服七丸，日三服。

【方论】 此辛苦通降，咸走络法。鳖甲煎丸者，君鳖甲而以煎成丸也，与他丸法迥异，故曰煎丸。方以鳖甲为君者，以鳖甲守神入里，专入肝经血分，能消癥瘕，领带四虫，深入脏络，飞者升，走者降，飞者兼走络中气分，走者纯走络中血分。助以桃仁、牡丹皮、紫葳之破满行血，副以葶苈、石韦、瞿麦之行气渗湿，臣以小柴胡、桂枝二汤，总去三阳经未结之邪；大承气急驱入腑已结之渣滓；佐以人参、干姜、阿胶，护养鼓荡气血之正，俾邪无容留之地，而深入脏络之病根拔矣。按小柴胡汤中有甘草，大承气汤中有枳实，仲景之所以去甘草，畏其太缓，凡走络药不须守法；去枳实，畏其太急而直走肠胃，亦非络药所宜也。

【讲解】

此两条是讲“劳疟”的病因、病机、临床表现及治疗方法。

“劳疟”，是疟疾的一个类型，由于疟疾的发病季节多在夏秋季，此时气候热而又湿，疟疾是属外感湿邪致病，所以属于湿温范围。

“劳疟”的定义：原注谓“疟邪久羁，因疟成劳，谓之劳疟”。所谓“劳”，有“劳损”、“虚损”之义。“疟邪久羁”，即疟疾反复发作，久治不愈。“因疟成劳”，指因疟疾反复发作，久治不愈，导致全身虚损。因此，“劳疟”也就是指今天所谓的慢性疟疾。由于其反复发作，病程很久，所以，“劳疟”又称“久疟”。

“劳疟”的病机：原注谓“邪留正伤”，这就是说，由于疟邪久留体内，人体气血两伤，因而也就可以出现各种正虚邪实气血两虚的症状和体征，如头晕、耳鸣、眼花、心跳、无力、食少、便溏、脉虚等等。同时，由于气血两伤也就必然导致气滞血瘀，因而久疟患者，常常在左肋下摸到肿块，这就是“疟母”。为什么会产生疟母？原注谓：“疟邪久扰，正气必虚，清阳失运转之机，浊阴生窍踞之渐，气闭则痰凝血滞而块势成矣。胁下乃少阳厥阴所过之地，按少阳、厥阳为枢，疟不离乎肝胆，久扰则脏腑皆困，转枢失职，故结成积块，居于所部之分。”这就是说，由于疟邪久居，耗损正气，气血失调，气机郁滞，血液瘀结，在胁下凝结成块。由于胁下为少阳、厥阴经脉循行之处，疟疾又不离乎肝胆，疟疾久而不愈，以致肝胆气血功能失调，所以在胁下形成硬块，称为“疟母”。

“劳疟”的治疗，本篇五十八条是治本。所谓“治本”，即治疗因疟邪久扰而致正气的虚损，亦即补气补血。加味异功汤就是气血双补方剂。培补气血，一般又以补气为主，因为阴生于阳，血生于气，气血两虚者，补气就可以补血，所以原注谓：“凡阴阳两伤者，必于气中补血，定例也”。这也就是一般所谓的“善补阴者，当于阳中求阴”。本篇五十九条是治疗由于气血两伤而与致肝胆气滞血瘀所积结而成的“疟母”，亦即胁下硬块。条中所选的鳖甲煎丸，即属于攻坚散积、消瘀除疟的方剂。此方出自《金匮要略·疟病脉证并治》。吴氏认为，《金匮要略》方之意是：“疟母”一般已不能自然消失，因此必须运用攻坚散瘀之法。这就是原注中所谓的，“天地阴阳之盈缩消长已周，病尚不愈，是本身之气血，不能与天地之化机相为流转。日久根深，牢不可破，故宜急治也”。所谓“急治”，乃急者治其标之意。

六十、太阴三疟，腹胀不渴，呕水，温脾汤主之。

三疟本系深入脏真之痼疾，往往经年不愈，现脾胃证，此属稍轻。腹胀不渴，脾寒也，故以草果温太阴独胜之寒，辅以厚朴消胀。呕水者，胃寒也，故以生姜降逆，辅以茯苓渗湿而养正。蜀漆乃常山苗，其性急走疟邪，导以桂枝，外达太阳也。

温脾汤方（苦辛温里法）

草果二钱　桂枝三钱　生姜五钱　茯苓五钱　蜀漆（炒）三钱　厚朴三钱

水五杯，煮取两杯，分二次温服。

【讲解】

本条讲太阴三疟的证治。

“太阴三疟”，“太阴”，指足太阴脾。“三疟”，即三日疟，即疟疾每三天发作一次者。对于疟疾，一日一发者，其病浅；间日一发者，其病较深；三日一发者，其病最深，容易复发，迁延难愈。所以原注谓：“三疟本系深入脏真之痼疾，往往经年不愈。”

“三日疟”，又名三阴疟，其临床表现，除典型疟疾症状，如寒热往来，定时而作以外，其合并症以脾症状为主者，名太阴三疟；以肾症状为主者，名少阴三疟；以肝症状为主者，名厥阴三疟。由于三日疟与脾、肾、肝三脏密切相关，脾属足太阴，肾属足少阴，肝属足厥阴，所以三日疟，一般统称三阴疟，认为较其他疟疾顽固迁延，流连难愈。

本条所述合并症状，如腹胀不渴、呕水等，均属脾胃虚寒，脾属太阴，所以称为太阴三疟。由于三日疟患者在临床上以脾寒者多见，所以对于慢性疟疾，有的地方民间又叫“脾寒”。

温脾汤可以治疗脾胃虚寒及截疟，方中草果、厚朴温脾消胀，生姜温胃降逆，桂枝、茯苓温中利湿，蜀漆，即常山，为截疟药。凡属疟疾，只要表现上述症状，属于脾胃虚寒的，均可使用本方。疟疾停止发作后，去蜀漆，再服一段温脾温胃药物，可以停止复发。

六十一、少阴三疟，久而不愈，形寒嗜卧，舌淡脉微，发时不渴，气血两虚，扶阳汤主之。

《疟论》篇：黄帝问曰：时有间二日，或至数日发，或渴或不渴，其故何也？岐伯曰：其间日者，邪气客于六腑，而有时与卫气相失，不能相得，故休数日乃作也。疟者，阴阳更胜也。或甚或不甚，故或渴或不渴。《刺疟篇》曰：足少阴之疟，令人呕吐甚，多寒热，热多寒少，欲闭户牖而处，其病难已。夫少阴疟，邪入至深，本难速已；三疟又系积重难反，与卫气相失之证，久不愈，其常也。既已久不愈矣，气也血也，有不随时日耗散也哉！形寒嗜卧，少阴本证，舌淡脉微不渴，阳微之象。故以鹿茸为君，峻补督脉，一者八脉丽于肝肾，少阴虚，则八脉亦虚；一者督脉总督诸阳，为卫气之根本。人参、附子、桂枝、随鹿茸而峻补太阳，以实卫气；当归随鹿茸以补血中之气，通阴中之阳；单以蜀漆一味，急提难出之疟邪，随诸阳药努力奋争，由卫而出。阴脏阴证，故汤以扶阳为名。

扶阳汤（辛甘温阳法）

鹿茸（生锉末，先用黄酒煎得）五钱　熟附子三钱　人参二钱　粗桂枝三钱　当归二钱　蜀漆（炒黑）三钱

水八杯，加入鹿茸酒，煎成三小杯，日三服。

【讲解】

本条讲少阴三疟的证治。

“少阴三疟”，即三日疟之由于肾寒所致者，三日疟，其临床表现有肾阳虚衰症状与体征者，均可名曰“少阴三疟”。

由于少阴三疟系属肾寒，所以少阴三疟的治疗原则是温肾截疟。

本条所列扶阳汤，即温补肾阳截疟方剂。方中鹿茸、附子、桂枝温肾；人参、当归益气养血；蜀漆截疟。对于少阴三疟有一定治疗效果。凡属疟疾，只要在临床上表现有肾阳不足者，均可运用本方治疗。用本方治少阴疟，疟疾停止发作后，即减去蜀漆，再继续服用本方或其他温补肾阳方剂一段时间，亦可抗疟疾复发。

六十二、厥阴三疟，日久不已，劳则发热，或有痞结，气逆欲呕，减味乌梅圆法主之。

凡厥阴病甚，未有不犯阳明者。邪不深不成三疟，三疟本有难已之势，既久不已，阴阳两伤。劳则内发热者，阴气伤也；痞结者，阴邪也；气逆欲呕者，厥阴犯阳明，而阳明之阳将惫也。故以乌梅圆法之刚柔并用，柔以救阴，而顺厥阴刚脏之体，刚以救阳，而充阳明阳腑之体也。

减味乌梅圆法（酸苦为阴，辛甘为阳复法）

（以下方中多无分量，以分量本难预定，用者临时斟酌可也）

半夏　黄连　干姜　吴萸　茯苓　桂枝　白芍　川椒（炒黑）　乌梅

按疟痢两门，日久不治，暑湿之邪，与下焦气血混处者，或偏阴、偏阳，偏刚、偏柔；或宜补、宜泻，宜通、宜涩；或从太阴，或从少阴，或从厥阴，或护阳明，其证至杂至多，不及备载。本论原为温暑而设，附录数条于湿温门中者，以见疟痢之原起于暑湿，俾学者识得源头，使杂症有所统属，粗具规模而已。欲求美备，勤绎各家。

【讲解】

本条讲厥阴三疟的证治。

“厥阴三疟”，即三日疟之由于肝寒所致者。三日疟，其临床表现有肝气不足症状与体征者，均可名曰“厥阴三疟”。

由于厥阴三疟多属肝虚，所以其治疗原则是温肝截疟。肝虚，肝之疏泄必然失职，“土得木而达”，所以在肝失疏泄气机上逆的情况下，脾的运化作用也会受到影响，因此湿盛于里，而湿邪又可化热，在临床上又可出现发热、痞结、气逆欲呕之寒热错杂现象。在治疗上对于厥阴之疟，除温肝截疟以外，还要合以温阳化湿、清热燥湿、寒热平调。减味乌梅丸，即乌梅丸去人参、细辛、附子、黄柏、当归、加半夏、吴萸、白芍。此方温肝、补肝、温胃、清热、燥湿，刚柔并用，寒热平调，可以治疗三日疟之由于肝虚、脾滞、寒热错杂者。减味乌梅丸方中无蜀漆，其他药物亦无截疟作用，因此本方治“厥阴之疟”，是从调和肝脾着眼。这可能就是吴氏在原注中所谓“故以乌梅丸法之刚柔并用，柔以救阴，而顺厥阴刚脏之体，刚以救阳，而充阳明阳腑之体”。我们的经验此方亦可合用截疟药，可加常山，在治疗疟疾而见寒热错杂证者，对于制止疟疾发作，也有效果。

以上自五十八条至六十二条共五条，是讲劳疟及三阴三日疟的治疗方法，劳疟及三阴三日疟均属虚证。从“治病求本”的角度来说，均应补虚，但从标本并治的角度来说，又应标本并治。从劳疟的治疗来看，治本方面，用加味异功汤；从治标方面来看，则用鳖甲煎丸；从三阴疟的治疗来看，太阴三疟以温脾汤治其本，少阴三疟以扶阳汤治其本，厥阴三疟以减味乌梅丸治其本。但太阴三疟、少阴三疟的治疗上，方中又同时合用常山截疟以治其标，这是中医学标本理论的具体运用。至于其他疟疾的治疗，上中焦篇亦有论述，下焦篇中仅论述劳疟及三阴疟，前后互参，大法已经基本具备，读者如欲进一步了解疟疾有关理论认识及临床辨证论治，可以再进一步参阅历代疟疾专著。

六十三、酒客久痢，饥食不减，茵陈白芷汤主之。

久痢无他证，而且能饮食如故，知其病之未伤脏真胃土，而在肠中也；痢久不止者，酒客湿热下注，故以风药之辛，佐以苦味入肠，芳香凉淡也。盖辛能胜湿而升脾阳，苦能渗湿清热，芳香悦脾而燥湿，凉能清热，淡能渗湿也，俾湿热去而脾阳升，痢自止矣。

茵陈白芷汤方（苦辛淡法）

绵茵陈　白芷　北秦皮　茯苓皮　黄柏　藿香

【讲解】

从六十三条至七十七条，共十五条，是论述久痢的病因，病机、诊断和治疗。

“久痢”，即痢疾经久不愈。凡属腹痛腹泻，里急后重，大便不爽，或便黏液，或挟脓血等，均称为“痢”。因此，“久痢”，即经常腹痛、腹泻、大便稀薄或下黏液患者，相当于现代所谓的“慢性痢疾”、“慢性肠炎”一类疾病。

六十三条中所指的“酒客”，是指素有饮酒习惯的患者，“酒客久痢”，指长期饮酒过多，又长期腹泻或脓血便，久治不愈。

“饮食不减”，指虽然长期腹泻，但饮食如常。中医认为，饮酒可以产生湿热，“痢疾”也多属湿热表现。因此，酒客久痢的原因，除脾胃本身的原因以外，也可能还有饮酒的原因。因为脾胃本身原因可以产生湿热，湿热下注，即成痢疾；长期饮酒也可以产生湿热，湿 热下注，成为痢疾。二者如何鉴别？那就要看患者的饮食情况是否正常。由于脾胃本身原因引起的痢疾，一般均有脾胃症状，如食欲减退，呕吐恶心，胃脘膜胀等等，如系由于长期饮酒所致者，则饮食方面可无明显变化。在治疗上，前者重点在温补脾胃，后者清利湿热即可。本条明确指出“饮食不减”，所以治以清利湿热，方用茵陈白芷汤。

茵陈白芷汤，为清热利湿方剂，由于一般痢疾均属湿热，因此也均可使用本方，不专主“酒客久痢”。但应该指出者，即“酒客久痢”也并不是完全与脾胃本身无关，因为酒能生热，热能生湿，长期饮酒，湿热困脾，引起脾胃气虚者，亦不少见。如果临床上出现脾胃不足，食少纳减等症状者，即使是酒客久痢，也不宜使用本方。“初痢忌涩，久痢忌攻，挟表宜散，正虚宜补”，这是治痢十六字诀，久痢多属虚证，因此在治疗上应予注意。

六十四、老年久痢，脾阳受伤，食滑便溏，肾阳亦衰，双补汤主之。

老年下虚久痢，伤脾而及肾，食滑便溏，亦系脾肾两伤。无腹痛、肛坠、气胀等症，邪少虚多矣。故以人参、山药、茯苓、莲子、芡实甘温而淡者补脾渗湿，再莲子、芡实水中之谷，补土而不克水者也；以补骨、苁蓉、巴戟、菟丝、覆盆、萸肉、五味酸甘微辛者，升补肾脏阴中之阳，而兼能益精气安五脏者也。此条与上条当对看，上条以酒客久痢，脏真未伤而湿热尚重，故虽日久仍以清热渗湿为主；此条以老年久痢，湿热无多而脏真已歉，故虽滞下不净，一以补脏固正，立法于此，亦可以悟治病之必先识证也。

双补汤方（复方也，法见注中）

人参　山药　茯苓　莲子　芡实　补骨脂　苁蓉　萸肉　五味子　巴戟天　菟丝子　覆盆子

【讲解】

本条是讲老年久痢脾肾阳虚的治疗方法。

久痢必然伤脾，脾病必然及肾。久痢，脾肾两伤应是一般最常见的情况。本条特别指出：老年久痢，脾肾两伤者，因为老年患者，脾肾本已不足，再加久痢，更容易出现脾肾两伤情况，实际上一般久痢患者，都应该考虑脾肾两伤以及在治疗上如何培补脾肾的问题，不独老年久痢为然。

本条与前条，系属对应文字。前条讲“酒客久痢”，虽下痢日久，久痢属虚，但因为湿热甚重，所以在治疗上仍以清热利湿；本条讲“老年久痢”，虽亦有湿热，但从临床表现上看，“食滑便溏”，正气已虚，所以在治疗上要培补脾肾。从总的精神来看，还是从标本缓急着眼，即邪盛者，重在祛邪，邪去则正自复；正虚者，重在扶正，正复则邪自去。本条原注谓“本条与上条当对看，上条以酒客久痢，脏真未伤而湿热较重，故虽日久仍以清热渗湿为主，本条以老年久痢，湿热无多而脏真已歉，故虽滞下不净，一以补脏固正，立法于此，亦可悟治病之必先识证也”。即属此意。

六十五、久痢小便不通，厌食欲呕，加减理阴煎主之。

此由阳而伤及阴也。小便不通，阴液涸矣；厌食欲呕，脾胃两阳败矣。故以熟地、白芍、五味收三阴之阴，附子通肾阳，炮姜理脾阳，茯苓理胃阳也。按原方通守兼施，刚柔互用，而名理阴煎者，意在偏护阴也。熟地守下焦血分，甘草守中焦气分，当归通下焦血分，炮姜通中焦气分，盖气能统血，由气分之通，及血分之守，此其所以为理也。此方去甘草、当归，加白芍、五味、附子、茯苓者，为其厌食欲呕也。若久痢阳不见伤，无食少欲呕之象，但阴伤甚者，又可以去刚增柔矣。用成方总以活泼流动，对症审药为要。

加减理阴煎方（辛淡为阳酸甘化阴复法。凡复法，皆久病未可以一法了事者）

熟地　白芍　附子　五味　炮姜　茯苓

【讲解】

本条是讲久痢脾肾两伤的治疗方法。

久痢小便不通是肾阳虚衰的表现，久痢厌食欲呕，是脾阳虚衰的表现，久痢患者如出现小便不通再加上呕吐厌食，属于危候，即原注中所谓的“小便不通，阴液涸矣；厌食欲呕，脾胃两阳败矣”。因此在治疗上必须温阳救急。选方加减理阴煎，重剂温补脾肾，以求维持，否则祸不旋踵。

加减理阴煎与双补汤均属脾肾两补方剂，所不同者，双补汤较平和，久痢脾肾阳虚，一般情况下可用此方；加减理阴煎较峻猛，急症情况下可用此方。急症用此方时，附子须用较大剂量，以不少于30克（先煎1小时）为好，否则，不能产生急救作用。

六十六、久痢带瘀血、肛中气坠，腹中不痛，断下渗湿汤主之。

此涩血分之法也。腹不痛，无积滞可知，无积滞，故用涩也。然腹中虽无积滞，而肛门下坠，痢带瘀血，是气分之湿热久而入于血分，故重用樗根皮之苦燥湿、寒胜热、涩以断下，专入血分而涩血为君；地榆得先春之气，木火之精，去瘀生新，茅术、黄柏、赤苓、猪苓开膀胱，使气分之湿热，由前阴而去，不致遗留于血分也；楂肉亦为化瘀而设，银花为败毒而然。

断下渗湿汤方（苦辛淡法）

樗根皮（炒黑）一两　生茅术一钱　生黄柏一钱　地榆（炒黑）一钱五分　楂肉（炒黑）三钱　银花（炒黑）一钱五分　赤苓三钱　猪苓一钱五分

水八杯，煮成三杯，分三次服。

【讲解】

此条是讲久痢患者，大便中带有瘀血，肛门下坠的治疗。便中带瘀血，说明肠道有出血，因为没有出血就没有瘀血。腹中不痛只是肛中下坠，说明病不在腹而在肛中，肛坠一般多属湿热，但如有瘀血，则又与肛中出血有关。因此在治疗上当以止血、活血、化瘀合清热、利湿、燥湿药同用，以治其标。

断下渗湿汤，方剂组成见原文，方论见原注，本方作用是涩血为主，佐以清热、利湿、燥湿。所以本条选用此方。

应该指出者，久痢患者，原则上属于虚证，因此本方治疗只是治标，应当中病即止，症状消失或明显减轻以后，仍应着眼培补脾肾。

六十七、下痢无度，脉微细，肢厥，不进食，桃花汤主之。

此涩阳明阳分法也。下痢无度，关闸不藏；脉微细肢厥，阳欲脱也。故以赤石脂急涩下焦，粳米合石脂堵截阳明，干姜温里而回阳，俾痢止则阴留，阴留则阳斯恋矣。

桃花汤（方法见温热下焦篇）

【讲解】

本条是讲久痢阳脱的证治。

“下痢无度”，即下利不止。“肢厥、脉微细、不进食”，即四肢发凉、阳气欲脱的危候。必须立即止痢以治其标，即原注中所谓，“下痢无度、关闸不藏，脉微细，肢厥，阳欲脱也，故以赤石脂急涩下焦……”桃花汤作用是回阳固涩，所以久痢下痢不止者可用本方。桃花汤处方见中焦篇第二十二条。

六十八、久痢，阴伤气陷，肛坠尻酸，地黄余粮汤主之。

此涩少阴阴分法也。肛门坠而尻脉酸，肾虚而津液消亡之象。故以熟地、五味补肾而酸甘化阴；余粮固涩下焦，而涩可除，坠可止，痢可愈也（按石脂、余粮，皆系石药而性涩，桃花汤用石脂不用余粮，此则用余粮而不用石脂。盖石脂甘温，桃花温剂也。余粮甘平，此方救阴剂也，无取乎温，而有取乎平也）。

地黄余粮汤方（酸甘兼涩法）

熟地黄　禹余粮　五味子

【讲解】

本条是讲久痢阴伤气陷的治疗方法。

由于久痢泻下不止，因患者泻下程度及原有体质不同，而临床表现不尽相同，有的表现为伤阴，有的表现为伤阳，因而在治疗中，虽然均属急止下痢，涩以固脱，但在选方用药上仍有区别，属于伤阳者，应温中固脱，属于伤阴者，则应救阴固脱。前条所述久痢泻痢无度，属于伤阳，所以用桃花汤；本条所述之久痢泻痢无度，则属于伤阴，所以用地黄禹余粮汤。

赤石脂与禹余粮均有涩肠止痢的治疗作用，但赤石脂性温，桃花汤中配以干姜，温涩作用更强，禹余粮性平，地黄禹余粮汤中配以熟地黄、五味子，则涩肠止痢之外，复有救阴作用，因此桃花汤用于下痢伤阳欲脱患者，地黄禹余粮汤用于下痢伤阴欲脱患者。吴氏按语谓："按石脂、余粮，皆系石药而性涩，桃花汤用石脂不用余粮，此则用余粮不用石脂，盖石脂甘温，桃花汤温剂也，余粮性平，此方救阴剂也，无取乎温而有取乎平也"，即属此义。这是吴氏选方用药入细之处。

六十九、久痢伤肾，下焦不固，肠腻滑下，纳谷运迟，三神丸主之。

此涩少阴阴中之阳法也。肠腻滑下，知下焦之不固；纳谷运迟，在久痢之后，不惟脾阳不运，而肾中真阳亦衰矣。故用三神丸温补肾阳，五味兼收其阴，肉果涩自滑之脱也。

三神丸方（酸甘辛温兼涩法，亦复方也）

五味子　补骨脂　肉果（去净油）

【讲解】

本条讲久痢下痢无度之缓证的治疗。

前两条是讲久痢下痢无度欲脱之急证治疗。急则治其标，所以宗仲景少阴下利治法，涩以固脱，或用桃花汤，或用地黄禹余粮汤以固肠止痢。本条是指久痢下痢无度之较缓者，缓则治其本，所以不需用赤石脂、禹余粮固涩剂，直接治本为主，兼以固涩。久病必然伤阳，本条即为久痢伤阳而立。三神丸由五味子、补骨脂、肉果三味药物组成。补骨脂温肾阳，五味子欽肾阴，肉果有温涩止痢作用，共奏温阳固脱之功，以治久痢伤阳者。”

“肠腻滑下”，指下痢不止，“纳谷运迟”，指受纳水谷正常而运化水谷无力，均属脾肾阳虚之象。久痢不止，必然伤肾，肾被伤则命火不能生脾土，因而必须补命火以生脾土才能达到治疗目的，所以本条直接把“肠腻滑下，纳谷运迟”列入“久痢伤肾”之下，这是五脏相关学说在临床上的具体体现。

七十、久痢伤阴，口渴舌干，微热微咳，人参乌梅汤主之。

口渴微咳于久痢之后，无湿热客邪款证，故知其阴液太伤，热病液涸，急以救阴为务。

人参乌梅汤（酸甘化阴法）

人参　莲子（炒）　炙甘草　乌梅　木瓜　山药

按此方于救阴之中，仍然兼护脾胃。若液亏甚而土无他病者，则去山药、莲子，加生地、麦冬，又一法也。

【讲解】

本条是讲久痢伤阴的治疗。

由于湿热久痢耗伤阴液，所以，久痢出现“口渴”、“舌干”、“微热”、“微咳”，均属阴液亏虚症征，所以久痢伤阴者选用人参乌梅汤，以救其阴液。

七十一、痢久阴阳两伤，少腹肛坠，腰胯脊髀酸痛，由脏腑伤及奇轻，参茸汤主之。

少腹坠，冲脉虚也；肛坠，下焦之阴虚也；腰、肾之腑也，胯、胆之穴也（谓环跳），脊、太阳夹督脉之部也，髀、阳明部也，俱酸痛者，由阴络而伤及奇经也。参补阳明，鹿补督脉，归、茴补冲脉，菟丝、附子升少阴，杜仲主腰痛，俾八脉有权，肝肾有养，而痛可止，坠可升提也。

按：环跳本穴属胆，太阳少阴之络实会于此。

参茸汤（辛甘温法）

人参　鹿茸　附子　当归（炒）　茴香（炒）　菟丝子　杜仲

按：此方虽曰阴阳两补，而偏于阳。若其人但坠而不腰脊痛，偏于阴伤多者，可于本方去附子加补骨脂，又一法也。

【讲解】

本条是讲久痢阴阳两伤并兼“腰、胯、脊、髀”酸痛症的治疗。

“少腹肛坠”，指少腹及肛门下坠。是久痢的本证，与久病“冲脉”受损有关。“腰”指两侧腰部，腰为肾之府，久痢伤肾，所以出现腰痛。“胯”指髋部，与足少阳胆经有关。“脊”指脊柱，与督脉及足太阳膀胱经有关。“髀”指大腿的上部，与足阳明胃经有关。久痢患者，这些部位出现酸痛，说明久痢不仅损伤了肝、脾、肾正经，而且奇经也受损伤，所以原文原注谓：“俱酸痛者，由阴络而伤及奇经也”。因而在治疗上也就必须兼治正经及奇经，阴阳两伤，阴阳两补，参茸汤有兼补正经奇经的作用，所以久痢阴阳两伤而在临床上合并腰、脊、胯、髀酸痛者，即可选用本方。本方方解，原注已详，讲解从略。

七十二、久痢伤及厥阴，上犯阳明，气上撞心，饥不欲食，干呕腹痛，乌梅圆主之。

肝为刚脏，内寄相火，非纯刚所能折；阳明腑，非刚药不复其体。仲景厥阴篇中，列乌梅圆治木犯阳明之吐蛔，自注曰：又主久痢方。然久痢之症不一，亦非可一概用之者也。叶氏于木犯阳明之疟痢，必用其法而化裁之，大抵柔则加白芍、木瓜之类，刚则加吴萸、香附之类，多不用桂枝、细辛、黄柏，其与久痢纯然厥阴见证，而无犯阳明之呕而不食撞心者，则又纯乎用柔，是治厥阴久痢之又一法也。按泻心寒热并用，而乌梅圆则又寒热刚柔并用矣。盖泻心治胸膈间病，犹非纯在厥阴也，不过肝脉络胸耳。若乌梅圆则治厥阴，防少阳、护阳明之全剂。

乌梅圆方（酸甘辛苦复法。酸甘化阴，辛苦通降，又辛甘为阳，酸苦为阴）

乌梅　细辛　干姜　黄连　当归　附子　蜀椒（炒焦去汗）桂枝　人参　黄柏

此乌梅圆本方也。独无论者，以前贤名注林立，兹不再赘。分量制法，悉载《伤寒论》中。

【讲解】

本条述久痢伤阳、寒热错杂的证治。

本条所选用乌梅丸方是《伤寒论》中治久痢的方剂。《伤寒论·辨厥阴病脉证并治》谓："蛔厥者，乌梅丸主之，又主久痢方"。自此方出后，后世治疗久痢，多用此方。吴氏尊重仲景学说，所以在他提出了前述治疗经验以后，也提出了乌梅丸治疗久痢的经验。

"乌梅丸"，其主要作用是扶正祛邪，寒热并用，所以一般均用于疾病之正虚邪实者。久痢患者，阴阳两伤，其正气已虚；里急后重，下痢脓血，则湿热仍盛。因此，对于久痢患者来说，在治疗上常须扶正祛邪同进，寒热平调，温清并行，才能不致于顾此失彼，取得较好的治疗效果。乌梅丸的作用，已如上述，扶正祛邪，寒热平调，所以乌梅丸是治久痢的常用方。对于慢性痢疾及慢性结肠炎，均有一定的治疗效果。

用乌梅丸治久痢，吴氏是尊重的，否则他就不会在此提出乌梅丸治久痢的问题，但是吴氏又认为："然久痢之证不一，亦非可一概用之者也"。这是吴氏的经验之谈，值得我们注意。作者经验认为：乌梅丸用治久痢，以久痢伤阳，症属寒湿，湿郁化热，寒热错杂者，效果较好，不宜用于久痢伤阴，湿热内蕴患者、非属寒湿化热、寒热错杂之久痢患者，仍须从其他治疗久痢方法辨证论治。

七十三、休息痢经年不愈，下焦阴阳皆虚，不能收摄，少腹气结，有似癥瘕，参芍汤主之。

休息痢者、或作或止，止而复作，故名休息，古称难治。所以然者，正气尚旺之人，即受暑、湿、水、谷、血、食之邪太重，必日数十行，而为胀、为痛、为里急后重等症，必不或作或辍也。其成休息痢证者，大抵有二，皆以正虚之故。一则正虚留邪在络，至其年月日时复发，而见积滞腹痛之实证者，可遵仲景凡病至其年月日时复发者当下之例，而用少少温下法，兼通络脉，以去其隐伏之邪；或丸药缓攻，俟积尽而即补之；或攻补兼施，中下并治，此虚中之实证也。一则纯然虚证，以痢久滑泄太过，下焦阴阳两伤，气结似乎癥瘕，而实非癥瘕，舍温补其何从！故以参、苓、炙草守补中焦，参、附固下焦之阳，白芍、五味收三阴之阴，而以少阴为主，盖肾司二便也。汤名参芍者，取阴阳兼固之义也。

参芍汤方（辛甘为阳酸甘化阴复法）

人参　白芍　附子　茯苓　炙甘草　五味子

【讲解】

本条是讲休息痢的治疗。

"休息痢"指痢疾症状时作时止，或止而复作，故称"休息"。本条系指痢久年不愈而滑泄太过，下焦阴阳两虚，肾虚气化收摄无权，故有滑泄不禁，少腹气结不散而似块状之证，治以温补阳气、收摄阴气，用参芍汤。

参芍汤的功用，吴注甚详，兹不再述。

关于久痢的治疗，前已述及，久痢伤阳者补阳，久痢伤阴者救阴，久痢阴阳两伤者，阴阳两补，参芍汤亦系阴阳气血双补方剂，故运用于久痢之阴阳两虚者。

七十四、噤口痢，热气上冲，肠中逆阻似闭，腹痛在下尤甚者，白头翁汤主之。

此噤口痢之实证，而偏于热重之方也。

白头翁汤（方注见前）

七十五、噤口痢，左脉细数，右手脉弦，干呕腹痛，里急后重，积下不爽，加减泻心汤主之。

此亦噤口痢之实证，而偏于湿热太重者也。脉细数，温热著里之象；右手弦者，木入土中之象也。故以泻心去守中之品，而补以运之，辛以开之，苦以降之；加银花之败热毒，楂炭之克血积，木香之通气积，白芍以收阴气，更能于土中拔木也。

加减泻心汤方（苦辛寒法）

川连　黄芩　干姜　银花　楂炭　白芍　木香汁

七十六、噤口痢，呕恶不饥，积少痛缓，形衰脉弦，舌白不渴，加味参苓白术散主之。

此噤口痢邪少虚多，治中焦之法也。积少痛缓，则知邪少；舌白者无热；形衰不渴，不饥不食，则知胃关欲闭矣；脉弦者，《金匮》谓：弦则为减，盖谓阴精阳气俱不足也。《灵枢》谓：诸小脉者，阴阳形气俱不足，勿取以针，调以甘药也。仲景实本于此而作建中汤，治诸虚不足，为一切虚劳之祖方。李东垣又从此化出补中益气、升阳益气、清暑益气等汤，皆甘温除大热法，究不若建中之纯，盖建中以德胜，而补中以才胜者也。调以甘药者，十二经皆秉气于胃，胃复则十二经之诸虚不足，皆可复也。叶氏治虚多脉弦之噤口痢，仿古之参苓白术散而加之者，亦同诸虚不足调以甘药之义，又从仲景、东垣两法化出，而以急复胃气为要者也。

加味参苓白术散方（本方甘淡微苦法，加则辛甘化阳，芳香悦脾，微辛以通，微苦以降也）

人参二钱　白术（炒焦）一钱五分　茯苓一钱五分　扁豆（炒）二钱　薏仁一钱五分　桔梗一钱　砂仁（炒）七分　炮姜一钱　肉豆蔻一钱　炙甘草五分

共为极细末，每服一钱五分，香粳米汤调服，日二次。

【方论】 参苓白术散原方，兼治脾胃，而以胃为主者也，其功但止土虚无邪之泄泻而已。此方则通宣三焦，提上焦，涩下焦，而以醒中焦为要者也。参、苓、白术加炙草，则成四君矣。按四君以参、苓为胃中通药，胃者腑也，腑以通为补也；白术、炙草，为脾经守药，脾者脏也，脏以守为补也。茯苓淡渗，下达膀胱，为通中之通；人参甘苦，益肺胃之气，为通中之守；白术苦能渗湿，为守中之通；甘草纯甘，不兼他味，又为守中之守也，合四君为脾胃两补之方。加扁豆、薏仁以补肺胃之体，炮姜以补脾肾之用；桔梗从上焦开提清气，砂仁、肉蔻从下焦固涩浊气，二物皆芳香能涩滑脱，而又能通下焦之郁滞，兼醒脾阳也。为末，取其留中也；引以香粳米，亦以其芳香悦土，以胃所喜为补也。上下斡旋，无非冀胃气渐醒，可以转危为安也。

七十七、噤口痢，胃关不开，由于肾关不开者，肉苁蓉汤主之。

此噤口痢邪少虚多，治下焦之法也。盖噤口日久，有责在胃者，上条是也；亦有由于肾关不开，而胃关愈闭者，则当以下焦为主。方之重用苁蓉者，以苁蓉感马精而生，精血所生之草而有肉者也。马为火畜，精为水阴，禀少阴水火之气而归于太阴坤土之药，其性温润平和，有从容之意，故得从容之名，补下焦阳中之阴有殊功。《本经》称其强阴益精，消癥瘕，强阴者，火气也，益精者，水气也，癥瘕乃气血积聚有形之邪，水火既济，中土气盛，而积聚自消。兹以噤口痢阴阳俱损，水土两伤，而又滞下之积聚未清，苁蓉乃确当之品也；佐以附子补阴中之阳，人参、干姜补土，当归、白芍补肝肾，芍用桂制者，恐其呆滞，且束入少阴血分也。

肉苁蓉汤（辛甘法）

肉苁蓉（泡淡）一两　附子二钱　人参二钱　干姜炭二钱　当归二钱　白芍（肉桂汤浸炒）三钱

水八杯，煮取三杯，分三次缓缓服，胃稍开，再作服。

【讲解】

以上四条是论述“噤口痢”各种不同的证候、病机及治疗方法。

“噤口痢”是痢疾中的一个病型，属于痢疾中的急重症。

噤口痢的临床特点是：无食欲，不能进食或食入则吐。《医宗必读》谓：“噤口乃食不得入，到口即吐，有邪在上膈，火气冲逆者，……有阳气不足，宿食未消者……有肝气呕吐者……有水饮停聚者……有积秽在下、恶气熏蒸者……”痢而能食，为湿热之邪仅在肠而未侵犯胃，痢而不能食或食入则吐，则湿热之邪已经影响全身，不论其影响途径为何，均是病情严重的征兆。

噤口痢在临床上亦分虚实。一般来说，初痢合并噤口者多实。久痢合并噤口者多虚。实者治以清热利湿，通里攻下；虚者则应重点补虚。以上四条，即按由实到虚的次序，分条论述嗪口痢的治疗，并附方示范。

七十四条是谈噤口痢的实证。本证多在痢疾初起，临床上多有发热，或自觉有热气上冲、腹痛、腹胀、大便不通畅，泻出物有脓血或黏液，但泻出物量不多，不欲饮食或食入则吐，这种情况属于湿热邪毒在里，必须清热利湿攻里通下，一般可用白头翁汤，邪盛者可以在本方中再加生大黄。所以原文谓："噤口痢，热气上冲，肠中逆阻似闭，腹痛在下尤甚者，白头翁汤主之。"原注谓："此噤口痢之实证而偏于热重之方也。"

七十五条是指噤口痢实证中之稍缓者。本证多在痢疾初起，有的也可能在痢疾中期，症状上有发热或不发热，干呕恶心较重，不欲饮食，腹泻，里急后重，大便脓血，一般多属湿热内蕴，气滞血逆，因此治法以清热利湿，调气行血。一般用芍药汤、香连丸、黄芩汤之类，这是治痢常法及通用方。加减泻心汤是前述常用方基础之上的新组合，有上述三方复方之意而有加减，方论见原注，痢疾之合并噤口者，可以用本方。痢疾之不合并噤口，能食者，也可用本方。

七十六条是指噤口痢之虚证。本证多在痢疾中期或后期，亦即多在久痢中出现，这种病人一般痢疾症状并不十分急重，这也就是原文中所谓的，"积少痛缓"，"形衰脉弦"，衰弱外观，不发热，可有恶心呕吐，不欲饮食，多属久痢脾胃虚弱，因此治法以健脾和胃，参苓白术散为健脾和胃常用方。加味参苓白术散，即参苓白术散加炮姜、肉豆蔻，去山药、陈皮、莲子肉、大枣，则本方更有温胃作用，因此，运用于久痢脾胃虚弱呕恶不欲食者。

七十七条也是谈噤口痢之虚证。前条是谈噤口痢之属于久痢脾胃虚弱者，所以治宜健脾温胃，本条是谈脾胃虚弱，呕恶不欲食。其原因是由于久痢伤肾，命火不能生土所致者，在治疗上则应温补脾胃，补火生土，这也就是原文所谓的，"噤口痢，胃关不开，由于肾关不开"。原注中所谓的"亦有由于肾关不开，而胃关愈闭者，则当以下焦为主”。本条所述肉苁蓉汤，为温补肝肾兼补脾胃的方剂，所以久痢噤口不食患者之由于肾阳虚衰，脾阳亦继之虚衰所致者，即可使用本方或此一类温补脾肾剂。

以上四条，由于均有不欲饮食或食入则吐，所以均列属噤口痢一类，其实临床上真正称之为噤口痢的多属第一条所列噤口痢之实证、急证。后三条，一般不一定称“噤口痢”，但由于痢疾而不能食或食入则吐，一般均示预后不良，因此亦列入“噤口痢”范围，以示严重。

【临证意义】

以上自五十五条至七十七条均是论述下焦湿温，其中主要内容又是论久疟、久痢的病因，病机、治则、治法。虽然本书主要是论温病，并非疟痢专书，语焉不详，但由于疟痢均属每年夏秋间季节性疾病，均属外感夏秋时邪所致的疾病，所以可以据此举一反三，类及他病，这也就是吴氏原注中所谓的“本论原为温暑而设，附录数条于湿温门中者，以见疟痢之源，起于暑湿，俾学者识得源头，使杂证有所统属，粗具规模而已。因此对于一切外感暑湿之病，均可以此为法，这也就是凡属外感暑湿之证，均应分清其暑湿之间的关系，热多于湿者，属于暑温范围，可按暑温论治，湿多于热，则属于湿温范围，则应按湿温论治。由于湿为阴邪，用药宜刚，湿与热合，又必须刚柔并用，寒热平调。下焦湿温，由于病至下焦，湿邪深入而正气已虚，因此又必须考虑到正虚邪实，寒热错杂的复杂局面，而在治疗上又必须注意到标本缓急，或扶正，或祛邪，或扶正祛邪同进。这是中医理论在临床实践中的具体运用，其临证意义十分重大，读者如能细读下焦湿温中有关内容，当应有所体会。

附录病例二则，以见本节所述内容在临床中的指导作用。

临床运用举例：

案39. 久疟治验

方某，男，21岁。

患者3年来，反复寒热往来，定时而作，医诊疟疾，与服抗疟药物，疟疾可以在服药后立即停止发作，但时作时止，停药即发，以后医者嘱长期服用抗疟药，但服药期间，形羸色败，头发半白，头晕耳鸣，虚弱不堪，以后患者偶见当时名医张简斋老先生，嘱停服抗疟药物，改用单方黄芪二两，狗肉一斤，炖汤，每周服1次，连服2次。患者遵命如法，自服用本方之日起，即第一次服用本方以后，至今40余年，未再发过疟疾，而且健康很快恢复，白发转黑，至今健康。(张简斋医案)

临床运用举例：

案40. 久痢治验

郑某，男，7岁。

患者近1年来，经常腹泻，其父母系西医大夫。每腹泻发作，辄与抗生素治疗，服药后腹泻可以转正常，但反复发作，饮食稍有不慎，腹泻即作。最近1周来，因伤食又出现腹泻，服抗生素无效，请我治疗。就诊时，患儿形瘦色败，脉沉细数。余曰：此久痢也，当温补脾胃佐以清热燥湿之品，予连理汤，即理中汤加黄连。患儿服药后，一药痢止，以后再服健脾之剂数剂，腹泻即再未发作。至今患儿已20余岁，身体健康。

上述病例，一为久疟、一为久痢患者，在治疗上按照本篇所述原则进行治疗，效如桴鼓，于此说明上述理论在实际临床中的重大指导作用。

秋燥

七十八、燥久伤及肝肾之阴，上盛下虚，昼凉夜热，或干咳，或不咳，甚则痉厥者，三甲复脉汤主之，定风珠亦主之，专翕大生膏亦主之。

肾主五液而恶燥，或由外感邪气久羁而伤及肾阴，或不由外感而内伤致燥，均以培养津液为主。肝木全赖肾水滋养，肾水枯竭，肝断不能独治，所谓乙癸同源，故肝肾并称也。三方由浅入深，定风浓于复脉，皆用汤，从急治。专翕取乾坤之静，多用血肉之品，熬膏为丸，从缓治。盖下焦深远，草木无情，故用有情缓治。再暴虚易复者，则用二汤；久虚难复者，则用专翕。专翕之妙，以下焦丧失皆腥臭脂膏，即以腥臭脂膏补之，较之丹溪之知柏地黄，云治雷龙之火而安肾燥，明眼自能辨之。盖凡甘能补，凡苦能泻，独不知苦先入心，其化以燥乎！再雷龙不能以刚药直折也，肾水足则静，自能安其专翕之性；肾水亏则动而躁，因燥而躁也。善安雷龙者，莫如专翕，观者察之。

三甲复脉汤、定风珠（并见前）

专翕大生膏（酸甘咸法）

人参二斤（无力者以制洋参代之）　茯苓二斤　龟板（另熬胶）一斤　乌骨鸡一对　鳖甲一斤（另熬胶）　牡蛎一斤　鲍鱼二斤　海参二斤　白芍二斤　五味子半斤　麦冬二斤（不去心）　羊腰子八对　猪脊髓一斤　鸡子黄二十圆　阿胶二斤　莲子二斤　芡实三斤　熟地黄三斤　沙苑蒺藜一斤　白蜜一斤　枸杞子（炒黑）一斤

上药分四铜锅（忌铁器，搅用铜勺），以有情归有情者二，无情归无情者二，文火细炼三昼夜，去渣；再熬六昼夜；陆续合为一锅，煎炼成膏，末下三胶，合蜜和匀，以方中有粉无汁之茯苓、白芍、莲子、芡实为细末，合膏为丸。每服二钱，渐加至三钱，日三服，约一日一两，期年为度。每殒胎必三月，肝虚而热者，加天冬一斤，桑寄生一斤，同熬膏，再加鹿茸二十四两为末（本方以阴生于八，成于七，故用三七二十一之奇方，守阴也。加方用阳生于七，成于八，三八二十四之偶方，以生胎之阳也。古法通方多用偶，守法多用奇，阴阳互也）。

【讲解】

本条是讲燥邪伤及肝肾之阴的证治。

“下焦秋燥”，即外感燥邪，流连未愈，“燥邪”由上焦而至中焦，而至下焦，致使肝肾受损而在临床上出现肝肾不足、气阴两虚的症状和体征者。

关于“秋燥”的全面认识，本书在“上焦篇”已经详细论述，特别是在“上焦篇”秋燥部分所附“补秋燥胜气论”中，已对上中下三焦之秋燥胜气部分作了全面的论述，同时也提出了三焦秋燥胜气为病的具体治疗方药。秋燥复气部分，则分列在本书上、中、下三焦温病有关秋燥门内。因此读者在学习秋燥部分时，除了阅读本书原列秋燥部分外，更必须同时阅读“补秋燥胜气论”部分，始得其全。

本条讲的是秋燥复气部分之深入下焦者。秋燥复气即火热之气，外感秋燥复气即外感火热之气，火热可以伤阴耗液，至下焦时，所伤者为肝肾之阴，阴虚则阳盛，因此下焦秋燥复气为病的病机及临床表现主要就是“阴虚液脱”，“下虚上盛”，这也就是本条原文中所谓的“燥火伤及肝肾之阴，上盛下虚”。

“阴虚液脱，上盛下虚”，是下焦温病温热类疾病中的共同特点，因而在临床表现上也基本相同。本条原文所列症状如：“昼凉夜热，或干咳，或不咳，甚则痉厥”，仅属举例，实则前述下焦温病中温热类疾病的各种临床表现，下焦秋燥中均可出现，有关下焦温病中温热类疾病的各种临床表现，读者可以参看前章，此处不再重列。

由于秋燥复气致病之下焦秋燥，与下焦温病中之温热类疾病属于一类，因此在治疗方法上也基本相同，所以原文谓，“三甲复脉汤主之，定风珠亦主之”。质言之，即“复脉辈”均可使用。

对于秋燥复气深入下焦的治疗，除复脉辈外，本条提出了“专翕大生膏”一方，本方药物组成、制法、服法、均见原文。分析原方，基本上由两大类组成，一类是动物性营养食物，这也就是吴氏原注中所谓的“血肉有情之品”，方中龟甲、乌骨鸡、鲍鱼、鳖甲、海参、羊腰子、猪脊髓、鸡子黄等，均属此类，一类是植物性营养食物，这也就是吴氏在原注中所谓的“草木无情之品”，方中莲子、芡实、白蜜均属此类。综合全方，实为饮食营养调理，因此本方适用于一切慢性病的病后调理。吴氏之所以最后提出本方者，实即以本方作为一切温病后期饮食营养调理方剂以求逐渐恢复。吴氏在本条原注中谓，“专翕取乾坤之静，多用血肉之品，熬膏为丸，从缓治，盖下焦深远，草木无情，故用有情缓治……久虚难复者，则用专翕”，其义甚明。

小　　结

一、本篇较全面地论述了下焦温病的病因和病机。在病因方面，认为下焦温病的发生，或由传变而来，如原文所谓：“邪在阳明久羁，热邪深入”；或由于治疗上的不当，如原文所谓：“温病误表，津液被劫”，“温病误用升散”。在病机方面，认为下焦温病，其不兼湿，属于温热类疾病者，病在肝肾，证属虚热，如原文所谓：“热邪深入，或在少阴或在厥阴”，“少阴温病，真阴欲竭，壮火复炽”。其兼湿属于湿温或寒湿类疾病者，病在肝肾或病在脾胃，或在三焦，证属湿热内蕴或寒湿交搏，正虚邪实。如原文所谓：“湿之为物也，其流于下焦，与少阴癸水合”，“湿温久羁，三焦弥漫”。

二、本篇较全面地论述了下焦温病的诊断和治疗。在诊断方面，本篇仍承上焦及中焦篇，将下焦温病分为不兼湿与兼湿两大类，其不兼湿者，统属温热。其兼湿者又分为热湿或寒湿两大类。在治疗上其属于温热者，以育阴潜阳为主法；其属于热湿，亦即属于湿温者，以滋肾清热燥湿为主法：其属于寒湿者，以温补脾肾、淡渗利湿为主法。

三、本篇较全面地提出了温病病后的饮食调理及药物调理，认为温病病后的饮食及药物调理原则上以养阴生津为主，具体提出了牛乳饮、五汁饮、益胃汤、专翕大生膏等方剂，但同时又指出了不能拘于养阴生津之一个方面，仍应根据患者病前体质及病后情况，具体情况具体处理。

四、本篇在下焦湿温部分，具体提出了“久疟”、“久痢”的诊断和治疗问题，并以疟痢为例，提示了一切杂病在晚期治疗中的复杂性以及在治疗上区分标本缓急先后的必要性。

附：方剂索引

一　画

二　画

三　画

四　画

五　画

六　　画

七　　画

八　　画

九　　画

十　画

十　一　画

十　二　画

十　三　画

十　五　画

十　六　画

十　九　画

二十一画